요가 지도법에 대한 찬사

"요가를 지도할 때는 요가 지도자들이 인식력과 자신의 기술을 다듬을 수 있도록 영감을 주도록 하는 것은 매우 가치 있는 방법으로 제시되고 있다. 요가 지도는 기본적인 정보, 조언, 추가조언, 가이드라인 등이 매우 유용하다."

— 건거 와이트, 와이트 로터스 요가 재단의 설립자, 산타 바바라 캘리포니아, Yoga Beyond Belief, Insights to Awaken and Deepen Your Practice의 저자

"요가를 지도하는 것은 친근하고, 세심하며, 유용하고, 명료하며, 굉장히 자세해야 한다. 많은 사람들은 요가를 지도하면서 부터 많은 것을 얻을 것이며, 발전적으로 성장하며 요가 지도자들은 자신들의 수업을 최상의 상태로 이끌어 줄 것이다. 나는 마침내 요가 지도법에 대해 출판되어 다른 많은 지도자들이 요가 트레이닝에서 활용될 수 있다는데 감사한다."

— 에릭 쉬프만, Yoga: The Spirit and Practice of Moving into Stillness의 저자

"마크 스티븐스는 요가 지도자들에게 실용적인 학습교재로써 모든 요가 형태를 수용할 수 있는 영감을 준다. 요가 지도법에는 각 아사나의 유래에 대한 신화적 배경에서 vinyasa krama에 이르게 하는 핵심 아사나(core asana)에 이르기까지 그 가치를 판단하기 어려울 정도의 주옥같은 굉장한 내용들이 수록되어 있다. 요가 지도법의 내용을 소화하여 당신만의 요가 지도법을 응용해보도록 하자."

— 쉬바 리, 변형 Prana Flow Yoga와 Yoga Trance Dance의 지도자

"요가 분야의 전문가인 마크 스티븐스는 요가 지도자들에게 매우 유용한 안내지침서로 하타 요가를 구체화한 책을 집필하였다. 요가 지도법은 우리가 궁금했던 점과 쟁점이 되고 있는 내용들을 소개한다. 이 종합적이고, 학구적인 지도서는 우리의 요가 지도자들의 필독서가 되고 있다."

— 메리 린 피튼, "The Art of Yoga Project의 창시자이자 프로그램 디렉터

"헌신적인 요가 지도자들과 그 학생들에게 마크 스티븐스의 종합적인 지도법은 필수적이고 변함없는 자산이 될 것이다. 심오한 통찰력을 명확하고 지적으로 제시한 이 책은 그 자체가 요가 지도법의 아름다운 트레이닝 모델이며, 다양한 갈래의 요가들을 하나로 연결시켜 활력을 불러일으킨다.

— 다니엘 스튜어트, Rising Lotus Yoga의 공동 창시자이자 디렉터, 로스앤젤리스, 캘리포니아

"15년 동안 도시의 학교, 감옥, 치료 센터, 재향 군인 시설에 성공적으로 요가를 소개한 마크 스티븐스가 전통 요가뿐만 아니라 스튜디오, 재활, 회의 준비 과정에 있어 요가 지도자들을 성공시킨 통찰력과 귀중한 지혜가 담긴 지도서를 갖고 돌아왔다. 요가 지도법은 요가 지도자들과 학생들이 앞으로 평생 보게 될 고전으로 정의할 수 있다."

— 제임스 비너, Yoga, Tribe, and Culture의 공동 설립자

요가 지도법

기본 원리와 지도 기술

옮김 정연옥 외

TEACHING YOGA

Essential Foundations and Techniques

MARK STEPHENS

영 문 출 판 사

■ 옮긴이

정연옥 Ph. D — 동원대학 휘트니스건강관리과 교수
AFAA Consultant & Yoga Instructor Certified
Indian Ayurveda & Yoga Certification

김정한 — 동원대학 휘트니스건강관리과 겸임교수
건국대학교 대학원 체육학 석사 졸업
AFAA Yoga Certification & 전문지도자

김연희 — 정형외과 부설 바른 자세 교정 센터 실장
한남대학교 체육학 박사 졸업
Yoga Certification & 전문지도자

황선정 — 동원대학 휘트니스건강관리과 외래교수
건국대학교 대학원 체육학 석사 졸업
AFAA Yoga Certification & 전문지도자

유미정 — 건국대학교 대학원 재학
AFAA Yoga Certification & 전문지도자

고선예 — 용인대학교 대학원 재학
AFAA Yoga Certification & 전문지도자

조민아 — 애니원 휘트니스 센터 대표
성동구 생활체조 연합 회장
AFAA Yoga Certification & 전문지도자

홍정금 — 나라사랑댄스협회장
서초구 생활체조 연합회장
AFAA Yoga Certification & 전문지도자

Teaching YOGA
Essential Foundations and Techniques
by Mark Stephens

요가 지도법 기본 원리와 지도 기술

2011년 7월 21일 초판인쇄
2011년 7월 28일 초판발행

지은이 : Mark Stephens
옮긴이 : 정연옥 외
발행인 : 박 병 조
발행처 : 도서출판 영문출판사
등 록 : 1987년 12월 21일 제2-419호
주 소 : 서울시 강남구 삼성동 69-1
전 화 : (02) 514-5590, 776-5590
팩 스 : (02) 756-8943
E-mail : yeongmunsa@empal.com
정 가 : 30,000원
ISBN 978-89-7224-252-9 93510

※ 파본은 교환해 드립니다.

최고의 지도자들에게
당신들은 지금껏 경험하지 못한—
마음속에서의 노래하기와 춤추기를
배울 것입니다.

역자 서문

요가는 바로 끊임없는 노력을 통한 변화와 겸손한 마음, 사심이 없고, 꾸밈이 없는 마음과 헌신하는 마음을 생활의 습관으로 살았을 때 바로 요가의 목적을 얻을 수 있다.

이러한 목적을 위해 꾸준히 규칙적으로 요가를 실천하여 신체적, 정신적 변화를 가져야 하는데, 우리들은 항상 바쁘기때문에 관습과 타성으로 집착과 고정화되어 언제나 똑같은 의식과 행동이 반복되고 있음을 볼 수 있다. 변화되어졌을 때 새로워지고 살아있음을 알듯이 변화가 없으면 발전과 경쟁력도 없게 된다.

변화에는 많은 분야가 있지만 그 중 대부분 사람들이 희망하는 분야는 건강관리를 위한 변화이다. 그래서 건강관리 변화를 위해 사람들은 다양한 운동 종목 중 요가를 시작하기도 하고, 또는 요가 전문지도자가 되기 위해 새로운 정보를 찾는 모습들을 볼 수 있다. 특히 좋은 요가 지도자의 역할은 요가 프로그램을 개발하고 지도하는 교육자 역할, 요가를 지속적으로 수련하며 정보를 알려주는 안내자 역할, 학생의 눈높이에 맞도록 확인하고 건강을 관리하는 건강관리자 역할, 다양한 궁금증과 고민을 들어주는 상담자 역할을 잘 할 수 있는 능력과 지도자로써 지속적이며 새로운 것에 대해서 끊임없이 배우는 자세를 가지고 있는 지도자를 만날 때 학생들에게 변화를 깨닫게 할 수 있는 영향을 줄 수 있다.

요가를 지도하는 일은 인생을 변화시킬 수 있는 기회가 될 수 있음으로 변화와 새로운 정보를 원하는 사람들에게 꼭 필요한 지도서를 소개하고자 한다. Mark Stephens의 Teaching Yoga는 요가 지도자가 되고자 하는 학생들과 요가 지도자들에게 존경받는 지도자의 역할과 학생들에게 영감 넘치는 가르침을 자세하게 이끌어주는 정보를 줄 뿐만 아니라, 안전하게 발전을 격려해주는 요가 수업 분위기를 창조함으로써 학생들이 몸과 마음과 정신을 새롭게 탐험하고 경험하여 놀라운 일들이 일어날 수 있도록 하는데 도움이 되는 저서이다. 본서를 가지고 학습한다면, 지속적으로 지도자 개인의 수행을 발전시킴과 동시에 지도자 자신이 강함과 맑은 정신을 유지하고 다양한 요가 프로그램 계발과 연계되도록 하며, 우리 몸이 어떻게 움직임에 대해 깊은 이해를 할 수 있으며, 역사적인 변천을 통해 이루어진 요가의 다양한 스타일을 지혜롭게 선별해내어 효과적인 가르침을 위한 중요한 기초를 쌓을 수 있다.

본 교재는 시간의 한계를 넘어 영구 보존될 수 있는 자료를 제공해 줄 수 있기에 많은 요가 애호가들에게 널리 사용되어 지속적으로 지도법을 향상시킬 수 있도록 사랑해 주길 바라면서 이 책이 번역되어 출간되기까지 너무도 많은 수고를 해주신 박병조 사장님과 영문출판사 직원분들께 깊은 감사의 말씀을 전한다.

나마스테!

2011. 초여름 역자 일동

감사의 말

지난 15년간 요가 스튜디오, 피난처, 교도소, 치료센터, 공립학교 및 지도자 훈련 과정을 통해서 많은 요가 수련생들을 만나왔고, 다년간의 지도자 수련 과정에 수백명의 참가자들을 만나 왔습니다. 그동안 귀한 가르침의 기회를 허락하여 주신 것에 감사드립니다. 그분들이 없었더라면 이 책을 쓸 수 없었을 것입니다. 한 사람, 한 사람 모두가 요가 지도자로서, 지도자 트레이너인 저에게 가장 많은 영감과 통찰력을 주었던 영향력의 근원이었습니다. 1990년대 초반에서 중반까지 저에게 정식 요가 지도자 트레이닝 및 강의를 전수해준 Yoga Works에도 감사의 마음을 전합니다.

에릭 쉬프만(Erich Schiffmann), 척 밀러(Chuck Miller), 스티브 로스(Steve Ross), 리사 월포드(Lisa Walfor)와 마티 에크라티(Maty Ezraty)는 저의 초기 요가 지도자들이었습니다. 그분들의 말 한마디 한 마디가 저의 가르침을 형성하여 왔고, 여전히 요가를 가르치는데 영향을 미치고 있습니다. 쟈스민 리예브(Jasmine Lieb)와 시바 리아(Shiva Rea) 선생님의 심도 깊은 제자 양성 과정을 거치면서 학생들을 보다 의미깊게 바라보는 시선과 관계성을 기르는 능력을 기르게 되었으며, 1995년에서 1997년 동안, 수 차례 요가 수련회에서 시바 선생님의 조교로 활동하면서 그 영역에 더욱 발전을 이루게 되었습니다. 라마난드 파탈(Ramanand Patel), 리차드 프리만(Richard Freeman), 도나 홀른맨(Dona Holleman), 코피 부시아(Kofi Busia), 페트리샤 왈든(Patricia Walden), 로드니 이(Rodney Yee), 타이아스 리틀(Tias Little), 존 슈마커(John Schumacher), 팀 밀러(Tim Miller), 존 프렌드(John Friend) 및 쥬디스 라사터(Judith Lasater)와 함께 수 년에 걸쳐서 심도깊은 워크샵을 진행하면서, 다양한 요가 교수법에 접근할 수 있는 기회를 누릴 수 있었습니다.

많은 친구들, 또 동료들과 함께 나누었던 대화들도 이 책에서 등장하는 모든 주제에 대한 나의 지식을 정리하는데 도움을 주었습니다. 샐리 캠프턴(Sallu Kempton), 조엘 크래머(Joel Kramer), 다이아나 앨스태드(Diana Alstand), 시바 리아(Shiva Rea), 코피 부시아(Kofi Busia), 마리엘 헤밍웨이(Mariel Hemingway), 제임스 베일리(James Bailey), 간가 화이트(Ganga White), 제임스 비너(James Wvinner), 제니퍼 스탠리(Jennifer Stanley), 랄프 퀸(Ralph Quinn)과 사라 파워(Sarah Powers)는 본 책자의 내용을 정리하는데 음으로 양으로 여러모로 큰 도움을 주었습니다. 캘리포니아주, 산타 크루즈(Santa Cruz)에서 시작된 요가 지도자 수련회(Training) 및 상급 수업 프로그램에 참가했던 수십명의 참석자들은 각 장마다 초본을 읽고, 토론을 통해서 의견을 나누어 주었습니다. 조디 그린(Jody Greene), 린다 르위트(Lynda Lewitt), 카렌 패리쉬(Karen Parrish), 짐 프란딘(Jim Frandeen) 및 제나 지엔트(Jenna Jeantet)는 초본을 읽고 비평을 통해서 의견을 제시해 주었습니다.

저의 연구 조교이자 요가 지도자인 신디 정(Cindy Cheung)은 다양한 연구 자료들을 수집하고 정리하는데 도움을 주었습니다. 그녀 역시 각 장을 읽고 비평해 주었습니다. 메린다 스테판-버키(Melinda Stephens-Bukey)는 여러장의 초본을 읽고 비평해 주었으며 부록을 정리하는데 도움을 주었습니다. 로리 깁슨(Laurie Gibson)은 초본을 읽고 편집하면서 요가 커뮤니티에 속하지 않은 전문 편집자만이 가질 수 있는 사려깊은 질문과 건의 사항들을 제시해 주었습니다. 많은 다른 친구들과 동료 지도자들도 부분적으로 초고를 읽으면서 귀중한 제안을 건네주었습니다.

브라이스 플로리안(Bryce Florian), 마야 길-칸투(Maya Gil-Cantu), 조디 그린(Jody Greene), 데비 조르단(Debbie Jordan), 주주 김(JuJu Kim), 쟈넷 르호이에(Jeanette Lehouillier), 조안나 색스비(Joanna Saxby), 제니퍼 스탠리(Jennifer Stanley) 및 다나 윙필드(Dana Wingfield)는 감사하게도 7장의 아사나들(asanas)의 모델이 되어 주었습니다.

전 장에 걸쳐 등장하는 사진들은 제임스 비너(James Wvinner)의 도움으로 제작되었습니다. 크리스 맥르보르(Chris Maclvor)는 4장에 나오는 인체도를 제공해 주었는데, 그가 그린 모든 일러스트레이션은 본래 요가 해부학인 책 시리즈 MD' s Bandha Yoga의 저자인 레이 롱(Ray Long)을 위해서 제작된 것입니다.

NAB(North Atlantic Books) 직원들의 도움으로 함께 즐겁게 작업할 수 있었으며, 출판 동업자인 린디 휴(Lindy Hough)는 이 책에 대한 저의 비전을 공유해주면서, 출판제의서부터 원본 원고까지 한땀 한땀 책으로 엮어주었습니다. 나의 멋진 프로젝트 편집자인 North Atlantic의 제시카 세비(Jessica Sevey) 편집장은 전문적인 손길로 책을 만드는 모든 과정에서 풍부한 통찰력을 제공하며 초벌 작업을 완벽한 책으로 진행시키는 모든 단계에서 나를 지도해 주었습니다. 크리스토퍼 처치(Christopher Church)는 전체 초고를 완벽하게 편집하여, 전체적인 나레이션에 명확성과 일관성을 더해 주었습니다. 아일렛 마이다(Ayelet Maida)의 아름다운 디자인은 말이 필요없을 정도로 완벽합니다.

만약에 실수한 점이 발견된다면, 그것은 전적으로 저자 자신의 책임이라는 점을 말씀해 드리고 싶습니다.

또한, 이 모든 작업에서 마이클(Michael), 멜린다(Melinda), 리타(Reatha), 존(John), 제니퍼(Jennifer), 조(Jo)와 다이아나(Dianna)의 사랑의 지원이 없었더라면 이 책을 완성하지 못했을 것입니다.

차 례

서 문

마리엘 헤밍웨이

요가는 내 인생에 있어서 놀라운 스승이었다고 말할 수 있다. 처음 요가를 접했을 때는 그저 "운동"을 하는 것에 불과했고, "엄청나게 어려울 걸"하고 생각했던 친구의 말에 오기로 지속했던 요가는 오히려 나 자신을 더욱 깊이 이해하게 되는 길로 이끌어 준 귀한 의식이 되었다. 이전에 한번도 경험하지 못했던 방법으로 내 육체와 영혼을 존중할 수 있도록 나를 이끌어왔다. 호흡과 더불어 신체의 움직임에 귀를 기울이는 것이 무엇인지 배우게 되었다. 상당히 깊은 경지에 이르자 많은 것들이 나 자신을 의식하게 하는 원동력이 되기 시작했다. 요가를 시작하기 전에는 항상 빠르게 움직이는 편이었고, 무엇가를 성취해야 하고, 목표를 달성해야 했으며 (언덕을 달려내려가는 꼬마처럼) 항상 이겨야 한다는 강박 관념을 가지고 있었다. 그런 시점에서 요가가 내게 찾아왔고, 나는 매일 매일 호흡과 움직임을 통하여 나 자신에 대해 점점 더 깨달아가는 그 곳으로 인도되었다. 물리적으로 신체적으로 움직인다는 것은 자기 판단과 비난을 일으키는 것이 아니었고, 반대로 자신을 부드럽게 사랑하는 것임을 배울 수 있었다. 요가 아사나를 통하여 육체는 영혼의 지도이고, 나의 육체는 내가 듣고 배울 수 있게 디자인된 언어로 말하고 있다는 것을 배웠다. 모든 사람의 신체와 움직임은 신체의 언어가 사람마다 특징이 다양한 것처럼 그렇게 다양성을 가지고 있지만, 기본 원형은 동일하다.

내가 거의 20년간 요기니(Yogini)를 수행해온 시점에서 마크 스테판(Mark Stephens)을 만났을 때 만해도, 마크가 내 인생의 위대한 스승이 될 것이라고는 생각지 못했다. 그는 요가의 원리들과 신체와 아사나의 연관성에 대한 뿌리깊은 이해를 가지고 있었기에 만난 그 순간부터 지금까지 내게 놀라운 영감의 원천이 되고 있다. 내가 마크에 대해서 진정으로 감동하는 부분은 그가 지닌 요가에 대한 깊은 통찰력이다. 그는 정신의 관계성 및 요가 전통 뒤에 숨어있는 과학에 정통하다. 또한 수행자로서, 특별히 지도자로서 최선의 자아를 유지하는데 필요한 모범 답안을 완전히 이해하고 있다.

마크는 또한 내가 저술한 최초의 책인 "나의 균형을 찾아서(Finding My Balance)"를 발간하는데 도움을 주었고, 책 발간에 관한 경험을 공유하면서, 둘 사이에 우정을 깊이 쌓게 되었다. 그는 요가 구성을 짜는 것에서부터, 사진 제작까지 도와주었고, 당시 LA에 새롭게 오픈한 그의 요가 스튜디오에서 멋진 사진을 찍을 수 있는 공간도 제공해 주었다. 그 때처럼 많이 웃고 산 적이 없을 만큼 즐거운 시간을 보냈다. 그와 함께 스튜디오 공간의 내벽 색상을 정하기도하고, 책장은 어디에 두면 가장 좋을지, 나타라자사나(Natarajasana) 동상은 어디에 두면 좋을지 우리는 머리를 맞대어 상의했다. 그동안 그는 책 구성의 중요성에 대한 나의 이해를 더욱 깊게 이끌어주었다. 내 책에서 요가를 함께 나눈다는 행위 자체는 요가라는 형식의 포즈를 보여주는 것 이상의 깊은 의미가 있었다. 그 당시에 한 인간으로서 내가 누구인가를 나눌수 있다는 것은 큰 선물이었다. 마크는 다른 사람들과 함께 나누는 나눔의 힘을 내가 깨닫는 수준보다 훨씬 깊게 알고 있었다. 오늘날 내가 2003년도 와는 또다른 사람이 되었기에 새로운 요가 구성을 들고 나올 수 있는 것이다.

아직까지도 마크는 내 안의 스승을 찾는데 도움을 주고 있으며, 또 이전의 나를 잊지않으면서 그것과 함께 아사나를 통하여 나 자신을 어떻게 나눌 수 있는지 그 방법을 찾도록 이끌어주고 있다.

스튜디오를 어떻게 꾸밀지, 책을 집필하는 데에 개인적으로 무엇이 더 필요한지 브레인 스토밍을 하는 가운데, 우리는 요가를 위한 시간을 따로 가졌다. 때때로 우리는 몇 시간이나 말을 하지 않고 수행을 하기도 했는데, 우리 각자의 수행 경험으로부터 필요한 신체와 정신에 필요한 에너지를 충전할 수 있었다. 마크는 요가를 하면서 신체의 움직임이 정신과 깊은 관계성을 가지고 있다는 사실을 알았으며, 과학자이자 정신적 구도자로서 열정을 가지고 요가와 가르침을 수행하고 있다. 그는 스승을 위한 스승이다. 그는 수련생들이 과학, 역사와 요가의 신비 가운데, 각자 원하는 것을 확실히 얻을 수 있게 도와주면서, 그들로 하여금 스스로 실제보다 더 많이 알고 있다는 힘을 느끼게 한다. 마크가 이러한 고대의 전통있는 심오한 지식을 함께 나누며, 그 역시 가르침을 따라서 인도되어 왔다는 사실에 큰 경이로움을 느낀다. 그가 그러한 지식을 우리에게 새롭고, 구체적이고, 실용적인 방법으로 제시하였기에 우리 수행자들이나 지도자들이 보다 효과적이고 전문적인 방법으로 활동할 수 있게 되었다고 생각한다. 그 덕분에 우리는 요가 수행이라고 불리우는 놀랍고 신비한 경험의 세계속에서 우리 자신을 위해서 또 다른 사람들을 위해서 살아가고 있는 것이다.

들어가면서

요가를 가르친다는 일은 여러분의 인생을 변화시킬 수도 있다. 요가를 지속적으로 지도함으로써 요가에 대해 처음으로 가졌던 동기를 되살릴 수 있고, 요가에 대해서 스스로 던졌던 질문들에 대해서도 더욱 명확한 해답을 가지게 될 수도 있다. 이러한 질문들은 대부분 변하지 않는 본질적인 것으로서 철학적이고도 개인적인 것이다. 그 질문에 대한 해답은 우리가 처한 삶의 현실적인 상황에 따라 가변적이기도 하다. 나는 누구인가? 나는 언제 행복하고 평안한가? 내 인생의 문제들을 어떻게 하면 더 편안하고 단호하게 대처할 수 있는가? 요가를 시작한지 몇 년이 지나고 심지어 수십 년이 지나도 대부분의 지도자들이 가지는 요가에 대한 동기는 계속 변화한다. 40대 초반부터 수련생으로 요가를 접해왔고, 지난 수년간 요가를 가르쳐온 65세의 짐 프란딘(Jim Frandeen)씨는 얼마전에 4번째 지도자 트레이닝 훈련을 부분적으로 마쳤는데, "더 수행하고 가르칠 수록, 더 많이 자신과 인생에 대해서 배울 것이 많다는 사실만 깨닫는다. 이 자리에서 나는 모든 것을 다시 시작해야 할 것 같은 느낌이 든다"라고 말했다.

수련생들은 다양한 이유를 가지고 요가를 접하게 된다. 살아가면서 가장 많이 사용되고 있는 휴대폰, 스트레스가 심한 직장 관계의 문제들과 빠르게 돌아가는 현대 사회속에서 살아가는 스트레스로부터 벗어나 휴식을 얻고, 그 강도를 줄여보려는 방편으로 요가를 택한다. 요가가 건강에 여러 면으로 좋다는 평이 있기 때문에 많은 사람들이 요가를 배우기 시작한다. 어떤 사람들은 마돈나나 스팅처럼 요가를 즐겨하는 대중 스타들의 조각품처럼 완벽해진 몸매를 강조하는 미디어에서 접해 본 후에 "요즘 뜨는 운동"을 찾아서 오기도 한다. 그러나 또 어떤 이들은 내면적 안정과 균형 및 전체적인 웰빙에 관심이 있다. 고통이나 괴로움 때문에 치유 목적이나 건강한 느낌을 가지고 싶어서 요가를 찾는 사람들도 있다. 또 다른 사람들은 정신적인 연관성이나 성장의 느낌을 추구하면서 의식적으로 요가에 관심을 가지기도 한다. 대부분은 이런 저런 목적을 다양하게 추구하면서 요가에 입문하게 된다.

지도자의 역할은 이렇게 다양하고 가변적인 목표들을 가지고 모인 수련생들에게 영감넘치는 가르침과 자세하게 이끌어주는 안내를 제공하는 것이다. 지도자는 안전하고 발전을 격려해주는 요가 수업 분위기를 창조함으로써, 수련생들이 몸과 마음과 정신을 새롭게 탐험하고 경험함으로써 놀라운 일들이 일어날 수 있도록 지원하는 것이다. 그럼으로써 신체에서는 새로운 감각들이 깨어난다. 호흡을 하는 것만으로도 심오한 깨어남의 도구가 될 수 있다. 마음은 더욱 맑고 강하게 된다. 감정이 해소되고, 마음이 열리고, 정신이 솟아오르는 기분을 느끼게 된다. 단순하게 기분이 좋아지는 것을 느낀다. 더욱 생동감이 있고, 더욱 생명력을 느끼게 된다.

지도자로서의 우리의 능력은 수련생들의 개인적인 목적을 다음 세가지의 기초에 기반을 둘 수 있도록 수련생들의 수련이 발전되고 지속되도록 도와주는 것에 있다. 첫번째로, 지속적으로 지도자 개인의 수행을 발전시킴으로써 지도자 자신이 강함과 맑은 정신을 유지하고 요가의 계발과 연계되도록 한다. 그러면 지도자 자신이 새로운 통찰력과 영감을 얻을 수 있는 생수의 근원을 재충전하는 것이기도 하다. Yoga: The Spirit and Practice of Moving into Stillness에서, 저자인 에릭 쉬프만(Erich Schiffmann:1996, xxiii)은 자서전 서문에서 자신이 요가를 가르치면서 어떻게 정신의 깨어남을 경험했는지 서술하고 있다.

조엘 크레머에게 "내면으로부터 인도받는 법"에 대해서 배우기 시작하면서, 쉬프만은 "모든 수업에서 배움의 기회"인 끝없는 우물의 경험을 했다. 스승으로부터, 같은 수련생으로부터 또한 매트위에서 우리가 배우는 배움이 매트위에 있는 다른 사람들을 지도할때에 동일하게 나타나는 것은 너무나 귀한 것이다.

두번째로, 우리 몸이 어떻게 일하는지에 대한 깊은 이해가 필요하다. 우리 몸은 생물학적으로, 생리적으로 또 정신과 삶의 경험을 총체적 단위로 하여 우리에게 가장 적합한 교훈을 제공하는 일련의 중요한 도구를 제공한다. 매트위에서 공유하는 우리의 경험이 중요하다면, 사람들을 놀랍도록 다양한 측면과 각기 다르고 특별한 욕구 및 조건들이 매트위에서 전개되면서 기능적 해부, 일반적 부상, 신체정렬원칙, 신체적 감정적 위험, 임신, 호흡 고정 및 기타 인간으로서 가지게 되는 여러가지 부분들에 대해서 끊임없는 배움의 과정을 가지게 된다. 더 많은 지식과 풍부한 이해를 바탕으로 우리는 더욱 안전하게 요가를 가르칠 수 있다. 요가가 점차적으로 사람들 사이에 인기를 얻어감에 따라서, 많은 지도자들이 제대로 준비를 갖추지 않은 체 직업 전선에 뛰어들어 다양한 종류의 수련생들과 수업들을 접하게 된다. 요가 지도에 대해서 "In Over Their Heads" (로스엔젤레스 타임즈 2001년 8월 13일판)이나 "When Yoga Hurts" (Time, 2007년 10월 4일자)와 같은 제목의 새로운 기사들이 자주 등장하는데 이것은 수련생들이 수업을 받으면서 부상을 당하는 불미스런 일들이 점차 늘어나고 있음을 반영하고 있다.

세번째로, 역사적인 변천을 통해 이루어진 요가의 다양한 스타일과 참고 자료들 중에서, 지혜롭게 선별해내는 것도 효과적인 가르침을 위한 중요한 기초이다. 한사람이 요가 수업을 통해서 거의 모든 면을 다 배울 수 있기 때문에 알려져야 하고 완성되어야 할 요가의 전통과 스타일이 있다. 다양한 전통과 스타일 가운데, 그것을 어떻게 포장하는 가에 대한 지도자의 입장이 수련생들의 경험에 큰 차이를 가져올 수 있다. 대부분의 스타일과 접근 방식은 의식적이든 아니든, 인간 존재의 성향 및 신체와 마음, 치유 및 정신에 관한 고대부터 현대까지의 광범위하고 풍부한 문헌의 망에 뿌리를 두고 있다. 이러한 풍부한 자료들을 접하면서 지도자들은 학생들과 자기 자신의 삶에서 일어나는 급변하는 관심, 필요성 및 동기의 물결속에서 더욱 쉽게 방향을 잡아나갈 수가 있다. 요가 철학과 문헌의 방대함을 탐험하면서, 더욱 풍부하고 깊은 색의 그림 물감 처럼 요가 가르침의 기술에도 응용하여 작품을 그려낼 수 있게 한다. 1장과 2장이 핵심이다. 즉, 고대 전통 요가에 대해 이미 주어진 지혜를 탐색하는 것이 전장의 내용이요, 현대의 하타 요가를 발전시키는 것이 후자의 내용이다.

인간의 놀라운 자질은 우리의 자연적인 역동성에 있다. 우리가 움직임을 정지하기를 선택하더라도, 우리는 여전히 움직이고 있고, 우리의 심장은 뛰고 있으며, 호흡은 흐르고 있고, 우리의 신체 시스템은 여전히 일하고 있다. 우리가 움직임을 선택했을 때, 무의식 중에 자주 일어나는 현상은 우리의 신경 근육 및 두개골 시스템이 서로 상호작용 한다는 것이다. 하타 요가의 신체-마음-정신 수행에 있어서, 우리는 점점 더 우리가 어떻게 움직이는지, 어떻게 몸의 자세를 잡아가는지, 어떻게 우리가 숨을 쉬는지, 우리의 마음은 어디에 두는지, 우리가 전체적으로 어떻게 느끼는지, 우리가 어떻게 정적인 감각으로 이동해 가는지 점점 더 잘 인식할 수 있게 된다.

이런 방식으로 모든 하타 요가는 빈야사(Vinyasa) 흐름을 가지고 있다. 빈야사의 의미는 단순하게 "특별한 방식으로 두는 것"을 의미하고, 흐름이란 한 자세와 그 다음 자세 사이의 의식적인 움직임의 역동성을 해석하는 것이다. 어떤 수업이 다른 수업보다 더욱 많은 흐름이 있을 수가 있다. 항상 의식적으로 몸과 호흡과 마음을 특별한 방법으로 연결시키는 것과 관련된 역동적인 움직임이 있다. 우리는 형태와 안정된 구조를 흐르게 할 필요성이 있다. 산에서 흘러내리는 강물처럼 물결은 강기슭, 강바닥 및 물길을 따라 놓인 물체들을 뚫고 흘러간다. 이것은 마치 물결의 흐름이 지나가는 부분의 모양이나 조건을 변경시키는 것과 같다. 때때로 강력한 흐름은 강기슭을 허물고, 새로운 길에 새로운 관계를 성립하며 흐르는데, 이것은 상황에 따라 축복이 될 수 있고 재앙이 될 수도 있다. 때때로, 흐름과 만나는 구조가 로스 엔젤레스 강(Los Langeles River)의 콘크리트 벽처럼 너무 경직되어 있을 수도 있는데, 그런 흐름은 생명이 거의 정지된 상태로 있게 된다. 시간이 지날수록 변화가 진행됨에 따라서, 새로운 균형이 나타나기 시작하고, 그 흐름은 새롭고 놀라운 방법으로 표출된다. "구조, 경직성 및 형태가 서로 상호작용하는 것은 형체가 없는 것"이라고 강가 화이트(2007, 114)는 말하면서 "그것이 생명의 움직임을 구성한다"고 덧붙였다.

하타 요가 수행에서 의식적으로 흐름을 이행한다면, 두 가지 안내자가 있는데, 그것은 외부의 스승과 내면의 스승이다. 그들의 역할은 순간적으로 일어나는 사건의 경험이 다르더라도 비슷하다. 이 둘은 모두 듣고, 보고, 느끼는 것을 사용하고 더욱 아름다운 경험으로 승화시키는 방법으로 적응하고 다듬는 방법을 알고 있다. 내면의 스승은 육체적인 감각과, 감정적인 상태 및 가장 좋은 느낌을 찾을 수 있는 지식을 사용할 수 있기 때문에, 궁극적으로는 최고의 안내자가 된다. 외부의 스승은 수련생들이 내면의 스승과의 관계를 더욱 깊이 할 수 있도록 하여, 수련생들의 수행이 더욱 심도있게 진행될 수 있도록 안내해준다. 외부의 스승은 신비한 에너지의 신체 흐름에 대한 지식과, 근육과 관절의 움직임에 대한 지식에 대해서 잘 훈련받고 수행하여 이를 바탕으로 가능한 부상의 위험과 아사나를 더욱 쉽고 안정적으로 수정하는 법 호흡을 더욱 잘 이용하는 법을 알아야한다.

신체의 움직임에 대한 더욱 깊은 이해를 쌓는 것이야말로 요가 지도자가 되는데 가장 필수적인 요소이다. 풀어야 할 난제 중의 하나는 인체를 설명하는데 있어서 전통 요가와 서구의 과학적 모델 간에 완전히 다른 언어의 장벽이 있고 인체를 보는 개념 체계도 완전히 다르다는 사실이다. 전통 요가는 프라다(prada), 코샤(koshas), 나디스(nadis) 및 챠크라(chakras)를 가지고 있는 반면, 서구 모델은 인체를 뼈, 세포 조직, 신경, 기관 및 체액으로 이루어져 있다고 보고 있다. 각각의 개념은 서로 유기적인 관계를 가지고 있는 요소들이 전체적으로 모여있다는 방향으로 이해할 때에 의미가 생성된다. 프라나는 나디스의 개념이 없으면 존재 자체가 성립이 되지 않는데, 이것은 뼈라는 개념도 힘줄, 인대, 근육과 따로 분리가 된다면 실제적인 의미를 상실한다는 것과 비슷하다. 마찬가지로 둘 중의 하나의 견해는 상대방의 견해도 포함하고 있다. 전통 요가의 관점에서는 생물학적인 신체를 우주적이고 미묘한 요소들의 표현으로 보아왔다. 그에 반하여 서구의 과학적 모델에서는 어떠한 비물질적이고 비생리적인 힘에 대한 개념은 종교적 신비주의나 창조적 상상력으로 치부해왔다.

전통적인 견해를 가진 일부 사람들은 테크놀로지는 신비한 에너지의 실제를 인식하는 능력의 단순 부족 현상을 주장하는 반면, 서구 과학 이론을 완전히 신봉하는 사람들은 신비롭고 정신적인 힘의 물질적 영향의 가능성을 인정하고 있다. 이러한 두 가지 견해가 서로 박자를 맞추어 서로 관계를 쌓아가는 가운데, 우리는 보다 풍성하고 다양한 통찰력을 가지게 되고, 요가를 가르치는데 좋은 길잡이로 사용할 수 있다.

3장과 4장에서는 요가 교수법 범위의 과학적 기반을 넓혀주는 에너지의 흐름, 형태 및 구조의 요소들을 살펴본다. 처음에는 미묘(Subtle) 에너지와 해부학적 구조를 살펴보면서 탄트라의 형태적 흐름을 하타 즉 신체적 요가의 중요 요소로 인식할 것이다. 탄트라란 인간의 존재와 우주의 개념을 통합적으로 전체로 보는 개념이다. 그 다음에 요가 지도자의 시선을 통해서 해부학과 생체 역학의 기본적인 기능들을 살펴볼 것이다. 여기에서는 척추, 골반 및 어깨골, 발, 발목, 무릎, 팔꿈치, 손목 및 손 등을 자세히 주의해서 볼 것이다. 여기에서, 무엇을 관찰할 것인지 사람들을 단순한 몸으로 보지 않고 요가를 통해 역동적으로 움직이는 사람들로 보는 방법에 대한 기초를 세우게 될 것이다.

본 책의 5장과 6장에서는 요가 교수법의 범위를 넓히는 일환으로 수련생들이 그들의 보다 깊은 수행을 실천하기 위해서 가장 효과적인 공간을 어떻게 만들어낼 수 있는지 살펴보고 5장, 6장에서는 수행의 길잡이가 되는 기초적인 원칙들과 기술들을 소개한다. 이러한 일반적인 원칙들은 우리가 108개의 아사나를 7장에서 소개할 때 실용적인 적용점을 제공해줄 것이고, 같은 원리로 8장의 다양한 프라나야마 기법과 9장의 다채로운 명상법, 10장에서의 아사나 후에 수업과 수업을 계획하기, 11장의 다양한 수련생의 상태 및 내면 세계 다루기 등에 적용될 수 있다. 12장에서 우리는 요가를 직업적 측면에서 살표보고, 요가 지도자로서의 입지를 다지기 위하여 요가를 비즈니스적으로 생각하고, 탐색하는 안내 정보를 제공하고 있다.

본 책과 같은 인쇄 매체는 시간의 한계를 넘어 영구 보존될 수 있는 자료를 제공한다. 이를 통하여 지속적으로 지도법을 향상시킬 수 있다. 하지만 일부 지도법의 세부적인 기술은 가르침이 실행되는 과정을 관찰함으로써 더욱 효과적으로 전달된다. 예를 들어, 바라보는 것, 쳐다보는 것, 이해하는 것, 서로 다른 수련생들을 각자에게 적합한 아사나 수련으로 이끄는 것에 관한 기법과 과학적인 방법등이 있겠다. 본 책을 통해서 제공되는 기초적인 자료(특별히 6장과 7장)를 적용하기 위하여, 짧은 비디오 클립을 제작하였는데, 여기서는 아사나의 기법과 변용, 현장 적용, 7장에서 다루는 108가지의 아사나 모두에게 적용되는 보조도구들을 사용하는 법 등을 시연하고 있다. 본 비디오 클립을 보려면 웹사이트 www.markstephensyoga.com/teaching.html을 조회하면 된다.

요가는 인도에서 유래되었고, 그 변천사는 고대 산스크리트어로 기술되었다. 대다수의 요가의 개념들은 산스크리트어로 기술될 때 최선이라고 본다. 번역이 되어 있을 경우, 그 정확성에 대해서 의문의 여지가 남기 때문이다. 요가의 기원에 대한 자료들에 별 관심이 없는 지도자들에게는 이것이 크게 이슈가 될 일은 아닐 것이다. 책이나 정기 간행물, 전자 문서 발행 종사자들을 비롯한 많은 다른 지도자들은 고대의 가르침을 전달받아 요가의 개념들을 산스크리트어로 사용하고 있으며, 아사나(자리에 앉다라는 의미가 있음)라는 산스크리트어 용어를 사용한다. 아사나를 비롯하여 요가의 다른 요소들을 설명하는데 가장 흔하게 통용되고 사용되는 용어들은 크리슈나마차랴(Krishnamacharya)의 계보에서 나왔으며, B.K.S 아이엥가(lyengar), 파타비 조이스(Pattabhi Jois) 및 T.V.K. 데시카차르(Desikachar)와 같은 지도자들의 널리 유행했던 영향력을 반영하고 있다. 본 책 전체를 통하여, 우리는 이러한 용어들과 형식을 사용하고 있다. 처음에 등장하는 용어에 대해서는 해석을 제공할 것이다. 모든 산스크리트 용어들은 용이란에 기재되어 있으며, 부록 C에 모든 아사나의 종류들이 추가적으로 한국어 의미와 산스크리트 이름으로 병행되어 기재되어 있다.

요가의 가장 본질적인 언어는 요가를 수행하면서 표현된다. 그 수행 과정은 우리가 우리의 삶을 열어 내면의 무한한 지혜에 의식적으로 귀를 기울이는 삶을 살게되면서 언어를 초월하게 된다. 우리가 스승이라는 자리에 앉아서 우리와 만나는 인연을 가지게 된 모든 이들과 함께 요가를 나누게 된다는 것은 이런 지혜를 바탕으로 하고 있다. 요가 지도자로서 내가 경험했던 삶을 돌아본다면, 수련생들이 개인적으로 자신만의 지속적인 수행을 할 수 있도록 그 능력을 개발하면서 요가를 함께 나누는 것에 최선을 다했을 때, 나의 인생이 가장 많이 변화되었음을 알 수 있다. 로스엔젤레스에서 처음 요가 지도자 생활을 시작했을 때부터 현재에 이르기까지 많은 사람을 상대로 하건 작은 그룹을 가르치던, 초보자 워크샵에 있던, 지도자 훈련을 받던, 유명한 스타들과 함께 일을 하건, 사기죄를 지은 사람들과 함께 일을 하건, 모든 학생들은 한 사람, 한 사람이 나의 스승이었고, 그들 자신만의 고유의 수행 방법들이 나의 수행과 가르침에 새로운 빛을 비추어 주었다. 이 책을 읽으면서 동일한 영감과 인도함이 당신이 가는 그 길에도 나타날 수 있기를 바란다.

제 1 장

현대 요가의 고전적 뿌리
ANCIENT ROOTS OF MODERN YOGA

지구상의 모든 것 위에 비치는 빛이 하나 있다.
우리 모두 위에, 모든 하늘 위에, 가장 높고도 높은
하늘 위에 그 빛이 있다. 그것은 우리 마음을 비추고
있는 바로 그 빛이다.
—찬도야 우파니샤드(Chandogya Upanishad)

요가는 너무나 넓고 깊은 고대의 뿌리를 가지는 전통의 강물에서 흘러왔다. 많은 물줄기들은 정신 탐험의 복잡한 역사와 철학적 사유, 과학적 실험 및 즉각적인 창조적 표현의 복잡한 시간의 역사로부터 흘러오고 있다. 인도라는 나라의 다양하고 변화무쌍한 문화에서 시작되어, 힌두교, 불교, 자이나교 및 여러가지 종교들을 통해 기반이 생성되고 변화되어온, 요가의 철학과 가르침과 수행은 요가의 광대성과 그 속성들이 모든 측면에서 계승될 수 없는 것처럼 그렇게 풍부한 다양성을 가지고 있다. 우리가 요가의 기원과 발전에 대해서 알고 있는 지식은 고대의 문서, 특정 요가 및 정신적 계보를 통해 구전되어진 자료, 그림연구(도상학), 춤과 노래 등을 망라하는 다양한 자료들을 통해서 전달된 것이다. 요가의 수련생들이나 지도자들 중에는 요가의 역사에 대해서 그다지 관심이 없는 사람들도 있지만, 많은 요가 종사자들은 요가의 기원에 대한 깊은 이해를 바탕으로 할 때, 수련이 더욱 풍부해지고 깊어진다는 사실을 인정하고 있다.

여기에서 우리는 오늘날 우리가 연구하고 서로 나누는 요가 수행에 관한 정보를 제공하는 고대의 지혜를 캔버스에 그린다고 가정할 때에, 넓은 붓을 가지고 사용하려 한다. 우리는 요가의 기초에 관한 문헌들을 살펴봄으로써, 전통 요가 수행 방법을 발견하고, 잠시 시간을 내어 이러한 고대의 수행 방법들이 21세기의 요가를 수행하고 가르치는데 있어서 어떻게 적용될 수 있고 실용화될 수 있는지를 생각해 보려고 한다.

베다 (THE VEDAS)

요가의 역사는 아마도 수 천년에 걸쳐 이루어졌을 것이다. 고대 힌두어로 쓰여진 요가에 관해 쓰여진 정신에 관련된 초기 문헌이 있는데, 베다("지식"이라는 의미)라고 불리우며, 리그 베다(Rig Veda)의 가장 오래된 형태이다. 베다의 기원(1700-1100 BCE)과 정확한 날짜에 대해서는 학자들 간에 이견이 있기는 하지만, 리그 베다가 종교적인 기원을 가진 1,028개의 찬가로 이루어져 있다는 것과, 요가에 대한 원조 문헌이라는 사실(Witzel 1997)에는 대부분 동의하고 있다. 각각의 시들은 영적 예언가에 의해서 지어졌으며 당시의 문화로는 대부분의 정신적인 관례들은 직접적이며, 즉각적으로 삶의 목적과 잘 사는 것을 기원하며, 자연과 연관되어 있었다. 이러한 찬미들은 의식, 존재감 및 신성과 연관된 신비적인 탐색의 여정을 반영한다. 여기에서 요가의 의미가 처음으로 등장하는데, "멍에를 씌우다" 또는 "하나로 만들다"라는 의미이다. 의도적으로 멍에를 씌우는 것은 사람의 마음과 그 신성에 멍에를 씌우는 것으로, "나 자신"이라는 의식이 성스러운 본질의 감각에 묻혀 사라지는 지각의 순수한 상태를 창출하는 자기 초월의 상태를 말한다.

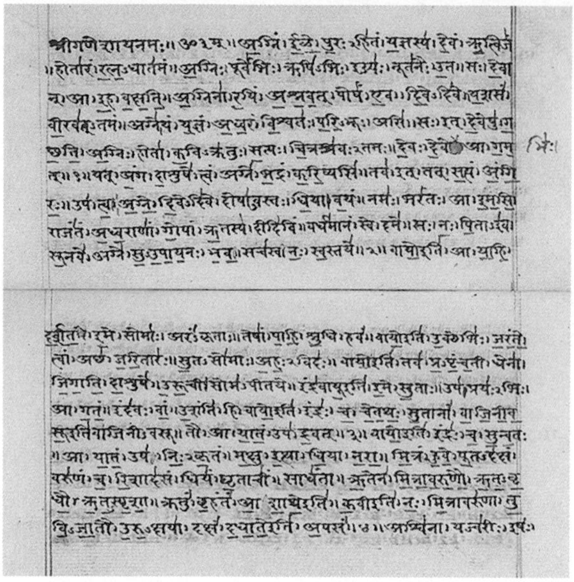
고대의 리그 베다

명상이라는 것은 베다 시어스가 리그 베다에서 기술한 중요한 도구로서 이러한 지각과 합일의 상태를 이루게 해주는 것이다. 명상의 가장 기본적인 형태는 만트라를 통해 이루어지는데, 만트라는 동일한 소리로 반복해서 노래를 부르듯이 하는 것인데, 신성의 본질에 근거한 내면의 소리를 만들어내는 것이다. 그러한 소리들은 영적 예언가에 의해서 발성되는데, 하늘의 언어적 표현, 오염되지 않은 생각의 순수한 형태라고 여겨진다. 명상의 상태는 신성을 시각화하고 신성의 느낌을 자신의 마음에 완전히 합일시키면서 더욱 깊어진다. 이러한 깊은 연관을 일으키는 수행은 후기 요가인 수트라에 의해서 발견된 명상의 요소들의 발현에 영향을 미치고 있다. 요가 수트라에서는 명상을 외부의 잡념에서 의식을 되돌리는 것, 하나의 관점에 정신을 집중시키는 것, 내면에 고정하여 자신을 의식하면서 마음을 여는 것, 신령한 존재와 합입을 이루는 것이라고 보고 있다. 많은 베딕 찬미가들은 오늘날 챈팅 형태로 전해지고 있는데, 이것을 박티 요가의 수행자들에게서 보는 주고받는 노래에서 보여진다. 크리슈나신(힌두교)이 서구에서 만드라 챈팅을 유행시켰던 반면, Jai Uttal, Deva Premal 과 Krishna Das와 같은 인기 가수들은 이러한 수행을 서구 전체의 주류 요가 스튜디오에 통합시켰다. 이제는 서구에서도 점점 더 많은 경우에 요가 스튜디오에서 고대 힌두교의 찬미가들을 챈팅으로 들을 수 있게 되었는데, 백그라운드 음악으로 깔리기도 하고, 전체 수련생들이 함께 부르기도 한다.

많은 수련생들은 이러한 수행이 함께한다는 느낌을 확대해주고, 영적 소통의 감각을 깊게함을 발견하고 있다. 그러한 효과가 리그 베다에서 주장하는 대로, 특정 산스크리트 단어를 발성하면서 생성되는 특정 바이브레이션의 영향인지, 아니면 단순하게 노래하고 호흡하는 즐거움에서 비롯된 것인지는 활발한 토론의 여지가 있기도 하다. 많은 수련생들이 경험하고 있는 이러한 기쁘고 확신에 찬 경험에도 불구하고, 어떤 스튜디오에서는 이러한 챈팅을 장려하지 않는데 이는 요가에 막 입문한 초보자들이 챈팅을 듣고 이상하거나, 요상한 종교적 의식으로 여길 수 있기 때문에 배려차원에서 그렇다. 또한 믿음의 체계나 영적 감각의 수준이 다르기 때문에 저항감을 느낄 수도 있다. 여러분의 진실하고 정신적인 감각들을 개발하고, 조금씩 시도해 보면서 학생들의 개방 수준에 맞추어서 챈팅을 수업에 언제 도입할 수 있을지 지도를 받기 바란다.

리그 베다에서 뽑은 Gayatri Mantra는 힌두교의 만트라에서 가장 존경받는 작품이다. 서구에서 녹음되는 가장 인기있는 번역과 음반은 Deva Premal의 것이다:

Om bhur bhuvah svah
Tat savitur varenyam
Bhargo devasya dhimahi
Dhiyo yonah prachodayat

들고 나감을 통해서 인생의 균형은 이루어지네
존재를 빛내는 가장 중요한 것은 사랑스러운 자신
우리 모두가 약간의 지혜를 사용해서 느낄 수 있다.
빛나는 지혜의 빛을

우파니샤드 (THE UPANISHADS)

베딕 시기의 후반부 말기에, 또다른 종류의 요가에 관한 고대 문헌들이 인도에서 등장하였다. 베다의 일부라고 보는 사람들도 있고, BCE의 처음 천년을 시작하면서 초기 우파니샤드들이 영적 운동의 일환으로 시작했다는 사람들이 있는데, 그 운동은 정교하고 비밀스러운 의식들을 모아 순수하게 내면적인 수행으로 전환하자는 운동이었다. 본 문헌에서 요가의 수행에 대한 완벽한 설명을 발견할 수 있다. CE 처음 천년에 후기 우파니샤드들에게 있어서 명상은 가장 중점 대상이었다.

우파니샤드에 대해서 서로 다른 추측들로써 50～300의 각 신들의 성격과 영혼의 운명에 대한 철학적 대화의 형태로 다양하게 추정되고 있다(Easwaran 1987). 존경받는 본질과 베다의 마지막 단어는 Vadanta의 철학으로 알려지게 되었다("베다의 *끝*")(Michaels 2004).

힌두의 종교 철학의 표현으로서, 우파니샤드는 *브라만(brhman)*이라는 우주적 정신에 대한 믿음을 가지고 있고 각자의 영혼인 *아트만(atman)*을 가지고 있다. 브라만은 완전한 무한대로서 이전에 있어왔고 앞으로도 존재할 모든 것을 뜻한다. 아트만은 내적 자아라고도 하는데, 우리의 제한된 인식을 가지고 경험하는 자아를 뜻한다. 아트만을 통해서 우리는 진정한 자아인 절대 자아 혹은 브라만과 유리된 자신들을 경험한다고 볼 수 있다. 우파니샤드에서 기술되는 의식적이고 반추적인 수행의 목표는 아트만과 브라만을 통합하는 것 즉, 멍에(Yoke)에 있으며 이것은 우리 자신에 진정한 통합의 상태를 느끼지 못하도록 끊임없이 방해하는, 세상의 속박과 제한적 의식에서 자유를 얻을 때 이루어진다. 조지 퓨어스테인(Georg Feuerstein: 2001, 127)이 말한 바, "세상의 초월적인 바탕은 인간의 궁극적인 핵심과 동일하다. 최상의 진실, 곧 순수하고, 형태가 없는 의식은 우리가 인식하도록 묘사되거나 정의될 수 없다. 그 상태는 단순히 깨닫는 수 밖에는 없다." 이러한 자아 통찰에 이르는 길은 내면적 반추를 통해 마음으로 순수한 지혜의 장소로 자신을 이끄는 것을 포함한다(Manchester 2002).

우파니샤드에서 묘사하는 수행은 오늘날 서구의 대부분의 요가 수업에서 볼 수 있는 것과는 비슷한 점을 찾을 수는 없지만, 본 수행을 통해서 요가의 언어와 가르침의 경험을 파워풀한 방법으로 바꿀 수 있다. 우파니샤드의 의미는 "누군가의 발치에 앉는다"라는 의미인데, 이것은 깨우침을 얻

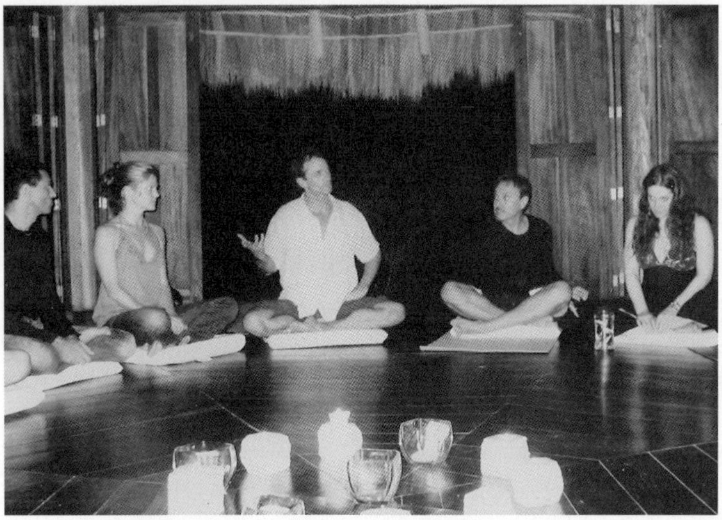

기위해 스승의 발치에 앉아서 수행을 하던 전통에서 비롯된 것이다. 사트상(satsang)의 전통(sat은 "참"을 뜻하며, sangha은 "함께하는 사람들"을 뜻한다)은 스승, 도사 또는 소그룹의 사람들과 함께 앉아서 스승의 생각에 동화함으로써 배움을 얻고 영혼의 각성을 경험하는 것으로 서구의 요가 스튜디오에서도 일부 찾아볼 수 있다.

우파니샤드는 또한 미묘체(subtle body)에 관한 전통 요가의 해부학적 구조를 알기 위해 오늘날에도 인용되는 최초의 기술 문헌이다. 원인체(causal body), 미묘체(subtle), 물리체(physical)의 세 부분으로 육체를 보는 개념과 코샤(3장에서 다루게 될 또는 "5가지 외형")가 가장 오래된 우파니샤드인 타이티리야 우파니샤드에서 발견된다. 프라나 또는 "삶의 에너지"는 여러 우파니샤드에서 동시에 발견할 수 있다. 카우시타키 우파니샤드(Kaushi-taki Upahishad)의 한 절은 오늘날 프라나에서 보는 가장 익숙한 묘사를 해준다. "인생은 프라나이다. 프라나는 인생이다. 프라나가 육체에 거하는 동안, 인생도 지속된다. 프라나를 통해 이 세상에서도 영겁을 이룰 수 있다."

15세기에 걸쳐 기술된 후기 우파니샤드에서는, 물리적 변형을 시도하는 도구로서 호흡과 소리를 사용하여 다양한 요가의 수행을 실험해보는 증거들이 발견된다. 본 장의 후반부에서도 살펴보겠지만, 이러한 탐색의 대부분은 탄트라와 연계되고 미래 하타요가의 발전의 초석이 된다. 15세기에 달샤냐 우파니샤드의 특정 아사나가 최고로 발전하는데, 하나를 제외한 모든 포지션이 호흡법을 주로하는 좌식 위치이다(Aiyar 1914).

바가바드 기타 (THE BHAGAVAD GITA)

몇몇 우파니샤드의 문헌에서는 통합을 추구하기 위하여 명상 및 묵상 수행에 대한 자세한 정보를 기술하고 있다. 우파니샤딕 운동의 한 부분으로 생각되는 바가바드 기타는 신을 위한 노래로서 의식적인 행동으로 이루어진 삶의 방식을 추구하는 일련의 지도 지침을 제공하고 있으며 마음의 신비를 탐색한다. 역사적인 사건들을 바탕으로 기술되어 있지만, 바가바드 기타의 상징성은 정신적 자유로 이끌어주는 안내서의 역할을 한다. 자아의 욕망과 드러내고자 하는 욕망의 불꽃이 내면에서 깨달음과 자기 통찰에 이르지 못하도록 갈등을 일으킨다. 바가바드 기타에서 기술된 수행을 통해서 신성과 교감을 통해 "내면적 평화"를 누릴 수 있는 길을 제시한다. 내적 평화는 우리 속에 거하는 것이지만 마음의 끊임없이 일렁이는 소음들과는 함께 존재할 수 없다. 이것들은 우리를 평강의 자각에서 멀어지게 한다.

이야기는 전사이자 왕자인 아르주나(Arjuna)와 그의 전차전사인 크리쉬나(Krishna)와의 대화로서 서사시인 마하바라타(Mahabharata)의 중간 부분에서 시작된다. 전장에서 활약하던 아르주나는 그가 알고 있고 사랑하는 사람들을 보게된다. 그들은 아르주나를 멸망시키려는 계획을 가지고 있었으며, 그의 삶을 비참하게 만들어 놓았다. 그러나 그는 그의 왕국을 되찾기 위해 사랑하는 사람들을 죽이고 전쟁을 해야 하는 것은 잘못된 것이라고 생각한다. 그는 크리쉬나에게 조언을 구한다. 크리쉬나는 달마(dharma), 즉 예정된 의무라는 개념에 대해서 설명한다. 우리의 불멸의 자아인 브라만 즉, 궁극적 신성의 의식에 다다름으로써, 우리는 죽어야 할 운명을 초월하고, 물질 세계로부터의 집착을 떨쳐버리고 무한한 사랑의 삶을 살 수 있다. 아르주나가 행동으로 옮기는 것을 주저하는 것을 보면서, 크리쉬나는 그에게 행동이 없이는 그에게 예정된 운명의 본분을 다할 수 없고, 신성이 발현될 수도 없음을 경고하였다. 그의 주장을 보다 명확히 하기 위하여, 크리쉬나는 사람의 다양한 속성과 관련이 있는 달마로 이르는 세 가지 요가의 방법들을 설명해 주었다(Prabhavananda & Isherwood 1944).

1. *카르마 요가(Karma yoga)* — 섬김의 요가이다. 문자적으로는 "행동을 통해 통합"에 의한 길로 번역되고, 욕망이나 이기적인 동기없이 행동하는 것이다. 크리쉬나에 따르면, 이것은 마음을 정화시키고 인간 존재의 신성을 극대화한다. "행동에 제약을 가하면, 행동으로부터의 자유를 얻을 수 없다. 행동을 멈추면 누구도 완벽해 질 수 없다. 세상이 자신의 행동 안에 갇혀있다. 신을 예배 할 때처럼 행동이 실행될 때에만 풀려난다. 모든 행동의 보상은 깨달음을 통해 발견된다."
2. *즈나나 요가(Jnana yoga)* — 지식의 요가이다. 차별의 능력과 분리성의 능력을 연습하면, "나"의 마음을 잠식하는 일시적인 한계들을 초월할 수 있다. 크리쉬나의 설명에 따르면, 즈나나 요가는 자신의 기만을 제거하고 육체와 영혼의 차이를 자각하는 지성을 불러일으키게 된다. 이런 각성 후에, 사람은 절대 진리를 깨달아 모든 행동의 결과에 대해 초연하게 된다.
3. *박티 요가(Bhakti yoga)* — 헌신의 요가. 신과 항상 동행하는 삶이다. 크리쉬나에 따르면, 박티 요가는 영적인 삶 속에서 사랑과 완전한 순수성의 인도를 받는다. "당신의 마음이 항상 나를 생각하게 되면 나의 헌신은 나에게 복종하고 나를 숭배하게 된다. 나에게 완전히 몰입하면, 당신이 나에게 오게 된다". 박티 요가의 수행에 있어서 가장 중요한 활동은 신의 이름을 부르고, 경전의 이야기를 소리내어 읽고, 신을 묵상하고 이타적인 섬김을 제공하고, 기도를 하고 완전히 헌신된 사랑의 존재로 살아가는 것이다.

현대의 요가 지도자들에게 이러한 3가지 요가의 방법들을 적용에서 스튜디오나 교실에서 수업에 접목시키는 것이 좀 어렵다고도 느껴질 수 있다. 하지만 이러한 방법들을 우리의 삶에 적용하여 연결해 보면 우리의 가르침에 즉각적이고 중요한 관계성이 도입되어 보다 나은 수업이 될 수가 있다. 지도자 자신이 요가의 가르침에 완전히 헌신한다는 것은 카르마 요가의 한 형태로서 학생들의 필요와 목적에 여러분의 최선을 다함으로써 지도자 자신의 요가 기술과 지식이 확장되고 더욱 가다듬어 질 수 있다. 즈나나 요가는 보다 어려운 방법으로 지도자 자신을 보다 깊고, 엄격하고, 열정넘치는 자아 성찰의 과정을 포함하며, 마음과 감정에 명확한 깨달음을 주어 학생들을 가르칠 때에도 그들에게 보다 깨끗한 깨달음을 돌려줄 수가 있다. 지도자의 가르침이 박티 요가를 따른다면, 소리와 정신의 감각적 이끌림에 집중하여 감각을 연결시킨 상태로 깊이 잠겨있는 것인데, 이것은 수업에서 함께 나눌 수 있는 목소리와 감각에서 확연히 드러난다. 이러한 방법들을 더욱 심오한 방법으로 적용해 볼 수도 있다. 중요한 것은 요가는 수업에서 행해지는 운동 이상의 의미가 있다는 것이고, 요가의 삶은 매트에서 뿐만 아니라, 일상생활에서도 지속될 수 있다는 사실이다. 여러분의 삶 전반에 이러한 요가가 녹아나고 표현되어질 때, 이 방법들이 완전하게 전달되었다고 볼 수 있다.

요가 수트라와 파탄잘리 (THE YOGA SUTRAS OF PATANJALI)

요가 철학에 대해서 공부하고 있는 대부분의 요가 수련생들이나 지도자들은 한번쯤은 파탄잘리의 요가 수트라 인용구들을 읽어본 적이 있을 것이다. 200 CE 무렵에 편찬된 본 경전은 바가바드 기타의 다양한 주요 주제들을 보다 집중적으로 다루고 가다듬으면서 196개의 경구로 탄생되게 되었다. 이것은 라자 요가의 전통적 방식으로 편찬되었는데, *라자(raja)*란 마음의 "왕족의" 요가라는 의미이며, 좌법 요가와 프라나야마(호흡법)를 다루는 초기 수행 참고 문헌 중의 하나를 포함한다. 베다나 수트라 이후 많이 편찬된 우파니샤드와 같은 많은 경전에서 나타나는 대화체의 형식을 취하고 있으며, 파탄잘리는 본 경전을 "요가란 무엇인가?"하는 간단한 질문 하나로 시작하고 있다. 그의 대답은 본 경전에서 기술된 수행인 주로 정신적 경험에 근거를 두고 있음을 명확하게 하고 있다. 그는 "*chitta vritti nirodaha*"라고 기술했는데, 그 의미는 "마음의 요동침을 잠잠하게 하는 것" 또는 "마음의 안정을 취하는 것"이다(Bouanchaud 1999)

많은 사람들이 요가의 기본 텍스트라고 인정하는 요가 수트라는 *사마디(Samadhi)*에 이르는 마음의 길을 개발하는 방법을 서술하고 있다. 사마디란 즐거운 마음의 상태로서 수행자가 자아를 내려놓으면서 신성과 합일하는데 완전히 몰두하는 상태이다. 항상 우리의 마음은 자아가 중심이 되어 마음이 분주하고, 우리의 편견, 욕망과 욕심들이 결국에는 혼란, 고통과 괴로움의 절망으로 빠져들게 한다. 요가는 이러한 고통으로부터 자유를 가져다준다. 파탄잘리는 마음을 가라앉히고 세속에서의 고통을 야기하는 마음의 번민을 없애기 위하여 잔잔하게 수행의 가르침을 주고 있다.

많은 요가 수련생들과 지도자들은 요가 수트라가 단지 하나의 아사나 또는 포즈를 다루거나 기술하지 않는다는 사실에 놀라기도 한다. 수트라의 중점 포인트는 우리가 나중에 다루겠지만, 라자 요가와 하타 요가를 구분짓는 가장 두드러진 차별성이 있는 것으로, 윤리적, 정신적인 관찰로부터 시작하며, 8개의 단계를 따라 천천히 움직이면서 마지막으로 요가의 완전한 열매를 경험할 수 있도록 하는 것이다. B.K.S. 아이엥가(2001, 29)가 강조한 대로, "한 사람의 인생여정 길에는 요가를 통해서 나타낼 수 있는 순차적인 단계들이 있다" 그 8개의 유기적인 단계들은 *아쉬탕가 요가(Ashtanga yoga)*라고도 하는데, *야마(금계, Yama)*, *니야마(권계, Niyama)*, *아사나(체위법, Asana)*, *프라나야마(호흡조절, Pranayama)*, *프라탸하라(감각조절, Pratyahara)*, *다라나(집중, Dharana)*, *디야나(명상, Dhyana)*와 *사마디(삼매법, Samadhi)*가 있다. 후반부의 장에서는 주로 아사나, 프라나야마와 프라티야하라의 명상적 초월적 수행과 다라나, 디야나를 다루게 되는데, 여기에서는 요가 수트라에서 기술된 다른 단계들을 간단하게 소개하면서 야마와 니야마를 보다 자세하게 다루기로 하겠다.

야마(금계, Yama)

야마는 일상생활에서 우리가 이웃과 또 우리 자신과 반드시 지켜야 할 윤리적 행동에 대한 원칙들을 설명하고 있다. 야마의 문자적 정의는 "포함하기" 혹은 "제어하기"이다. 야마는 지도자와 수련생 간의 삶의 관계들을 지도하는 지침서이기도 하다. 야마에는 5개의 지침이 있다.

1. *아힘사(Ahimsa):* "다치게 하지 말라"는 의미를 가진 아힘사는 "비폭력"으로 해석되기도 한다. 이것은 자신의 몸을 존중하는 것으로 시작해서 그 존중하는 마음을 세상은 모든 존재에 확대시키는 것이다. 요가의 가르침에 있어서, 이러한 지혜는 학생들을 위해서 배움과 수행을 위한 안전한 공간을 확보하는 것, 수련생들을 열정적으로 가르치고, 이해하며 수련생들과 지도자들 자신을 다치게 하거나 상처받지 않게 하는 양질의 리더십을 이끌어내는데 직접적으로 적용된다.
2. *사트야(Satya):* 이것은 우리 자신과 타인들에게 정직하라는 의미이다. 이 두번째 지침과 아힘사 사이에는 갈등의 소지가 있지 않은가 하는 질문이 생길 수 있다. 진리가 상처를 입으면 어쩔 것인가? 고대 서사시인 마하바라타에서는 이러한 명확한 난제에 대해서 조심스럽게 탐색해 보고 있다. "진리는 반드시 서로간의 동의하는 분위기에서 말해야 하고, 유쾌한 분위기에서 말해야 한다. 진리는 서로를 상처주는 방식으로 전달되어서는 안된다. 그러나 거짓말을 하지 않는 것은 즐거움을 준다."
3. *아스테야(Asteya):* 아스테야의 중심 메시지는 "도둑질하지 말라"는 야마로서 자기 자신이 얻을 수 없고, 그 값을 치를 수 없는 무언가를 탐내는 욕망으로부터 자유롭게 한다. 탐욕을 "7가지 정신적 죄 중의 하나"라고 말한 간디는 "노동없이 이룬 부"는 잘못된 것이라고 강조하였다. 어떤 지도자들은 이것을 자신의 요가 수업에 적용시켜서 학생들에게 수행의 결과를 기대하기 전에 먼저 수강료를 "기한 내에 납부"할 것을 권하기도 한다. 우리의 직접적인 경험을 뛰어넘는 다양한 가능성들이 많다는 사실을 존중하면서, 수련생들의 마음 속에 미처 준비되지 못한 부분까지 존중해 주면서, 그들이 요가를 수행하면서 다양한 각도의 의미를 경험할 수 있도록 여러가지 방법을 창의적으로 만들어내는 것도, 본 아스테야 지침을 표현하는 방법일 수 있다.
4. *브라마차르야(Brahmacharya):* 본 수트라의 핵심은 매우 친밀한 관계에서 자기 자신과 타인을 존중하는 것이다. 통상적으로 "에너지를 바르게 사용함"이라고 편하게 해석될 수 있다. 아이엥가(2001, 35)는 브라마차라야의 문자적인 정의를 "금욕 생활과 종교적인 연구와 자기 억제"라고 밝히면서, "인간적인 사랑과 행복을 경험하지 않고는 신의 사랑을 이해할 수 없다"는 사실을 강조하고 있다. 이 개념은 바가바드기타에서 기원을 찾을 수 있으며 "인간의 감정은 감각적인 것으로는 절대로 두 번 감동을 받을 수 없다"라는 브라만의 진리안에서 사는 삶을 강조하고 있다. 바가바드 기타는 또한 "요가는 고독한 곳으로 물러나서 혼자 살아야 한다"고 말하고 있다"(Prabhavananda & Isherwood 1944, 64-65). 사람이 성적 관계를 맺는 순간은, 브라마차라야의 엄격한 해석에 따르면, "영혼을 받아들이는 능력이나 자기 자신을 깨닫는 능력이 불가능해진다."라고 말하고 있다. 또 다른 곳에서는 "행동, 생각, 느낌의 올바른 균형과 그것들을 절대적인 고차원의 깨달음을 위한 간구로 밀고나갈 것"을 강조한다(Bouanchaud 1999, III).
5. *아파리그라하(Apanigraha):* 아파리그라하의 의미는 "탐욕하지 말라", 전통적으로 욕심을 부리지 말고 욕망에서 자유로와지는 것이라고 해석되고 있다. 이것은 남에게 돌려받을 것을 기

아힘사와 사트야의 비교: 요가를 가르칠 때 일어날 수 있는 갈등의 가능성 탐색하기

활자세라고도 하는 "위를 향한 아치 자세(Urdhva Dhanurasana)를 가르치는 도중에, 어깨가 약한 크리스티나라는 31세의 학생이 허리 아래쪽이 아프다고 불평을 하는 와중에, 그래도 한 번 해보자는 자세로 팔을 펴려고 노력하고 있었다. *안정감(Sthira)*이나 *편안함(Sukham)*의 흔적은 찾아볼 수 없었다. 스스로를 강한 사람이라고 했고 성취하려는 자세가 강했다. 진리에 대해 설명하려는 나의 시도는 그녀의 자존심을 공격했고, 그녀의 감정을 상하게 했다. 그래서 나는 다른 접근법을 시도해 보았다. 그녀에게 잠시만 심호흡을 가다듬으라고 했고, "상급 과정"의 일환으로 이 자세를 보다 안정되고 쉽게 해보도록 준비시키고 싶다고 말했다. 그녀는 내 생각에 동의하였다. 아사나를 준비하면서 우리는 그녀의 강점과 약점들을 분석했다. 나는 그녀에게 여러가지 준비 스트레치, 보조도구들, 강도높은 액션 자세를 알려주었다. 그녀는 웃으면서 수행을 시작했다. 불교에는 "기술적인 수단"이 있다고 한다. 지도자는 다양한 수행과 가르침을 통해 수련생이 깨어남으로 가는 가장 적절한 길을 가도록 도와준다. 수련생의 노력의 방향을 재조정 해주는 것은 거짓말이 아니다. 그 목적과 효과가 그의 수행을 더욱 깊게 해 준다면 말이다.

대하지 않고 정신적으로, 행동면에서도 너그러우며 남에게 베풀며 사는 삶을 의미한다. 아사나와 프라나야마에 적용해 본다면, 본 지침은 수련생들에게 어떤 체위의 목표를 도달하는 것보다는 꾸준하고 편안하게, 인내심을 가지고 수행할 수 있도록 편안한 마음을 가질 수 있도록 도와준다.

니야마(권계, Niyama)

니야마는 개인적인 수행에 적용하는 웰빙의 도구이기도 하며, 타인과의 관계성을 우리 자신과의 관계적 친밀성으로 적용해 보는 것이다. 니야마의 삶을 사는 것은 우리의 가르침의 방식에 더욱 깊은 권위를 부여해준다. 우파니샤드에서는 10개 이상의 니야마를 제시하고 있지만, 요가 수트라에서는 다섯 가지에 집중한다.

1. *사우카(정화, Sauca)*: 몸과 마음의 정화를 추구하는 것으로, 사우카는 자신의 몸을 성전처럼 다룰 것을 권장한다. 아사나의 수행을 통해서 몸의 독소를 제거하고 주변 환경과 섭식으로 인해 발생되는 부정한 요소들을 제거한다. 신선하고 건강에 좋은 음식을 먹는 것은 신체 내부의 청결을 유도하며, 시간 계획에 맞추어 목욕을 하여 신체를 깨끗하게 유지함으로써 신체 외부의 청결을 도모할 수 있다. 더욱 중요한 것은 마음을 깨끗하게 하는 것인데, 마음밭을 가능한 한 가장 깨끗한 상태로 유지하는 것이다. 우리가 몸과 마음을 깨끗하게 할 때, 삶을 더욱 고차원적으로 의식하면서 더욱 주의깊게 살아갈 수 있고, 일상의 삶을 더욱 안정적이고 집중적으로 살 수 있다. 빛나는 건강과 역동적인 웰빙의 삶을 사는 모습을 수련생들에게 보여줌으로써, 수련생들도 동일한 삶을 살 수 있도록 동기부여를 해 줄 수 있다.
2. *산토사(만족, Santosa)*: 정화된 상태에서, 우리는 과거와 미래에 대해서 느끼는 감각뿐만 아니라, 모든 상황의 평범한 것들에도 겸손해지고 만족을 느끼게 된다. 산토사는 자신의 감각을 열어 나의 나됨과 또 내가 현재 가지고 있는 것에 대해서 행복을 느끼게 해준다. 인생이란 배우고, 발전하기 위해 계속 진행되고 있는 과정의 연속이라는 것을 인정하고 받아들이게 될

때, 우리는 보다 더 쉽게 자신을 긍정할 수 있게 된다. 내가 현재 가지고 있는 것에 대하여 만족하고 있는 것은 전염성이 강하고, 특히 가르치는 자가 그런 마음의 상태일 때 확연하게 드러난다. 여러분의 수련생과 수업에 대해서 있는 그대로 만족할 때 기대로부터 자유로와지고, 여러분이 최고의 지도자가 될 수 있는 힘이 된다.

3. *타파스(고행, Tapas)*: 무관심이나 만족없이 우리의 부족한 마음을 현재처럼 유지하기 위해서는, 자기 훈련이 필요하다. 이것을 고행이라 하고 금욕적인 삶을 살려고 하는 일상의 불타는 수행, 우리를 보다 진정한 진리의 세계로 오픈하려는 성격 혁신의 삶을 의미한다. 이러한 불타는 열정을 통해서 우리는 매일 매일의 경험을 자신을 발견하는 도구로 사용할 수 있다. 타파스를 통해서 우리는 우리의 에너지를 내면의 진리와 목표에 집중하도록 하면서, 우리가 육체, 호흡, 감정과 이성 속에서 어떻게 살 것인지 주의를 집중할 수 있다.
4. *스바드햐야(학구, Svadhyaya)*: 야마와 니야마 속에 거하는 것은 우리의 정신적 존재에 대한 감수성을 더욱 깊게하는 자기 절제의 훈련을 필요로 한다. 이 세상에서 하는 우리의 모든 일 속에서 자신을 의도적으로 인식해야 하고, 진리를 중심으로 확고히 서 있으면서, 우리의 한계를 보면 환영하고 받아들여야 한다. 이렇게 살 때, 우리는 인간으로서 가르치는 자로서 이 세상에서 존재하는 보다 진정한 권위를 추구할 수 있다. 때때로 당신의 가르침에 대한 기초적인 질문을 던져봄으로써, 이러한 권위에 깊이를 더할 수 있다.
5. *염신(IsvaraPranidhana)*: 자신의 자아를 내려놓는 것, 우리의 삶을 통해 야마와 니야마의 모든 가르침을 표현하는 것. 어떤 사람들에게는 신에게, 성스러운 존재에로의 항복을 의미하며, 또 어떤 사람들에게는 자연적 우주의 전 존재를 표현하는 느낌이기도 하다. 우리 각자의 자아가 우리보다 더 위대한 존재에게 몰입되는 경험은 우리의 존재 이유, 즉 삶의 이유를 더욱 명확하게 해주고, 우리의 가르침에도 동일하게 적용된다.

아사나 (체위법, Asana)

요가 수트라에서 제3단계로 제시하는 것은 아사나이다. 요가 수트라에서는 어떤 특정 아사나를 다루는 것은 아니지만 *"sthira sukham asanam"* 이라는 단순한 메세지를 통하여, 아사나를 특별히 제시하고 있다(Bouanchaud 1997, 130-131). 이 고대의 경구는 아사나를 가르치는데 중대한 통찰력을 제공하고 있다. 아사나라는 용어는 흔히 "체위"로 번역되고 있지만, 그 이면에는 더욱 넓은 의미를 내포하고 있다. 버나드 보우안처드(Bernard Bouanchaud)는 그의 저서인 "*요가의 핵심, 파탄잘리의 요가 수트라에 대한 상고(The Essence of Yoga: Relfections on the Yoga Sutras of Patanjali)*"에서 아사나의 동사적 어원은 "신체를 통해서 존재함, 숨을 들이쉬고, 존재하고, 그 안에서 사는" 감각을 전달하는 것이라고 밝히

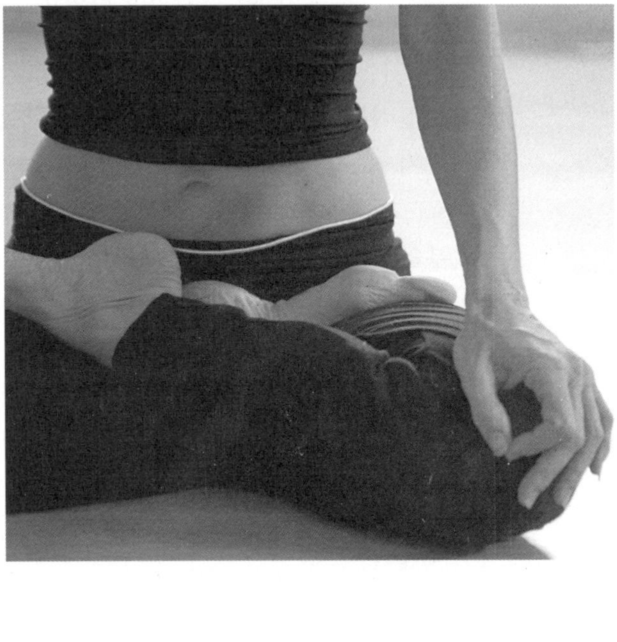

고 있다. 아사나의 문자적 해석은 "한 자리에 앉다"이며, 바로 이 순간에 그냥 그 자리에 존재하는 것이라고 해석될 수 있으며, 베다나 우파니샤드와 같은 요가에 대한 초기 문헌에서 발견되는 명상 수행을 구체화한다(Bouanchaaud1997, 130-131). *스티라(Sthira)*의 뜻은 "안정되거나 확고함"이며, 숙함(sukham)은 "부드럽고, 편안하며, 긴장이 풀림"이라는 의미이다. 어원들을 모아 역동적인 수행의 맥락에 적용해 볼 때, 우리는 각각의 체위를 통해 또 체위간의 관계를 통해 안정감, 편안함과 정신적 자각, 호흡법 등을 개발하는 다양한 면모를 발견한다. 이것이 통합적인 수행으로서 표현되고, 구체화된 아사나의 의미이다.

프라나야마 (호흡법, Pranayama)

파탄잘리에 따르면, 프라나야마는 "확고하게 자리잡은 자세로 들숨과 날숨을 조정"하는 것이다" (보우안처드 1997, 135-136). 자연적으로 우리가 숨을 쉴 때에 들이마시고, 정지하고, 내쉬고, 정지하는 순서를 통해 호흡의 흐름이 이루어지는 것을 볼 수 있다. 호흡은 점점 더 부드러워지고, 더욱 미묘한 호흡의 결과들을 느낄 수 있다. 부드럽게 관찰할수록, 호흡은 더욱 정제된다. 점차적으로 더욱 복잡하고 어려워진 호흡법들이 소개된다. 수행의 정도가 점점 더 깊어질수록, 각각의 단계에서 수행자는 항상 안정감있고 편안한 느낌을 키우게 된다. 결론적으로 수행자는 호흡의 기법을 초월해서 기쁨의 경지에 이른다. 본 수행을 준비하면서, 파탄잘리는 순차적으로 이루어지는 8단계를 제시한다. 만약 수행자가 몸과 마음을 올바르게 준비하기 전에 프라나야마를 시도하려고 하면, 긴장이 고조되고, 부상을 당할 위험이 높아진다. 아사나를 마스터하면 호흡법을 안전하게 수행할 수 있는 기초인 육체적 · 정신적 건강을 가질 수 있다. 책의 후반부에 다루겠지만, 많은 현대의 구루와 스승들은 이러한 순차적인 접근 방식을 채택하고 있다. 하타 요가의 등장을 다루면서 이 주제에 대해서 다시 다루게 될 것이고, 아사나와 프라나야마를 가르치는 구체적인 내용을 다루면서, 오늘날 요가를 가르치는 관점에서 이러한 고대의 관점들과 문헌들을 더욱 심도있게 살펴보게 될 것이다.

프라티야하라 (자기통제법, Pratyahara), 다라나 (집중법, Dharana), 디야나 (명상법, Dhyana)

프라티야하라의 수행은 감각을 내면으로 집중하게 하면서 외부의 잡념들을 약화시킨다. 여기에서 파탄잘리는 우리의 마음은 감각과 생각을 자극하는 것에 대해서 쏠리는 성향이 있다고 밝히고 있다(요가 수트라 11.51). 우리가 감지하는 대로, 그렇게 우리는 생각을 하게 되고, 우리가 생각하는 대로, 그렇게 우리는 행동에 옮기게 된다. 의식을 내면화함으로써, 프라티야하라를 통해서 우리는 외부의 환경이 정지되는 경험을 하게 한다. 우리를 불편하게 할 수 있는 소리나 냄새도 지금 그대로 그 자리에 머물되, 아무런 영향을 미치지 못한다. 프라티야하라가 없다면, 구슬처럼 쏟아지는 땀이 이마에 가득 맺히거나, 누군가 수업에 늦게 들어오는 소리 때문에, 호흡을 하거나 집중해서 깨어있는 수행 도중에 방해를 받게 될 것이다. 이제는 그러한 소리나 감각들은 단지 그 곳에 있을 뿐이고, 여러분의 내면은 깨어서 집중적인 관심을 받고 있다.

이것은 우리를 완전히 집중 상태로 이끌어주거나, 집중(Bouanchaud 141)의 상태에 이르게 한다. 이러한 집중 상태에 머물게 되면, 집중은 명상의 상태가 되어, 몸과 호흡과 마음이 하나가 되어, 알고 있거나 알려지거나, 주체나 객체나, 생각이나 생각하는 사람이나 하나로 녹아져 묵상이라는 삼매의 경지, 혹은 희열의 상태에 빠지게 된다(Bouanchaud 1997, 150)

사마디 (삼매법, Samadhi)

아쉬탕가 요가의 8단계는 때때로 나무에 비유된다. B.K.S. 아이엥가는 그의 저서 *Light on the Yoga Sutras of Patanjali*에서 다음과 같은 은유법을 쓰고 있다. 야마는 윤리적 존재로서 깨끗하고 영예롭게 사는 삶을 위한 뿌리를 만들었다. 니야마(자기정화)는 나무의 줄기로서 사람의 몸과 마음의 정화시키는 기초를 확립한다. 아사나는 가지를 만들어서 강하게 뻗지만 인생의 바람에도 부드럽게 움직일 수 있도록 움직인다. 프라나야마는 나뭇잎을 상징하며, 인생의 힘을 호흡의 들고 남을 통해서 끌어당긴다. 자기통제법은 나무껍질로서 외부의 환경에서 나무를 보호하며 엑기스가 밖으로 흘러나가지 않도록 보호한다. 다라나(집중법)는 나무와 나뭇잎의 혈관을 흐르는 수액으로서, 몸과 마음을 단단하게 만든다. 디야나(명상법)는 모든 의식의 꽃으로, 천천히 시간을 두고 가장 아름다운 수행의 열매를 맺어, 순전한 희열의 경지인 사마디(묵상)에 이른다.

하타 요가의 역사적인 기원과 철학적인 기초가 파탄잘리의 라자 요가의 원칙의 대부분에 위배되기는 하지만, 오늘날 많은 요가의 스타일(계보)은 수트라를 상당히 존중해주고 있다. 크리쉬나마차랴 계보는 아이엥가(Lyengar), 아쉬탕가 빈야사와 빈야사 흐름, 아누사라(Anusara) 및 기타 여러 접근 방식을 포함하는데, 이는 파탄잘리의 철학과 굉장히 유사하게 연관되어 있다. 이러한 뿌리들은 다음 장에서 요가의 주요 스타일을 살펴보면 더욱 명확하게 드러날 것이다. 호기심을 자아내는 것은 크리쉬나마차랴의 계보를 쫓는 B.K.S. 아이엥가, 파타히 조이스(Pattabhi Jois)와 같은 사람들이 그들의 접근 방식은 요가 수트라를 완전히 적용한 것이라고 주장하는 반면에, 제3단계와 제4단계인 아사나와 우자이 프라나야마를 요가의 처음 단계에서 시행한다는 사실이다. 이러한 불일치를 심각하게 받아들일 것인지 아닌지에 관계없이, 순수한 라자 요가의 정도를 걷는 것은 매우 어려운 일이고, 우리가 곧 살펴보게 되겠지만, 수세기 이후에 등장한 탄트라식, 하타 수행은 그러한 어려움의 실용적인 대안이 되었다. 수행과 가르침을 동시에 실행하면서, 우리는 8개의 단계들을 요가라는 나무 전체를 생각하며 다양하게 볼 수 있는 방법을 찾을 수 있다. 각각의 단계들은 서로 떨어질 수 없으며, 서로서로에게 통찰력과 지지를 이끌어주는 역할을 한다. 이후의 요기들은 각 단계들을 복합적으로 사용함으로써 수행과 가르침에 더욱 효과적인 결과를 얻기도 했다.

정직함을 가지고 가르치는 것은 우리 가르침의 근본이 명확해야만 가능한 일이다. 요가 수트라는 약 2천년 전에 쓰여졌고, 시간과 문화는 현대 서구의 세계와 완전히 다른 것이다. 여러분은 수업에서 무슨 말을 할 것인가? 당신은 무엇을 믿고 있는가? 무엇을 포용하는가? 이러한 질문들에 대해서 앞으로 요가의 발전과정을 깊게 살펴보면서 답을 탐색하게 될 것이다.

탄트라 (TANTRA)

요가는 베다, 우파니샤드와 요가 수트라로부터 시작되어 현대의 잘 알려진 하타요가까지 곧바로 이어져 일련의 직선적인 계보가 있다고 일반적으로 알려져 있기는 하다. 하지만 이는 올바른 정보가 아니다. 오히려, 하타 요가는 탄트라의 형식적인 영향을 받아서 생긴 것인데, 이런 사실이 정신적, 사회적인 세계관에 역행한다는 이유로 탄트라를 심하게 배척해 온 많은 하타 요가 신봉자들이 던져놓은 허상의 베일에 가려져 그 존재가 퇴색되었다. 인도에서 일어난 탄트라의 태동은 1세기를 시작하면서, 마하야나 불교의 영향을 받으면서 시작되었다. 이것은 부분적으로는 베다와 우파니샤드에서 가르쳐온 수행과 요가 수트라에서 더욱 정형화된 수행 과정들이 이중적이고 금욕적으로 흐르는 것에 대한 반동으로 시작된 것이다. 탄트라의 기본 아이디어는 우주의 모든 것은 신성의 발현이기 때문에 모든 것은 신성의 의미과 존재의 근원에서 시작된다는 것인데, 이것은 기존의 베다나 우파니야드의 가르침이 헌신으로 요가 수행자가 외딴 동굴에서 수행해야 하고, 인간의 기본적인 삶인 욕구나 성적 욕구가 인간의 진정한 행복과 깨달음을 방해하고 있거나, 최소한 제한하고 있다는 주장을 명확하게 거부하는 것이다. 몇몇 우파니샤드 주창자들은(특히, nondual Svetasvatara Upnishad), 바로 지금 이 곳이 자아 실현의 상태에서 완전한 삶을 산다는 생각과 *자유(jivan mukti)*의 개념에 개방적이기도 하지만, 대부분의 경우에 이원적인 관점을 가지고 개인과 그들의 경험을 전체 자연의 순리와 정신적 존재로부터 분리시키고 있다(Feuerstein 2001, 341)

*탄(tan)*의 어원은 "확장적인" 또는 "전체"라는 의미이며, 탄트라는 존재의 전체를 신성한 여성성이나 *샥티(shakti)* 에너지로 표현하고 있다. 이러한 생각은 모든 경험에서 신성의 요소를 느끼는 열린 감각을 가지고 있다. 탄트라의 철학은 자유의 길을 인간의 욕망이나 경험을 부인함으로써 여는 것이 아니라, 욕망을 대거 수용하면서 이룰 수 있다고 믿는다.

> 탄트라는 우리가 경험하는 우주가 우주를 창조하고 다스리는 신중의 신의 성스러운 에너지의 구체적 발현이라는 원리를 가지고 이 이론을 집대성한 아시아의 신조와 실천 체계이다. 이는 인간이라는 소우주 안에서 창조적이고 해방적인 방법으로 의식에 따라서 충당하고, 그 에너지를 흐르게 하려는 것을 추구한다(D.G. White 2000).

탄트라는 요가에 대한 통합적인 접근을 제공함으로써, 우리는 신성 에너지의 의식적인 자각의 근원으로서 모든 내면적, 외면적 경험들을 실험한다. 신성에너지란 무소부재하고, 전지적이고, 편재한 우주 근본의 창조적 힘이다. 이것은 우리가 우리의 몸과 요가 수행에 대해서 어떻게 생각하는지에 엄청난 영향을 미치고 있다. 모든 것은 신성의 발현이기 때문에, 에너지의 표현이 다소 이질적이라 하더라고, 신성의 감각에 머물 수 있는 가능성은 무한하며, 그것은 완전히 세속적으로 보이는 것에서조차 신성을 찾을 수 있다는 것이다. 탄트라 수행자들을 인간 경험의 극치를 추구하는 것처럼 보이기도 하고, 완전히 순수한 존재의 자각을 경험하기 위하여 에너지의 강렬함을 추구하기도 한다.

탄트라의 수행에는 전통적으로 3가지 형태가 있는데, 때때로 요가의 도입부분에 사용되기도 하고, 통상적으로는 친밀한 구루의 지도가 요구된다(Tigunait 1999, 6).

- *만트라(Mantra):* 본 수행은 수행자에게 베다에서 익숙한 Gayatri Mantra와 같은 찬가나 단어를 반복해서 챈팅함으로써, 소리의 신성한 떨림 에너지로 안내한다. 이것은 명상, 성스로운 공간 정화, 불의 보호벽 상상과 같은 풍부한 일련의 의식과 조화를 이루게 한다.

- *얀트라(Yantra)*: 수행자와 만트릭 에너지간의 친밀함이 증가할수록, 수행은 얀트라 명상으로 발전하면서 신성한 여성성이 가시적인 떨림의 형태로 나타나는데, 이것은 기호적 형상으로 표현된다. 만트릭 세계의 도해도를 작성함으로, 샥티 에너지의 힘을 구체화한다. 즉, 강도, 밝기, 즐거움, 쾌락, 욕망, 얀트라 속도, 환상, 존재감 및 *vighna vinashini*로 나타나며 이 힘은 저항을 파괴한다. 얀트라 수행은 다양한 종류의 의식과, 시각화, 명상, 챈팅과 봉납을 포함하고 있다.
- *푸자(Puja)*: 만트라와 얀트라와 같은 "우측"으로의 탄트라적인 길과 반대로, "좌측"의 길로 신비한 내면적 수행에서 세상을 향한 완전한 삶으로 이동한다. 가장 강렬한 감각적 경험을 통한 샥티 에너지의 가장 강력한 표현에 강도높게 집중하는 것을 포함한다. 푸자 수행은 가장 격정적인 행위를 통해 자신을 완전히 아는 능력을 개발하고, 감각적인 쾌락과 신성의 엑스터시와 합일하여, "정신을 날마다 존재감에 불러일으킴"을 목표로 한다" (Tigunait 1999, 104–105).

탄트라의 핵심에는 거대한 철학적 사유보다는 경험에서 비롯된 것으로, 인간 생활의 평범해 보이는 영역과 무한한 영역 사이에 연속성이 존재한다는 개념이 있다. 인간 경험의 물질적인 현실을 초월하는 대신, 오히려 그것을 향해 격정적으로 돌진하여 깨달음과 행복을 얻고자 한다. 인도의 굉장히 엄격한 위계사회에서 하층 카스트의 평범한 사람들을 통해 퍼져나간 이러한 접근 방법을 통해 누구나 정신적 수행의 접근이 가능하게 되었다(Davidson 2003). 게오르그 퓨어스테인(2001, 343)이 강조한 대로, 하층 카스트의 사람들은 "하늘의 추상적인 하나의 이상을 현실적인 관점으로 통합시켜, 지방의 신이나 오래된 의식을 통해 숭배를 지속하는 자신의 믿음을 불필요하게 버리지 않고 성화된 삶을 살고싶다는 보다 실용적인 방향으로 광범위하게 느껴지는 필요성에 대하여 반응했다."

탄트라의 영향력이 커질수록, 그 핵심은 특별히 성과 관련된 것들에 대한 몇가지 의식에 대한 반응들에 의해서 왜곡되었다. 서구 사회에서 탄트라에 대한 주제를 꺼내면 보통 "성스러운 성"이라는 의미를 불러일으키기 때문에, 탄트라는 "정신적 성생활" 이상의 의미를 지닌다. 성적인 결합이 탄트라의 일부이기는 하지만, 탄트라의 정신적 철학과 수행은 더욱 깊고 보다 미묘하다. 이것은 아마도 카쉬미르 샤이비즘(Kashmir Shaivism)으로 알려진 스판다 카리카(Spanda Karika)(Odier 2004)에 시적으로 기술된 9세기의 카시미르에 근원을 둔 탄트라의 형식에서 가장 진하게 표현된 것이다. 스판다 카리카의 주요 개념은 세상의 모든 존재는 하나이고 순수와 비순수로 나누어질 수 없다는 것이다. 이것이 탄트라의 핵심 개념이고, 대부분의 고대 베다와 우파니샤드에서 발견되는 중심이지만, 바가바드 기타나 라자 요가에서는 대부분 유실되거나 폐기되었다. 탄트라식 관점에서의 요가의 개념은 분리되지 않고, 몸과 호흡, 마음과 감정이 하나가 되어 구분이 없고 어

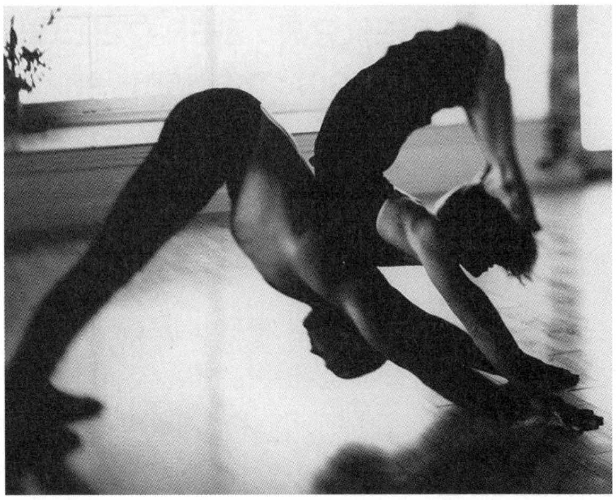

떤 것도 순수하지 않거나 세속적인 것은 없다는 것이다. 대부분의 탄트라의 문헌에서는 시바와 샥티, 신성한 근육과 여성 에너지는 육신에서 하나이고 마음에서 하나이고 감정적 존재로서 감정에서도 하나라고 한다(Davidson 2005). 존재한다는 표현은 우리의 모든 에너지의 완전성을 포용하고, 이렇게 하나로 존재하며 분리되지 않고 모든 것이 살아있는 공간이 되어야 한다는 것이다. 우리가 본 수행에 들어가면, 자아로부터, 이중적인 생각에서 떠나 우리는 아름다운 공간에 있고, 놀랍게 일체감을 느낀다는 본능적 이해에 다다를 수 있다.

CE 9세기에, 비주나나 브하라바(Vijnana Bhairava)는 이렇게 자각에 도움이 되는 것들을, 매우 다양한 종류의 수행법들을 간단한 것에서부터 복잡한 것에 이르기까지 제시하였다. 그보다 최근에, 탄트라식 요기들은 이것을 확대해서 다니엘 오디에(Daniel Odier)가 "마이크로 수행"이라고 지칭한 요가를 제시했다. 마이크로 수행이란, 마음이란 매우 빠르게 움직이고, 빠르게 움직이는 것을 선호하며, 빠르게 움직일 수 있다는 사실에 근거한다. 고대의 요기들은 매우 놀라운 생각을 해냈는데, 그것은 마음이 움직이는 빠르기에 따라서 수행하는 것을 고안해냈다. 마음을 역행하려고 노력하는 대신에, 매우 짧은 그 순간을 마음에 담아두면서, 매우 작은 대상에게도 온전하게 마음을 담아 집중하려고 노력하는 것이다. 모닝 커피를 한잔하면서 앉아있는 동안, 컵을 코 아래에 대고, 짧은 순간이지만 경험할 수 있는 모든 감각에 완전히 몰입하는 것이다.

숲 속을 걸을 때, 가볍고 부드러운 바람이 당신의 피부를 부드럽게 터치하고, 촉촉한 숲 속의 향기가 후각 깊이 스며드는 동안, 당신의 발을 마른 낙엽들을 사각사각 밟게하는 것이다. 이러한 몇 초 안되는 짧은 순간에 당신은 소리, 빛, 향기, 당신의 피부와 감정 및 느끼는 대상과 당신 자신과 자연과 영혼 속에 존재하는 더 위대한 존재와 하나가 되면서 모든 것들에 완전히 몰입하는 것이다. 결국에는 호흡 한번의 짧은 순간에도, 희열과 합인의 경지에 이르는 느낌을 찾을 수 있도록 완전히 마음을 집중할 수 있는 것이 목표가 된다. 이 원리를 요가 아사나와 프라나야마 수행에 적용해보면, 보다 더 다면적이고 미묘한 자각의 의식이 생겨나며, 몸과 호흡과 마음의 미묘한 결합으로 이끌어주며, 모든 것이 하나가 되는 매우 광대한 의식 세계를 접할 수 있게 된다. 이러한 수행의 핵심에는 여러분이 숨을 들이마시거나 내쉴 때 정신을 집중하면서 호흡하는 의식과 완전히 호흡하고 있다는 느낌을 불러오고, 완전히 숨을 놓는 느낌으로 해야 한다. 몸과 마음이 동시에 의식의 한 지점으로 함께 움직이는 것을 공간적으로 느낄 때, 영혼과 희열을 느끼게 된다.

하타 요가: 하타 프라디피카, 게란다 삼히타, 그리고 시바 삼히타 (HATHA YOGA: THE HATHA PRADIPIKA, GHERANDA SAMHITA, AND SHIVA SAMHITA)

오늘날 서구에서 수행되는 가장 많이 알려진 요가 스타일은 모두 하타 요가의 형식을 취하고 있다. 빈야사 플로우, 아이엥가, 아누사라, 아쉬탕가 빈야사, 파워 요가 및 기타 수십 종류의 요가들은 전통적인 배경과 스타일이 크게 다르지 않고, 단지 명칭이 다를 뿐이다. 하타 요가와 관련된 아사나 수행에 대한 설명이 심도있게 다루어진 최초의 문헌들이 불과 수 백년의 역사밖에 되지 않는다는 사실에 놀랄 수도 있을 것이다. 보통 요가를 다루는 인기 미디어나 문헌들을 통해, 요가가 수천년의 역사를 가진다는 사실이 많이 알려져왔고, 이에 익숙해져 있기 때문이다. 생각해보면 하타 요가를 설명하는 기사를 읽을 때, 대부분 경우에, "이 고대의 수행은 5천년 전으로 거슬러 올라갑니다"라고 시작되는 경우가 많지 않은가?

하타 요가의 최초의 주목할만한 문헌은 잘 알려진 하타 요가 프라디피카(Pradipika)인데, 이것은 14세기 경에 인도의 현인 스와미 스왓마라마가 저자이다. 거의 백과사전과 같은 문헌으로, 프라디피카는 아사나, 샷크라마, 프라나야마, 무드라, 반다 및 사마디에 대해서 자세히 다루고 있고, 각각의 관련 수행방법에 대해서 구체적인 지도 지침을 제공하고 있다(이러한 부분들에 대해서는 아래에서 다루게 될 것이다). 15세기에서 17세기 사이에 간헐적으로 쓰여진 시바 삼히타에서는 하타 요가의 발전에 미친 불교와 탄트라의 영향을 프라디피카보다 더욱 명확하게 보여주고 있다(Vasu 2004). 오직 4개의 아사나만이 자세하게 기술되어 있고, 시바 삼히타에서는 나디스에 대한 자세한 설명과, 프라나의 성질과 "생명의 힘"과 수행시에 닥치는 많은 어려움들과 그것들을 어떻게 극복해 나가는가에 대한 자세한 기법들을 제공하고 있다. 이러한 기법들에는 드리스타나, 침묵 만트라 및 쿤다리니 에너지를 깨우고 움직이기 위한 탄트라식 수행이 있다.

17세기 후반부에 쓰여진 게란다 삼히타에서는, 특히 성적인 교합과 관련된 부분에서 탄트라의 영향이 약해진 모습을 보인다(Mallinson 2004). 7장에 걸쳐서 자기 자신을 요가적 견지에서 완전하게 하는 수단들을 기술하고 있는데, 정화를 위한 샷카르마스, 힘을 기르기 위한 아사나, 안정감을 키우기 위한 무드라스와 마음의 안정을 위한 프라티야하라, 깨어남을 위한 프라나야마, 깨달음을 위한 디아나 그리고 희열을 위한 사마디를 다루고 있다.

원본에 따르면, 하타 요가의 목적에는 3가지가 있다. 첫 번째는 신체의 완전한 정화이고, 두 번째는 육체적, 정신적, 에너지 영역의 완전한 균형이며, 세 번째는 물리적 신체에 뿌리를 둔 수행을 실천함으로써, 신성과의 완전한 합일을 통해 더욱 순수한 의식을 깨우는 것이다. 오늘날 대부분의 하타 요가의 전통은 그 뿌리를 파탄잘리의 라자 요가 철학에 두고 있는 것을 발견하게 된다. 야마와 니야마와 같은 불교 철학의 영향을 크게 받은 라자 요가는 인간의 정신적 삶보다도 종교에 보다 많은 비중을 두고 있다. 인간 관계와 일, 모험, 문화, 사회가 공존하는 현실의 세상을 살면서 순수한 라자 요기들이 가르치는 삶을 살면서 마음을 다스리다보면, 아마 우리는 미쳐버릴지도 모르겠다. 하타 요가는 그 기원이 탄트라와 긴밀하게 연계되어 있는데, 그것은 평범한 일상의 경험들 속에서 정신적인 발전을 추구하는 것이고, 신체의 감각적인 경험을 사용하여 몸과 마음과 정신의 균형잡힌 통합을 고무시키는 것이다. 궁극적으로 하타 요가의 한 길을 통하여 다른 여러가지 길들이 만나고, 단순한 희열의 상태에 이를 수 있다. 적어도 이것이 하타 요가에 대한 초기 문헌들에서 기대했던 것이다. 하타 요가는 우리의 모든 구성 요소들을 사용한다. 신체와 마음과 감정과 우리의 가장 미묘하고 보기힘든 내면의 속성들까지 배우고, 보고, 우리의 전 존재를 통합하고, 최상의 상상력의 세계를 열어주고, 지성, 열정, 에너지와 정신적 삶의 자각하는데 사용한다. 하타라는 용어는 "태양"이라는 의미의 '하'와 "달"이라는 의미의 '타'에서 파생된 것으로 삶의 역학과 의식을 상징화한다(보는 각도는 전통과 관점에 따라서 다를 수 있다. 탄트라에서는 시마 삭티에 강조를 두고, 타오이즘에서는 음악에 물리학에서는 물체 에너지로 본다). 완전히 살아있고 의식이 깨어있는 것을 경험하기 위해서는 이러한 반대적 속성들이 하나가 되고, 흠없는 조화를 이룬다. 문제는 우리가 우리의 마음, 신체, 감정에 갇히는 경향이 있다는 것이다. 하타 요가는 신체를 정화하고, 마음을 정돈하며 감정을 열어주는 매우 특별한 수행과 관련된 길을 따라 모든 것이 통합되는 경험을 제공해 줄 것이다.

샷카르마 — 정화의 수행(Shatkarma — Purification Practices)

Shatkarma는 "여섯"이라는 의미의 shat과 "행동"이라는 의미의 karma에서 파생된 단어로 하타 요가 수행의 시작 단계를 이끈다. 신체의 체질, 도샤(doshas) 카파(kapha), 피타(pitta) 와타(vata)라고 하는 에너지 속성에 균형을 부여하여 몸과 마음에 조화로움을 생성하고, 아사나, 프라나야마와 기타 하타 수행을 준비하도록 한다. 에너지의 균형을 촉진하면서, 아사나와 프라나야마 수행을 최대로 편안하고 효과적으로 진행하도록 하면서 전반적인 신체의 기능을 향상시킬 수 있다. 겉보기에는 굉장히 어려워 보이는 요가 수행법들이 다양하게 많이 있으며, 고대의 문헌들에 따르면, 이러한 기법들을 노련하고, 자격이 검증된 스승에게서만 배울 수 있는 비밀의 기법으로 묘사하고 있다. 6개의 정화 기법들은 *내적 정화(dhauti), 요가를 통한 관장(basti), 비강 정화(neti), 집중해서 바라보기(trataka), 복부 마사지(nauli), 두뇌 정화(kapalabhati)*를 포함하며 다양한 수행법들을 가지고 있으며, 모든 내용은 게란다 삼히타와 하타 요가 파라디피카(Hatha Yoga Pradipika)에 자세하게 기술되어 있다(Mallinson 1994, 1-15; Muktibodhananda 1993, 190-227).

아사나와 프라나야마 — 수행 에너지 균형 달성
(Asana and Pranayama — Energetic Balancing Practices)

대부분의 요가 수업의 시작 단계에서는, 자리를 잡는 순서와, 시작하면서 마음을 정리하는 시간과 간단한 목례 후에 "나마스테(namaste)"라는 인사를 보통 하게 된다. 이러한 의식의 뿌리는 스와미 스와트마라마(Swami Swatmarame)가 그러한 인사와 엎드림의 행동을 그의 구루인 아디나티(Adinath)에게 바쳤다는 프라이피카에서 찾아볼 수 있다. 이것은 자아를 내려놓는 상징적인 행동이고 자신보다 더욱 위대하고, 강한 대상에게 마음을 여는 겸손의 행위이다. 프라이페카는 샷카르마와 아사나로 시작되는 수행을 명함으로써, 라자 요가와 방향을 달리하게 된다. 여기에서 아사나는 미묘체의 현재 나디스(에너지 채널)과 챠크라스(정신적 중심)을 열 수 있도록 도움을 주는 다양한 종류의 특정 체위를 포함하고 있다. 이것의 궁극적인 목적은 사마디의 경지에 이르기 위한 라자 요가의 목적과 동일하다. 그렇다면 왜 아사나로 요가를 시작하는 것일까?

하타 요기들은 아사나 수행을 통하여, 몸과 마음과 정신의 섬세한 균형을 이룰 수 있다는 것을 발견했다. 샤트카르마 정화 수행에 따라서 아사나는 내면의 불을 당겨 청결하지 못한 것들을 태움으로써 몸을 더욱 청결하게 한다. 그들은 혈액 순환을 더욱 자극하면서 모든 신체의 기관들을 강화시키고, 근육과 인대를 가다듬고, 관절을 안정화시키며, 신경의 안정을 도모하고, 모든 신체 시스템의 향상된 기능을 증진시킨다. 아사나에 대해서 프라디페차가 처음으로 언급한 문구는 다음과 같다. "아사나를 수행함으로써, 수행자는 몸과 마음의 안정성을 얻고, 질병이 떠나가며, 사지가 밝아지는 것을 느낄 수 있다"(Muktibodhananda 1993, 17절). 신체를 깊숙히 정화하고 안정성을 촉진함으로써, 프라나는 더욱 자유롭게 움직이면서 몸과 마음을 양육하고, 치유하며 통합시킨다. 요가 수트라에서 기술된대로, 프라이피카는 프라나야마를 시작하기 전에 아사나 수행을 통한 신체의 열림와 안정을 지도한다. 이것은 B.K.S. 아이엥가(1985, 10)에게서도 찾아볼 수 있는데, 그는 "초보자들은 완벽한 자세로 포즈를 취할 수는 없다. 호흡에 집중할 수도 없다. 균형을 잃고 아사나의 깊이를 맛볼 수 없다. 리듬있는 호흡 기법을 소개하기 전에 아사나를 통해서 안정성과 정적 훈련을

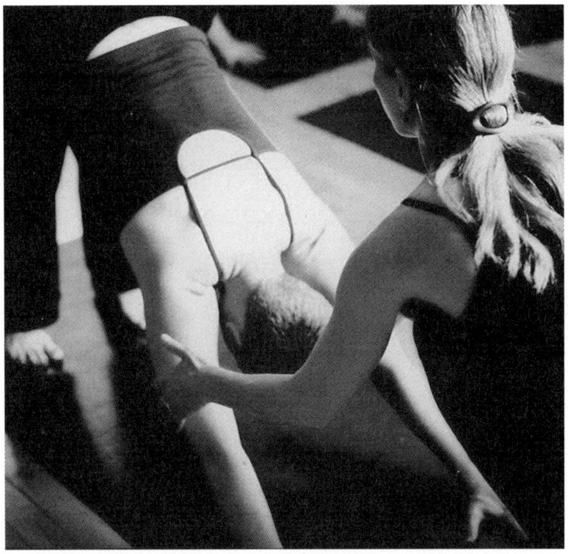

달성해야 한다"라고 말했다.

프라디피카의 33절에 보면, 스와트마라마는 "로드 시바는 84개의 아사나를 가르쳤다"고 말하고 있다. 이 가운데 15개의 아사나만이 프라디피카에 설명되어 있다. 게란다 삼히타는 "생명체의 종류만큼 많은 아사나의 종류가 있다"라고 주장하며, 시바는 8,400,000 종류의 체위법을 가르쳤다고 한다. 중요한 사실은 아사나란 우리가 미리 알고 있는 완벽한 형태를 달성하는 것이 아니라, 발전 과정 중에 있는 무한한 가능성이 존재하는 수행이라는 것이다. 게란다 삼히타는 프라디피카에서 발견되는 15개의 아사나 이외에도 17개의 아사나를 기술하고 있다. 이들 중의 여러 개는 서로 아주 조금씩 다른 변형(손의 위치나 시선의 변화와 같이)을 통해 만들어진 것이다. 프라디피카에서 기술된 아사나와 동일한 이름을 가진 아사나들도 있기는 하지만, 많은 경우에 게란다 삼히타의 버전에서 약간의 변형이 이루어진 것들이다. 하타 요가의 끊임없는 발전을 통해서, 아사나에 대한 설명과 형태가 변화될 것이다. 아마도 같은 이름을 가진 아사나라 하더라도 매우 다른 체위를 보일 수도 있다.

위에 언급된 두 문헌들 중 어느것도 아사나에 대한 자세한 정보를 담고 있지는 않다. 프라디피카에는 4개의 아사나를 "중요한 체위"로 언급하였다. 이 가운데 연꽃 자세(Padmasana)에는 그 중에서도 가장 자세한 설명을 부여하고 있지만, 현대적인 관점에서 보면 지극히 짧은 설명에 불과하다. "오른발을 왼쪽 허벅지에, 왼발을 오른쪽 허벅지에 두고, 두손을 엇갈려 등 뒤에 두고 발가락을 단단히 잡는다. 턱을 가슴쪽으로 눌러서 코끝을 바라본다." 몇 줄 뒤에는 "보통 사람들은 이 자세를 취할 수 없다. 이 지구상에서 아주 현명한 소수의 사람만이 가능한 체위이다"라고 기술되어 있다(Muktibodhananda 1993, 44절).

설명만으로는 누가 특정 아사나를 성공할 수 있는지 없는지 결정할 수는 없겠지만, 최근 하타요가의 발전에 있어서, 아사나의 난해함과 그에 비해 동작에 대한 매우 간결한 설명은 해당 동작과 다른 동작들을 끊임없이 전 세계의 수행자들에게(그들의 설명 여부에 관계없이) 전수하는 역할을 하게 되었다. 20세기 중반이 되어서야 아사나 수행 과정에 대한 정보가 15세기 시절보다는 훨씬 더 자세하게 기술될 수 있었다.

아사나에 대해서는 설명이 부족했던 반면에, 게란다 삼히타와 프라디피카 모두 프라나야마 수행에 대해서는 매우 자세한 설명을 제공하고 있다. 프라나와 마음이 불과분의 관계로 연결되어 있어 다음과 같은 말로 시작한다. "프라나가 움직이면, 정신적 능력(chitta)도 움직인다. 프라나의 동작이 정지되면, chitta도 정지한다. 이것에 의하여 요기들은 안정을 얻고, 그 결과로 공기(vayu)를 제어한다"(Muktibodhananda 1993, 150). 세팅하기, 계절, 위치, 속도, 리듬, 유지, 다양하고 대체 가능한 콧구멍 방식, 반다스와 무드라스를 사용함과 같은 특정 기법들이 설명되고 있다. 이러한 수행에 대해서는 8장에서 다루게 되는데, 각기 다른 요가 수업의 환경과 수준이 다른 수련생들에게 맞추어 프라나야마를 가르치는 안전하고 효과적인 방법들을 다루게 된다.

무드라와 반드하—의식의 자각 수행
(Mudra and Bandha—Conscious Awakening Practices)

> 뱀이 땅과 산을 들어올리듯이, 같은 방식으로 쿤달리니는 모든 요가 수행법들을 지탱하고 있다. 구루의 은혜로 이러한 잠자고 있는 쿤다리니가 깨어나고 모든 차크라(chakras)외 매듭들(nadis)이 풀어진다. 그런 다음에 sushumana(척추를 통한 중추 에너지 채널)이 프라나의 통로가 되어, 마음은 모든 인연에서 자유롭게 되고, 죽음이 비껴난다.

프라디피카에서 무드라와 반다에 대한 설명은 위와 같이 시작된다. 창조와 쿤다리니를 통해 뻗어나간 에너지는 척추 밑에서 또아리를 틀고 잠들고 있다. 수백년 전에 칸카마리니탄트라에서 언급된 탄트라식 수행의 도움으로 이러한 우주적 에너지를 일깨우는 것이 하타 요가의 목적이 되었다. 이것은 신과의 합일이 머리에 씌여진 왕관의 정수리 사하스라라 차크라(sahasrara chakra)에서 이루어질 때까지 점차로 미묘해지는 차크라를 통해 그 잠자는 기운을 다시 끌어올리는 것이다. 무드라는 특정한 체위들인데, 손가락과 시선을 정확한 위치에 두고, 아사나와 프라나야마 수행에서 발생된 프라닉 에너지를 미묘체를 통해 균형있게 흐름의 방향을 잡는 것이다. 반다스는 "에너지 잠금 장치"로서 물질 또는 미묘체에 프라나를 생성하고 쌓아두는 것이다. 무드라와 반다는 다른 미묘 에너지의 요소들과 함께 제3장에서 다루어질 것이다.

현대의 하타 요가를 향해 (TOWARD MODERN HATHA YOGA)

요가에 관한 이러한 초기 문헌을 통해서, 우리는 수행의 접근방식에 갈등을 일으키는 두 개의 명확한 다양성을 감지하기 시작했다. 하나는 금욕적인 성향으로, 파탄잘리의 라자 요가에 깊게 뿌리를 둔 것과, 또 다른 하나는 탄트라 운동에 영향을 받은 것이다. Hatha Yoga Pradipika가 등장한 후에, 수세기에 걸쳐 하타 요가가 발전하면서, 철학적, 수행적, 정신적 성향의 양 극단이 발현되게 되었다. 요가의 계보, 교육기관, 지도자들이 요가 철학과 수행을 발전시키면서 그들 자신의 창조적인 표현방법을 도입함으로써 이러한 두 가지 극단의 성향의 차이가 사라지는 경우도 볼 수 있다. 그러나 모든 형태의 진화에서 볼 수 있듯이, 심지어 성공적인 경우라도, 다양한 고대의 지혜와 수행의 요소들이 현대 요가의 장에서도, 인도의 요기에 의해서 가장 먼저 지어진 지혜로 창시된 가장 혁신적인 현대 지도법에서도, 지속적으로 아름다움을 펼 수 있다. 5천년 전보다도 더욱 아름답게 꽃피울 수가 있다.

제 2 장

현대 하타 요가

MODERN HATHA YOGA

나는 펼쳐 보이기를 원한다.
내 안의 어떤 것도 닫혀있게 하지 말라.
내 속에 닫혀있는 것은,
나를 잘못되게 하는 것이기 때문이다.
— Ranier Marta Rtilke

지난 25년 동안, 서구사회에서의 요가의 발전은 눈이 부실 지경이다. 스타일과 접근 방식에 있어서도, 아난다. 아누사라, 아쉬탕가, 비크람, 통합 요가, 아이엥가, 쿤달리니, 파워 요가, 시바난다, 비니요가, 빈야사 플로우를 비롯해서 그 종류는 계속 늘어나고 있다. 어떤 종류의 요가는 인도와 직접적으로, 끊임 없는 계보에 따른 "순수한" 형식을 취하고 있지만, 또 어떤 종류의 요가는 하타 요가의 전통적인 형식과 유사한 점이 매우 약한 경우도 있다. 특별히 요가의 가르침을 막 시작한 사람이나 어떤 요가의 형식이 나에게 맞는지 확신이 서지 않는 사람에게는, 다양하게 등장한 학교들과 스타일들을 모두 살펴보는 것은 상당히 부담스러운 일이다.

요가의 기원은 5천년 이상으로 거슬러 올라가지만, 지난 35년 동안 이룬 요가 역사의 변화는 이전의 역사에서 이룬 요가의 진화를 능가한다. 서구에 널리 퍼진 가장 인기있는 수행의 형식이 된 하타 요가에 대해서, Hatha Yogaa Pradipika와 같은 문헌이 씌여진 것은 불과 14세기 무렵부터였다. 14세기부터 21세기 중반에 이르기까지 하타를 비롯한 많은 요가의 지류들은 밤중에 운항되는 배와도 같았다. 그들이 가는 길이 서로 엇갈리더라도 거의 서로 만나는 일이 없었다. 다양한 요가가 서로 섞이기도 했을 뿐만 아니라, 불교, 도교, 무술, 댄스, 뉴에이지 철학 및 근대 과학과 같은 기타 수행과도 혼합되어, 요가의 고대 가르침을 인지하려면 때때로 엄청난 상상력의 힘을 빌릴 수 밖에 없었다.

이러한 현상에 대해서 요가를 가르치는 사람들은 요가의 정수를 잃고 있다고 걱정하기도 한다. 더 나은 삶과 올바른 정신적 각성 대신에 건강과 자유를 얻는 조건으로 대해야 했던 난해하고 권위적인 요가의 장사꾼으로부터 자유를 누린다는 느슨해진 풍조가 요가 정신을 지배하고 있다. 최근의 하타 요가의 역사를 살펴보면, 요가의 끊임없는 창의적으로 발전을 반영하는 다양한 통합의 형태뿐 아니라, 두 가지의 완전히 다른 뿌리에서 지속적으로 뻗어나가는 생각에서 진리의 요소들을 찾아볼 수 있다. 요가를 가르치는 관점으로, 여러분은 스스로에게 질문을 던질 수도 있다. *내가 가*

르치는 요가는 무엇인가? 내 가르침의 깊은 뿌리에 대해서 질문하는 학생들에게 무엇이라도 대답해야 하는가? 내 수업에서 가르치는 전통적인 지혜는 무엇이고, 어떤 역사적인 근거를 가지고 있는가? 나의 가르침과는 다른 요가에 대해서 관심을 가지는 학생들에게 누구를 소개해 줄 수 있는가? 이러한 질문들에 대해서 생각을 정리해 보는 것은 우리의 가르침에 대한 기반을 명확하게 해 줄 뿐만 아니라, 치유와 능력의 수행으로서 더욱 창의적으로 요가를 발전시키려는 영감을 불어넣어 준다.

하타 요가의 발전을 살펴보면서, 우리는 중요한 수행의 역사적 흐름과 어떻게 현대의 모습을 발전할 수 있게 되었는지 다루게 될 것이다. 오늘날 서구에서 가장 잘 알려지고, 가장 널리 퍼진 수행 형식들이 서로 어떻게 다른 접근 방식을 취하고 있는지도 살펴볼 것이다. 각각의 형식이 가지고 있는 지혜와 통찰력의 핵심과 그것들의 다양한 배경과 학생들이 존재하는 수업에서 안전하고 효과적으로 전수되기 위한 실제적인 현실에 어떻게 적용될 수 있는지 찾아볼 것이다. 이러한 배경 지식을 가지고, 우리의 교수 자원을 더욱 확장시켜, 요가를 가르치는 사람으로서 자신만의 창의적인 표현에 적용하고 수행을 함께 나눌 수 있겠다.

요가가 서구로 전수되기까지 (YOGA'S JOURNEY TO THE WEST)

요가를 서구에 전수한 구루들과 아쉬람들을 집중적으로 살펴볼 것이다. 1890년 이전에 이미 많은 요가의 스승들이 동구에서 서구로 이동한 바가 있지만, 1893년 시카고 세계 박람회의 행사일환으로 개최된 세계 종교 의회(World Parliament of Religions)에서 Swami Vivkenanda가 연설을 한 적이 있는데, 주로 그 시기를 요가의 서구 이동의 시발점으로 잡는다. 빅토리아 여왕이 1877년 인도의 황녀로 임명받기 훨씬 이전부터, 영국의 황실은 많은 서구인들을 보내어 인도와 요가에 접할 수 있도록 하였다. 영국의 식민주의자들은 동양의 전통을 없애고 그 자리에 그들의 언어와 전통을 인도 국민들에게 심어주려고 했지만, 오히려 군대 장교, 사업가들, 선교사들과 식민지 고위 관리들과 같은 식민지 지역 인사들은 인도의 전통에 깊이 빠져들게 되었다. 요가의 고대 문헌들이 서구로 서서히 침투하기 시작했다. 이러한 조용하지만 대대적인 서구 사회로 향한, 특별히 미국으로 요가를 확산시킨 영향력은, 여전히 인도의 외부 지역에서 가르치는 요가의 방법론에 고스란히 드러나 있다. 인종차별에 항거하다가 남아프리카 공화국에서 수감 생활을 했던, 마하트마 간디가 등장하기 거의 한 세기 전에, 왈든 호수에서 자연생활을 즐겼던 헨리 데이빗 소로우의 저서 Civit Disobedience나, 찰스 윌킨스의 1785년도 바가바드 기타, 베다 및 우파니샤드의 번역판에서도 요가의 영향이 드러난다(B.S. Miller 1986, 58-63).

친구인 H.G.O. 블레이크에게 1849년 보낸 편지에서, 소로우는 "요가를 수행하는 사람들은 브라마에서 그들의 일에 대한 열매를 모으며, 하늘을 나는 새와 같이 이 세상에서 초월하여, 모든 족쇄에서 풀려난 삶을 살고 있다. 세상의 일에 매여 버릇없고 부주의하게 살던 나인데, 요가 수행을 간절히 바라고 있다."라고 쓰고 있다. 그는 또한 "어느 정도, 나는 요기가 된 것 같다"라고 덧붙이고 있다(B.S. Miller 1986, 63). 초기 미국의 초월주의 운동의 주창자였던, 랄프 왈도 에머슨, 소로우 및 기타 작가들의 글은 요가에 대한 지식을 힌두의 문화를 배재한 그들이 살고있는 문화를 반영하는 언어로 서구사회에 확산시켰다. 현대의 요가 스승들이나 저자들처럼, 그들은 때때로 난해하

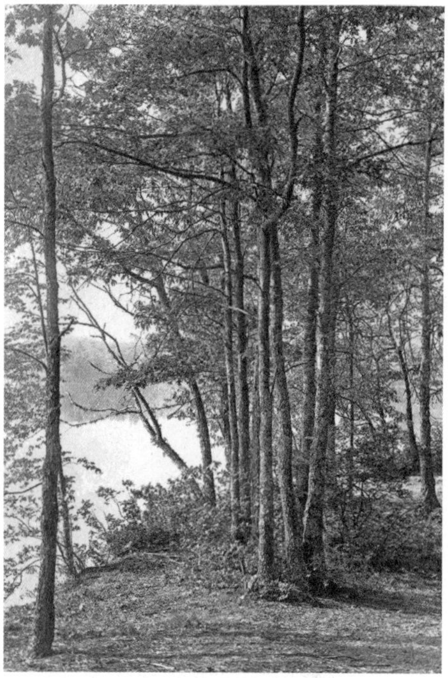
The view from Thoreau' s cabin

고 어려운 요가의 개념과 수행 방법에 서구세계가 쉽게 접근할 수 있도록 하였다. 당시에는 요가의 스승도 없었고, 요가 스튜디오나 클래스도 없는 시절이었다. 그 대신에, 초기 미국 요가의 수행은 전적으로 위에 언급한 자아 성찰적인 선구자들이 고대의 문헌을 통해 섭렵한 내용을 바탕으로 이루어졌고, 사용된 아사나(체위법) 수행은 1세기 이후에도 활용이 가능한 것이었다.

얼마 지나지 않아, 정신적 구도자들은 요가를 배움에 있어 가장 중요한, 고대 문헌에 기록된 구루들을 만날 희망으로 인도를 여행하게 되었다. 이러한 구도자들 중에는 Theosophical Society를 창시한 헬레나 페트로브파 블라바트스키(Helena Petrovna Blavatsky)와 애니 베상트(Annie Besant)가 있었다. 베상트의 주도 아래 힌두교, 불교과 요가를 접목시켜 모든 종교들을 더 큰 진리안에 포함시키는 신앙의 한 부분으로 만드는 단체를 창설했다. 베상트는 C.W. Leadbeater와 더불어 지두 크리슈나무르티(Jiddu Krishnamurti)라는 이름의 젊은 소년을 미래의 "세계적 요가 지도자"로 지목하고, 그들 키우면서 요가를 비롯한 기타 정신적인 훈련들을 시킨 후에, 그를 서방으로 데려왔다. 청년기부터 그는 요가와 기타 전세계의 정신적인 영역에 지대한 공헌을 했고, 신지학을 버리고, 요가 가르침의 세계를 격변시키는 성명을 발표했다.

> 나는 진리란 길이 없는 땅이기 때문에, 어떠한 종교로도 어떠한 종파로도 그것에 이를 수 없다고 생각한다. 그것이 나의 관점이고, 나는 절대적이고 무조건적인 것을 신봉한다. 진리라는 것은 한계가 없고, 무조건적이며, 어떠한 방법으로도 도달할 수 없는 것이고, 집대성 될 수도 없고, 어떤 조직을 통해서 끌고 나가거나 사람들을 한 길로 몰아갈 수도 없는 것이다(Lutyens 1975).

요가의 가르침에 대한 위계적이고, 권위중심적인 접근 방법과 수행을 통해 자유로운 충동이 생기는 이러한 긴장감은 20세기 초기의 미국 요가의 지평에 전반적으로 흐르는 기운이었다. 진정으로, 초기 미국화된 요가는 미합중국과 보다 넓은 서구 세계의 문화적, 물리적 지각력을 가진 전수된 지혜와 혁신적인 요가에 대한 접근 방식이 나라 전역에서 등장하고 있었다. 새로운 세기로 접어들기 전에, 네브라스카 링컨 지역의 토박이인 피에르 베이커(Pierre Baker: a.k.a. "전지 곧 전지전능한" 또는 "피에르 아놀드 버나드")는 미국에 진짜 본연의 창의적인 요가를 시연하기 위하여 미국 전역에 탄트라식 요가를 Sylvais Hamati와 함께 전하기 시작했다. 몇 년 후에, 베이커는 뉴욕 산스크리트 대학을 맨하탄 미드타운에 창설하고 글로리아 반데빌트(Gloria Vanderbilt)와 같은 유명 인사가 요가 센터의 건립에 금전적 지원을 하고, 전원 수련장을 세우고, 세계적 규모의 정신 연구 센터를 만들었다. 1943년에는 베이커의 아들이 테오스(Theos)가 맨하탄의 어퍼 이스트 사이드

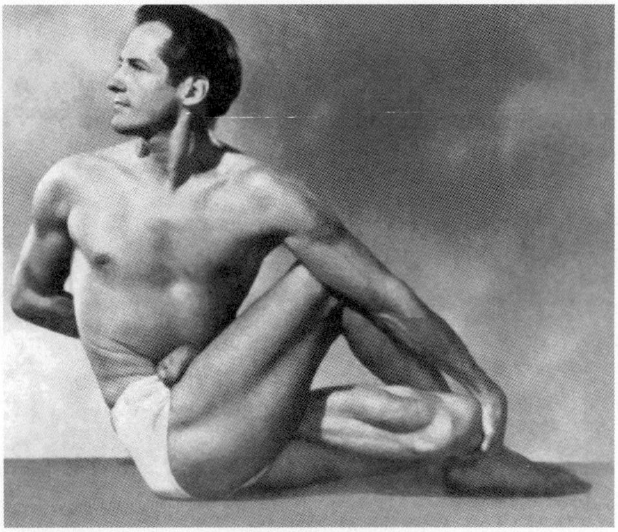

Theos Bernard

에서 요가 수업을 지도하다가 문화적 주류의 엘리트들과 친분을 쌓아 탄트라에 대한 석사 논문을 썼고, 컬럼비아 대학에서 하타 요가: 개인적인 경험의 보고서(Hatha Yoga: The Report of a Personal Experience)라는 논문을 쓰게 되었다. 젊은 시절, 버나드는 인도와 티벳을 폭넓게 여행하면서 요가 및 동양의 정신적 수행에 대한 방송 자료들을 많이 집필하였다.

요가 가르치기의 붐은 미국 외에서 스승들의 영향력이 커지면서, 20세기 초반에서 중반까지 미국에서 왕성하게 일어났다. 요겐드라마스타마니(Yogendra Masta-mani)가 1919년에 인도에서 돌아와서, 수년간 하타 요가를 지도했으며 최초의 요가 체인 센터를 설립하였다. 1년 후에 전천후 요가 베스트셀러인 '요기의 자서전'을 집필한(1946) 파라마한사 요가난다(Paramahansa Yogananda)가 1917년 인도의 소년들을 위해 요가 수업과 정신적 철학들을 가르치는 "인생의 스승" 학교를 설립하고 난 후, 국제 정교적 자유주의자들을 위한 의회가 열리는 보스턴에 도착하였다. 그는 곧 전대륙 순회 강의에 참여하여 마침내 로스엔젤레스에 정착하게 되었고, 이 곳에서 Self-Realization Felloship이라는 서구의 요가 리더십 센터를 창립하게 되었다. 그의 행적은 B.K.S 아이엥가와 같은 사람들에게 영감을 불어넣어, 서구에 그러한 움직임이 생겨나게 되었다. 요고다라고 하는 최초의 미국 요가 브랜드가 탄생하면서(바크티, 라자 그리고 약간의 하타 요가를), 언론 매체를 통해 수많은 헐리우드 스타들이 요가를 하고 있다는 사실이 알려졌고, 요간다의 가르침이 급속하게 확산되기 시작하였다. 요간다의 가르침은 마침내, 아난다 요가의 기반이 되었고, 그의 동생인 비스누 고쉬가 비크람 초우드허리라는 4살 소년에게 후에 하타 요가를 가르치게 된다.

비크람 외 유명한 스승들이 "스타급 요가 지도자"의 타이틀을 거머쥐기 수십년 전에, 그 같은 호칭으로 불릴만큼 유명했던 사람들이 있었다. 1940년과 1950년대에, 인드라 데비(Indra Devi)라는 이름을 썼던 라트비아 출신의 젊은 지도자는 하타 요가를 헐리우드와 미전역에 크게 유행시켰다. 스웨덴의 은행가이자 러시아 귀족의 딸이었던 데비가 28세가 되기까지 댄서와 배우의 길을 배워오다가, 28세가 되던 해에 인도로 떠났다. 그 곳에서 그녀는 인도 영화 배우로 활약하다가 체코슬로바키아의 외교관과 결혼하였다. 심장 질환을 앓고 있던 그녀는 티루마라이 크리슈나마차랴(Tirumalai Krishnama-charya)라고 하는 유명한 스승 밑에서 요가를 배우게 되었다. 그녀의 스승은 당시에 B.K.S. 아이엥가와 파타피 조이스와 같은 젊은 브라만 카스트 계급의 소년들을 Mysore Palace에서 지도했다. 크리슈나마차랴는 데비에게 요가를 가르칠 것을 권유했고, 그녀와 남편이 상하이로 이주했을 때, 그녀는 중국 최초의 요가 스쿨을 세웠다. 1947년에, 그녀는 캘리포니아로 거주지를 옮긴 후 헐리우드에 스튜디오를 설립했다. 유명한 화

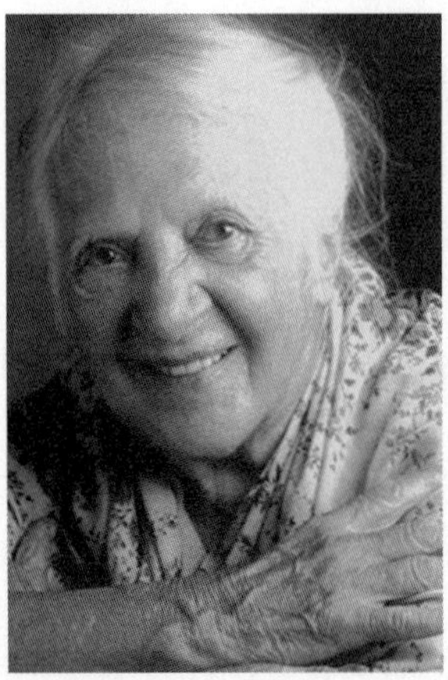

Indra Devi

장품과 스파 서비스로 유명한 엘리자베스 아덴이 그녀의 문하생으로 들어왔고, 그레타 가르보, 글로리아 스완슨, 라몬 나파로, 린다 크리스천과 로버트 리안과 같은 헐리우드의 대스타들이 함께 참여했다. 데비가 저술한 Foever Young, Forever Healthy와 같은 책들은 요가 지도자들과 학생들에게 즉시 고전이 되어버렸다(Aboy 2002).

요즘 시대에 자주 잊혀지기는 하지만, 데비는 오늘날 서구 사회의 대부분의 요가에 영향 미친 전기적 창조력을 구체화한 최초의 유명한 지도자였다. 댄서로서의 그녀의 이력과 정신적 기인이었던 크리슈나무트리(Krishnamurti)의 영향으로, 그녀는 요가 지도 수업에 과거로부터 물려왔던 구조와 규율들을 뛰어넘어 실험하는 공간을 만들었다. 다른 사람들도 연이어 보다 즐겁고, 정신적인 분위기를 만들어주는 미국 스타일 요가에 뛰어들게 되었고, 요가를 어떻게 가르쳐야 하는지에 대한 자유로운 새로운 가능성들에 대해서 편견을 깨고 새롭게 접근하기 시작했다. 이것은 오늘날 보다 용인된 분위기의 요가 문화에서 당연시되는 자유주의적 사고를 창조하게 되었다.

곧이서 미국 문화의 저변에 요가 수업이 매우 다양한 형태와 적용을 가지고 등장하기 시작하였다. 21세기로 돌입하면서, 언론에서는 스포츠 클럽과 필라델피아 이글스 미식 축구 훈련캠프에서 열린 베론 벱시스테(Baron Baptiste)의 수업에서 열린 요가 강의를 집중보도하였다. 1953년에는 셀바라얀 예수디안(Selvarajan Yesudian)은 '요가와 스포츠(Yoga and Sport)'를 집필하였는데 수십만부 이상이 판매되어 많은 운동 선수들과 운동 훈련 프로그램에 요가를 훈련 과정에 도입하기 시작했다, 코넷티컷 하드포트에서는 잭 자이만(Jack Zaiman)이라는 기자가 요가에 대한 컬럼의 연재를 하여 YMCA 및 미국 전역의 체육관에서 요가를 도입할 수 있도록 영향을 미쳤다. 베론의 아버지이자 샌프란시스코의 인기 요가 지도자였던 왈트 벱티스테(Walton Baptiste)는 1950년도에, 캘리포니아 지역에서 보디빌드들에게 미치는 요가의 효과를 널리 홍보하였다. 게리 쿠퍼나 마릴린 먼로가 요가를 배우고 있다는 소문이 나면서, 요가는 완전히 미국 전역으로 퍼지게 되었다. 1960년대와 70년대, 요가를 주제로 한 텔레비전 쇼가 엄청한 성공을 거두게 되었다. 비틀즈가 인도에 다녀온 후, 그 영감으로 노래를 부르기 시작하면서, 마하리시 마헤쉬(Maharishi Mahesh)라는 요기를 신봉하게 되자, 요가라는 단어는 오늘날 못지않게 매우 귀에 익은 말이 되었다. 수 백만 명의 시청자들이 히틀맨의 '28일의 요가 플랜', 폴란(Folan)의 '릴리아스(Lilias)', '요가 그리고 여러분'과 같은 프로그램을 시청하게 됨에 따라, 다음 세대의 요가 지도자들이 비디오, CD, DVD, 포드캐스트(Podcast) 및 기타 미디어를 통해서 요가를 가르칠 수 있도록 요가 교육의 기초 토양을 생성하게 되었다. 캘리포니아의 빅서(Big Sur)에 위치한 에살렌 인스터튜트(Esalen Institute)와 같은 센터에서 인간의 잠재 가능성 운동(Human potential movement)이 일어나게 되었는데, 그 곳에서 조엘 크레머(Joel Kramer)는 하타 요가의 장래에 심오한 영향을 끼쳤는데, 수행과 가르침에 대한 그의 미국적인 접근 방법은 큰 주목을 받게 되었다.

각각 주장하고 있는 계보에 입각해서, 하타 요가의 전통을 따르는 방식들은 계속해서 늘어나고 있다. 많은 요가 커뮤니티에 속한 지도자들은 보다 다양하게 정의되는 요가의 스타일과 시스템들을 받아들이고 있다. 대부분의 커뮤니티에서는 요가 지도자 훈련 프로그램이나 계보에 따른 교수법에 대한 여러가지 자료를 제공한다. 계속 발전을 거듭하는 커뮤니티가 있고, 전통 교수법을 엄격하게 유지하는데 총력을 기울이는 커뮤니티도 있는데, 이런 분파에서는 구루와 학생들의 관계성을 바탕으로 기법이 전수되어 내려오며, 때때로 자신의 분파만이 요가를 가르치고 수행하는 유일한 정통 시스템이나 방법이라고 주장하기도 한다. 전통적인 교수 방법이나 기술들이 서구의 의학이나 과학적인 연구와 모순되거나, 지지되지 못할 경우에는, 교사들은 고대와 현대의 관점에서 풍부한 자료들을 탐색하기도 하고 때대로 요가를 수행하는 현장에서 더욱 새롭고 발전된 요가 수행법들을 발견하기도 한다. 이런 방법으로 수행과 나눔을 알릴 수 있다.

우리가 살펴본 바로는 이렇게 전통을 고수하던 학교들이 연속적인 성장을 거듭하면서, 예전부터 제시된 방법으로 가르치고 수행하는 것을 고집하지 않고, 오히려 교사들이 창조적인 자유를 느낄 수 있는 개방적이고 선택적인 방향으로 변화해가고 있는 것을 볼 수 있다. 전자는 권위에 대한 의존이 극단적으로 강화되어 수행하는 정신적인 면과 인간적인 면이 약하다고 여겨지고 있고, 후자는 몸만들기나 요가 자체보다는 운동에 가까운 기타 수행으로 흘러 요가의 전통적인 의미가 거의 소실되고 있다고 평가되고 있다. 경솔함을 가지고 수행하는 것이 부상의 위험성을 높이는 것처럼, 아름답고 전통적인 가르침은 다양한 영역 전체를 통해서 발견될 수 있다. 이제 오늘날 서구에서 가장 인기를 얻고 있는 요가 스타일에 대해서 살펴보고 교사들의 창의적인 자원들이 진화해가는 경향들과 방식들을 발전시키게 될 것이다.

현대 하타 요가의 스타일 (CONTEMPORARY HATHA YOGA STYLES)

여기에서 다루는 하타 요가의 스타일은 오늘날 서구에서 보는 광대하고 큰 세력을 얻고 있는 접근법들을 대표한다. 여기에서는 각각의 스타일의 발전과 차별화된 방식을 중심으로 다루고자 한다. 몇몇 요가 전통들을 기술하는데 있어서 어려움 중의 하나는 그 분파의 기원과 수행의 진화 과정에 대한 증명할 수 있는 진실성과 같은 그 주장의 진상을 평가하는 일이다. 명성있는 많은 요기들은 신성의 근원이나 이제는 사라진 고대 문헌들로부터 직접적인 요가에 대한 가르침을 받았다고 주장한다. 우리의 가르침이나 수행이 신성으로부터 비롯되고 수 천년에 걸쳐서 직접 전수되어 왔다고 믿는 것은 굉장한 동기부여가 되어 우리가 전통을 수용하고 우월한 질서세계에 순복하는 마음이 들게 한다. 그러나 각각의 스타일이 어떻게 창시되고 어떻게 진화되어 왔는지에 관한 그 많은 놀라운 이야기들이 진실이던 아니던 간에, 우리가 가장 잘 느낄 수 있고, 알 수 있고, 이해할 수 있는 대로 진실한 토대에서 가르침을 시작하는 것은 교사의 입장에서 중요하다. 궁극적으로 이 문제는 여러가지 전통에 대해서 심도깊은 연구를 수행하고 넓은 마음으로 다양한 전통들을 접할 뿐 아니라, 수행 현장의 경험과 교수 방법의 기술을 시험해보면서 깨닫게 되는 것이다. 많은 가르침들이 구전으로 지혜를 전하는 방식이나, 노래 또는 챈팅을 암기하는 것을 통해서 전해진다는 것에는 이견이 없다. 신빙성을 시험해 본 구루에 의해서 만들어진 다른 주장들의 배경에서도 우리의 상상력을 최대로 사용해야만하는 경우가 많이 있음에도 불구하고, 아마도 모든 주장들이 진실일 지도 모른다.

첫번째로, 수 천년 전에 씌여진 많은 요가 초기 문헌들은 잘 보존되어 있고 요가 수행에 대해서 매우 성실하고, 자세한 설명을 해주고 있지만, 아사나에 대한 설명의 14세기 전에는 찾아볼 수 없다(6~9세기까지의 탄트라 문헌에서는 몇 가지의 좌식 포즈가 언급되고 있다). 이 사실은 많은 계보에서 자신들의 아사나 수행 체계가 고대의 구루에게서 직접 전수되었다는 주장하는 것의 진실성에 대해서 의문을 던져준다. 그러한 체계의 흔적이, 약간의 좌식 포즈를 제외하고는 고대 문헌에서 발견된 적이 없기 때문이다. 두 번째로 인도나 힌두의 문화에서는 재산이나 책임의 개념 때문에 사람이 어떠한 신성적인 수행을 한다고 해서 영향력을 끼칠만한 존경을 받지 못했고, 따라서 가르침은 고대의 문헌만이 전수되는 채널이였다. 이것은 또다른 해석을 가능하게 하는데, 가르침의 정통성이 고대의 계보나 신성한 뿌리를 통해서 전수되었을 경우에만 인정되었다는 것이다. 단순하게 진리를 말한다고 하는 것은 예를 들어, 하나의 종합적인 수행이 고대나 현대의 뿌리에서 나왔다고 주장한다면, 육체적인 웰빙, 감정적 치유나 영적인 각성이 수행자에게 주어지기만 한다면, 누군가 필요로하는 정통성을 모두 부여한다는 것이다. 그러나 당신이 그러한 수행이 수 천년 전부터 누군가를 통해서 지속적으로 전수되어왔다는 것을 믿는다면, 자주 거론되는 것처럼 우리는 그것이 사실이든 아니든 구루들이 말하는 것, 신과의 합일로 빛나는 느낌을 받아들일 수 밖에 없게 된다. 우리가 다양한 문헌에서 발견한 것은 가르침이란 그 자체가 요가의 탐색과 표현의 아름다운 수단으로서, 인체를 치유와 온전함, 활기참, 영적인 각성의 근원으로 실험하는 것이다. 오래전부터 기술된 이러한 물리적인 요가는 수행을 하면서 형이상학적으로 되고, 인간의 감정, 감각, 각성의 전범위로 확장되게 된다. 이러한 수행이 계발될수록 정신분석학, 철학, 과학 및 영성, 우리 자신의 창의적인 작업이 요가를 확장하고, 넓게 하고 깊어지게 한다.

아난다(Ananda)

아난다 요가는 SRF(Self-Realization Felloship)의 창시자이자 *'요기의 자서전'* 의 저자인 파라마한사 요가난다(Paramahansa Yogananda)의 가르침을 바탕으로 생겨났다. 요가난다는 신성으로의 직접적인 내면의 경험에 대한 개방성을 강조하였는데〔이것이 자아자각(realf-realization)이다〕, 이것이 바로 아난다 요가의 핵심 가르침이다. 1968년에 요가난다의 문하생이자 스와미 크리야난다(Swami Kriyananda)로 알려진 J 도널드 왈터(Donal Walters)는 이러한 핵심 가르침을 완벽하게 집대성했다(Kriyananda 1967). 아사나, 프라나야마, 명상을 포함하는 하타 요가의 고전적인 스타일로서, 아난다는 아사나 수행을 약화시킴으로써, 부분적인 차별성을 꾀하고 있다.

하타 요가의 대부분의 형태와 마찬가지로, 아난다 요가에서의 아사나와 프라나야마의 목적은 삶을 이끄는 에너지의 흐름을 깨우고, 경험하고 궁극적으로는 제어하면서, 인식을 증대시키고 의식을 높이 들어올리는 것이다. 아난다 요가를 특별하게 만드는 것은 "에너지발생 운동"과 아사나에 대한 옹호이다. 아난다 요가에서는 39개의 에너지 조절 테크닉을 제시하는데 이것은 요가난다가 삶의 에너지를 확장하고, 방향성을 제시하고, 제어하기 위해서 개발한 것이다. 정확한 아사나는 포즈를 취하고 있는 동안에 조용히 수행하는 것인데, "훈련은 의식 상태에 대한 아사나의 자연스런 효과를 강화시키고, 마음을 활발하게 움직여서 수행으로 곧바로 들어가는 하는 것"이다(Kriyananda 1967, 23). 다른 요가에 비해 안전과 올바른 자세 유지를 특히 강조하면서, 아난다 요가는 아사나를 가르칠 때 아사나에 필요한 여러가지 주의 사항들 가운데 이완 유지의 중요성을 강하게 주장한다. 정확한 아사나는 수행의 내면적 측면의 인식을 더욱 확장하고, 정신 에너지와 같은 에너지가 인체내에서 어떻게 움직이는지에 대한 인식을 깊게 하며, 여러가지 다양한 마음의 상태를 부각시킨다고 알려져있다. 수련생들에게 완성된 자세를 억지로 취할 것을 강요하는 대신에, 아난나 교사들은 수련생들을 격려하여 각자의 필요와 능력에 맞추어 자신에게 맞는 아사나를 표출할 수 있도록 한다.

아누사라 요가(Anusara yoga)

존 프렌드는 1997년에, 자신이 아이엥가 요가에서 배운 탄트라식 성취자 요가를 통합하여 *아누사라 요가*를 창시하였다. 프렌드(2006)는 아누사라 요가를 "내면적 선의 인생에 대한 확고한 탄트라 철학과 매우 정연한 정렬의 우주적 원칙들을 통합하는 강력한 하타 요가 시스템"이라고 기술한 바 있다. 그는 또한 그가 창시한 시스템에 대해서, "하타 요가의 독특하게 통합된 스타일로서 북미에서 거대한 요가 커뮤니티로부터 즉각적인 인정을 받은 바 있으며, 여기에서 인간 감정의 예술적인 영광이 완벽하게 과학적인 생물화학의 원칙과 조화를 이룬다"라고 언급하고 있다. 아누사라의 중심 철학은 "신은 최상의 의식과 신성한 기쁨. 사람이 생각하고 느끼는대로 그는 그러한 세계가 된다"라는 믿음에서 시작된다. 이러한 믿음은 베다 및 탄트라의 카쉬미르 샤이비스트(Kashmir Shaivist) 이론에 명백한 뿌리를 두고 있는데, 신은 그의 신성을 숨기며, 자신에 대한 환상으로 분리된 상태로 창조하기 때문에 그것이 바로 우리의 고통의 원인이 된다고 주장한다. 요가는 우리의 인식을 신성에 조율하는 도구이며 우리의 진정한 속성에 합일하는 상태를 만든다.

아누사라 요가를 수행하고 가르치는 데 있어서, 목적은 "은혜의 흐름에 따라서, 우리의 본질적 속성은 이러한 신성한 흐름의 일부라는 진리에 깨어있고, 이러한 흐름에 따라 사랑하고 즐겁게 봉사하는 것"이다(Friend 2006, 20). 이것은 "감정 중심"의 수행으로 아사나는 "최적의 청사진"의 패턴에 따라 안에서 밖으로 표출된다. 최적의 청사진이란, 신체의 잠재적 가능성을 뜻한다. 이 접근법의 핵심은 정신적이고 감정적이다. 예를 들어, "근육 에너지"의 "흐름의 3가지 주요 방향"을 기술하는데 있어서, 근육을 끌어안는 행동은 "안정, 사랑, 확고함과 예민함의 속성을 가지고 있고, 이것은 오랜 기간 떨어져 있던 두 명의 식구가 재회하면서 서로를 껴앉는 것과 같다"라고 전한다(Friend 2006, 32-33). 이러한 감정 중심의 강조는 아누사라의 기술적인 측면과 친구인 아이엥가 방식의 뿌리에 차별성을 가져왔다. 감정 중심의 접근법과 요가와 일상생활을 신성과 동행하는 수행의 세계에 깊이 빠진 동질감있는 교사와 수련생들간의 커뮤니티에 소속되어 있다는 느낌 때문에 많은 지도자들이 아누사라 요가를 선택하고 있다.

아쉬탕가 빈야사 요가(Ashtanga Vinyasa Yoga)

아쉬탕가(Ashtanga)의 의미에 대하여 가끔 혼동이 올 때가 있다. 이 용어의 의미는 "8단계"인데, 요가 수트라에 등장하는 파탄잘리의 여덟 개의 단계를 의미한다. 하지만, 이것은 또한 인도 마이소르에서 요가를 가르치고 있는 파타비 조이스(Pattabhi Jois)의 인기있는 요가 교수법의 이름이기도 한다. 이것은 전세계적으로 수행되는 교수법이다. 정식 명칭은 아쉬탕가 빈야사 요가로 조이스의 요가 수행 방법을 정의해주고 있다. 왜냐하면 조이스는 확고하게 요가 수트라에 기초해서 가르침을 수행하기 때문이다. 본 교수법의 기원은 잘 알려져 있지는 않다. 고대의 수행 시스템이 문헌의 형식으로 현인 바마나 리쉬(Vamana Rishi)에 의해 작성되어 요가 코룬타(Yoga Korunta)에서 전해지고 있다고 알려져있다. 이것은 스승 라마 모한 브라마차리(Rama Mohan Brahmachari)가 20세기 초반에 제자인 티루마라이 크리쉬나마차랴(Tirumalai Krishnamacharya)에게 구전으로 전해진 내용의 여러 문헌들 중에 하나라고 알려져있다. 요가 코룬타에는 현재 6개의 아쉬탕가 빈야사 "시리즈"로 분류된 아사나 리스트를 포함하고 있다고 하며, 각각의 포즈 세트는 빈야사, 드시

티, 반다, 무드라 및 철학의 근본 가르침을 따르고 있다. 브라마차리에 따르면 원본은 캘커타 중앙 박물관에서 찾아볼 수 있으며, 크리쉬나마차랴가 그곳에 1년을 머물면서 1920년 중반의 코룬타를 연구하여 매우 손상된 원본을 필사했다고 한다. 조이스는 이것이 그가 크리쉬나마차랴로부터 배운 시스템의 자료라고 말한다. 조이스의 수행 버전은 1962년에 요가 마라(Yoga Mala)라는 책으로 처음 출판되었다(Jois 2002).[5]

아쉬탕가 빈야사 요가는 전통적으로 "마이소르(Mysore) 스타일"로 가르치는데, 수련생 개개인은 수업에서 교사가 개인적인 지도를 하는 동안, 자신들만의 아사나 순서를 가지고 움직인다. 토요일, 초승달이 뜨는 날, 보름달이 뜨는 날을 제외하고는 매일 수행이 이루어진다. 일요일 아침마다 교사는 기본 시리즈(Primary Series)를 가지고 수업을 지도한다. 초보자 단계라 할지라도, 하타 요가를 처음 접하는 초보 수련생들은 매우 어려움을 느낀다. 기본단계 시리즈는 많은 종류의 아사나를 포함하고 있어서 다른 접근법에서는 상급 수준으로 여겨지는 것이다. 반대로 중급이나 상급 단계의 아쉬탕가 빈야사 시리즈는 상대적으로 쉽다고 여겨진다.

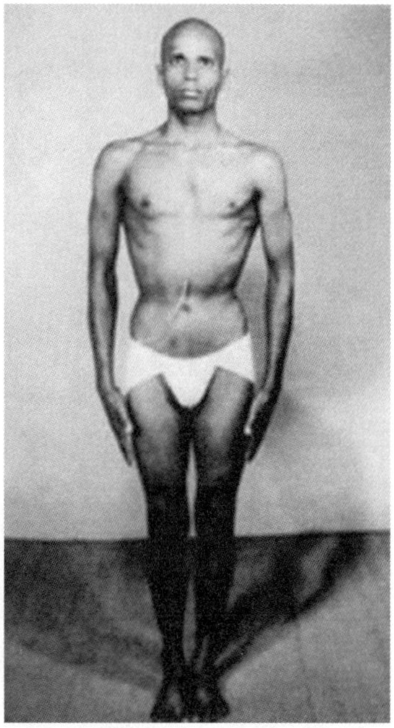

K. Pattabhi Jois

기본시리즈를 일정하게 수행함으로써, "요가 치료"라는 의미의 yoga chikitsa라고 불리는 일련의 강도높은 자세들을 통해서, 신체의 에너지 통로(니디아)가 열리고 인체를 통한 프라나 흐름을 열어서 독소를 제거하고 신경 시스템을 이완시킨다. "신경 정화"의 의미를 가진 Nadi shodhana의 두 번째 및 중급 시리즈는 척추 및 골반에 강도 높게 집중하여 에너지 채널을 안쪽과 척추 주변으로 열어 균형을 잡는다. Sthira bhaga라고 불리는 상급 시리즈는 4가지 순서를 가지고 있는데, 수련생들은 수행의 힘과 균형을 통합한다(Flynn 2003). 교사가 수련생이 자세를 취할 때 편안함과 안정성을 가지고 있는지 확인하면, 수련생이 다음 자세로 넘어가도록 하고, 수련생이 모든 시리즈를 안정감과 편안함을 가지고 수행하면 다음 단계 시리즈의 첫번째 자세를 소개해준다. 상급 단계의 수련생들도 계속해서 초급과 중급 시리즈를 수행해야 한다.

아쉬탕가 빈야사는 고도로 집중된 수행이다. 아사나를 수행하는 동안에 시선은 안정되게 한 곳만을 응시해야 하는 드리쉬타나(Dristana) 수행은 프라티야하라(자기통제법, Pratyahara)에 더욱 내면적인 각성을 제공한다. 우자이 호흡은 처음부터 끝까지 유지되며, 안정된 호흡의 리듬을 만들어내는데 이것은 자세를 바꿀 때에도 적용된다. 그 소리와 느낌은 고도의 정신적 집중과 정확성을 키우는 만트라를 이끌어낸다. 반다스는 거의 모든 수행에 적용되며 신체의 급격한 에너지의 흐름을 조절한다. 각각의 수행은 빈야사를 통해서 서로 연결되고, 호흡을 움직임에 의식적으로 연결시켜서 "힘, 유연성, 가벼움, 무거움, 움직임과 정지의 균형"을 생성하는데 도움이 된다(Swenson 1999, II).

아쉬탕가 빈야사를 권위를 가지고 가르치기 위해서는 수년에 걸쳐서 인도의 마이소르(Mysore)에서 조이스의 손자인 샤라트 란가스와미(Sharath Rangaswamy)와 공인된 스승들과 직접 학습을 해야 한다. 일반적인 원칙 중의 한 가지는, 가르치고자 하는 시리즈보다 반드시 두 단계를 더 앞서서 배워야 한다는 것이다. 따라서, 초급을 지도하기 원하는 사람은 제3단계를 배워야 한다. 조이스가 가르친 전통적인 모델을 따라서, 전통 교수법에 관심이 있는 사람은 중급 시리즈를 마친 후에, 1년 이상 경험많은 아쉬탕가 빈야사 교사의 실습생으로 지낼 수 있다. 초급 및 중급 시리즈 단계에 있는 많은 헌신된 아쉬탕거스(ashtangis)들은 내적인 열망이 생기면 가르침을 시작할 수 있고 아쉬탕가 빈야사 시스템 외부에서 교사 훈련을 받아 신체정렬, 수정, 소도구 사용 및 기타 중요한 교수기법들을 배운다. 이런 것들은 보통 아쉬탕가 빈야사 수행에서는 다루지 않는 것들이다.

비크람 요가(Bikram yoga)

서구 요가에 여러가지 종류가 있지만, 요가체계에 지도자의 이름을 딴 경우는 그렇게 흔하지 않다. B.K.S 아이엥가, 아나 포레스트(Ana Forrest), 및 비크람 초우드허리(Bikram Choudhury) 정도가 자신의 이름을 딴 요가 체계를 만들었다. 그 어떤 요가 지도자들 보다도, 초우드허리는 매트 위에서 뿐 아니라("나는 슈퍼맨보다 강하다") 매트 바깥에서도 개인적으로 이룬 업적들에 대해서 과감하게 자랑하면서, 그의 경제적 성공도 심심치않게 드러내고 있다. 이런 과대망상 때문인지, 뛰어난 대인 홍보 전략 때문인지는 몰라도, 초우드허리와 그의 방식은 미디어에서도 집중적으로 다루어지고 있다. 인도에는 수백개의 비크람 요가 대학이 설립되었고, 전 세계적으로 핫 요가 스튜디오들이 넘쳐나고 수천명의 수련생들이 광신적으로 비크람의 하타요가법을 따르고 있다.

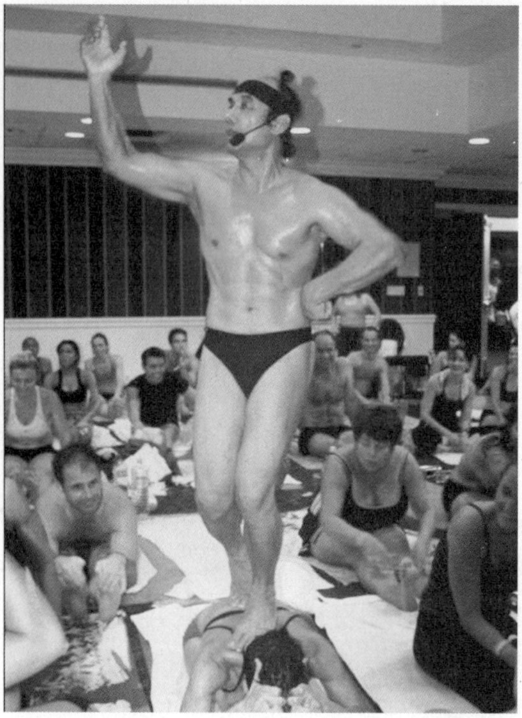

Bikram Choudhury

고전이 된 그의 저서 '*비크람의 초보 요가 교실*(2000)'에서 그는 독자들에게 "4천년 전의 시간을 초월해서 파탄잘리의 발치에 앉아 하타 요가의 아사나를 배우게 될 것"이라고 말한다. 파탄잘리는 약 2천년 전에 글을 기록했으며, 아사나에 대해서는 단 한줄도 언급한 적이 없다는 사실을 차지하고서라도, 우리는 그가 26개의 자세를 개발하고 2개의 호흡 운동법을 "수 년간의 연구"끝에 개발하였다는 것을 허용할 수는 있다.

고쉬(Ghosh)의 부탁으로 봄베이에 가서 병자들에게 하타 요가를 가르치게 된, 초우드허리(2000, xii)는 모든 질병과 체위들을 연구하고, "현대 의학 측정 기법"뿐 아니라, 그의 구루가 그에게 가르쳐준 방식을 응용하여, "어떤 건강 상태에 있던지, 아무리 심한 만성 질환을 앓고 있더라도, 나이가 아무리 많더라도" 치유가 일어날 수 있는 요가의 순서를 개발해냈다.

기초 바크람 요가 수업은 독특한 면이 있다. 실내 온도는 적어도 105°F에 고정시킨다. 26가지 포즈 하나하나를 두 번씩 실행하는데, 세트 순서에 따라서 하면서 한번에 30초나 1분씩 자세를 유지한다. 반대나 팔균형동작은 없다. 각각의 체위가 "체위를 위해 호흡을 올바르게 교정하는 특별한 방식"이라고 알려져 있음에도 불구하고, 초우드허리의 책이나 그의 스튜디오 수업에서는 각각의 체위를 위한 특별한 호흡법에 대해서는 가르치고 있지 않다. 기초 비크람 호흡법은 "보통 호흡"으로 불리는데, 깊은 숨을 들이쉬면서 체위를 만들고, 코로 20%의 숨을 내보내면서, 숨을 완전히 내쉬는 것이다. 이러한 20대 80의 기법은 굉장히 어렵다고 하는데, 수련생들은 필요하면 자유롭게 호흡할 수 있다.

서구에서 널리 알려진 하타요가의 대부분의 형식들이 제대로 된 정보가 부족하고 급조된 변형이 있으며 안전하지 않다고 성토를 해오던 초우드허리는 그의 방식만이 요가의 "제대로 된 방법"이라고 단언한다. "보조 기구들을 사용해서 체위를 만드는 것은 문제를 해결하는 것이 아니라 악화시키는 것일 뿐"이라고 주장하는 그는, 미국의 수련생들이 요가 수트라에 기반을 둔 순수한 요가 체계에서 벗어난 수행을 하기 때문에 " 근육이 울퉁불퉁해 질 뿐만 아니라, 부상까지 당하고 있다"고 경고하고 있다. 미국인들이 "체위를 계속해서 만들어내고, 이름만 많아지고 있다"고 걱정하면서, 초우드허리는 자신만이 명백하게 제공할 수 있는 "진정한 하타 요가"를 배워야한다고 말한다. 그럼에도 초우드허리가 허용하는 유일한 보조도구인 난방 시설을 사용하는 실내야말로 부상의 온상이기도 하다. 비크람 요가에서는 일반환경에서는 몸이 만들어낼 수 없는 체위를, 극도로 난방이 된 실내에서 신체에 과도한 스트레칭을 요구하고 있다. 문제는 이렇게 확장된 스트레칭 능력이 때로는 신체의 준비 능력을 넘어설 때 부상이 종종 일어날 수 있다는 것이다(A. Stephens 2005).

비크람 요가는 조금만 노력하면 빠른 효과를 느끼고 싶어하는 서구 문화의 강렬한 욕구에 제대로 부응하고 있다. 비크람의 요가 교사 훈련 과정을 이수할 때, 26개의 체위 과정과 2개의 호흡 기법과 각각의 체위에 따른 의학적 효과들을 배우고 초우드허리가 알려주는 대로 각각의 수업을 지도하는 설명법을 배우게 된다. 수 천명의 서구인들에게 가장 파워풀한 운동으로 가장 배우기를 열망하며, 최대로 각광받고 있는 하타 요가를 지도하기 위해서는 자격증을 따야 한다.

통합 요가(Integral yoga)

통합 요가의 기본 목적은 하타, 라자, 박티, 즈나나 및 자파와 같은 다양한 요가의 종류들을 대체적인 통일성을 가지고 하나로 통합하는 것인데, 그럼에도 불구하고 이러한 통합 요가 운동은 두 개의 분파를 형성하고 있다. 하나는 오로빈도 마크로이드 고쉬(Aurobindo Akroyd Ghosh:1872-1950)가 창시한 것이요, 다른 하나는 라마스와미 삿치다난다(Ramaswamy Satchidananda)가 창시한 것으로, 두 사람 모두 저서와 수련 센터 및 아쉬람 네트워크를 통해서 많은 추종자들을 거느리고 있다.

1900년대 초반 캠브리지 대학에서 공부한 오로빈도는 영국으로부터의 독립을 옹호하는, 독립을 위해서 무력 사용도 불사하는 극단주의인 인도 국수주의 그룹의 지도자였다. 정치적 활동의 결과로 수감생활을 하면서 바가바드 기타를 명상했고, 명상 수행 중에 스와미 비비케난다(Swami Vivekenanda)의 방문을 받으면서 정신적인 수행의 여정을 시작하였다고 한다. 수감생활에서 풀려나자 그는 깊은 연구에 연구를 거듭하여 방대한 저서들을 출간하기 시작했다(Van Vrekhem 1999). 통합 요가의 수행을 정리한 '요가의 총론(The Synthesis of Yoga)' 은 1914년과 1921년 사이에 연작으로 출판되었다. 그의 저서를 인용하면, 요가의 중심 목적은 "우리의 표면적이고 편협하고 단편적인 인간의 사고, 시각, 촉각과 존재감을 깊고 넓은 정신적인 의식으로 변화시키고 우리의 내면과 외면의 존재를 통합하여 일상적인 인생의 삶을 신과 같은 삶으로 변하게 하는 것이다" (Satprem 1968). 수행 자체는 인도의 정신적인 전통을 폭넓게 따왔고, 그것들을 나름의 방식으로 종합한 것이다. 본 요가의 목적은 신의 가르침을 통해서만 달성되기 때문에 개별적인 추구 방식은 모두 동일하지 않다. 기초적인 접근 방식은 카르마 요가, 즈나나(jnana) 요가, 박티(bhakti) 요가 및 오로빈도가 언급했던 "자기 완성의 요가" 등이 있는데, 마음을 계발하여 더욱 위대한 의식의 '마음 위의 상태'를 가지고 수행자가 자신의 삶의 모든 면을 완전하게 하는 것이다.

이러한 수행을 "존재의 통합적 경험을 기초로 한 조화로움과 창의적인 삶"으로 보면서, 통합 요가는 "인간의 전신에 숨겨져 있는 창의적인 영감의 샘을 여는 것"과 "문명의 행진 속에 신성의 발현을 향한 가치관을 가지고 세상에 적극적으로 참여하는 것"(Chaudburi 1965, 15-16)을 목표로 한다(Chaudburi 1965, 15-16). 이러한 통합 수행의 개념으로 요가 수업이 운영되어 왔고, 몇몇 센터에서는 모두 통합적으로 연계된 수행이 이루어지기도 했다. 또한 California Institute of Integral Studies와 같은 사립 대학원이 1968년에 세워지는데 일조했다. 가장 사실적인 부분은 인도 남서부의 오로빌(Auroville)의 경우인데, 2천명 이상의 사람들이 전세계로부터 도시 아쉬람으로 찾아와서 통합 요가에 대해 온갖 종류의 구체적이고 문화적인 표현들을 아끼지 않았다.

"통합요가"라는 상표는 1985년에 취득하면서, 삿치다난다(Satchidananda) 그룹은 북미는 물론 전 세계적인 요가 커뮤니티에서 버지니아에 '요가빌'을 세울 정도로 단단한 입지를 굳히게 되었다. 라마느와미 삿치다난다의 가르침에 뿌리를 둔 통합적 철학의 요가는 sannyasa 순서로 생겨났는데 오로빈도의 탄트라식 철학과는 반대로 모든 세속적인 생각과 욕망을 배재한다(그럼에도 삿치다난다는 1969년 우드스톡 축체의 환영 연사였다). 브라만 태생의 부유한 젊은 청년이었던 삿치다난다는 아내가 죽고 그의 둘째 아들이 어릴 때까지 영적인 문제에 관심을 가지지 않았다. 아내의 죽음으로 영적인 세계에 의문이 생기게 되어 인도 전역을 여행하면서 오로빈도, 라마크리쉬나 및 라마나 마하리쉬와 같은 영적인 스승들과 함께 명상과 연구를 시작했다. 히말라야 북쪽의 라쉬케쉬까지 여행을 하다가 삿치다난다는 스와미 비쉬돠난다 시바난다(1887-1963)의 제자가 되어 금욕적인 수행인 "Holy order of Sannyasans"를 시작하게 된다. 수년간 인도에서 요가를 지도한 후에, 삿치다난다는 뉴욕 예술가인 피터 맥스의 초청을 받아 미국에 오게되고, 그는 그 곳에 머물면서 시민권을 얻고 요가빌에 통합 요가 학교(Integral Yoga Institute)를 설립했다.

순수 하타 요가에 대해서 "존재의 물리적 측면에만 과도한 관심을 두고 있다"고 비판하면서 "육체가 거의 신성시되고 있다"고 말했다. 오로빈도와 마찬가지로 삿치다난다의 통합 요가는 요가의 물리적 수행을 훨씬 뛰어넘어 명상, 만트라, 봉사, 헌신, 심도있는 연구, 요가의 주요 분파를 통합하는 것을 포함하고 있다. 순수한 Sannyasan이 모든 세속적인 생각과 욕망에 대해 금하고 있듯이 삿치다난다의 요가 수트라에 대한 해석도 오로빈도에게서 발견되는 탄트라식 영향을 확실히 배제하고 있다. 예를 들어, 삿치다난다는 니야마 수행 중의 하나인 saucha에 대한 해석을 "정화를 통해서 자신의 육체나 다른 육체가 접촉하는 것이 싫어진다"(Satchidananda 1978, 142)라고 했다. 하타요가, 자세, 호흡 조절, 이완 및 정화 수행에 대한 삿치다난다의 접근 방식은 몸과 마음을 정화하고 강화하는 것이다. 아사나에 대한 접근 방식은 매우 부드럽고, 대부분의 수업에서는 호흡법, 챈팅, kriyas와 명상을 제공한다. 수련생들이 요가 아사나의 육체적인 수련에만 머물러 있지 않도록, 본 통합 요가 방법은 몸과 마음, 영혼을 하나로 통합시켜 보다 행복하고 타인들과 평화로운 삶을 살 수 있도록 한다.

아이엥가 요가(Iyengar yoga)

벨러 크리슈나마초르 선다라라자(B.K.S.: Belur Krishnamachar Sundararaja) 아이엥가(Iyengar)는 1918년에 어려운 가정형편에서 태어났다. 그의 가정은 매우 가난했으며, 당시 인도 지역 전체에 전염성 인플루엔자가 돌았는데, 오직 부자들만 그 곳을 탈출할 수 있었다. 그의 유년기는 결핵, 말라리아, 장티푸스 고열로 대부분 고난의 시간들이었다. 아버지는 그가 9살이 되었을 때 돌아가셨으며, 그는 동생과 함께 방갈로(Bangalore)에서 살게 되었다. 1932년에 누나와 매형 티루마라이 크리슈나마챠랴(Tirumalai Krishnamacharya)의 초청으로 마이소르(Mysore) 지역에서 함께 살게 되었다. 크리슈나마챠랴는 그 지방에서 요가를 가르치고 있었다. 아이엥가는 한번도 당시에 매형이 가르쳤던 요가가 어떤 내용이었는지 그의 저서를 통해서 언급한 적이 없다. 2006년도에 유튜브 웹사이트에 단편영화가 실리게 되었는데, 1938년도에 아이엥가와 크리슈나마챠랴가 아쉬탕가 빈야사 요가 상급(제3과정) 시리즈의 일부로 보이는 수행을 하고 있는 장면이었다. 크리슈나마챠랴와 함께 5년 동안 요가를 배우고, 그의 건강이 매우 회복되었을 때에, 크리슈나마챠랴는 아이엥가에게 푸네(Pune)지역에서 요가를 가르쳐 볼 것을 권했다.

그가 요가를 가르치기 시작한 수 년간은, 아사나에 대해서 수련생보다도 더 지식이 부족한 경우도 있었다. 올바르지 못한 기법으로 수행 자세를 취할 때, 그는 때때로 고통을 느꼈다. 그때부터 그는 다양한 보조도구와 수정사항들을 가지고 자세들을 교정하면서 실험하기 시작했고, 이것은 그의 요가 수행에서 잘 알려진 부분들이 되었다[예후디 메누힌(Yehudi Menuhin)이 서문을 작성했던]. '*요가에 대한 진실(Light on Yoga)*' 이 1966년에 출판되면서 각각의 자세마다 특별한 자세를 제시하면서 아사나를 가르치는 아이엥가의 정확한 지도법이 전세계 하타 요가의 수행 양식을 변화시키기 시작했다. 파탄잘리의 요가 수트라에 근거를 두고, 아이엥가는 그의 수행과 아사나의 교수법을 혁신시켰다. 그의 후기 저서를 통해서 그의 수행 접근 방식에 더욱 자세한 해설을 추가하였다.[10]

그의 신체적 수행에 대한 중점적인 관심을 설명하면서, 아이엥가는 300 BCE에 쓰여진 우파니샤드 중의 하나로 카토파니샤드(Kathopanishad)를 언급하고 있다. 그 책에서는 신체를 고대의 전차(chariot)로 비유하고 있고, 감각을 전차를 끄는 말로, 마음을 고삐로, 지성을 전차를 모는 전사로, 그리고 영혼을 전차 자체의 주인으로 비유하고 있다. 전차가 앞으로 나가기 위해서는 모든 요소가 자신의 기능을 제대로 수행해야 한다. 신체를 무시하고 있는 요가의 접근법도 많은데, 아이엥가는(2001, 16) 아사나를 포함한 파탄잘리의 아쉬탕가 요가의 8단계 모두를 다 수용하겠다고 확언했다. "하나로 모든 방법에 맞는" 것보다, 그는 "개개인의 특정 체질과 육체적 조건에 따른 각 개인의 욕구를 위한 아사나"를 강조한다. "자세"의 개념을 넘어서, 아이엥가(2001, 17)는 "모든 신체의 부분들이 올바르게 위치할 때, 모든 깨어남과 지각을 가지고 아사나가 이루어진다"라고 강조하면서 "마지막 자세에서 완전한 편안함을 느낄 때" 아사나의 효과가 극대화된다고 언급했다. "완전한 자세"라는 개

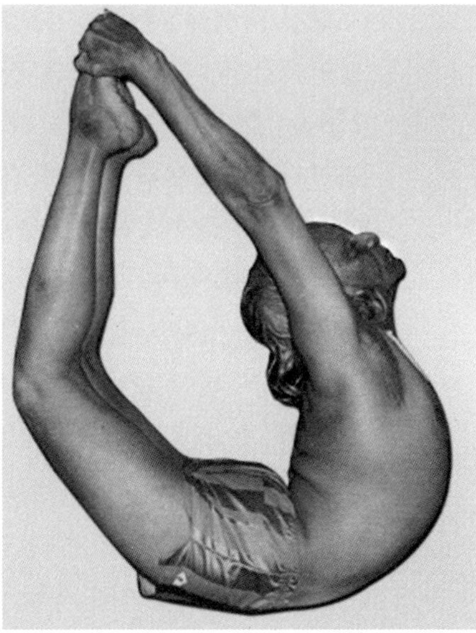

Belur Krishnamachar Sundararaja Iyengar

념은 아이엥가의 저술과 가르침에 처음부터 끝까지 흐르고있다. 그의 요가 수트라 11.27(1993) 번역본을 보면, "아사나를 완벽하게 행하는 것은 그것을 이루려는 노력의 고통이 없을 때, 무한한 존재감에 이를 때이다"라고 썼다. 수트라를 — 그의 조카 데시카차르 뿐 아니라 크리슈나마차랴의 계보에 속한 어느누구도 — 완벽이라는 용어를 사용한 번역본은 아직 없음을 밝혀둔다.

크리슈나마차랴에서 파타비 조이스(아이엥가도 포함하여)까지 가르쳐왔던 아쉬탕가 빈야사와는 반대로, 아이엥가의 요가에서는 상대적으로 오랜 자세 유지 시간을 갖는다. 이런 아사나 유지 시간을 통해서 아사나를 정교화시키는 에너지 활동에 따라서 자세가 완벽하게 정돈이 되기 때문이다. 수행의 초기 단계에서, 아이엥가는 정교한 자세의 아주 세밀함을 잃더라도 안정을 꾀하면서 전체 아사나를 유지하는데 강조점을 둔다. 이렇게 탄탄한 기반을 바탕으로 신체를 제어하는 가운데, 수행은 더욱 반추적이고 명상적인 것이 된다. "여러분은 반드시 인대조직, 몸의 장기들, 피부 및 세포 하나하나까지 인식해야 합니다. 여러분의 마음은 이 모든 부분들과 함께 흘러가야 합니다" (B.K.S. 아이엥가 2001, 43). 마지막으로, 수행자는 "마음이 분리된 객체에 머무는 것이 아니라, 정신과 신체가 하나가 될 때" 친밀한 지식의 단계에 이를 수 있다. 움직임과 저항 사이에 균형이 유지되고, 정신이 각 단계마다 융합되고, 공간지각력과 인식의 예민함, 신체의 균형성 등이 아사나에서는 모두 하나로 융합된다.

이러한 접근 방식은 만성적인 병과 체력의 한계가 흔하게 발견되는 스트레스를 유발하는 세상에서 편안함과 건강을 동시에 개발시키는 효과 있는 수행 방법 중에 하나이다. 스트레칭이나 체력강화, 이완 및 몸의 정렬을 향상시키는데 보조도구를 이용하는 것은 아이엥가 요가에서 가장 차별화된 요소 중의 하나로서 학생들이 아사나 단계마다 목표로 세운 완전함에 도달할 수 있도록 해준다. 벽, 의자, 발판, 블록, 받침대, 담요 및 끈들을 가지고 실험을 통해, 아이엥가는 그러한 보조도구들이 중요 동작을 지지해주고, 몸을 적응하도록 도와준다는 사실을 발견하였다. 그는 "궁극적으로, 보조도구를 사용하여 요가를 하는 것은 편안한 감정과 고요한 마음을 느끼게 하여, 새로운 관점과 원기를 회복하며 완결된다"(B.K.S. Iyengar 2001, 165)라고 말했다.

많은 학생들, 우수한 지도자들 그리고 아이엥가와 비록 다른 길을 가고있는 사람들까지도 요가의 달인으로서 아이엥가에게 경의를 표한다. 빈야사 플로우의 지도자인 시바 리아(Shiva Rea:2007, 250)는 "그의 업적은 필요나 체력적 한계에 상관없이 누구나 요가를 접할 수 있게 한 것"이라고 말하면서 "그는 또한 요가의 핵심으로 의식적인 형상화를 이루는 길을 제시했다"라고 덧붙였다. 필자는 그가 수행의 정신적인 면을 기법의 정교화를 체계화시키느라 약화시켰다고 비판하기도 하지만, 그의 체계를 떠난 사람들까지도 심오한 정신적 현자인 지도자로 그를 옹호한다. 1976년에 아이엥가와 함께 그의 수행을 기술한, 에릭 쉬프만(Erich Schiffmann: 2007, 84)은 "이 모든 난해한 육체적 수행 — 정말 신체적으로 힘들고 어렵다 — 의 가장 중요한 포인트는 깊은 명상의 단계에 들어가기 위한 것이다."라고 강조하면서, "나에게는 정말 효과가 있었다"고 말을 이었다.

하타 요가를 아이엥가 방식으로 가르치려면, 공인된 아이엥가 지도자의 면밀한 지도 아래 수년간에 걸쳐 지속적으로 수행 과정을 거쳐야 한다. 지도자 자격증을 얻으려면 공인된 아이엥가 기관이나 상급 자격증 지도자를 통하여, 심도깊은 연구를 수행해야만 한다. 아이엥가 기관은 실기 기술 및 지식에 따라서 명확하게 구분된 자격증 급수 체계를 유지한다. 수행 급수가 올라갈수록 기술과 지식의 수준이 올라간다. 최고 급수에서는, 인도의 푸나에서 아이엥가와 직접 연구를 할 수 있는 기회가 많이 주어진다. 가장 낮은 급수에서도, 아이엥가 방식으로 요가를 가르치는 지도자로서의 수련생의 능력이 증명되어야 한다.

크리슈나마차랴 요가 (Krishnamacharya yoga)

티루마라이 크리슈나마차랴(Tirumalai Krishnamacharya: 1888-1989)는 15세기의 하타 요가 프라디피카 시대로 거슬러올라가서 살펴보더라도, 그 어떤 지도자들에도 지지않을만큼 하타 요가에 가장 큰 영향을 미쳐왔다. 신장 155cm의 브라만으로 작은 인도 남부의 마을에서 태어난 크리슈나마차랴는 5세도 채 되지 않아서 역사, 철학 및 요가 수행을 아버지로부터 배우기 시작했다. 아버지는 그에게 조상 중에는 9세기의 유명한 현자인 나타무니(Nathamuni)가 있다고 말해주었다. 아직 어린 소년이었을 때 아버지의 사망후, 크리슈나마차랴는 가까운 사원에서 아사나의 기초를 배우며, 요가의 가르침을 구했다. 16세가 되자, 그는 알파 티루나가리에 있는 나타무니의 사당으로 모험심이 발동하여 방문해 보았는데, 그 곳에서 그는 매우 신비한 체험을 했다고 한다. 그는 나타무니로부터 환영의 인사를 받으면서 나타무니의 수행 핵심을 담은 오래전에 소실된 고대의 요가 문헌인 요가 라하샤(Yoga Rahasya)를 전해 받았다. 집으로 돌아온 후에 그의 가족들은 마이소르로 이동했고, 그는 정식 교육을 받기 시작하여 마침내 베나레스(Beneres) 대학에 입학하게 되었다. 학업에 정진하던 중에, 그는 시간을 내어, 카일라쉬 성산(Mt. Kailash)의 산자락에 있는 동굴에서 요가 지도원을 운영하는 라마모한 브라마차리(Ramamohan Brahmachari)와 같은 스승을 찾아 히말라야로 모험의 길을 떠나기도 했다. 그 곳에서 7년을 보내면서, 크리슈나마차랴는 아사나와 프라나야마를 공부하였고 요가 수트라를 암송했으며, 요가를 치료적 관점에서 심도있게 연구하기 시작했다. 티벳으로 다시 돌아온 이후에, 크리슈나마차랴와 함께 인도의 전통 의학 실습책인 아유르베다를 연구하기 시작했다. 그가 수련생들 개개인의 독특한 상황들을 더욱 깊게 이해하게 될수록, 이러한 연구를 통해 그의 개인적인 요가의 교수법은 더욱 깊어졌다. 1924년에 마이소르의 마하라즈(Maharaj)가 크리슈나마차랴를 초청하여 마이소르 궁전에서 요가를 가르치도록 했다.

크리슈나마차랴는 어린 브라만 소년들의 개별적인 상황에 따라 방법을 조정하면서, 그들에게 아쉬탕가 빈야사 요가를 가르쳤다. 동시에 그는 궁전에 있는 다른 사람들에게 보다 쉽고 치료의학적인 요가를 가르쳤다.

크리슈나마차랴는 문하생들 가운데 세계적으로 큰 명성을 얻은 지도자들을 배출하기도 했는데, 바타비 조이스, B.K.S. 아이엥가, 인드라 데비(Indra Devi)와 그의 아들인 T.V.K. 데시카차르(Desikachar)가 있다. 데시카차르는 그의 저서에서 아버지의 가르침은 "사람들을 요가에 맞추는 것이 아니라 요가 수행을 각각의 사람들에게 맞추도록 하는 것이다"라고 말했다(Desikachar

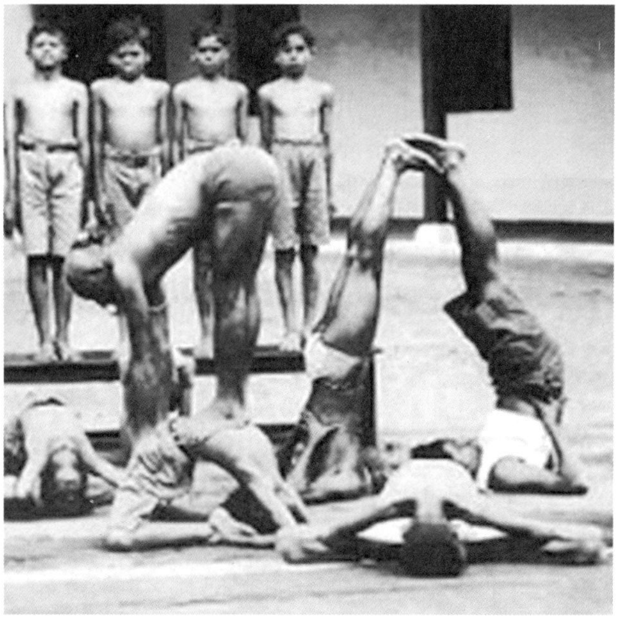

Krishnamacharya at work

1995). 데시카차르와 A.G.Mohan 역시 크리슈나마차랴의 문학생으로서, 요가를 치료적 수행으로서 더욱 심도깊게 발전시켰다. 이러한 접근 방식은 주로 데시카차르의 크리슈나마차랴 요가 만디림과 IAYT(International Association of Yoga Therapists)을 통하여 전세계적인 요가 교수법에 점점 더 많은 영향을 미치게 되었다.

크리슈나마차랴 요가는 아사나를 안정감(Sthira)과 편안함(Sukham)으로 기술한 파탄잘리의 가르침에 뿌리를 두고 있다. 아사나의 많은 교수법들이 학생들을 강제적으로 수행하게 하는 경향이 있는데, Krishnamacharya 접근 방식은 안정감이나 편안함 없이는 아사나를 수행할 수 없다고 주장한다. 다음 단계의 포즈를 취하면서 긴장감이나 고통을 느끼게 되면, 그 포즈를 취할 준비가 되어있지 않다고 보는 것이다. 자기 자신을 현재 순간의 자기 자신으로 그대로 받아들이고, 끈기있고 발전적으로 수행자세를 연습하면, 수행자세의 순서는 자신의 긴급한 필요성과 목표에 따라서 창조될 수 있다고 보고있다. 그래서 날씨에 따라, 일상생활에 따라, 에너지 수준에 따라, 그리고 지금 현재 그 사람의 삶에서 일어나는 상황에 따라서 수행의 다양성이 생겨난다. 호흡에 의해서 인도되고, 안정함과 편안함의 균형잡힌 현실에 맞추어서, 다양한 역동성을 자신들의 수행에 적용시킬 수 있고, 수행 자세의 앞이나 뒤에 지속적으로 흐름을 타는 동작을 삽입할 수도 있고 한 자세를 오랜 시간 유지하면서 그 자세에 대해 더욱 심도있는 탐색을 실천할 수도 있다(Desikachar 1995, 25-31). 올바른 방향을 향해 점진적인 과정으로 움직이는 방식을 사용하면서, 아사나는 척추와 관절, 인체 장기와 호흡을 통합하는 방향으로 적응해간다. 프라티키리야사나(Pratikriyasana)나 역자세를 사용해서 전체적인 수행을 통합할 수 있다. 아유르베딕(Desikachar)(1995, 27)는 "나무에 올라가는 것만으로는 충분하지 않다. 우리는 다시 나무에서 내려올 줄 알아야 한다"라고 강조하였다. 본 교수법은 아사나의 수정 사항들과 다양한 호흡법들, 수행 방법을 처방하는데 사용하는 아유르베딕(ayurvedic) 분석, 각 수련생들의 독특한 상태와 목표 등에 관심을 기울인다. 또한 본 교수법은 지도자들이 학생들 개인에게 맞는 맞춤형 수업을 제공하기 위하여, 요가 및 관련 수행에 대한 폭넓고 깊은 지식을 가질 것을 요구한다. IAYT와 다른 기관들은 요가 치료를 합법적인 치유 방식으로 확립시키기 위해, 점점 더 많은 지도자들과 함께 노력하고 있고, 크리슈나마차랴 요가를 경쟁력 있는 전문직 대열에 두고 있다.

쿤달리니 요가(Kundalini yoga)

쿤달리니 요가는 얼핏 보면 하타 요가의 먼 사촌과 같이 보인다. 왜냐하면 아사나보다는 호흡, 챈팅 및 명상에 더욱 중점을 두기 때문이다. 몇몇 하타 요가 수행들이 호흡, 신체적 움직임과 에너지 이동에 대한 연계성을 왜곡되게 해석해 왔다. 쿤달리니에서는 이러한 것들이 중심 개념의 역할을 한다. 굉장히 강력하고, 위험 잠재성을 안고 있다고 여겨지는 쿤달리니 테크닉들은 오랫동안 비밀리에 수행되었다. 서구에는 1969년에 요기 바잔(Yogi Bhajan 1929-2004)으로 친숙하게 알려져 있는 할바잔 싱그 푸리(Harbhajan Singh Puri)에 의해 소개되었으며, "깨어있는 요가"는 주로 요기 바잔이 설립한 3HO(Healthy, Happy, Holy Organization)라는 단체를 통해서 퍼져 왔다. 3HO에서 가르치는 요기의 라이프 스타일과 수행과 대부분의 쿤달리니 요가 지도자들이 적용하는 삶의 방식은 시크교(Sikh Faith)와 깊은 관련이 있다. 시크교는 15세기에 인도 북부지역에서 설립된 절충학파 종교 철학 체계이다.

쿤달리니 수행에서 다양한 기법들이 에너지를 증진시키기 위해서 사용되는데, 여러가지 아사나, 프라나야마, 만트라 및 무드라를 사용한 차크라(Chakras)를 적용한다. 대부분의 수행은 자리에 앉기부터 시작하며, 이때 집중은 첫 번째 차크라와 수용의 인식에 둔다. 자세를 바꾸면서, 집중은 점차적으로 두 번째 차크라로 이동하며 창조성이 깨어나고 인간 관계가 성숙해진다. 제3단계 차크라에서는 인식이 완전한 단계에 이르고, 신체의 중심에서 균형이 이루어진다. "낮은 삼각형"으로서, 이러한 초기 세 가지 차크라들은 물리적, 에너지 형태의 자각을 형성한다고 본다. 제4단계 차크라는 당신의 영적인 감정 센터를 깨어나게 하면서, 친철함과 열정, 감각이 살아난다. 요기 바난은 "하나님의 치유적 역사가 흐름을 통해서 나타난다"고 말했다(Khalsa 2000, 94). 의식의 흐름이 "나"에서 "우리"로 이동하면서, 만트라 수행에서는 새로운 소리가 생성이 되는데, "음"하는 소리로서 그 의미는 "우리"나 "그것"이다. 제5단계 차크라에서는 진리에 대한 각성을 하게 된다. 자유롭게 노래부르며, 진리의 빛으로 치유가 일어나고 감사의 말이 나온다. 여기에서부터, 제6단계 차크라를 통해, 선명한 감각이 살아난다. 혼란이 해결되고, 모든 것이 명확해지고, 모든 경계가 허물어지는 느낌이 오며, sahasrara hcakra에 흘러넘치는 회상 의식의 흐름의 만달라가 생긴다.

쿤달리니는 강렬한 수행이다. 필자는 한 팔을 오랫동안 높이 들면서, 호흡을 한계점을 지나 길게 늘이면서, 명상을 하면서 장시간 조용히 앉아 있으면서, 고통스러운 격렬함을 통해 수행의 초청을 받아들일 수 있다. 이것은 변화를 향한 내면의 불꽃을 달랠 수 있는 타파스(tapas) 중심의 접근 방식이다. 본 수행은 즉각적인 요가의 열매를 경험하게 한다(Narayanananda 1979).[12] 그러나 요기 바잔은 본 수행을 완전시 마스터하려면 가르침에서 시작해야한다고 말한다. "무엇인가를 배우고 싶으며, 읽기를 시작하라. 무언가를 알고 싶으면 써보기를 시작하라. 무언가를 마스터하고 싶으면 그것을 가르치라!" (바잔)

파워 요가(Power yoga)

파워 요가는 1995년도에 베릴 벤더 버치(Beryl Bender Birch)가 '파워 요가: 완전한 힘과 유연성을 위한 워크아웃(Power Yoga: The Total Strength and Flexibility Workout:1995)'을 출시하고, 브라이언 케스트(Bryan Kest)의 파워 요가 비디오 시리즈가 워너 브러더스사에 의해 배급되고, 베론 뱁티스트(Baron Baptiste)의 파워 요가가 뉴 잉글란드에서 시작되면서 본격적으로 시작되었다. 파워 요가가 다른 요가에 비해 특화된 점은 아쉬탕가 빈야사 방식을 주로 채택하여 강도높은 워크아웃에 중점을 두고 기존의 요가 철학과 운동을 분리시킨 점이다. 파워 요가의 선구자들은 아쉬탕가 빈야사의 초급 과정에 대부분의 수련생들이 절망감을 느끼는 한 포인트가 있다는 사실을 감지하고, 이러한 강도 높은 운동을 할 수 있을만한 형식으로, 학생들에게 익숙한 언어로 전달된다면 피트니스 매니아들에게 다가갈 수 있겠다는 가능성을 보았다. 그래서 대부분의 파워 요가에서는 수많은 아사나들이 수정된 형식으로 전수되고, 신체 운동에 관심이 있는 학생들에게 더욱 접근성이 용이하도록 했다.

파워 요가는 실내 운동장이나 피트니스 센터에서 주로 행해지면서, 미국 전역에 폭발적인 인기를 얻고 있으며, 유럽과 아시아에서도 인기몰이를 하고 있다. 간혹 약간 다른 이름을 사용하기도 하는데, 파워 빈야사 파워 플로우, 핫 파워 요가 등으로 불리기도 한다. 파워 요가는 보통 익숙지 않은 산스크리스트 단어나, '옴' 소리를 내는 챈팅, 명상을 하면서 좌식 자세를 취하는 것을 벗어나, 단순하게 강도 높은 운동을 찾는 학생들에게 인기를 얻고 있다. "한번 해보자"하는 마음가짐 때문인지 부상의 비율도 높은 편인데, 이것은 비크람이나 아쉬탕가 빈야사 체계에서 수련생들이 감당하고 있는 위험한 요소이기도 한다. 버치, 케스트 및 뱁티스트를 비롯하여 파워 요가 지도자들은 학생들에게 명상과 기타 생각하는 수행을 격려하기도 하지만 이것은 파워 요가의 일부분에 불과하다.

버치는 그녀의 저서 '파워 요가'에서 "파워 요가의 원칙"을 정했다. 그녀가 말한 첫번째 원칙은 아쉬탕가 빈야사에서 따온 것이지만 비크람 요가와 공통점이 더 많다. 바로 "스트레칭을 위해서는 몸에 열을 받아야 한다"는 것. 그녀는 이것이 5000년 전의 깊은 역사에서 통찰력이라고 말하지만, 실은 1980년대 도입된 것이다. 또한 그녀는 스트레치를 제대로 하려면 따뜻한 정도가 아니라, 땀이나도록 더워야 한다"고 강조한다. 버치의 두번째 원칙은 "중력이 아닌 힘이 유연성을 기른다"는 것인데, 이제까지 아무도 중력을 유연성의 근원으로 본 적이 없기 때문에, 다소 생소한 면이 있다. 파워 요가 수업에서, 많은 사람들은 아쉬탕가 빈야사 초급 시리즈를 재현한 버치의 버전을 따르기도 하지만, 대부분의 지도자들은 다른 자세들과 순서를 소개하기도 한다. 신체적 체력, 힘과 신체 운동 효과를 얻는 것이 본 요가의 주 목적이기 때문에 대부분의 수업에서는 강도높은 운동 효과를 위해서, 신체의 안전성에 집중하기 보다는 서서 오랫동안 균형을 잡는 세트들을 포함시킨다.

수 년간의 강의 경력을 통해, 파워 요가 지도자들은 보다 다양한 관점으로 운동하도록 격려받는다. 웹사이트 About.com의 온라인 인터뷰에서, 뱁티스트는 "적응"의 중요성을 강조하였는데, 수행이란 "자신에게 변화의 극치를 경험하도록 용기를 주는 것이지만, 현재 자신의 모습에서 시작해서 점차적으로 요가의 효과를 공인된 절차를 따라 경험하면서, 보다 강하고 유연하고, 이완적이로 스트레스가 없는 상태로 가는 것"이라고 말했다(Pizer 2007). 자신의 저서 "Beyond Power Yoga"에서 버치(2007)는 그녀의 강조적 관점을 "무덥고 땀나는 환경"에서 그녀의 시선을 정신 철학, 명상 및 희열에 두고 있다. 그녀의 웹사이트에서, 케스트(2007)는 "파워 요가는 지혜롭게 열심히 일하는 것을 말한다. 좋게 보이려는 것이 아니라 좋게 느끼려는 것이다. 파워 요가를 통해서 탄력과 몸매가 좋아진다고 하는 것은 보너스로 얻어지는 것이다. 여기에서 중요한 것은 균형과 치유이다"라고 말했다.

시바난다 요가 (Sivananda yoga)

스와미 시바난다(1887-1963)는 요가, 형이상학, 종교, 철학, 순수 미술, 윤리학, 건강 및 다양한 기타 주제들을 다룬 300여권에 달하는 책을 쓴 저자이자 하타 요가에 지대한 영향을 끼친 사람이다. 타밀나두의 쿠푸스와미에서 태어난 그는 의대를 졸업하고, Ambrosia라는 의학잡지를 발간하기도 하고, 말라야에서 수년간 병원을 개업하기도 했다. 이후 1923년에는 영적인 질문들을 따라 순례의 길을 떠났으며 마침내 1924년에 리시케쉬(Rishikesh)에 도착하였다. 그 곳에서 그는 그의 구루인 비쉬와난다 사라스와티(Vishwananda Saraswati)를 만나서 Sannyasan 명령을 포기하게 된다. 리쉬케쉬에 머물면서 시바난다는 Sannyasan 수행에 몰두하면서 한편 그의 의료 봉사에 지속적으로 헌신했다. 인도 전역을 여행하며 오로빈도 아쉬람같은 여러 곳을 방문하기도 했다. 1936년에 그는 DLF(Divine Life Foundation)를 설립하여 리쉬케쉬에 있는 그를 방문하는 많은 구도자들에게 무료로 정신적인 문헌 자료를 제공하고 보다 구체적인 정신적 안내를 제공하였다. 그의 접근 방식을 "종합적 요가"라고 부르면서 오로빈도의 "The Synthesis of Yoga"에게 경의를 표한다. 시바난다는 추상적 사고를 뛰어넘어 요가 철학의 실용적인 적용을 강조했다. 종합적 접근방식은 바하바드 기타의 크리쉬나에서 아르주나의 가르침인 4가지 요가의 중요한 길의 균형잡히게 통합하는 것을 제시하고, 즈나나(jnana), 박티(bhakti), 카르마(karma), 라자(raja) 요가를 비롯한 베다 철학을 융합한다. 어떤 바가바드 기타의 해석에서는 4개의 길 중에 하나만 선택해도 된다고 하지만, 시바난다의 가르침은 모두가 개별적인 기질이나 기호에 다라서 각각의 길을 선택해서 특정 기법들을 수행해야 한다는 것이다.

시바난다의 많은 제자들 가운데, 스와미 비쉬눈데바난다[Swami Vishnudevananda(1927-1993)]는 요가의 이러한 교수법을 10년에 결쳐서 시바난다와 함께 연구했다. 그 후에 서구에 와서 가르치는 기회를 얻게된다. 비쉬누데바난다는 그후 북미를 여행하면서 요가를 가르치다가 처음으로 몬트리엘에 정착하여 SYVC(Sivananda Yoga Vedanta Centre)를 1960년에 설립하고 퀘백에 완전히 정착하게 되었다. 바하마, 캘리포니아의 시에라 네바다 산맥, 캣스킬 및 케랄라 인디언 파라다이스, 미 전역의 도시와 남아프리카, 유럽 중동 지역에서까지 수많은 아쉬람들이 찾아왔다. 비쉬누데바난다의 가르침은 시바난다의 가르침을 유사하게 따르면서 "요가의 제5요소"를 추가하였는데, 이것들은 시바난다 요가와 완벽한 조화를 이루어, 적절한 운동, 적절한 호흡, 적절한 이완, 적절한 섭식과 긍정적인 사고와 명상을 특색으로 하고 있다.

시바난다의 올바른 운동에 대한 처방은 나이, 특별한 상황 및 능력에 따라 수정되는 기초 아사나 수행이다. 전통 시바난다 요가 수행은 시체 자세로 이완하면서 시작해서 수르야 나마스카라(Surya Namaskara)로 이어진다. 다음에 12개의 아사나가 이어지고, 각각은 몇 분동안 이어지면서 다시 사바사나에서 휴식을 취한다. 올바른 호흡법은 "완전 요가 호흡"이라고 부르며 천천히 횡격막으로 호흡하는 기법인데, 복부와 늑골과 마지막으로 가슴 위를 숨쉴 때 팽창시키는 것이다. 숨을 뱉으면서는 천천히 반대로 하면 된다. 시바난다 요가는 또한 카팔랍하티 호흡법과 anuloma viloma prnayama를 가르친다. 비쉬누데바난다(1960, 203)는 세 가지 이완 방법을 제시한다. 첫째는, "자기암시"의 과정을 통해서 전체 신체가 깊은 사바사나의 이완상태로 접어든다. 발가락에서 시작하여, 천천히 전체 몸으로 전개되고, 이러한 이완 작용은 마침내 몸의 모든 장기로 확장된다. 천천히 리듬을 타면서 호흡할 때에, 정신적 긴장이 사라지고 천천히 "붕 뜬 느낌"이 시작되고 내면에서 평강의 상태에 이른다. 정신적 이완 상태에 들어가지 전까지는 긴장이 남아 있으며, 이러한 깊은 육체적 정신적 이완 상태에서 더욱 나아가, "사방에 가득한, 능력이 가득한, 평화가 가득한 자신의 순수 내면 의식"에 이르게 된다.

빈야사 플로우 요가(Vinyasa flow yoga)

빈야사 플로운 요가는 다른 교수법에 비해서 정확하게 정의하기가 어렵다. 왜냐하면 이것은 지속적이고, 역동적이고, 의식적인 수행의 변화를 형상화시켜야 하기 때문이다. 본 수행은 인생의 흐름속에서 인간의 끊임없는 상호작용을 반영하며 우리의 내면 세계와 인생 경험과 전통에서 전수된 지혜 등을 연결하여 지구상에 창조적인 표현과 의식적인 삶을 위한 새로운 가능성들을 탐색하고 발견하도록 한다. Vinyasa란 용어는 nyasa에서 파생되었는데, 의미는 "두다"이고 vi는 "특별한 방식으로"라는 의미이다. Flow란 용어는 원래 강가 화이트(Ganga White:2007, 114)가 정의한 말로 하타 요가에서는 "자세를 연결시켜 주제나 목적을 가지고 수행하는 것을 제시"한다. 종합해보면,

빈야사 플로우는 우리가 의식적으로 몸과 호흡과 마음을 시간과 공간의 지속적인 흐름에 두는 것을 제시하는 수행이다. '빈야사 요가의 완결편(The Complete Book of Vinyasa Yoga)'을 기술한, 스리밧사 라마스와미(Srivatsa Ramaswami:2005, xvii, 260)는 크리쉬나마차랴(Krishnamacharya)의 오랜 제자이다. 그 책에 따르면 vinyasa는 단순히 "변형" 또는 "변형과 움직임"으로 정의된다. Godfrey Devereux (1998, 253)은 두 가지 정의를 제시하는데, 소문자 vinyasa의 의마는 "전개, 연속성"이고 대문자 Vinyasa의 의미는 "호흡관련 자세의 연속적인 순서"이다. 각각의 정의의 중심에는 정신과 과정이 있고 빈야사 플로우 지도자인 Shiva Rea는 이것을 "의식을 깨우고 지탱하는 것"으로 묘사한다. 그녀는 계속해서 다음과 같이 기술하고 있다.

> 이런 식으로, 빈야사는 "니야사(nyasa)"의 명상적 수양과 연관이 있고, 이것은 탄트라식 요가의 전통이기도 하다. 니야사 수행의 목적은 우리가 타고나면서 지닌 신이 주신 에너지를 깨워서, 수행자들이 온 몸의 여러 부분을 각성시키고, 만트라와 시각화를 통해서 신성한 힘 shakti에 이르는 내면의 길을 깨워서 전 존재의 모든 부분에 흐름이 지나가도록 하는 것이다. 우리가 빈야사의 기법들을 우리 삶의 전체에 각인시킬수록, 우리는 변형을 통하여 내적·외적으로 한 단계씩 한 호흡씩 유사한 단계들을 밟아나갈 수가 있다(Rea 2005, 6).

아쉬탕가 빈야사 요가에서처럼, 빈야사 플로우도 한 자세에서 다른 자세로 천천히 움직이면서 승리자 호흡과 일치하는 움직임의 순서대로, 때때로 자세를 다양한 시간동안 유지시키면서 리듬감 있는 호흡의 흐름을 유지한다. 아쉬탕가 빈야사와는 달리 각각의 수업마다 자세의 순서가 다르고, 대부분은 크리쉬나마차랴 계보를 따라서 태양경배자세 A와 B의 형태를 어느 정도 띠고 있다. 많은 수업에서는 기초 서기(standing) 자세를 엄격하게 따르고 있고 아쉬탕사 빈야사의 순서를 따르고 있다. 많은 빈야사 플로우 수업에서는 아이엥가 신체정렬 원칙을 적용, 에너지를 일으키는 동작은 각 자세에서 보조기구를 사용한다. 크리쉬나마차랴의 통찰력과 방식은 빈야사 플로우의 빈야사 krama를 강조하는 것에서도 나타나는데, 카르마(karma)란 "단계"를 의미하는 것으로, 아사나의 조작적인 순서를 창조한다. 빈야사 카르마는 또한 그 목적과 능력에 따라 각기 다른 수행 단계를 적용하여, 현재의 자신의 상태에서 의식적으로 "특별한 방식으로", 간단한 것에서부터 복잡한 아사나로 발전하는 것을 의미한다. 빈야사 플로우는 때때로 프라시크리야나사(pratikriyasana)의 개념에 적용되는데, 그 의미는 중화되거나 역자세를 뜻한다. "특별할 방식으로 위치시킨다"는 생각에 부합하여 많은 빈야사 플로우 지도자들은 이 개념을 수행내의 여러가지 관계성에 부각시킨다. 자세를 취할 때마다, 자세를 바꿀 때마다 어떻게 몸이 움직이고 자세를 취하는지 의식하는 것, 호흡과 몸과 마음이 각각의 자세를 통해, 또 자세를 바꾸면서 어떻게 연결되는지 의식하고, 각자의 매트에 다가가는 법, 목표를 배우는 법, 수행을 하면서 그 목표에 충실하는 법, 매트에서 일어나는 것, 더 넓은 세상으로 나아가는 것, 수행하면서 지금 하고 있는 동작에 정신을 집중하는 것, 호흡, 움직임, 느낌, 바라보기, 흐름 속에 있는 것, 더욱 통찰적인 방법으로 눈을 뜨는 것, 강력한 에너지

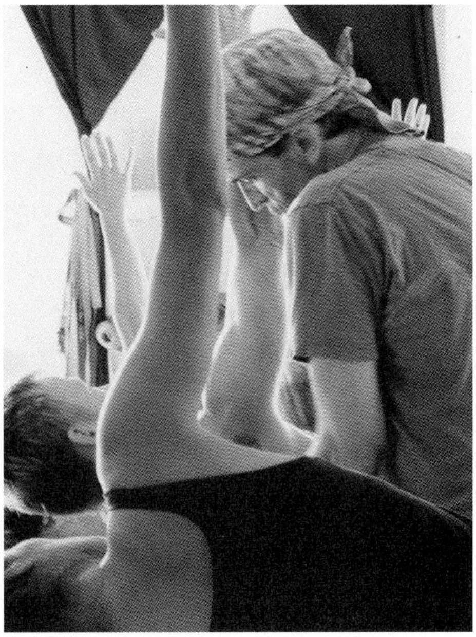

가 우주에 흐르는 것을 느낌으로 표현하고 구체화하는 것 등이 적용된다.

고정된 체계성을 추구하는 대부분의 하타 요가와는 달리, 빈야사 플로우는 체계성이 없다. 따라서 아사나의 순서를 정하고 여러 수업에서 다양한 주제를 전달하는데 창의력을 발산할 수 있다. 이러한 자유로움과 역동성 때문에 빈야사 플로우는 오늘날의 요가 형태들 가운데 가장 매력적인 것들 중의 하나가 되었고, 영혼, 목표 및 다양한 지도자들과 수련생들의 인생 경험이 반영되는. 직계 사촌의 관계쯤 되는 파워 요가처럼 위계성은 없지만, 아누사라, 아쉬탕사, 비크람, 아이엥가나 기타 다른 분파처럼, 막강한 영향력을 가진 구루는 찾아볼 수 없다. 이러한 가운데, 잘못된 가르침도 있을 수 있고, 혼동이나 비효과적인 순서나, 위험성을 수반한 수업도 있을 수도 있지만, 지식의 깊이, 지혜, 기술에 있어서 명망있는 지도자 트레이너들의 증가로 인하여 빈야사 플로우 지도자들은 그들의 창의적인 노선에 따라 풍부한 자료들을 쉽게 찾을 수 있다. 이상적인 빈야사 플로우 수업에서는 지도자가 충분한 훈련을 받고, 연계된 기법들을 경험하고, 요가 철학의 지식을 경험하고, 미묘한 에너지와 기능 분석 및 생리학, 아사나의 생물학적 순서, 현장 적응법 및 기타 분야의 교수법 등의 지식과 기술을 습득해야 하고, 동시에 인생의 동시성 및 요가가 진화함에 따라 즉각적으로 이것을 공유하는 것에 열려 있어야 한다.

지도자의 스타일 팔레트 (A TEACHER'S PALETTE OF STYLES)

다양한 요가 수행들이 지속적으로 진화됨에 따라서, 모든 하타 요가 스타일이나 오늘날의 계보는 이전 접근방식들을 혼합하면서 다양한 경로들을 창조해내고 있다. 대부분의 접근 방식들은 요가의 바깥 세상에서 통찰력을 받고 있는데, 전세계 다양한 종류의 댄스를 통해 영감을 얻기도 하고, 실내체조, 무술, 신체 치유 및 기능해부학들을 참조하여 그들의 교수법을 보다 발전시키고 정교화시킨다. 우리가 살펴본 몇몇 접근법들은 고대의 순수하고 올바른 방법을 고집하고 있지만, 모두 지난 세기동안에 많은 변화를 경험하지 않을 수 없었다. 진화와 발전에 따라서 자신의 방법만이 최고라고 주장하는 수많은 지도자들을 차별화하고 평가를 해야하지 않느냐는 움직임도 생겼다. 혹자는 "누구를 위해서?"냐고 반문할 수도 있겠다. 각각의 스타일과 전통이 주는 좋은 점들도 있다. 그것을 어떻게 전달할 것인가는 스타일 그 자체보다도 어떤 경우 중요하게 여겨진다.

최고의 지도자는 수련생들의 필요에 잘 맞추어서 안전한 환경가운데 새로운 도전과 가능성을 소개하면서 그 필요성을 잘 채워줄 수 있는 방법으로 가르치는 것이다. 지도자로서 당신이 한가지 접근 방식을 고수하고 있다면, 자신의 수련생들 가운데 다른 접근 방식이 오히려 잘 맞을 수 있는 사람이 있다는 사실을 스스로 인식해야만 한다. 자신의 기술과 지식의 레퍼토리를 넓히는 일을 통해서 그러한 상황을 더욱 잘 판단할 수 있도록 하고, 가장 효과적이고, 적절하고 권위있는 방식으로 대처할 수 있도록 한다. 때때로 그런 수련생들을 가르칠 때, 변형과 수정이 필요한 경우도 있고, 완전히 다른 수행을 제시하거나 다른 지도자를 소개시키는 방법도 있을 수 있다. 당신이 특정 계보에 완전히 속해 있는 경우, 이런 방법들이 지도자로서의 당신의 정체성을 세워줄 것이다. 보다 독립적인 접근 방식을 고수하는 경우에는, 당신이 스스로의 가르침을 다양한 계보와 스타일에 어떻게 연계시킬 것인가 하는 것이 당신의 가르침을 정의하는데 도움을 줄 수 있다. 그러나 당신의 관점이 특정 구루나 시스템, 접근 방식과 어떤 유사성을 공유하더라도, 가장 중요한 것은 당신이 어떤 지도자인가하는 질문에 해답을 찾는 것이다. 이를 통해서 인간으로서 어떻게 학생들과 관계성을 맺는가 하는 질문을 해결할 수 있다. 열정, 지식과 기술을 가지고 있다면 당신은 이미 가장 훌륭한 요가 지도자가 될 수 있는 가능성을 지닌다.

제 3 장

미묘 에너지
SUBTLE ENERGY

당신이 사랑하는 아름다움이 당신의 행동이 되게하라.
— *루미(Rumi)*

제1장에서 우리는 의식적인 구체화의 수행으로써 탄트라가 어떻게 생겨나고 퍼져나갔으며, 하타 요가에게 자리를 내어주게 되었는지 살펴보았다. 하타 요가는 이미 언급되었듯이 명상이나 기타 수행에서 시작되지 않았고, 하타 요기들은 자연이나 신성과의 일치감에서 몸과 마음과 같은 개별적인 존재감을 분리시켜 얻어진 듯한, 여러겹의 존재감을 통과하는 신체의 직접적인 경험을 통해서 생겨왔다. 모든 우파니샤드 및 의식과 노래, 스토리를 통해 전수되어온 다양하고 난해한 전통이 깊은 고대의 지혜의 샘에서 영감을 얻어, 하타 요기들은 의식의 지도를 확장시켜서 탐험을 시작해 왔고, 오늘날까지도 전통적인 요기의 관점에서 우리에게 해부학과 생리학의 주요 개념을 알려주고 있다. 많은 개념들이 문자적으로 다루어지기 때문에, 어떤 사람들은 그것을 수행과 가르침에서 상징적인 아이디어로 사용하는데, 그것은 하타 요가 수행을 통해서 자기 변혁을 이루는 마음의 길을 나타내는데 도움이 된다.

전투 상황 속에서 크리쉬나와 아르주나와의 대화를 통해 알 수 있는, 고대 인도의 초기 요가 발생 동기는 자신에 대한 그릇된 인식을 뛰어넘어 실제 자아인 아트만과 연합하는 것이었다. 요가 수트라에서 파탄잘리는 그릇된 자아상 크레샤(kleshas)의 속성에 대해서 자세한 설명을 제시하는데 이것은 우리가 느끼는 자아로서 우리의 마음과 물질 존재에서 정의하는 것으로 우리를 혼돈된 상태로 이방화시켜서 덫에 갇히게 하는 것과 같다. 수세기 동안 도전과 실패를 거쳐서 요기들은 "그들이 고통스러울 정도로 비뚤어진 자기 정체성을 풀고 여러가지 현실을 통해 자신의 발자취를 다시 거슬러 더듬어보고, 그래서 현재 우리가 놓여져 있는 가장 추악한 육체적 상태에서 가장 승화된 순수한 의식의 상태까지 이를 수 있음을 발견하였다"(Cope 1999,67). 이러한 발견의 과정에서 고대의 요기들은 광대하고 자세하게 에너지적 존재에 대한 기술을 남겨놓았다. 에너지적 존재란 신비롭고, 상징적이고 실용적이기도한 해부학 및 생리학의 이론과 과학적인 의학의 복잡한 시스템을 개발하면서 의식적으로 발전시킬 수 있다. 여기에서 우리는 본 시스템의 주요 요소들을 살펴보고 각각의 요소들이 어떻게 연결되어 있는지 다룰 것이다. 코샤(Koshas), 프라나(Prana), 나디

(Nadi), 반다(Bandha), 차크라(Chakra), 구나(Gunas) 및 도샤(Doshas)를 대략 살펴보면서, 잠시 이러한 개념들이 어떻게 우리의 가르침에 녹아날 수 있는지 잠시 시간을 내어 생각해 볼 것이다.

5가지 껍질 (THE FIVE SHEATHS)

미묘 해부학(subtle anatomy)의 공통적인 개념은 육체를 덮고 있는 형체는 각각의 에너지가 서로 밀접하게 연결된 5개의 덮개, 즉 코샤로 이루어졌다는 것이다. 이것은 3개의 "육체들"을 정의한다. 첫번째는 타이티리야 우파니샤드(Taittiriya Upanishad)(Gambhirananda 1989)에 언급되는데, 코샤 모델은 요가의 내면 여행을 도표화하는데 도움을 준다.

표 3.1 3가지의 육체와 5가지 덮개

3가지 육체(샤리라스)	5가지 껍질(코샤스)
물리체(sthula)	아나마야 — 음식
미묘체(sukshma)	프라나마야 — 에너지 마노마야 — 마음 비즈나나마야 — 지성
원인체(karana)	아난다마야 — 희열

물리체의 주변으로 시작해서 존재의 핵심으로 들어가면, 육신을 입은 정신, 코샤는 문자적인 해부학적 모델이 되는 것이 아니라, 오히려 시바 리(2002)의 말을 빌자면, "요가를 수행하면서 내면에 느끼는 상태, 우리가 현대어로 흔히 쓰는 마음, 몸과 정신이나 몸과 육의 연결이 일어나는 과정을 설명하기 위한 은유"이다. 존재의 속성을 개념화 하기 위해 이런 상징 언어를 사용함으로써, 요가는 몸과 호흡, 마음과 지혜와 정신(행복)의 조화를 이루게 한다. 에너지 전체의 존재로서, 모든 5개의 껍질들은 천에 수를 놓는 것처럼 동시적이고 서로 얽혀있다. 하타 요가는 이렇게 얽혀있는 존재의 섬유를 의식적으로 느끼는 수단이며, 물리체와 미묘체를 연결하면서 지각을 증가시키며 더욱 행복의 상태로 두게한다.

물리체(Physical body)

아나마야 코샤(Annamaya kosha)는 물리적 자아의 덮개이고 그 명칭은 물리체가 음식에 의해서 영양분을 취한다(anna의 뜻은 "음식"이고 maya의 뜻은 "가득하다")는 사실에 따른 것이다. 하타 요가에서는 신체의 움직임을 탐구하면서 수행을 시작한다. 그러나 이것은 단순한 시작에 불과하다. 물리체의 단계는 에너지와 의식의 결합(우리들이 이 둘의 관계를 완전하게 의식하지 못한다 하더라도)으로 이루어진 물질로 경험하는 차원의 존재이다. 에너지와 지성과 희열의 요소로 여러 단계로 연결되어있는 물리적인 신체를 탐색하고 경험하는 것을 시작하면서 요가의 수행이 시작되는 것이다.

미묘체(Subtle body)

프라나마야 코샤(Pranamaya kosah) 또는 에너지 덮개는 물리체를 다른 덮개들과 연결하면서,

몸과 마음을 활기차게 하고 함께 연결시키는 역할을 한다. 활기찬 생명의 힘인 프라나로 구성되어 있으며, 전체적 유기체에 스며들어 있고, 물리적으로는 호흡의 끊임없는 흐름과 움직임으로 발현된다. 미묘체의 구성체로서, 프라나는 수천 개의 나디스(Nadis)나 에너지 채널을 통해서 움직이지만, 보이거나 물리적으로 만질수 있는 것은 아니며, 전체적인 물리적 에너지 시스템을 지탱하고 있다. 이러한 생명체적 요소가 유기체에 존재할 때만, 생명이 유지될 수 있다. 프라나마야 코샤는 생리적 단계에서 호흡기와 순화기 시스템과 연합되어 있지만 그 단계로 축소되거나 동일 선상에 있을 수는 없다. 프라나야마(호흡법)를 가르치면서, 이런 에너지를 확장하고 흐름을 인도할 때, 몸과 마음과 영혼을 통합하면서 코샤들간에 보다 부드럽고 조화로운 상호작용을 개발할 수 있도록 지도할 수 있다. 아사나(체위법)를 즐기고, 유지하고, 발전시키고, 순환시키면서, 아사나의 과정을 탐구하면서 물리체의 호흡을 가지고 수행하는 것은 물리체를 넘어 우리의 의식을 확장한다. 프라나를 중심으로 해서 따라가면, "프라나 바유스(vayus)"라는 더욱 미묘한 표현들을 발견하기 시작하면서, 독특한 움직임과 효과가 나타난다.

마노마야 코샤(Manomaya kosha)는 "마음"이라는 뜻의 마노스(manos)와 생각과 판단의 힘을 나타내는 5가지 감각의 능력들로 구성되어 있다. 두뇌와 신경 시스템이 연합하여, 마노마야 코샤는 인간과 다른 생명체들을 구별한다. 구별하는 능력을 가지고 태어났기 때문에 "나"와 "내 것"을, 호흡은 이러한 덮개와 물리체간의 상호작용을 이어주는 것으로 정신적 압박이 호흡과 평안을 압박할 때나, 호흡으로 몸과 마음이 하나가 되거나 내면의 평화 감각을 느낄 때 우리가 느낄 수 있다.

빈야나아마(Vijnanamaya)는 "*빈야나*(vijnana)로 구성된", 또는 "지혜"를 의미하며, 구분하고 결정하고 의지를 가지는 의식의 반추적인 측면과 관계된다. 지각 기관과 연합하여, 빈야나아마는 우리에게 개별성을 느끼게하고, 의식의 반추적인 측면을 주고, 우리가 자신과 세상에 대한 깊은 통찰력을 경험하기 시작할 때 우리의 의식에 내재한다. 그리하여, 이것은 "지혜의 덮개"로 불리기도 하고, vijnanamaya는 여전히 변화하기 쉽고, 지각이 없어지기도 하고, 사유하는 육체와 동일시된다. 물리체와 미묘체가 하나가 된 느낌이 들면, 자아와 자연, 신성간에 연합이 이루어지는 깊은 통찰력이 생긴 것이다. 이러한 경험이 기억이나, 한쪽으로 가려지게 되면 자아 정체성은 여전히 자아에 머무르게 되고, 빈야난마야 코샤(vijnananmaya kosha)는 초자아가 되지 못한다. 그러나 "경험의 증인이 순간적이 경험에 녹아질 때", 시바 리아가 말한대로, 아나다마야(anandamaya)는 그 사이로 빛을 발한다.

원인체(Causal body)

우파니샤드에 언급된 "희열"의 뜻을 가진 *아난다(ananda)*로부터, 아난다마야 코샤는 카라나 샤리라(karana sharira), 혹은 "원인체"로 알려져있다. 이것은 마음과 감각과 육신이 잠자고 있을 때이며 항상 그 자리에 있고, 항상 있어왔고, 앞으로도 존재할 의식을 말한다. 이것은 내면적 평안과 고요한 상태에서 느끼는 완전한 희열로써 신성이 반영되는 순간을 느낌으로서 알아챌 수 있다.

프라나 (PRANA)

*프라나*에 대한 다양한 설명들이 붙여지고 있다. 전 차원에 걸친 온 우주에 가득 찬 에너지를 육

체적, 정신적, 지적, 성적, 영적 우주적 에너지라고도 하며, 모든 진동 에너지라고도 한다. 또한 열, 빛, 중력, 자력 및 전기와 같은 물리적 에너지, 모든 존재속에 숨어있는 잠재 에너지, 모든 행동의 유발자이자, 창조하고, 보호하고, 파괴하는 에너지이기도 하고, 정력, 힘, 활기, 생명 및 영감이라고도 하며, 인생의 원칙과 의식이고, 인생이라는 수레바퀴의 우주에 사는 모든 존재의 삶의 호흡이자 존재이고 비존재이기도 하다.

이런 설명들은 프라나에 대한 단지 몇 가지의 정의에 불과하다. 프라나란 집합적으로 우리가 활력이 있는 생명, 살아있는 존재를 감싸는 존재를 붙드는 힘과 우주의 모든 자연적인 현상들 속에 존재하는 생명 에너지를 지칭하는 것이다. 그 이상의 설명이 없다하더라도, 그 중요성을 상기해볼 수 있다. 찬기야 우파니샤드(Nikhilananda 2008)에 나오는 프라나에 대한 고대의 베딕 스토리를 들어볼 수 있다. 자연에는 5가지의 중요한 속성이 있는데, 마음과, 호흡(프라나), 목소리, 귀와 눈들이 포함된다. 서로 관심을 차지하려고 경쟁하는 대신 서로 분리되지 않은 상태에서 정상적으로 신체가 유지되고 있었는데도 불구하고, 그들은 누가 가장 중요한지 서로 논쟁을 하고 있었다.

이러한 분쟁을 해결하기 위해, 그들은 한가지씩 몸밖으로 빠져나가서 누구의 빈자리가 가장 큰지 보기로 하였다. 이야기를 짧게 요약하자면, 프라나가 그 논쟁에서 이겼다. 숨이 없으니, 생명이 없었기 때문이다. 프라나가 호흡과 연관이 되어있지만, 단순히 기체인 공기를 마신다는 사실을 뛰어넘는 깊은 의미가 있다. 수트라에서 프라디피카에 이르는 베다의 경전을 읽어보면, 호흡은 생명에너지의 흐름이 있는 세계로 들어가는 관문이라고 본다. 생명에너지의 흐름은 인체에서 시작되고 모든 생물적인 과정들을 제어한다. 프라나는 우파니샤드에서 처음 설명되었는데, 세상적인 물리적 영역에 속해있고, 신체를 지지하며 생각과 마음의 어머니이다. 타이티리야 우파니샤드에 기술되어

표 3.2 프라나—바유스

바유(vayu) 각각의 종류를 설명하는 일반적 용어	역할
프라나 바유(Prana-vayu)	프라나는 호흡을 통해 몸의 안쪽으로 들어와, 순환기 시스템을 통해 모든 세포로 이동한다. 심장을 뛰게하고 호흡을 하게하는 원동력이다. 몸의 기관을 움직이게 하고, 기능대로 움직이게 한다.
아파나 바유(Apana-vayu)	몸의 아래쪽과 바깥쪽으로 움직이면서, 아파나는 복부 아래쪽으로 이동하면서 소변, 정액, 월경 및 배설물의 정화를 담당한다. 불순물들을 제거한다.
사마나 바유(Samana-vayu)	주변주에서 중심으로 선회하고 휘몰아치면서 움직이는 사마나는 위열을 높이고, 소화를 도우며 다른에너지와 합치는 기제를 창조한다. 음식의 소화와 새로운 세포의 생성과 치료를 담당한다.
우다나 바유(Udana-vayu)	상승 기류인 우다나는 후두와 인두를 통해서 성대와 공기의 유입, 음식물을 흡입한다. 성대를 통해 말하기, 노래하기, 웃기, 울기와 같은 소리를 생성한다. 존재의 목적에 맞는 목소리를 내는 의식적인 에너지를 대표한다. 의식의 발전을 자극하는 중요한 긍정적 에너지이다.
브야나 바유(Vyana-vayu)	몸 전체를 감싸면서 바깥으로 이동하는 기류 브야나는 공기와 음식물로부터 생성되는 에너지를 몸 전체에 배분한다. 순환, 자발적인 움직임과 같은 몸의 확장과 수축 작용을 관장한다. 브야나는 다른 모든 프라야의 활동을 도와준다.

있는대로, 프라나는 5가지의 에너지 발현과, 바유스(vayus)라고 불리는 기능들을 가지고 있다(Gambhirananda 1989, 1.vii.I).

수업에 참가하는 학생들이 바유를 잘 인식할수 있도록 하는 몇가지 효과적인 기법들을 다루어보도록 하겠다.

- *프라나 바유(Prana vayu)*는 영적 심장 중추에 몰려 있으며, 프라나 바유를 몸 전체에 배분해주는 우자이 프라나야마(승리 호흡, Ujjayi Pranayama)에 의해서 깨어난다. 목구멍에서 심장 중추까지의 영역을 관장하는 프라나 바유는 잘란다라 반드하와 연계되어서 호흡과 에너지의 유입을 조절한다. 학생들에게 의식적으로 승리 호흡을 할 수 있도록 지도하는 것이 효과적인 방법이다. 학생들이 잘란다라 반드하의 미묘한 부분을 의식할 수 있도록 해주고, 수행시에 경험하는 에너지의 균형잡기에 효과를 얻을 수 있다.
- *아파나 바유(Apana vayu)*는 신장, 결장, 직장, 방광 및 성기를 작동시켜 배설물을 제거하는 것을 관장하는 배출 에너지로서, 신체 시스템의 균형을 유지시켜준다. 본 기능은 서서 하는 아사나를 수행하면서 뿌리박는 자세와 푸다 반드하 및 물라 반드하를 계발하면서 많이 향상될 수 있다. 학생들로 하여금 이러한 에너지 작용을 더욱 의식할 수 있도록 지도하면서 완전히 모든 호흡을 내쉬면서 기초지식을 보다 튼튼하게 하도록 느끼게하고, 동작에 있어서도 더욱 과감한 결단력과 명확함을 기르도록 한다.
- *사마나 바유(Samana vayu)*는 심장에서 배꼽까지의 영역을 관장한다. 마니푸라 차크라와 세상에서의 의지력과 연관이 있는, 내면의 불꽃을 일으키는 에너지이다. 아사나 수행을 할 때, 복부 중심 운동을 통해서 사마나 바유의 각성과 균형 잡기를 지도할 수 있는데, 이 때 학생들을 격려하여 에너지를 넓고 깊에 복부의 중심에 이동하는 훈련을 한다. 배를 잡으면서 내면의 불을 너무 세게 지피면 분별력이 없어지고, 수행과 생활에서의 에너지 발현이 분노로 표현되는 경우까지 있다. 카팔라바티 프라나야마는 불을 지피는 효과적인 도구이지만 가벼운 마음으로 사용되어야 한다. 중심에 작용하는 강한 움직임에 따르는 안정감과 편안함의 감각을 개발하면서 사마나 바유를 하는 중에는 균형이 더욱 필요하다.
- *우다나 바유(Udana vayu)*는 목구멍에서 머리까지의 부분을 관장한다. *비슈아* 차크라와 연관에도, 우다나 바유는 호흡을 바깥으로 분출하고 우리 자신을 목소리로 표현하는 에너지 힘이다. 우다나 바유에서 균형을 잃게되면, 갈리거나 일정하지 않은 말이 나온다. 아사나와 프라나야마의 정화 효과를 위한 수행을 하면 더욱 균형잡인 우다나 바유의 흐름을 이룰 수 있다. 학생들에게 강하고 부드러운 우자이 프라나야마 훈련을 지도하는 것은 보다 명확하고 편안하게 자기 표현을 할 수 있는 깊은 에너지 균형을 찾도록 도와주는 효율적인 방법이다. 시각화 훈련과 명상 훈련을 지도해나가면서, 학생들에게 더욱 정돈된 우다나 바유의 수행을 실험해 볼 수 있게 한다.
- 물의 성분과 관련되어 몸 전체를 흐르는 *브야나 바유(Vyana vayu)*는 다른 프라나 바유들을 통합하는 기운이기도 하다. 이 에너지의 특징은 사람에게 건강하고 온전한, 통일된 느낌을 가져다준다. 이 에너지는 인간관계에서도 범위를 형성하는 감각을 주면서 몸의 표면에도 작용할 뿐 아니라, 내면의 감각도 관장하여 균형감과 잘 조정된 감정을 전달한다. 아사나, 프라나

야마 및 명상의 균형잡힌 수행을 통해서 브라야 바유는 더욱 자연스럽게 흘러가면서, 더욱 균형잡히고 창조적인 인생을 표현(스바디스타나 차크라의 좌식 동작을 통하여) 한다. 수업에서 지도할 때, 에너지면에서 균형이 잡히도록 하면 창조성과 즐거움이 살아나고, 학생들 각자가 요가를 실험하면서 힘과 유연성을 효율적으로 기를 수 있어서 균형잡힌 브야나 바유의 흐름을 향상시킨다.

나디스 (NADIS)

프라나의 생명력 에너지는 나디스라고 불리우는 가늘고 미묘한 채널을 통해서 프라나마야 코샤 전체로 흐른다. 나디스란 말의 의미는 "채널" 또는 "정맥"이라는 뜻인데, "흐름" 또는 "움직임"이라는 의미의 어근 "*nad*" 통해서 나온 단어이다. 7세기 BCE쯤에, 신화적 생리학의 일부로 우파니샤드에 처음으로 언급되어 있고, 우리가 육안으로는 그 정확한 숫자와 위치에 대해서 탐지하거나 보여줄 수는 없다. 그러나, 고대 문헌에서는 우리 몸을 흐르고 있는 엄청나게 두꺼운 선들로 묘사되는 특정 숫자의 채널의 지도를 보여주고 있다. 하타요가 프라디피카에는 7만 2천개, 고라크사 파다티에는 20만개, 시바 삼히타에는 35만개로 묘사된다. 아더 아발론의 "The Serpent Power (Avalon 1974, 115)"이라는 책의 영향으로 7만 2천개 정도가 일반적으로 인정되는 갯수이다. 모든 나디스는 척추의 근간 주변에 있는 칸다("구경")에서 시작된다. 시타 삼히타에서는 10개 정도가 강조되고 고라크사 사타카 및 하타 요가 프라디피카에서는 14개 정도가 특별히 중요하다고 강조한다. 원전의 설명은 모호한 경향이 있는데, 아바론 책의 경우에서 보듯이 화려한 상징 용어를 제외하면 말로 설명할 수 있는 현상을 말로 표현하려는 언어때문에 감추어지는 경향이 있다.

수천 개의 나디스 가운데, 가장 중요한 세 가지는 수슘나(Sushumna), *이다(ida)*와 *핑갈라(Pingala)*이다. 미묘 에너지에 관한 가장 초기의 문헌중의 하나인 'Sat-Cakra-Narupana' 에서는 이러한 나디스를 사시(Sasi), 미히라(Mihira), 수슘나(Sushumna)라고 부른다. 수슘나 나디는 척추의 근간으로부터 위로 향하는 것으로서 "빛의 사슬처럼 아름답고, 연꽃 섬유질처럼 가늘며, 현자의 영혼에서 빛나는 것이다. 이것은 굉장히 섬세한 것으로서, 순수 지식을 일깨우고, 모든 희열의 결정체이며, 그 진정한 본성은 순수한 양심 그 자체이다"(Avalon 1974, 12). 프라나 바유는 수슘나 나디로부터 생성되어, 다른 곳에서 생성된 모든 여러가지 다양한 나디스의 프라나 에너지를 흡수하면서, 척추, 신경 및 두뇌에 에너지를 공급해주며 이동한다. 이다 나디스와 핑갈라 나디스는 열십자 형태로 칸다(Kanda)에서 생성되는데, 앞서거니 뒤서거니 하면서 "인간 DNA의 이중 나선 구조"와 같은 모습을 취하고 있다"(Bailey 2003). 그 갈래는 심안에서 나와 좌측과 우측의 콧구멍으로 뻗어나간다. 이다 나디스는 신체의 좌측

표 3.3 중요 나디스

좌측	중앙	우측
이다(Ida)	알라부샤(Alabusha)	핀갈라(Pingala)
샨키니(Shankhini)	쿠후(Kuhu)	푸샤(Pusha)
간다리(Gandhari)	비쉬보드하라(Vishvodhara)	파야스비니(Payasvini)
하스티바(Hastijihva)	바루나(Varuna) 사라스바티(Sarasvati) 수슘나(Sushumna)	샤사스바티(Yashasvati)

출처: Frawley 1999, 147.

에서 시작되어, 좌측으로 돌아가는데, 식히고, 진동시키는 특징이 있고 프라나 에너지로 신체에 영양분을 보충한다. 그 온유한 본성으로 인해 흔히 "달"의 채널로 불리우고 있는, 이다 나디스는 교감신경계를 제어하고, 마음을 가라앉히고, 우리의 부드러운 품성을 고양시킨다. 핑갈라 나디스는 신체의 우측에서 시작하여 우측으로 돌아가는데, 강력한 에너지를 전달하는 속성으로 인해 "태양"의 채널로 불리운다. 부교감 신경계를 통제한다.

나디스가 막히면, 프라나가 자유롭게 미묘체에 흐를 수 없게 되어 신체와 정신적 교류에 불균형을 야기한다. 보다 순수한 요가 용어를 사용하자면, 프라나마야 코샤의 기능이 원활하지 못하여, 아나마야와 마노마야 코샤가 더욱 방해를 받고 연결이 끊어지게 된다. 모든 나디스를 열어놓고, 이다 나디스와 핑갈라 나디스를 통한 에너지의 균형잡힌 흐름을 계발하면서 프라나의 움직임을 각성하여 — *쿤달리니(kundalini-shakti)* 에너지의 형태로 — 수슘나 나디를 통해 희열의 극치에 이르게 된다. 나디스는 아사나, 프라나야마 및 명상의 수행으로 더욱 효율적으로 정화되고 개방된다.

반다스 (BANDHAS)

탄트라 문헌에서 처음 언급한대로 반다스("묶는"다는 뜻)는 미묘체내에 프라나의 순환을 저장하는 물리체의 근육 수축이다. 3가지의 중요한 반다스가 있는데, 물라 반다, 우디야나 반다, 잘란다라 반다가 그것이다. 이들은 하타 요가 프라이피카와 게란다 삼히타(Gheranda Samhita)에도 기술되어 있다. 아래에서 다루어질 반다스는 모두 프라나야마 수행과 주로 연계된 좌식 방식으로 행해지지만, 기타 아사나와는 전혀 연계되지 않는다. 이러한 3가지 주요 반다스는 기본적으로 다음과 같은 방법으로 지도한다.

- 물라 반다(Mula Bandha) — 게란다 삼히타에서는 "지혜로운 요기는 반드시 왼발의 뒤꿈치로 회음부에 압력을 가하고 조심스럽게 배 중앙의 신경혈관의 망을 눌러야한다"고 기술되어 있으며, "오른발의 뛰꿈치로 성기를 강하게 눌러야 한다. 이러한 무드라를 통해서 노쇠함을 쇄파하고, 이것을 물라반다라 일컫는다"고 가르친다(Mallinson 2004, 66). 하타 요가의 프라디피카에서는 "항문에 힘을 가해 수축시킴으로서 아파나 바유(apana vayu)가 상승된다"고 덧붙이고 있다(Muktibodhandanda 1993, 340).
- 우디야나 반다(Uddiyana Bandha) — "위로 끌어올린다"는 의미로서, 게란다 삼히타(Gheranda Samhita)에서는 "복부를 배꼽 위의 뒤로 당겨서 큰 새(샤키)가 무한하게 높이 날 수 있도록 한다. 이것은 우디야나-반다로서 코끼리의 죽음에 맞선 사자이다"(Mallinson 2004, 62). 프라디피카에서는 "배꼽을 올리도록 한다"는 것을 강조한다(Muktibodhananda 1993, 334).
- 잘란다라 반다(Jalandhara Bandha) — 프라디피카와 게란다 삼히타에서는 요기들에게 "목구멍을 수축하고 턱을 가슴에 대라"고 가르친다(Muktibodhananda 1993, 352; Mallinson2004, 62).

이 세 가지의 주요한 반다스를 모두 함께 수행할 때, *마하반다(mahabandha)*("위대한 반다")가 생성된다. "항문을 수축하고, 우디야나 반다를 수행하고 이다와 핑갈라 나디스를 잘란다라로 잠금으로써, 슈숨나가 활성화된다. 이런 방법으로 프라나와 호흡이 정지된다. 따라서 죽음, 노령 및 질병이 정복된다"(Muktibodhananda 1993, 359). 이것이 몸과 마음의 균형과 통합을 세우는 가장 확실한 길이라고 한다. 많은 동시대의 가르침들은 아사나를 수행하는 동안에, 반다스를 사용할 것을 강조하고 있지만 어떻게, 언제, 어느 정도까지 사용할 것인가에 대한 견해는 매우 다양하며, 어떤 경우 대립적이기도 하다. 또한 각각의 반다를 수행할 때 사용되는 근육의 동작과 기타 신체 부위에 대한 견해나, 반다의 효과에 대한 견해도 굉장히 다양하다. 후반부 장에서는 아사나와 프라나야마 수행에서 반다의 활동과 적용을 어떻게 지도할 것인지에 대해서 다루게 될 것이다.

차크라 (CHAKRAS)

하타 요기들에 따르면, 척추를 따라 나선형으로 조합하여 상승하는 주요 나디스들의 연결은 차크라("바퀴")를 형성하며, 이것은 미묘체의 주요 정신-영적-에너지계의 중추가 된다고 한다. 요가 세계의 모든 것이 그러하듯이, 차크라에 대해서도 그것이 무엇이고, 어떻게 작동하고, 그 갯수와 위치, 더 나아가 구체적 위치가 합당한 개념인지의 여부에 대해서도 다양한 견해와 대립적인 시각들이 존재한다. 역사적으로, 철학적으로, 문학적으로 다양한 종류의 차크라 모델들이 발견되어 왔고, 그 숫자는 미묘체 전체에 걸쳐 5개 정도의 적은 숫자에서 무한대에 이르는 수까지 다양하게 기술되고 있다. 전통적인 요가 문헌에서 차크라의 갯수는 모든 나디의 교차점에서 주요 차크라로 정의된 것까지해서 보통 5개에서 8개 사이로 보고 있다. 11세기경에 체계화되었고, Sat-Cakra-Nirupana에 기술된 탄트라식 모델이 널리 알려져있으며 디바인 의식의 발현으로서 7개의 차크라를 제시하고 있다(Avalon 1974, 318)

프라나의 움직임이 육체에서 느껴지고, 보이지 않아도 마음의 자각으로 느껴지듯이, 차크라도 에너지와 영적인 경험의 정신적 센터로서 육체적으로 위치를 정할 수는 없지만, 박동을 느끼고, 엑스레이 촬영이 가능하고 MRI(Magnetic Resonance Imaging) 기술로도 탐지가 되는 것이다. 해리쉬 조하리(Harish Johari)는 "신체 기관과 몸의 한 지점에 집중하는 것은 오해의 소지가 있다. 왜냐하면 차크라는 물질계에 속한 것이 아니기 때문이다"라고 말한 바 있다(Johari 1987, 15). 그러나 차크라는 물리체의 주요 신경 망과 긴밀하게 연결되어 있다고 볼 수도 있는데, 어떤 학파에서는 차크라를 육체의 특정한 감각과 연계시키기도 한다. 더 쉽게 말해서 차크라가 정신적, 감정적, 심적인 요소들과 관련이 있다는 것이다. 1932년의 강연에서 칼 융은 "차크라는 굉장히 복잡한 정신적 요인들을 상징하는데, 바로 그 순간에는 우리가 영상이외에는 다른 방법으로 표현할 수 없는 것들이다"(Shamdasani 1996, 61). 이러한 상징 체계를 사용한 관계성이 유용한지의 여부는 개인적 수행에서 가장 옳은 해답을 구할 수 있는 질문이 될 것이다. 이제 우리는 차크라의 모든 요소들을 고려하고 우리의 교수법 팔레트에 창조적으로 조합하여 유용한 방향으로 이끌어 갈 수 있을 것이다.

차크라는 물리체보다는 보다 상위의 에너지 체계의 부분을 이룬다. 전통적으로 말해서, 차크라를 활성화시키는 것은 물리체에서 제공하는 것이 아니라 보다 상위 체계의 에너지를 열 수 있는가의 여부에 달려있고, 각성의 진지하고 집중적인 수준을 요구한다(Frawley 1999). 쿤달리니를 각성시키기 위해서는 프라나가 미묘체의 중추 에너지 채널인 수슘나에 진입해야 한다. 쿤달리니를 일깨우기 위해서는 사마디의 상태가 필요하다. 사마디는 아쉬탕가 요가의 8번째 단계로 각성된 존재의 황홀경과 같은 상태를 말한다. 요가의 뿌리에 쿤달리니-샥티의 개념이 있고, 이것은 미묘체에서 휴식하는 정지된 상태의 생명력 에너지이다. 보통 의식 상태에서는 이 에너지가 휴식 상태에 있다. 자연의 여성 성과 남성 성의 요소를 통합하는 이다와 핑갈라 나디스의 연합을 통해 의식적인 프라나의 움직임으로 각성이 일어나고, 이러한 우주적인 에너지는 황홀경의 희열을 창조하면서 수슘나 채널을 통해 우주적인 에너지를 생성한다. 이것이 일어나기 위해서는 각각의 차크라에 균형이 있어야 하며, 이다와 핑갈라가 교차되는 차크라에.

- *물라다라 차크라(Muladhara chakra)* — 항문과 성기 사이의 척추의 근간에서 발견되는 물라바라 차크라는 우리 현재의 정신적 상태를 상징하며 우리의 정상적인 의식 상태를 물리체에 묶이게 하고, 땅의 힘의 사슬에 잡히게 한다. 이것은 물질계의 일정한 힘과 관계가 있다. 무기력, 본능, 안정성, 생존 및 기초적인 인간의 잠재력과 관련이 있다.
- *스바디스타나 차크라(Svadhisthana chakra)* — 성기 부근에서 발견되는 스바디스타나 차크라는 기본적인 감정, 성적인 감각 및 창조성과 관련된다. 쿤달리니 샥티를 자극함으로써, 우리의 감정이 물리적으로 표현할 수 있는 방식으로 동요되면서, 육체의 제어, 쾌감 및 표현의 감각들에 우리 자신을 열어놓을 수 있다. 성적인 욕구를 승화시키면서, 우리는 이러한 에너지의 단순한 흐름과 좋은 감각을 계발하고 기쁨의 움직임을 느끼면서 즐길 수 있다.
- *마니푸라 차크라(Manipura chakra)* — 배꼽높이의 허리부분(상복부의 망)에서 발견될 수 있다. 간단한 것이나 기본에서부터 복잡한 감정으로 가는 과도기, 에너지, 동화 및 소화와 관련이 있고, 췌장 및 기타 외부의 부신(adrenal gland) 및 부신 외피가 하는 기능에 반응한다.
- *아나하타 차크라(Anahata chakra)* — 프라나가 좌정하는 곳으로 심장 부위에서 발견된다. 이것은 감정, 열정, 사랑, 마음의 평정, 웰빙 및 개인적 감정을 초월하여 모든 감정의 기복속에서도 사랑을 이해하는 것으로서 사랑 그 자체이기도 하다.
- *비쥬다 차크라(Vishuddha chkra)* — 목구멍에서 발견되는 것으로, 커뮤니케이션, 성장과 관련된 것으로, 침묵하기, 성스러운 말을 함으로써 개인적인 목소리를 버리기를 포함한 표현에 있어서의 성장과 관련이 있다.
- *아즈나 차크라(Ajna chakra)* — 눈썹 사이에 위치한 것으로서, 아즈나는 시간, 인식과 빛의 차크라로 여겨지고 있다. 몸을 사용하는 것이 아니라 순수한 통찰력으로서 살아가는 법을 배우는 것까지 포함한다.
- *사하스라라 차크라(Sahasrara chakra)* — 정수리에 위치해 있다. 일반적으로 의식의 차크라로 여겨지고 있으며, 1,000개의 꽃잎을 가진 연꽃으로 상징화되고 무한성을 가진 것을 대표한다.

50페이지의 표 3.4 차크라 참조

구나스 (GUNAS)

인도 철학의 6개의 고전 학파중의 하나인 삼크야(Samkhya)에서는, 우주란 의식이라고 하는 푸루샤(Purusha)와 자연/물질이라고 하는 *프라크리티(Prakriti)*로 나뉜다고 본다. 프라크리티는 구

표 3.4 차크라

차크라	색상	주요 기능	요소	위치
크라운 사하스라라	바이올렛	통합, 희열, 공감의 감정	공간/목구멍	정수리
심안 아즈나	남색	직접 인식, 직관적 통찰, 상상, 시각화, 집중, 자기 제어, 기타 감각적 인식	시간/빛	미간
목구멍 비슈다	하늘색	창조력, 의사소통, 표현, 웅변력, 통찰력, 종합능력, 듣기	생명/소리	인후
심장/폐 아나하타	초록색	사랑, 지혜, 안정감, 인내, 정신적 참을성, 평정, 기쁨, 열정, 감동	공기	가슴의 중앙
태양망 마니푸라	노랑색	의지, 결단, 주장, 개인적 힘, 웃음, 즐거움, 분노, 통찰	불	위의 입구
새크럼 스바디스타나	주황색	창조성, 성적 에너지(여성), 욕망, 쾌감, 안정성, 자신감, 웰빙, 기호	물	하복부
뿌리 무라드하라	적색	생존, 그라운딩, 성적 에너지(남성), 안정감, 후각	땅, 흙	척추의 근간

나스라고 알려진 3가지의 속성으로 이루어지는데, 이것은 마노마야와 비즈나나마야 코샤의 표현인 마음과 감정의 자연적 경향을 기술한다. 각 사람의 내면에서 구나스를 표현하는 독특한 방식이 있는데 그것이 그 사람의 자기 정체성을 제공한다. 구나스는 또한 우리의 욕구에 대한 감정적인 관계에서 상대적인 만족을 표현하는 방법이기도 한다. 이 모델은 우리의 생각과 감정의 패턴을 분석하고 이해하는 유용한 도구로서, 요가를 수행하고 가르치는데 직접적으로 적용할 수 있다. 세 가지 구나스의 종류는 *사트바(Sattva)*, *라자스(Rajas)*와 *타마스(Tamas)*이다.

- 사트바(Sattva)는 평안하고 깨끗한 마음의 상태, 완전하고 충족된 감정을 말합니다. 이러한 가벼움, 명료함과 고요함의 감각으로 가득차면, 당신은 자기 자신과 타인에게 더욱 친절해지고 사려가 깊어진다. 요가 철학에서는 이 상태를 우리 마음의 자연적인 상태라고 말한다. 우리의 내면적 균형이 외부적인 것에 좌우되지 않기 때문에 우리는 세상에서 더욱 편안하게 행동할 수 있다. 이러한 마음의 상태로 말미암아 우리는 타인들과 조화를 이루며 삶을 살아갈 수 있다.
- 우리가 욕망에 끌려다니게 되면, 라자스*(Rajas)*가 필요에 대한 갈망이나 상실감 주변을 뱅뱅 돌다가 그것에 의해서 집착하게 되는 단계에 이르게 된다. 우리가 조치를 취하지 않으면, 우리가 필요하다고 느끼는 것을 잃을까봐 두려워하게 된다. 우리의 욕구를 자극했던 그것을 성공적으로 얻게되면, 우리의 마음이 곧 평정의 상태로 균형을 잡게 된다(아니면 잠재되었던 상실의 두려움에 빠진다). 라자스는 당신이 열정과 기쁨을 가지고 세상에서 활동하는 것을 자극하면서 강력한 역동성의 감정에 관여한다. 마음은 언제나 환경이 어떻게 변할지에 대한 걱정이나 기대감에 물들어 있다.
- 타마스(Tamas)는 우유부단, 게으름, 행동의 부재를 이끄는 혼동스런 마음 상태를 반영한다.

이 상태는 자기 자신이 무엇을 느끼고, 무엇을 원하거나, 필요로 하는지는 자각하지 못하는 느낌이다. 이런 상태에 빠지게 되면, 당신의 행동은 자기 파괴적이거나, 타인에게 해를 미치게 된다. 그러나 타마스 덕분에 우리는 쉼과 잠을 통하여 평정을 찾고, 편안히 쉬며 우리의 에너지를 재충전할 수 있다.

이것들을 종합해보면, 세 가지의 구나스들은 항상 어느정도 우리의 모든 일상생활에서 볼 수 있는 것으로서, 당신의 행동, 본성 및 잠재력을 형성하는 것이다. 이러한 경향들을 좋고 나쁘다로 판단하기 보다는 우리는 그것들을 통하여 우리 자신의 내면을 어떻게 느끼고, 우리가 삶 속에서 타인들과 어떻게 상호작용을 해야하는지에 대한 통찰력을 얻을 수 있다. 우리의 일상적인 삶 속에서는 우리는 세상의 일들이나 사람들에게 이끌리는 경향이 있다. 이것이 문제가 있다는 것이 아니다. 더욱 중요한 것은 그러한 이끌림의 성질이다. 우리가 무엇에 이끌리든지 그것은 우리의 마음을 장악한다. 우리의 의지가 투명한 마음의 고요함이 있는 곳으로 움직인다면, 단순한 일상의 작업을 할 때에 우리의 주의력과 에너지가 집중되고 있는 것을 인식함으로써 마음의 투명하고 고요함을 방해하는 요소가 무엇인지에 대해서 통찰할 수 있다. 스스로 자각하기에, 자기자신이 끊임없이 과거를 반추하는 습관이나, 상상을 하는 습관에 젖어있다면, 자기자신의 에너지가 평소에 자신이 추구하고자 했던 단순한 삶이나 성결한 삶을 살고자 했던 성향에서 자기자신을 벗어나게 하고 있다는 것을 발견하게 될 것이다.

데이빗 프로리(1999)는 구나스의 중요한 역동적 역할을 이해하기 위해서 기름 램프의 비유를 제시하였다. 기름을 가득담은 무거운 대야가 땅에 놓여져 있다고 상상해보자. 타마스의 속성을 가지고 있는 대야속의 기름은 겉으로 볼 때에는 무력해 보인다. 움직이고 흐르는 속성을 가진 기름은 라자스의 속성을 상징한다. 깨끗한 하얀 면으로 만들어진 심지는 사트바를 상징한다. 이러한 요소들의 상호 작용으로 인하여 불꽃을 만들어낸다. 인생의 건강한 균형은 이러한 세 가지를 모두 포함하며, 시시때때로 가장 최선의 시간에 각각의 요소들이 전체를 장악하기도 한다. 타마스가 없다면, 우리는 잠을 잘 수 없을 것이다. 라자스가 없다면, 우리는 움직일 수 없을 것이다. 사트바가 없다면 우리는 세상을 향해서 조용히 미소 지을 수도 없을 것이다.

우리는 요가를 수행하면서 어떠한 경향이 강하게 일어나는지 주의를 집중하여, 구나스의 상호 균형성을 보다 생생하게 깨달을 수 있다. 물리체(아나마야 코샤)의 감각에 주의를 집중하면서, 의식적으로 호흡을 통해서 프라나를 이동시키면서 우리는 몸과 호흡과 마음을 구나스의 발현에 직접적인 영향을 미치는 방법으로 하나로 묶을 수 있다. 이러한 방식으로 지도자는 학생들이 수행을 하면서 자기 성찰을 잘 할 수 있도록 독려할 수 있고 자기 자신에 대한 지식을 더욱 잘 받아들일 수 있도록 돕는 질문을 던질 수 있다. 우리의 감각은 어떤 방향으로 가고 있는가? 우리는 어떻게 호흡하고 있는가? 무엇을 바라보고 있는가? 무엇을 듣고 있는가? 당신의 생각이나 느낌에는 일정한 패턴이 있지 않은가? 그러한 패턴과 연관이 있는 요소는 무엇인가? 특정 아사나를 수행할 때, 그러한 느낌이 더욱 강하게 오는가? 그러한 패턴이 하루의 특정 시간이나, 한 달 중에 특정한 시간에 교실의 타인들, 특정 종류의 타인들에 의해서 영향을 받는가?

도샤스 (DOSHAS)

프라나가 물리체에 발현될 때, 그것은 모든 삶의 환경에 따라서, 사람의 다양성에 따라서, 다양한 방법으로 움직인다. 아유르베다(ayurveda)에서 몸에서 나타나는 프라나의 발현은 공기, 불, 물, 땅 및 에테르와 같은 우주적 요소들의 에너지적 상호작용에 의해서 설명된다. 그러한 요소들은 여러가지 속성에 대한 정보를 알려주는데, 뜨거움과 차가움, 건조함과 촉촉함, 가벼움과 무거움, 딱딱함과 부드러움과 같은 속성들 외에도 땅에 붙어있는지 떠다니는지, 넓은 공간에 있는지, 좁은 공간에 갇혀 있는지에 대한 기능적인 경향들에 대한 속성 정보를 포함한다. 이런 요소들이 서로 상호작용을 하여 3가지 종류의 프라나라는 패턴을 물리체에서 창조하는 방식을 도샤스라고 한다(글자 그대로의 의미는 "변형"이다). 도샤스의 3가지 주된 종류에는 와타, 피타와 카파가 있는데, 이 3가지가 합쳐져서 트리도샤스(3가지 도샤스)를 이룬다. 물리체에서의 모든 과정은 도샤스의 균형 상태에 따라 결정된다. 하나의 특정 도샤가 다른 도샤보다 우세하다면, 사람에게 특정한 도샤스 체질을 부여하게 된다. 어떤 경우, 두 가지 도샤스가 동일하게 우세하거나, 세 가지 도샤스가 모두 균형을 잡은 체질이라면 이 체질은 "트라이 도식(Doshic)"이라고 한다. 아유르베다는 이러한 도식 체질의 관점으로 사람 개개인을 분석하여 일반적인 체질을 진단하는 신체 과학을 제공하고 있다. 도샤스의 기본 요소들의 결합 방식에 대해서 이러한 체질이 결정되는 것이다.

- 와타(vata)는 바유과 비슷한 것으로 공기와 공간의 결합으로 생성되고, 몸과 마음의 미묘에너지 이동을 만든다. 와타는 호흡과, 피의 순환, 근육과 세포조직의 움직임과 마음속의 생각까지도 지배한다. 신경계통이 활성화될 때, 와타가 바람직한 균형 상태를 유지하고 있다면, 창조력, 열정과 유연성의 창고가 된다. 와타가 지나친 상태가 되면, 두려움, 걱정 및 불면증으로 이어지는 경향이 있다.
- 피타(pitta)는 불(약간의 공기, 불을 피울때 공기가 필요하듯이)에 의해서 생성되고, 열을 발생시켜 소화, 흡수, 신진대사 및 몸과 마음의 변형을 관장한다. 달리 말하면, 몸에서의 열은 신진대사 활동의 소산이고, 따라서 이러한 과정을 피타가 관장한다. 균형잡힌 상태에서, 피타는 지성과 이해력의 산실이고, 선악을 분별하는 것을 도와준다. 지나치게 피타가 많으면 분노와 미움이 생긴다.
- 카파(kapha)는 흙과 물에서 생성되며 신체의 육체적 구조, 뼈와 근육과 인대들을 생성하고 몸을 서로 한몸이 되게 한다. 카파는 신체에 물기, 관절을 부드럽게하는 윤활제, 피부의 수분을 공급하고, 몸의 저항을 강화하고 상처를 낫게하고, 체력을 증강시킨다. 감정과 연관되어, 카파는 사랑, 열정과 평강으로 표현된다. 균형이 깨지면, 게을러지고, 집착하게 되고 질투를 느낀다.

도샤스의 균형 상태에 따른 상대적인 체질성은 식습관과 생활습관의 영향을 받는다. 아유르베다 의사들은 도샤스의 균형 감각을 계발하는데 도움이되는 권고와 치료법을 알려주고 있다.

요가는 도샤스의 균형을 잡아주는 중요한 부분이다. 요가를 도샤스에 적용하는 방법을 알려주는 많은 문헌들이 있고, 너무나 다양한 도샤스의 종류가 있기 때문에 보통 수업에서 지도하기에는 어려움이 있을 수 있다.

와타 타입 ― 공기로 가득차 있고, 건조하거나 차가워지기 쉬운 경향이 있으며 젊을 때는 유연성이 있지만, 노년에는 뻣뻣해지기 쉽고 관절염이 걸릴 수 있다 ― 다양한 동작들을 천천히 꾸준하게 실험해보고, 태양맞이 동작을 통해 천천히 움직이고, 땅에 뿌리박고 서는 동작 및 균형잡기 동작에 더욱 집중하고, 어려운 아사나일지라도 보다 오래 동작을 지속하는 것이 도움을 준다. 나디 쇼다나(콧구멍을 번갈아 막으면서 숨쉬기)를 할 때에 아침에 오른쪽 콧구멍을 강조하면서 시행하면 에너지와 온기를 얻을 수 있고, 밤에는 왼쪽을 중점적으로 하면 부드럽고 명확한 방법으로 마음의 평정을 얻을 수 있고, 잠을 잘 잘 수 있다.

피타 타입은 덥고, 격력한 수행으로 밀어부치거나, 그 쪽으로 끌리는 경향이 있다. 균형감각을 계발하면서, 피타 타입은 그들의 경쟁적인 마음에서 자유를 얻고, 아사나를 통해 마음을 식히고, 영양분을 공급하고 이완하는 수행을 하도록 해야 유익이 있다. 다음 동작으로 빨리 진도를 나가기 보다는, 피타 타입의 학생들은 동작 정지 시간을 오래잡고, 특별히 격렬한 시퀀스를 끝내고나서는, 이완시키는 것에 신경을 써서 긴장을 해소 해야 한다. 덥고 땀이나는 수행을 택하기 보다는, 보다 느린 속도록 의식적으로 깊게 이완하는 느린 템포의 수행을 하는 것이 좋다. 시타리와 같은 몸의 열을 식히는 프라나야마를 수행하는 것이 균형감각을 개발하는데 도움이 된다. 그렇게 수행을 할 때에 더욱 고요하고 투명한 마음과 가볍고 이완된 신체를 느끼게 된다.

카파 타입은 게으른 경향이 있고 동작이 무거움으로, 그들의 신진대사와 순환기 작용을 작용하는 따뜻하고 흐름이 있는 수행을 하는 것이 유익하다. 카팔라바티와 같은 준비로 프라나야마 수행으로 시작하는 것이 카파 타입의 학생들에게 도움이 되고, 아사나를 통해 에너지를 얻을 수 있다. 간단한 흐름의 순서로 시작해서 몸을 데워주고 에너지를 계속적으로 흐르게 한다면, 카파 학생들은 체력과 스테미나를 요구하는 지속되는 아사나 순서들로 이동해도 유익을 얻게 된다. 마음을 열어주는 역할을 하는, 서서하는 자세로 이루어진 시퀀스를 통해서 카파 학생들은 신체 순환 기능을 더욱 자극해주고, 점액의 움직임을 자극한다. 오래 등을 구부리고 있는 시퀀스는 가슴과 머리의 순환을 더욱 자극하고 에너지 움직임을 자극하여 에너지 균형을 더욱 바르게하고, 마음을 투명하게 하고, 보다 적극적인 마음이 되게 한다.

수업에서 미묘 에너지 특별지도하기 (HIGHLIGHTING SUBTLE ENERGY IN CLASSES)

요가의 전체적인 과정은 일깨우기, 움직이기, 균형잡기 및 미묘 에너지 통합하기이다. 이러한 통합 과정은 뚜렷한 분리감과 몸, 마음, 호흡의 분리로부터 시작된다. 어떤 학생들은 하루 중에서 요가하는 시간을 가장 축복되고 사치스런 순간으로 느끼지만, 이런 시간을 만들기란 쉬운 일이 아니다.

대부분의 수련생들은 아침에 아이들을 학교에 데려다 주고나서, 혹은 일하는 도중의 휴식 시간에, 아니면 퇴근 후 헐레벌떡 시간에 맞추어 수업에 도착한다. 주말이라 하더라도, 자질구레한 일들, 가족 행사 및 기타 약속들에 꽉 짜여 지게 마련이다. 요가 시간은 학생들이 미묘 에너지를 편안하고 우아한 동작으로 심신의 안정감과, 내적 평안 및 희열의 시간을 경험하도록 지도하는 특별한 시간이다.

심신의 안정감을 주는 중요한 것은 프라나인데, 이것은 호흡을 통해서 개발되고 이동되는 것이다. 요가에서 호흡은 출발점이자 수행의 핵심이고, 매번 수업을 시작하기 전에 학생들로 하여금 그들의 호흡과 느낌을 체크하는 시간적 여유를 확보하는 것이 중요하다. 호흡과 느낌은 서로 연관성이 있다. 학생들이 처음에 수업에 들어오면, 매트에 앉아서 자신의 상태가 산만한 상태인지, 집중된 상태인지, 너무 스트레스에 쌓인 상태인지, 우울한지, 감정이 요동치는지 아니면 또 다른 정신적 감정적 상태에 있지는 않은지 생각해 볼 수 있다. 학생들에게 내면의 자연스러운 호흡을 찾아서 마음을 조율해보라고 권장하는 것은 호흡과 그들의 전반적인 에너지 감각 사이의 연결을 보다 의식적으로 생각해보라는 초대장의 역할을 한다. 이것이 수행에서 미묘 에너지를 깨우고 균형을 잡게하는 기술을 의식적으로 계발하는 시작점이 된다. 본 내용은 5장, 6장, 7장 및 8장에서 다뤄지고 있다.

제 4 장

신체 구조 및 운동

BODY STRUCTURE AND MOVEMENT

하늘을 날아본 사람은 하늘에 있어 보았고,
그곳으로 다시 돌아가길 고대하기 때문에,
눈을 하늘을 향하고 땅 위를 걸을 것이다.
— *레오나르도 다 빈치(Leonardo da Vinci)*

효과적으로 하타 요가를 가르치는 것은 안전하고 분명하며 효율적인 방법으로 아사나를 시작하여 실시하고 마치는 것을 학생들에게 지도하는 것이다. 요가 아사나를 설명하는 것은 인간 신체에서 안전하고 편안한 동작을 해부학적으로 설명하는 것이다. 전문적인 서술이 있는 것 같이 전문적인 언어 즉, 해부학 언어가 있다. 이제 우리는 관절 구조와 동작을 포함하여 중요 관절들을 보다 더 자세히 공부할 것이다. 이러한 지식은 7장에서 공부할 개별 아사나의 실질적 실습과 복잡성에 관련하여 확대될 것이며, 10장에서 언급될 수업을 구성하는 빈야사 크라마(Vinyasa Krama)의 부분인 아사나 순서를 가르쳐 준다.

발 (THE FEET)

25개의 관절, 20개의 근육 및 많은 힘줄(건, tendon)과 인대를 구성하는 26개의 뼈를 가지고 있는 발은 분명 복잡하다(Netter 1997, plates 488–499). 이러한 복잡성은 우리가 서서 걷고, 달릴 뿐만 아니라, 삶에서 안정성과 가동성을 유지하는 동적인 기초이며, 몸 전체를 지지하는 발의 역할과 관련이 있다. 요가에서 발은 모든 기립 자세의 중요한 토대이며, 모든 역위, 팔균형 동작, 대부분의 뒤로 굽히기와 앞으로 굽히기, 그리고 많은 비틀기 및 힙(hip)의 개방에 적극적으로 사용된다. 반면, 발은 거의 일정한 강도로 스트레스를 받기 쉽다. 역설적으로, 오늘날 가장 큰 스트레스 중 하나는 원래 발을 보호하기 위해 고안된 간단한 도구인 신발에서 기인한다. 우리의 발을 강하고 유연하며 균형있게 위치시키고, 확고하고 탄력있게 하도록 발에 세심한 주의를 기울이는 것이, 사실 앉아서 하는 명상을 포함하여 모든 요가 연습이 이루어지고 지도하는 시작점이기도 하다.

몸 무게를 지지하기 위해 발목뼈(족근골, tarsal bones)와 발허리뼈(중족골, metatarsal bones)은 일련의 아치 형태로 구성되어 있다. 잘 알려진 내측 아치(medial arch)는 2개의 세로방향의 긴 아치(longitudinal arches) 중 하나이다〔다른 하나는 외측 아치(lateral arch)〕. 내측 아치의 높이와 구성 부분 사이의 많은 작은 관절들로 인해, 내측 아치는 비교적 다른 아치들 보다 더 탄력적이어서 뒤정강근(후경골근, tibialis posterior)과 긴종아리근(장비골근, peroneus longus muscles)으로부터 추가적인 지지력을 얻는다. 내측 아치는 상당한 제한적 움직임을 가능케하는 특별한 잠금 구조(locking mechanism)를 가지고 있다. 세로방향의 아치 이외에도 일련의 횡단면 아치(transverse arch)가 있다. 발허리뼈(중족골, metatarsals bone)의 후면부와 발목뼈(족근골, tarsal bones)의 전면부에서 이들 아치는 완전하지만, 발목뼈의 중간 부분에서는 가운데가 움푹한 요면의 절반 정도의 특성을 나타내어, 두 발의 내부 가장자리가 함께 위치하고 두 발이 굳게 자리잡을 때 완전한 발목뼈 둥근모양인 반원형이 형성된다. 이러한 동작이 세로방향의 긴 아치의 자각과 결합될 때, 우리는 모든 기립 자세의 안정성(물라반다의 기본)에 열쇠인 파다 반다를 연출한다.

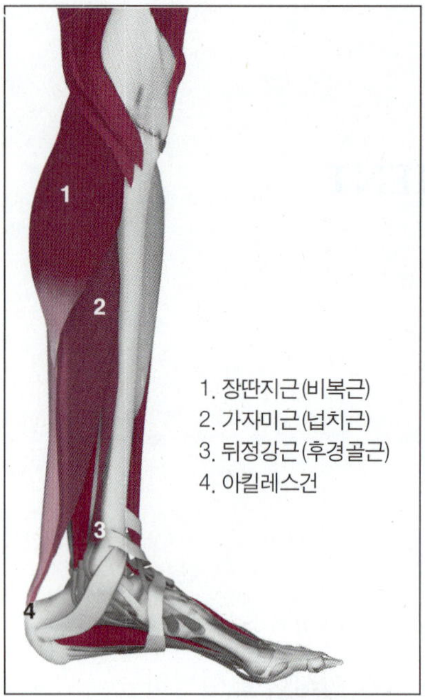

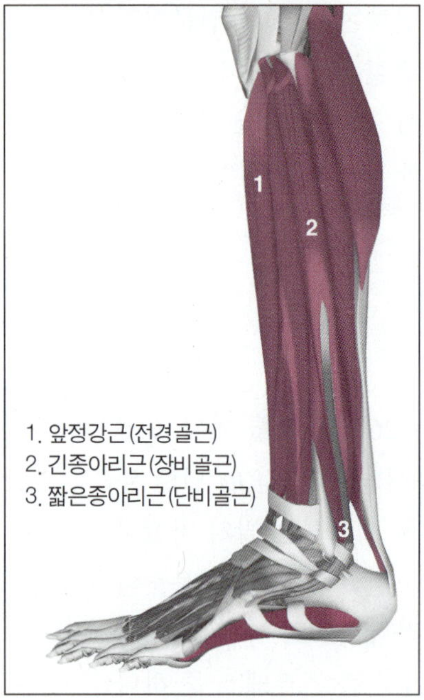

다리 하단부의 중요 근육(측면도)

그러나 두 발은 타다아사나에서도 두 발로만 설 수 없으며, 독립적으로 움직임을 지지할 수 없다. 우리의 넙다리뼈(대퇴골, femur) 윗부분에서 시작하여 아랫 다리로 에너지가 전달될 때, 다리에서 두 발의 활동이 시작된다. 이것은 반동 효과를 만든다. 엘리베이터에 올라탈 때 느껴지는 중압감을 상상해 보자. 엘리베이터 바닥이 위로 발에 작용하는 압력은 우리 몸에 중압감을 느끼게 할 뿐만 아니라, 다리 근육이 더욱더 강하게 반응하는 효과를 가지고 있다. 이와 유사하게, 우리의 넙다리뼈(대퇴골, femur) 위 부분부터 의도적으로 힘을 주어 내려갈 때 종아리와 넓적다리 근육이 연동하게 된다. 이것은(근본적으로 뒤정강근과 긴종아리근을 활동시키는 등 자체 유사 효과로부터) 파다 반다의 아치에서 위쪽으로 향하는 당기는 힘을 만들어 낼 뿐만 아니라, 관절을 통한 팽창과 몸이 보다 오래 가벼워지면서 더욱더 굳건히 탄력적으로 발로 서 있는 느낌을 유발한다.

발은 "뒤꿈치 발(heel foot)"과 "발목 발(ankle foot)"로 나누어 공부하는 것이 도움이 된다. 뒤꿈치 발은 다리 아랫 부분의 종아리뼈와 연결되고 무게를 받지 않고 힘을 분산시켜 주는 외측 아치에서 유래한다. 발꿈치뼈(종골, calcaneus)와 입방뼈(입방골, cuboid bone)와 관련하여 네 번째와 다섯 번째 발허리뼈와 발가락뼈(지골, phalanges)까지 위치한 뒤꿈치 발은 더욱더 직접적인 착지(grounding)와 안정성을 만들어낸다. 발목 발은 정강뼈(경골, tibia)를 목말뼈(거골, talus), 발배뼈(주상골, navicular), 쐐기골(설상골, cuneiforms) 그리고 처음 3개의 발허리뼈와 발가락뼈로 연관시키며, 더욱더 탄력있고 정교한 동작의 기초를 이루게 한다. 따라서, 브르크나아사나 III(전사자세, Virabhadrasana)와 같은 기립 균형 아사나에서 학생들이 서 있는 발의 내측 뒤꿈치를 통한 착지에 더욱더 주의를 기울이도록 요구하므로 보다 더 안정된 균형을 인도할 수 있다. 동시에, 파다 반다에 몰두하면서 각 발의 네 코너 모두를 통한 뿌리박기는 보다 큰 탄력성

파다 반다 지도법

- 수업 시 학생들을 매트 앞에서 두 다리를 함께 모으고 서게 한다.
- 두 발을 내려다 보며, 두 발의 발가락을 올려 크게 벌리게 한다.
- 학생들이 발가락을 올린 상태에서 발가락 밑 부분(엄지 발가락과 네번째 발가락 사이의 약 1인치 정도의 공간)의 안쪽 가장자리를 느끼고 그부분을 더욱더 세게 바닥에 누르도록 유도한다.
- 이때 학생들에게 두 발의 발가락 밑 부분의 안쪽 가장자리를 계속해서 누른 상태에서 발가락을 내렸다 올렸다를 반복하도록 하며, 발가락을 올렸을 때 어떻게 안쪽 발목이 자동으로 올라가는지 주목하도록 한다.
- 내부 아치와 발목을 올린 상태로 유지하여 어떻게 각각의 발 중심이 피라미드와 같이 올라간 느낌 즉, 파다 반다의 인식을 자각하는지 수업 시 학생들을 유도한다. 문제는 발가락이 부드럽게 아래로 내려 바닥에 펴지도록 하면서 이러한 발의 자각을 유지하도록 하는데 있다.
- 학생들이 파다 반다를 유지하면서 반동 효과에 주목하도록 하여, 학생들의 다리 근육이 더욱 더 강하게 활동하는 것을 느끼며 안쪽 넓적다리의 자각과 몸 전체로 길게 늘어나게 한다.

의 느낌 가운데 보다 큰 전반적 균형과 안정성을 가져온다.

아래를 향해야 하는가? 아니면 위로 구부려야 하는가? 많은 아사나에서 우리는 발을 아래로 향하거나 위로 구부린다. 이러한 동작들은 해부학에서 각각 "발바닥쪽굽힘(저축굴곡, plantar flexion)"과 "발등쪽굽힘(배측굴곡, dorsiflexion)"으로 각각 설명된다. 발등쪽굽힘은 쐐기 모양 복사뼈의 넓은 부분(전면)이 종아리뼈와 정강뼈 사이의 공간에 자리하게 되므로 발목관절에서 보다 큰 안정성을 만들어낸다. 발바닥쪽굽힘의 경우, 복사뼈의 좁은 부분이 이 공간으로 움직여 보다 작은 안정성를 만들지만, 발을 통해 에너지를 발산하는 느낌을 쉽게 느낀다.

무릎 (THE KNEES)

넙다리뼈(대퇴골, femur)와 정강뼈(경골, tibia)를 연결하는 무릎은 상당한 스트레스를 그 위와 밑으로부터 받으므로, 육체적인 요가 훈련에서 무릎의 안정화 근육과 특히 인대가 대부분의 경우 긴장되게 된다. 운동 선수, 달리는 사람 또는 열심히 앉아서 명상하는 사람들이 자신들의 운동 또는 정신적인 집중으로부터 무릎에 가해진 스트레스가 특별히 육체적 아사나의 균형 잡히고 적절한 수행의 유익한 효과가 결여될 때 쇠약성 부상을 야기할 수 있다. 심지어 균형잡힌 요가 수행에서도 무릎에는 주로 무게를 지탱하고 위에서 아래로 가해지는 비틀리는 힘으로 인해 상당한 힘이 가해진다. 보다 격렬한 요가 수행에서 무릎은 매우 강력한 물리적 힘을 받는다. 약 90°로 구부려졌을 때, 회전할 수 있는 능력을 조금 가지고 있으며 확장과 굽힘을 가능케하는 경첩관절에서 주로 갑작스럽거나 과도한 움직임으로 지지하고 있는 인대 또는 연골 중 하나를 손상시킬 수 있다. 무릎을 이해하고 잘 관리하는 것이 지속적인 요가 수행에 매우 중요한 열쇠 중 하나이다. 아래와 같이 두 가지 관절로 이루어진 무릎에 관해 자세히 알아보도록 한다.

- 넙다리뼈(대퇴골, femur)와 정강뼈(경골, tibia)를 잇는 대퇴경골관절(femorotibial joint)
- 넓적다리 안쪽부위 근육과 넙다리뼈 전면에서 지나가는 홈 내의 무릎뼈(슬개골, patella)가 위치하고 있는 슬개골관절(femoropatellar joint)

넙다리뼈 말부와 정강뼈 상부는 무게를 감당하는 능력을 증가시키고 인대를 지지하기 위해 보다 많은 접착 포인트를 제공하는 관절융기(과상돌기, condyles)로 확대된다. 볼록한 모양의 대퇴부 관절융기는 오목한 모양의 정강 뼈 관절융기와 관절로 연결된다. 이 관절은 무릎뼈뿐만 아니라 넙다리뼈와 정강뼈의 끝부분을 포함하는 관절 연골로 충격을 흡수한다. 안쪽반달(내측반월, medial meniscus)과 가쪽반달(외측반월, lateral meniscus)은 관절에 보다 큰 쿠션 효과를 제공하는 섬유연골(fibrocartilage)로 이루어진 C자 모양의 관절 내부 패드로 뼈 사이에 충격 흡수기로 동작하고 뼈가 서로 마찰되는 것을 방지한다. 아사나에서 원래 손상되었거나, 파드마사나(연화 자세)과 발이 바닥이나 몸의 다른 부분에 고정된 상태에서 엉덩관절이 강제로 회전될 때 무릎에 스트레스가 가해질 수 있는 기타 다른 아사나에서 악화되었던간에, 안쪽반달에 손상은 요가에서 흔히 발생한다. 혈액 공급이 원할하지 않을 때, 이러한 손상이 천천히 회복된다. 무릎이 펴질 때(다리가 곧게 펴질 때) 완전한 스트레치 위치에 있는 모든 인대가 무릎이 안정되게 도움을 준다. 무릎이 구부려질 때, 인대는 부드러워져(짧아져) 파드마사나(연화 자세)와 같은 동작에서 회전이 가능하게 된다.

안쪽곁인대(내측측부인대, MCL)와 가쪽곁인대(외측측부인대, LCL)는 무릎 측면을 따라 자리하고 있으며 옆으로 향하는 동작을 제한한다. MCL은 파르스바 다누라아사나(활자세, Parsva Dhanurasana)에서 뒷다리의 무릎 바깥쪽을 누르는 것과 같이 무릎 외측에서 가해진 힘으로 무릎이 굽어지는 것으로 무릎 내측 측면을 보호한다. LCL은 나무자세에서 오른발 뒷꿈치를 왼쪽 무릎 안쪽을 향해 부적절하게 위치했을 때와 같이 안쪽에서 굽히는 힘으로부터 외측면을 보호한다. 두 인대 모두 인대를 따라 위치한 근육으로 지지된다.

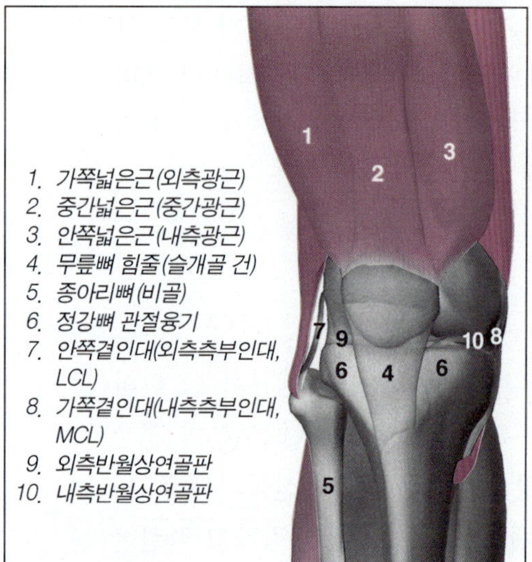

무릎 관절(앞면)

무릎 관절 내에는 2개의 십자형 인대가 있다. 전방십자인대(anterior cruciate ligament, ACL)는 무릎 중앙에서 정강뼈를 넙다리뼈로 연결하고, 회전과 정강뼈의 넙다리뼈에서 전방향으로의 운동을 제한하는 기능을 갖고 있다. ACL이 없을 경우 넙다리뼈는 무릎에서 앞으로 미끄러져 나갈 것이다. 이 부분은 다양한 자세, 특히 ACL이 중요한 안정성을 제공하고, 무릎이 적절하게 정렬되지 않을 때 상당한 위험을 가져오는 전사자세 I 또는 II와 같은 찌르기와 같은 자세를 공부할 때 다시 다룰 것이다. 후방십자인대(PCL)는 전방십자인대 바로 뒤에 위치하여, 무릎 관절의 과도한 과신전을 제한한다. 특히, PCL에 상당한 힘을 가하는 아사나가 없는 요가에서 PCL 손상은 매우 드물다. 때때로, 무릎뼈인대는 무릎뼈를 둘러싸고 있는 넙다리네갈래근(대퇴사두근, quadriceps) 힘줄과 무릎뼈 정강뼈로 연결하는 부위 사이에 뚜렷한 분리가 없기 때문에 무릎뼈힘줄(슬개골건)이라고 불리운다. 매우 강한 후방십자인대는 무릎뼈에 기계적인 지레 작용과 넙다리뼈 관절융기의 캡으로서의 기능을 제공하는데 도움을 준다.

위로부터 무릎에 작용하는 허벅지 바깥쪽〔주로 볼기근(둔근, gluteus) 및 넙다리근막긴장근(대퇴근막장근, tensor fasciae latae), 엉덩정강근막띠(장경인대, iliotibial band)에 접착을 통해 작용〕, 허벅지 안쪽〔주로 두덩정강근(박근, gracilis)〕, 넙다리네갈래근(신전), 뒤넙다리근(슬괵근, hamstrings)(굽힘)과 넙다리빗근(봉공근, sartorius)(굽힘과 측면 회전의 상호의존) 근육은 골반 전면, 후면 및 하부의 다양한 부위로부터 수축할 때 인대가 무릎을 안정시키는데 도움을 준다. 볼기근과 넙다리근막긴장근은 엉덩정강근막띠에 부착되고 엉덩정강근막띠는 무릎 아래의 외측 정강뼈 관절융기에 부착되어 측면 안정성을 제공한다. 무릎 바로 아래의 정강뼈 중간 부위의 접착점으로부터 수축하거나 확장될 때, 골반 밑의 두덩뼈가지(치골지, pubic ramus)로부터의 두덩정강근

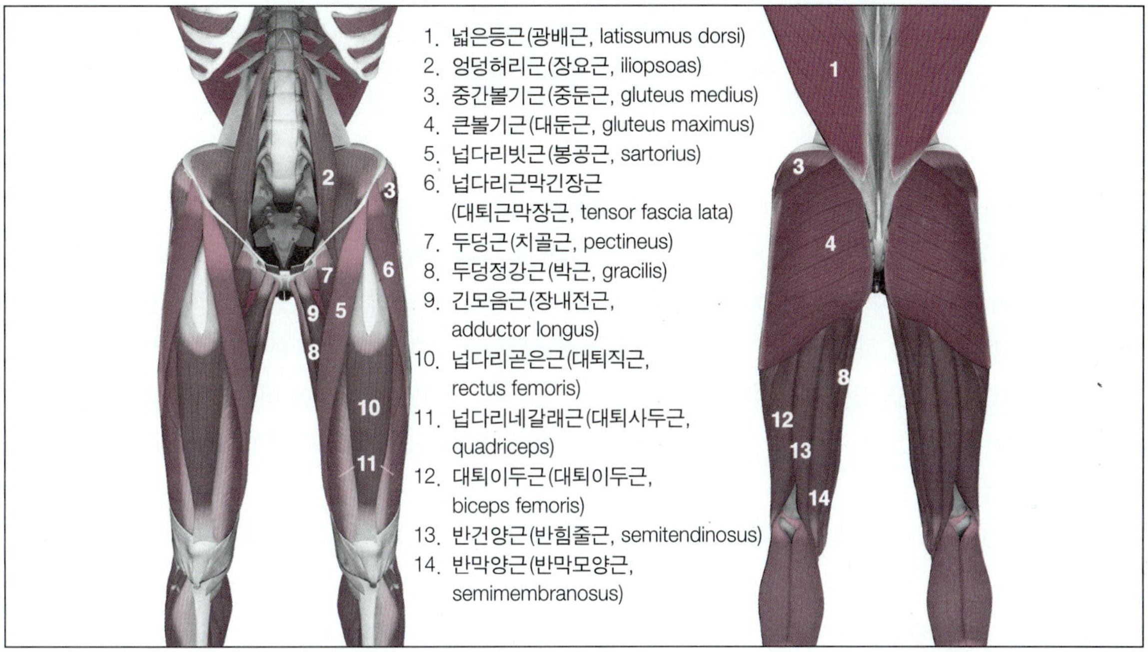

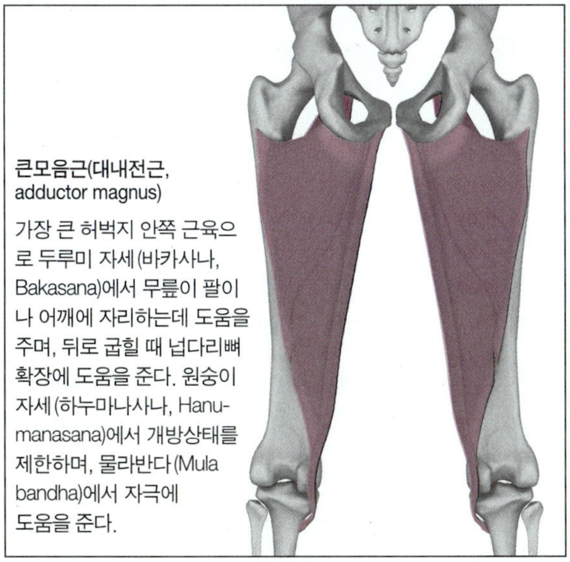

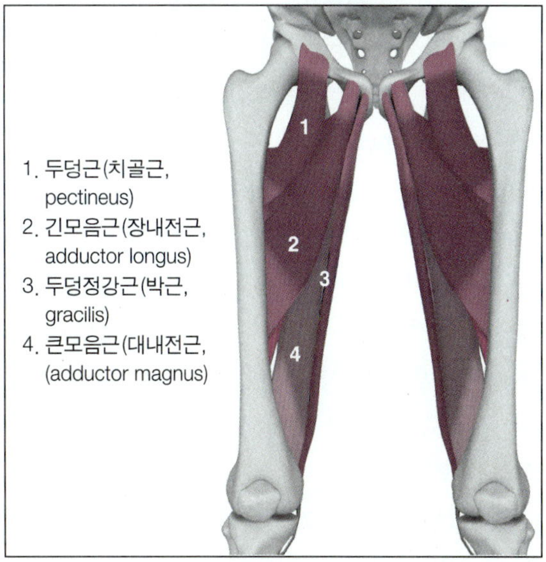

엉덩이 근육과 신근 및 굴근(전후면도)

신장 반사

수의근 수축을 동반하는 몇몇 동작은 의도된 동작이나 외부의 자극에 대한 반사적 반응으로 자동적으로 발생한다. 이것은 우리가 생각하기 전에 몸은 동작하는 것을 말한다. 근육내에서 신장에 대한 반응으로 근육이 수축하는 것을 신장 반사라고 부른다. 예를 들어, 우타나아사나(서서 상체 앞으로 전굴 자세, Uttanasana)로 구부릴 때 신장성 수축으로 중력으로부터 몸을 유지하려 할 때 뒤넙다리근이 펴진다. 앞쪽으로 구부릴 때, 이상적으로 뒤넙다리근을 이완시켜 뒤넙다리근이 더욱더 쉽게 펴질 수 있도록 한다. 하지만, 우리가 인지하기 전에 뒤넙다리근은 앞으로 또는 밑으로 움직이는 상체의 무게를 제어하기 위해 적극적으로 동작한다. 이것은 마치 뒤넙다리근이 직립하여 안정적인 해부학적 위치로 몸을 위로 올릴 것을 원하는 것과 같다. 신장 반사는 유연성 발달을 제한하므로, 완벽한 유연성을 개발하기 위해 반작용 근육 동작 운동은 피해야 한다. 학생들이 매우 빠르게 아사나를 시작하고 끝내는 것은 유연성을 제한할 뿐만 아니라 근육 손상 또는 인대 손상의 위험을 증가시키는 신장 반사를 유도하는 것과 같다. 나중에 전체를 어떻게 표현하는 가를 보다 자세히 논의하겠지만, 자연적으로 몸의 피드백을 감지하는 것이 쉬운 움직임과 안정성에 중요한 열쇠다.

(박근, gracilis), 위앞엉덩뼈가시(전상장골극, anterior superior iliac spine, ASIS)의 기원으로부터 넙다리빗근(봉공근)(신체에서 가장 긴 근육) 및(대개 엉덩이뼈로 알려진) 궁둥뼈결절(좌골결절, ischial tuberosity)의 기원까지 다리 뒷부분을 따라 형성된 반힘줄모양근(반건양근, semitendinosus, 뒤넙다리근 중 하나)의 동작으로 보다 크게 균형잡힌 안정성이 무릎 중간 부위에서 주어진다. 이들 중간 및 측면 안정기들은 또한 브리크사나(나무자세) 또는 파드마사나(연꽃 자세)와 같이 무릎이 구부려지고 발이 골반 쪽으로 당겨진 자세에서 넙다리뼈 상의 정강뼈 회전시 작지만 그 역할을 수행한다.

무릎에 안정성을 더하며 무릎 확장과 굴절과 관련하여 가장 강한 근육은 넙다리네갈래근과 뒤넙다리근(슬괵근, hamstrings)이다. 신체에서 가장 강한 근육인 넙다리네갈래근(4개의 머리를 갖는 기원이라는 뜻의 라틴어에서 기원)은 무릎 전면을 따라 확장되는 넙다리네갈래근의 네 부분이 슬개건을 형성하기 위해 결합되어 기저부에 연결되고, 슬개건을 통해 운동을 정강뼈에 전달하는 무릎뼈의 가까운 가장자리에 삽입된다. 넙다리곧은근(대퇴직근, rectus femoris)은 엉덩관절 굽힘에서 중요한 역할을 수행하도록 골반의 전면 위쪽에서 시작하지만, 이들 4개 중 안쪽넓은근(내측광근, vastus medialis), 가쪽넓은근(외측광근, vastus lateralis) 및 중간넓은근(중간광근, vastus intermedius)은 대퇴골간(femoral shaft)으로부터 시작된다. 우티타 하스타 파당구쉬타아사나(서서 상체 앞으로 전굴자세, Utthita Hasta Padangusthasana)에서 이러한 연결 동작으로 이루어진다. 무릎 확장에서 이들의 집합적인 힘은 무릎뼈의 지렛대 구조를 통해 증가한다. 동심 또는 등축성 수축은 다양한 기립 자세와 앉은 자세에서 뒤넙다리근을 펴기 위해 무릎의 확장을 늘이거나 유지하며, 새추 반드하 사르방아사나(어깨 다리 자세, Setu Bandha Sarvangasana)와 우드바 다누라아사나(거꾸로 된 아치 자세, Urdhva Dhanurasana)와 같은 뒤로 굽히기에서 신장성 수축으로 몸을 올리는데 기여한다.

3~5개의 뒤넙다리근은 무릎의 중요 골근이다. 반막모양근(반막양근, semimembranosus)과 반힘줄근(반건형근, semitendinosus)은 좌골결절(ischial tuberosity)로부터 시작하여 무릎의 중간 부

분까지 내려온다. 이것은 무릎에 중앙 회전을 도와줄 뿐만 아니라 중간 지지를 제공한다. 넙다리두갈래근(대퇴이두근, biceps femoris)은 좌골결절의 뒷부분과 대퇴골간 뒷부분에서 시작하여 측면 안정성에 기여하는 무릎의 외측 면을 지나기 전에 합류하여 비골 머리 부분의 공통건에 삽입된다. 넙다리뼈 후면상의 넙다리두갈래근의 부분적 기원은 큰모음근(대내전근, adductor magnus)의 접착점에 이르러 큰모음근에 유파비스타 콘아사나(박쥐 자세, Upavista Konasana)와 같이 조여질 때 넓은 각으로 몸을 굽히는 것에 더 큰 한계를 더해 주는 반개의 뒤넙다리근의 기능을 제공한다.

골반 (THE PELVIS)

상체와 다리 사이의 중간에 위치한 골반은 신체의 중심축이다. 복부 깊은 곳의 장기를 보호하고 오래전 고대 요기들이 숭배하였던 쿤달리니 샥티(Kundalini-shakti) 에너지의 휴식처이다. 안정과 평정시 제일의 중심점으로, 이 중요한 구조 내에서와 주위로부터 나오는 기본 동작과 뼈, 근육, 인대를 통해 그러한 동작의 충격에 대한 완충이 시작되는 곳이다. 안정성을 지지하는 견고한 구조로서, 힙 자체의 정상적 손상으로 인해 몇몇의 경우, 관절 교체로만 경감될 수 있는 쇠약성 통증을 야기할 수 있지만, 골반 자세 불균형, 외상 및 부상은 아래로 무릎에서 또는 위로 척추와 상체에서 나타난다. 튼튼하고 균형과 유연성이 있을 때, 이와 동일한 특성을 위 아래에 제공한다. 힙 동작과 안정성을 지지하는 30여개의 근육으로 거의 모든 아사나에서 많은 것이 이 부분에서 이루어진다.

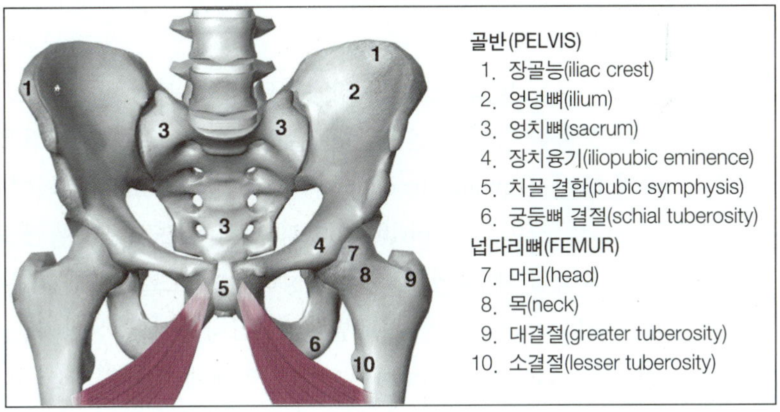

골반 및 힙 뼈의 특징(전면도)

엉덩관절을 형성시 넙다리뼈머리(대퇴골두, femoral head)가 들어가는 힙 소켓인 관골구(acetabulum)는 골반 전면 아랫부분에 위치해 있다. 이를 통해 넙다리뼈(대퇴골, femur)가 골반에 연결되고 몸무게를 지탱하여 볼-소켓 구조를 통해 움직일 수 있도록 한다. 유년기에 하나로 합해지는 3개의 뼈, 즉 엉덩뼈(장골, ilium), 궁둥뼈(좌골, ischium) 및 두덩뼈(치골, pubis)가 교차하도록 형성되었다. 관절구와 넙다리뼈-머리의 관절부분은 연골로 덮여있어 연동작을 가능케 한다. 관골구의 바깥쪽 가장자리에는 강한 섬유연골고리(fibrocartilaginous ring)에 있어 소켓의 깊이를 크게 하여 관절에서 보다 큰 안정성을 갖게한다. 이 캡슐은 넙다리뼈머리 부분을 휘감는 4개의 인대로 더욱더 강해지며, 이들 인대는 비틀거나 비틀어진 것을 풀거나 하여 넙다리뼈를 움직여 동작범위를 또한 제한하는 안정성을 유지한다. 비라바드라사나 I(전사 자세 I, Virabhadrasana I)과 아쉬타 찬드라사나(반달 자세, Ashta Chandrasana)에서 이들 인대, 특히 장골대퇴인대(iliofemoral ligament)가 만들어내는 신장은 돌출 정도를 제한하거나 골반이 앞으로 쏠리게 하여 척추전만증(lordosis)을 유발할 뿐만 아니라, 요추의 추간 연골을 강하게 압박할 수 있다. 이들 인대는 또한 비

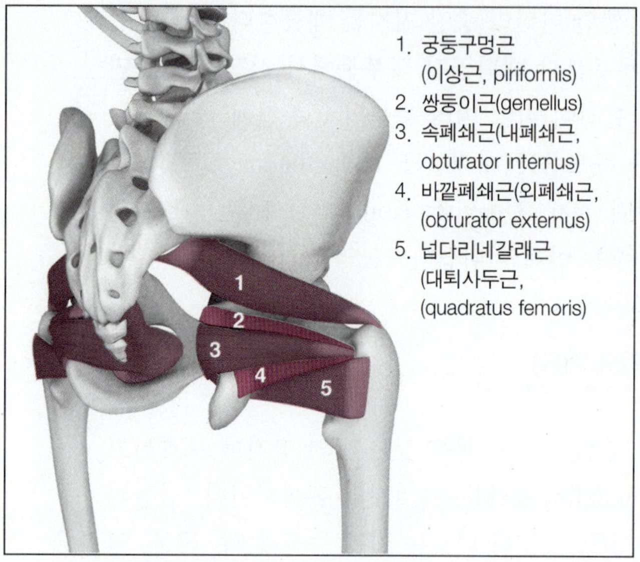

힙의 심부 외회전근(전방 측면도)

라바드라사나 II(전사자세 II)에서 뒷다리가 완전히 펴서 극도로 회전될 때 넙다리뼈가 힙 소켓으로부터 튀어나오는 것을 방지한다. 대퇴부 머리와 목의 길이와 둘레는 개인에 따라 다르므로, 특히 우파비스타 콘나사나(박쥐자세, Upavista Konasana)에서 볼 수 있듯이 넙다리뼈(대퇴골, femur)가 완전히 외전될 때와 같이 다양한 자세로 보여지는 넙다리뼈의 가능 동작에 보다 큰 제한을 가져온다. 여성의 관골구는 대개 남성보다 넓다. 이것은 동작과 안정성의 범위에 영향을 미치는 요소 중 하나이다. 좌우 힙은 섬유연골 디스크로 치골결합(pubic symphysis)에서 천장관절(sacroiliac joint)로 엉치뼈(천골, sacrum)로 결합된다.

힙은 모든 방향으로 작용하는 근육들의 복잡한 조합으로 몸 무게를 지탱하는데 있어 더 큰 안정성과 정확한 동작을 얻게한다. 골반 내의 다양한 시작점을 가진 6개의 심부 외회전근은 대퇴부 머리의 대전자(greater trochanter) 여러 부분으로 삽입되어 몇몇 정교한 넙다리뼈 동작을 생성한다. 궁둥구멍근(이상근, piriformis)과 허리네모근(요방형근, quadratus)은 엉치뼈가 고정되어 넓적다리가 확장될 때 측면 회전을 생성하거나〔브르크사나(나무자세)와 같이〕, 넓적다리가 구부러질 때 내반(adduction) 작용을 유발한다. 위쌍둥이근(상쌍자근, gemellus superior)과 아래쌍둥이근(하쌍자근, gemellus inferior)과 함께 속폐쇄근(내폐쇄근, obturator internus) 및 바깥폐쇄근(외폐쇄근, obturator externus)은 넙다리뼈의 위치에 따라 더욱더 정교한 회전 동작을 제공한다. 우파비스타 코나사나(박쥐자세, Upavista Konasana)와 바드하 코나사나(수선공 자세, Baddha Kona-sana)에서 스트레칭된다고 느끼는 근육은 주로 5개의 힙 모음근(내전근, adductor), 즉 가장 크고 강한 내측그룹인 큰모음근(내대전근, adductor magnus), 내측 두덩뼈(medial pubis)에서 넙다리뼈 조선(linea aspera)으로 확대되는 긴모음근(장내전근, adductor longus)과 짧은모음근(단내전근(adductor brevis), 그리고 내측 두덩뼈에서 내측 관절구 바로 밑 정강뼈(경골, tibia)에까지 이르는 얇고 긴 근육인 두덩정강근(박근, gracilis)으로 구성되어 있다. 바카사나(두루미 자세) 같은 팔균형 잡기부터 살람바 시르사사나(어깨로 서기)에 이르기까지, 모음근의 강도는 매우 중요하다. 모음근을 통해서 몸을 관통하여 에너지가 모아지는 능력이 발생함으로 중요하다.

마벨 토드는 생각하는 몸〔The Thinking Body(1937)〕이라는 저서에서, 허리근(요근)은 상체의 자세를 결정하는 가장 중요한 근육이라고 밝힌 바 있다. T12에서 L5에 이르는 추골에서 시작되며, 섬유 조직은 골반 전방까지 아래로 뻗고, 엉덩근(장골근, iliacus)과 함께 힘줄과 합쳐진다. 엉덩허리근(장요근, iliopsoas)은 넙다리뼈머리의 소전근까지 내려와서, 엉덩관절의 주요 굴곡근을 만들어내며, 이것은 나바사나(보트 자세)에서 느낄 수 있으며, 뒤로 굽히기와 같은 힙 확장 아사나 동작이나 안자네야사나와 같은 런지 동작에서 가장 방해가 되는 것 중의 하나이기도 하다. 넙다리뼈가 고정되면, 단다사나(막대 자세)에서 앉아 있을 때는, 허리근이 다양한 움직임을 야기한다(허리

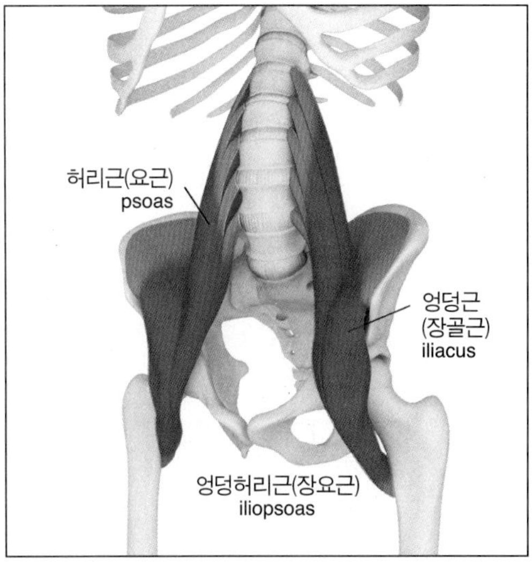

엉덩관절 굴곡근(앞면)

의 굴절, 힙의 내전과 골반 앞으로 회전하기 등). 허리굽힘이 일어날 때, 허리근은 힙의 자세와는 자유롭게 SI 관절에 작용한다(Myers 1998, 82). 근육의 길이가 짧거나, 경직되면, 잠재적인 심한 요추전만증(lumber lordosis)이 생기거나 요추에 추골간 디스크를 압박하게 된다. 허리근이 약하면, 등이 평편해진다. 나중에 보게 되겠지만, 장요근 역시 상체의 호흡과 움직임의 통합 뿐 아니라, 깊은 중심의 안정성을 유지하는데 중요한 역할을 한다. 그것은 부분적으로 T12가 횡격막의 대퇴부와 등세모근(승모근, trapezius)의 아랫쪽 섬유 조직과 연결을 공유하고 있기 때문이다.

피라미드 모양의 궁둥구멍근(이상근)은 전방 엉치뼈에서 시작되어, 궁둥패임(sciatic notch) 아래를 지나고(염증이 생기면 궁둥 신경에 고통스런 압박이 가해짐), 모음근 윗쪽에 삽입된다. 엉치뼈가 고정되면, 궁둥구멍근은 양측으로 늘어난 다리를 회전시키거나 굽혀진 허벅지를 내전시키면서 힙이 파드마사나(연꽃 자세)와 같은 자세로 개방되도록 한다. 넙다리뼈가 고정되면, 골반이 뒤쪽으로 이탈되면서 허리근의 작용과 반대로 움직이면서 엉치엉덩뼈(천장골) 관절의 균형잡힌 안정성과 움직임을 야기한다.

앞서 뒤넙다리근과 볼기근(둔근, gluteus)이 무릎에 미치는 영향과 관계에 대해서 살펴보았다. 두 근육들은 골반을 늘여주는 기능면에서 골반과 매우 밀접한 관련을 가지고 있다. 뒤넙다리근의 수축으로 인해서, 넙다리뼈가 고정되면, 골반은 뒤쪽으로 이탈되거나 다리가 골반이 고정되면서 늘어난다. 허벅지 뒤넙다리근은 웃타나사나(서서 앞으로 구부리기)와 파스치모타나사나(앉아서 앞으로 구부리기)와 같은 자세에서, 궁둥뼈(좌골, ischium)를 무릎 뒤쪽으로 가져옴으로써 앞으로 굽히는데 제한이 생긴다. 뒤넙다리근이 약해지면, 힙 굴절이 경직되어, 요추전만증이 생긴다.

인체에서 가장 큰 근육은 큰볼기근(대둔근, gluteus maximus)으로써, 힙의 신전근(extensor)이자 측면 회전근이기도 하다. 이것은 어떤 섬유 조직이 활성화되느냐에 따라서 다양한 동작들을 수행할 수 있다. 윗쪽 섬유조직들이 측면 회전근이 되면, 비라바드라사나 II(전사 자세 II)와 같은 동작에서, 힙을 바깥쪽으로 개방시키는데 도움을 준다. 아랫쪽 섬유조직들은 뒤넙다리근과 더불어, 힙을 확장하는 주요 동작이 되는데, 살람바사나(바퀴벌레 자세) 또는 우르드바 다누라사나(거꾸로 된 아치 자세)와 같은 등굽히기 동작을 지지해준다. 이런 동작에서는 SI 관절의 압박을 완화시키기 위해서 넙다리뼈를 안쪽으로 회전시키고자 한다. 통상적으로 학생들은 힙을 확장할 때, 등굽히기 동작에서 전체 큰볼기근을 짜내듯이 사용한다. 그렇기 때문에 허벅지가 안쪽으로 돌아가는 예기치않은 결과가 생기고, 지도자로서, 여러분은 학생들의 발이 세투 반다 사르방가사나(어깨 다리 자세)와 같은 동작에서 밖으로 돌려지는 것을 발견하게 될 것이다. 엉덩정강근막띠에 삽입되어, 큰볼기근은 서있는 자세에서 힙을 안정시키는데 중요한 역할을 한다. 중간볼기근은 덜 알려진 근육으로서 브르크사사나(나무 자세)와 아르다 찬드라사나(반달 자세)와 같은 한쪽 다리로 서있는 자세에서 안정감을 더해주는 중요한 근육이다. 모음근으로써, 중간볼기근은 또한 힙을 아르다 찬드라사나(반달 자세)로 내전시키는 중요한 동력이다. 더욱 알려지지 않은 작은볼기근이 있는데,

이것은 중간볼기근의 곁에 겹쳐진 작은 근육으로서 중간볼기근이 힙을 내전시킬 때 도움을 주고, 힙의 굴절이나 중간 회전을 할 때 도움을 준다.

복부 코어 (THE ABDOMINAL CORE)

복부 코어 부분의 연구를 시작할 때, 배꼽 부위부터 시작하면 매우 효과적이다. 배꼽 부위는 그 위치가 사람마다 상대적인 차이가 심하지 않기도 하고, 레오나르도 다 빈치의 비트루비우식 사람(Vitruvian Man)이라는 그림에서도 나타나듯이 배꼽은 인간 중력의 움직이지 않는 중심이기도 하기 때문에 그 중요성은 매우 지대하다. 심리 생리학적으로도 이 부위는 복부의 중심으로서 태아가 9개월의 시간을 보내는 곳으로 그 기간동안 영양과 자양분의 입구가 되기 때문에 더욱 중요하게 여겨지고 있다. 인간의 전 생애에 걸쳐서 감정의 근원이 되기도 하고, 많은 사람들이 중점적으로 연구해온 대상이기도 하고 느낌을 형성하거나 성욕과 힘의 발현을 형성하는 근원으로 여겨지고 있다. 또한 마니푸라 차크라(Manipura Chakra)의 근원으로서 세상적 의지력의 미묘 에너지 근원이 되기도 한다.

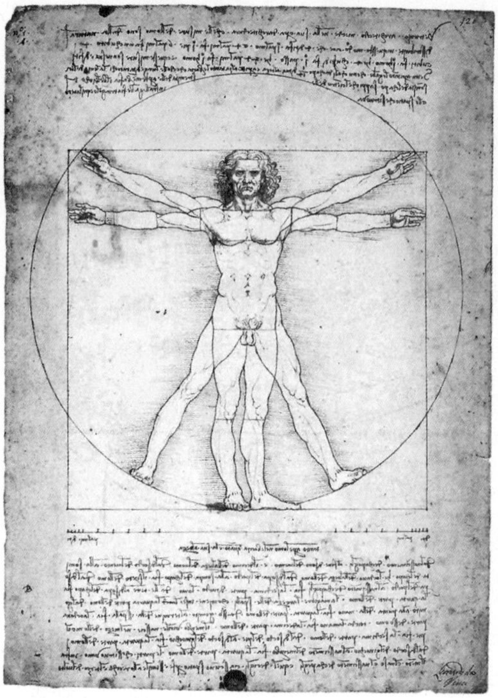

Leonardo da Vinci' s Vitruvian Man

더욱 깊이 연구해보면, 복부에 중요장기들이 포진되어 있음을 발견할 수 있는데, 간과 비장, 췌장, 위장, 대장과 소장, 쓸개와 맹장이 위치해있다. 네 가지 복부 근육 그룹들이 합쳐져서 완전하게 이러한 장기들을 덮어주고 있는데, 그 종류에는 배곧은근〔복직근, rectus abdominus (RA)〕, 배가로근〔복횡근, transverse abdominis(TA)〕, 배속빗근〔내복사근, internal oblique(IO)〕과 배바깥빗근〔외복사근, external oblique(EO)〕이 있다.

골반 골격의 아래쪽을 살펴보면, 생식 기관들과 근육 및 인대와 같은 지지 구조들을 발견할 수 있다. 이러한 근육과 인대들은 물라 반다와 우디야나 반다의 신체적 근원으로서 하타 요가의 수 백 년전 초기 문헌에 처음으로 언급된 중요한 두 가지 에너지 잠금 기관이다. 위쪽으로 보면, 횡격막을 가지고 있는데 이것은 주요 호흡 근육이다. 상체의 등에 위치한 긴 직립척추 근육들은 척추 기둥들과 평행하게 놓여져 있고, 이러한 근육들 깊숙한 곳에 다열근들이 척추 돌기 바로 옆의 수로에 위치해 있다, 큰허리근(대요근, psoas), 엉덩근(장골근, iliacus), 궁둥구멍근(이상근, piriformis), 허리네모근(요방형근, quadratus lumborum) 역시 몸의 코어에서 중요한 역할을 담당하고 있다. 이러한 근육 그룹들이 균형있게 기립 자세를 지지하여 안정성과 편안함을 유지하고, 허리등뼈를 완전하게 움직여서, 안전하게 움직이게 하고 내부 장기들을 누르지 않고 지지할 뿐 아니라 호흡이 강하고 자유롭게 흘러들어오고 나가도록 한다.

배가로근(복횡근, TA)은 네 가지 주요 복부 근육들 중에서 가장 깊은 곳에 위치한다. 허리를 완전히 한바퀴 도는 배가로근의 근막덮개(fascia wrap)는 허리 척추의 배가로근 돌기들에 연결되어 있고, 그 앞부분은 백색선(linea alba)에서 근막(fascial sheet)에 의해서 연결되어 있다. 따라서 하나의 근육처럼 평행 섬유들을 묶어주는 효과를 준다. 이것은 서혜인대(inguinal ligament)의 아래쪽에 부착되어서 장골능선(iliac crest)에서 치골결절(pubic tubercle)로 이어진다. 우리가 배가 아플 때까지 웃을 때 뱃속의 TA를 느끼게 된다. 이것은 또한 카팔라바티 프라나야마의 근육 중심이 되며, 제8장에서 소개된다. 위치가 알맞게 잡혀지면, 이러한 근육들은 몸의 장기들의 위치를 올바르게 잡게 하고, 허리 척추를 지지해준다. 습관적으로 이 부분을 조여주면, 장기를 누르게되어 요실금과 소화 불량을 야기하게 된다.

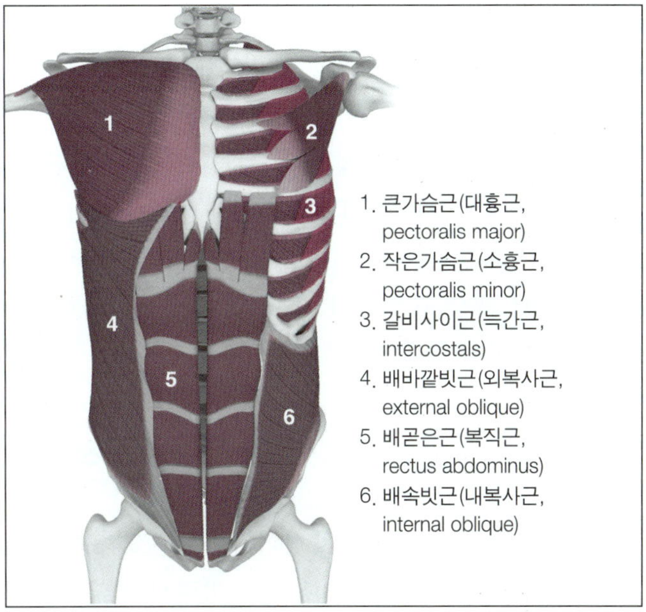

흉곽의 표면 근육(후면)

배속빗근과 배바깥빗근(각각 IO와 EO)은 골반의 RC(ribcage)를 회전하면서 RC밑의 골반을 회전하게 된다. IO들은 TA의 바로 바깥쪽에 있고 대부분의 섬유 조직은 앞으로 이어지거나, 아래쪽 갈비뼈에서 힙의 위쪽으로 이어져 있다. 함께(좌우로) 수축될 때, IO들은 척추쪽으로 굽혀지고 복부를 누른다. 한쪽으로 수축되면 한다리 옆으로 반대다리 접어서 파리브르타 자누 시르사사나(상체측면 굴절 자세, Parivrtta Janu Sirsasana)과 같은 측면 굽힘을 야기하며, 아래쪽 몸통이 IO가 수축되는 같은 방향으로 회전할 때, EO의 반대쪽을 지지해준다. EO들은 앞쪽으로 이어지고 5번과 12번 사이의 갈비뼈들의 바깥쪽 겉으로부터 아래쪽으로 이어진다. IO들을 향해서 얕고 거칠게 수직의 위치를 갖는다.

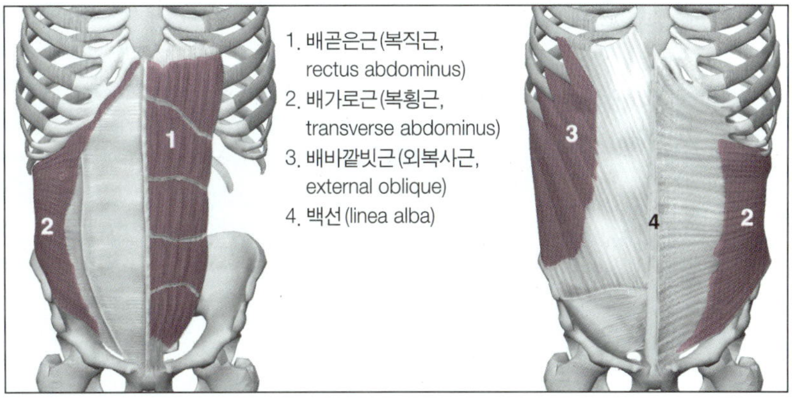

복부 코어 근육(전면)

이 때, 섬유 조직들은 백색선, 서혜인대나 두덩뼈(치골, pubic)를 향하게 된다. 양쪽으로 수축하면 복부를 압박하고 몸통이 굽혀지며, 한쪽을 수축하면 측면 굽힘이나 비틀어짐을 야기한다.

가장 겉쪽의 복부 근육은 복직근(RA)이다. 두덩뼈 섬유연골결합(symphysis) 및 검상돌기(xiphoid process) 에 연결되어 TA, IO 및 EO에 의해서 형성된 덮개의 안쪽에 위치하고, RA는 수축되어 이러한 연결점 사이의 거리를 좁히면서 양쪽 끝이 일정하게 당겨져서 척추를 굽히도록 해준다. 팽팽하게 힘을 주면, 흔히 우리가 "six-packabs"이라고 부르는, 세 줄의 가로 페인 줄을 형성하게 된다. 이런 근육들이 너무 심하게 강화시키게 되면, 다른 근육들을 위축되어 갈비뼈가 두덩뼈에 가까이 이동하고, 갈비뼈들의 위치가 본래 위치에서 벗어나게 되며, 호흡을 위축시키고 척추후만증(kyphosis)이나 목의 불편함을 야기한다. RA가 두덩뼈 아래쪽으로 움직임에 따라서, 안쪽으로 더욱 작용하게 되어 기능적으로는 반다의 기능을 하게 된다. 배꼽에서 몇 인치 아래로 떨어진 곳에, 복사근과 TA가 있는데 모두 RA의 앞쪽을 지나게 되고, RA는 갑자기 가장 깊은 복부 근육이 되고, 우디야나 반야에 중요한 역할을 담당하게 된다. 해부학과 우디야나 반다의 작용을 살펴볼 때, 우리는 반드시 발과 골반 깊은 곳으로 돌아가서 하체와 복부 코어 사이의 관계를 더욱 연구해 보아야 한다.

척추 (THE SPINE)

등뼈는 요가의 중심이다. 전통 요가 문헌을 보면, 척추는 슈슘나(sushumna) 채널로서, 생명의 프라나 에너지는 미묘체를 따라서 위쪽으로 보내는 역할을 한다. 이러한 상대적인 안정성, 역동성 및 기본적인 기능들은 사람들이 요가를 시작하도록 하는 중요한 동기부여의 역할을 한다. 인체의 많은 뼈들 가운데서, 등뼈는 직접적으로 모든 아사나 동작들과 직결된다. 척추 기둥을 지지하는 힘이 약해지면 앉아서 명상하는 것 조차도 쉽지 않게 된다. 등뼈를 움직이는 움직임이 안정되고, 움직일 수 있는 동작 범위가 넓어질수록, 몸 전체를 통해서 더욱 편안함과 감각이 깨어나는 것을 경험할 수 있게 된다. "본질적으로 척추는 골격과 신경, 전기, 혈관과 화학적 투입으로 이루어진 구

물라 반다와 우디야나 반다

앞서 파다 반다를 계발하는 법을 살펴보았는데, 아랫다리의 앞정강근(전경골근, tibialis posterior)과 긴종아리근(장비골근, peroneus longus)들을 수축시키는 효과를 통해서 발의 에너지를 깨우는 것이었다. 이러한 두 근육들을 묶듯이 연결시킴으로써 힙의 외전근과 연결이 되는데 이것은 좌골(ischial tuberosities)에서 시작되어 궁둥뼈를 둘러싸고 있다. 궁둥뼈는 회음부의 측면 부위로서 앞쪽에 두덩뼈의 유착과 뒤쪽에 미저골이 있다. 이러한 다이아몬드형의 앞의 반쪽 부분은 요로 생식기의 삼각형 모양이고, 요로생식기의 횡격막에서 가장 중요한 부위로서 달아매는 그물 침대(해먹) 모양의 레이어로서(두 개의 궁둥뼈를 이어주는) 심횡회음근(transverse perineal), (질과 페니스의 음경을 둘러싸는) 음경해면체근(bolbospongiosus)과 [궁둥뼈과 클리토리스를 연결하거나 음경 크루라(crura)를 연결하는] 좌골해면체근(isochiocavernosus)을 포함한 3세트의 근육들로 구성되어 있다(Aldous 2004, 41). 이러한 근육들을 수축하면 항문거근(levator ani muscle)을 깨우는데, 이 근육은 미골근(coccygeus), 장미골근(iliococcygeus) 및 pubococcygeus근육들로 구성되 해먹 모양의 또다른 레이어이다. 이러한 근육들이 수축되면, 전체적인 골반의 바닥을 위로 끌어당겨서 자연스럽게 복부 중심의 두덩뼈와 연결된 근육(TA/RA 포함)들을 일깨우게 된다. 이것이 바로 물라반다의 근육 운동이고, 이것을 통해서 아사나 수행을 하는 동안에 기초를 변하지 않도록 느낌을 가지게 되고, 골반 기관들을 지지하고 에너지를 윗쪽으로 모아주며 우디야나 반다를 자극한다. 수행을 하면서, 물라 반다를 직접적으로 (파다 반다와는 독립적으로) 시행할 수 있으며 아사나 수행을 하는 내내 일정하게 그 동작을 유지할 수 있다.

우디야나 반다는 수행의 항목 중에서 가장 오해를 많이 일으키는 요소 중의 하나로 그 이유는 부분적으로 다양한 전통과 지도자에 따라서 그 정의와 지도 방법이 다양하게 존재하기 때

문이다. 기본적이 형태로서, 우디야나 반다는 전체적인 복부를 강하게 등뼈 쪽으로 뒤로 끌어 당긴 다음에 가슴뼈 쪽으로 위로 올려서 숨을 완전하게 비워내는 것이다. 이러한 움직임은 특정한 프라나야마의 부분적인 요소이고 크리야 수행이기도 하지만 아사나 수행은 아니다. 하지만, 많은 지도자들이 아사나 동작을 하면서 이 동작을 실행하도록 지도하고 있다. 아사나 수행에서 우리는 호흡을 부드럽고, 지속적으로, 완전하게 하기를 원한다. 그러기 위해서는 횡격막을 완전하게 자연스럽게 그 기능을 사용해야 한다. 하지만 우디야나 반다는 횡격막이 자연스럽게 팽창되지 못하게 하기 때문데 숨을 들이마시는데 심한 제약을 받게된다.

우디야나 반다에 대한 혼동은 아사나 수행시에 계발하기 원하는, 복부 아래쪽에서 일어나는 호흡과 관련된 전혀다른 근육 작용에서 비롯된다. 숨을 매번 완전하게 내쉴 때마다, 주요 복부 근육들은 자연스럽게 수축된다(주로 TA가 수축되지만 복사근이나 RA도 수축된다).

이렇게 물라 반다를 통해서 복부 근육들의 수축이 일어나면, 복부 근육들의 약하고 미묘한 움직임들은 대부분의 (모든 아사나에 해당되는 것은 아니지만) 아사나와 아사나 진행 과정에서 신체에 더욱 안정감과 편안함의 강도를 더욱 높이고, 깊은 상태에 이르게 한다. 정말, 어떤 아사나에서는 등뼈, 골반 및 호흡이 각각의 아사나들에 알맞게 적용되기 위해서 완전히 복부를 이완시켜야 할 때가 있다. 우리는 이런 상태를 "우디야나 반다 라이트"라고 하며 이 상태를 프라나야마에서 시행하는 우디야나 반다의 완전한 형식과는 구분시킨다.

물라 반다와 우디야나 반다는 다양하게 적용되어, 수행 중의 다양한 에너지적 동작들을 지지할 수 있다. 어떠한 경우에도, 우리는 복부를 완전한 우디야나 반다의 자세로 압박하지 않는데, 그렇게 되면 아사나 수행시의 호흡에 제약을 받기 때문이다. 또한 우리는 골반의 바닥을 긴장시키지도 않는다. 그 대신에 물라 반다와 우디야나 반다를 가장 가볍고 일정한 에너지 들어올림의 동작으로 계발하며, 에너지를 위로 끌어올리고 복부 중심으로 당긴다.

조로서, 모든 것이 균형잡혀지고, 잘 연결된 상태에서는 놀랄만큼 유동적인 움직임이 일어난다. 이것은 마치 완벽한 균형을 이룬 서로 아름다운 조화를 이루는 오케스트라가 영감넘치는 훌륭한 음악을 연주하는 것과 같다"고 스시 해틀리 알도스(Susi Hately Andous-2004,30)는 강조하여 주장한다. 특정 근육이 너무 발달해 있거나, 약해져 있는 경우, 혹은 반복되는 스트레스, 장기의 긴장과 감정적인 억압이 있는 경우에 불균형이 일어나면, 다양한 문제점들이 발현된다. 척추전만증(lordosis), 척추후만증(kyphosis), 디스크 비대증이나 탈디스크 현상과 기타 고통스런 병리 증상이 나타나서 척추의 미묘한 균형과 안정성, 움직임 등이 깨지게 된다.

33개의 추골이 있는 척추 등뼈는, 꼬리뼈(미골, coccyx)에서 시작하여 머리뼈(두개골, skull)의 밑부분까지 이른다. 측면에서 보면, 척추 등뼈는 4개의 구부러지는 곡선 모양을 하고 있으며, 각각의 구부러지는 부분마다 다른 영역으로 명명된다. 그 4영역은 엉치뼈/꼬리뼈, 요추, 흉추와 경추를 포함한다. 추골 사이마다 존재하는 23개의 관절들은 척추가 구부러지고, 다양한 방향으로 회전할 수 있도록 하고, 중앙의 척추 부분에서는 연약한 척추 인대를 보호한다. 척추 인대에서는 신체 각 부분으로 정보를 받거나, 보내는 신경들이 분화되어 뻗어나간다. 뒤에서 보면, 척추는 두 개의 피라미드 모양인데, 하나는 짧고 바닥을 향하여 거꾸로 서 있는 형태이다(꼬리뼈과 엉치뼈). 다른 하나는 크고, 요추, 흉추, 경추로 내려갈수록 점점 더 뾰족해지는 형태를 갖는다. 이런 피라미드 구조를 통하여, 척추는 태생적인 구조적인 안정성을 가지게 된다.

각각의 영역에 있는 추골들은, 위에서부터 아래를 향해서 번호가 매겨지는데, 경부 추골은 C1에서 C7까지, 흉추는 T1-T12까지, 요추는 L1-L5까지, 천추는 S1-S5까지 번호가 매겨진다. 척추의

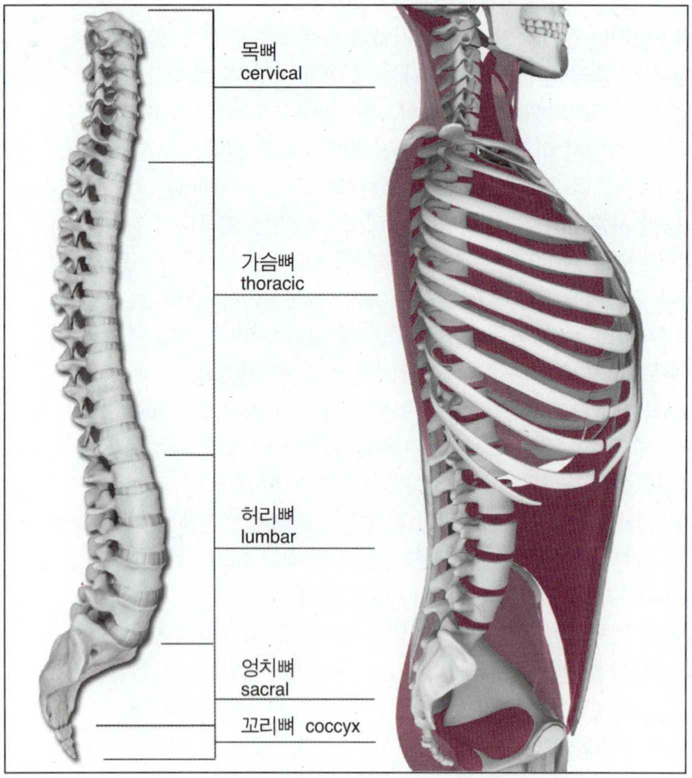

Segments and natural curves of the spine (lateral view)

각 영역에 있는 추골들은 독특하게 구별되는 특성들을 가지고 있는데, 엉치뼈/꼬리뼈 부분의 아랫쪽부터 시작된다. 척추의 꼬리 부분에 있는 4개의 추골 남은 부분들은 꼬리뼈를 구성하는데, 흔히 꼬리뼈라고 불리운다. 대부분의 해부학 책에서는 뼈 부분의 명칭들을 혼동하여 명시하기도 하지만, 대부분의 연구를 통해서 보통 꼬리뼈는 두 개 내지 세 개의 움직이는 부분들로 이루어져 있으며, 앞으로 부드럽게 굽혀지고, 단다사나(막대 자세) 또는 나바사나(보트 자세)의 자세를 취할 때, 등을 젖히며 약한 굽혀지게 된다. 꼬리뼈는 9개의 근육과 연결되는데, 큰볼기근(대둔근, gluteus maximus)과 항문거근을 포함한다. 꼬리뼈의 위쪽은 엉치뼈〔천골, 영어: sacrum 라틴어: sacer(신성하다는 의미)〕에 연결되어 있다. 엉치뼈는 역삼각형 모양의 5개의 연합된 추골들의 그룹으로, 엉덩이뼈(장골, ilia) 사이에 쐐기골 모양으로 끼여있으면서, 골반의 환골을 완성한다. 엉치뼈의 첫번째와 두번째의 추골들은 결합되지 않는다. 어떤 사람들은 엉치뼈를 몇 도 정도 앞이나 뒤로 회전시키는 능력〔전두운동(nutation), 반전두 운동(counternutation)〕을 가지고 있기도 하지만, 대부분의 사람들에게 있어서, 엉치뼈와 엉덩뼈가 만나는 부분은 단단하게 연결되어 있고, 움직여지지 않는다. 여성에게 있어, 엉치뼈는 길이가 더욱 짧고, 넓으며, 곡선부분과 기울기가 남성과는 다른 형태를 보인다.

5번째 요추골은 엉치뼈의 비스듬한 윗부분에 위치하고 있으며, 아랫쪽 요추에 자연스런 칼날과 같은 힘을 창출한다. 이 힘은 요추와 복부 영역에서 근육과 인대에 의해 자연스런 균형을 이룬다. 흉추는 움직이는 추골 가운데서 가장 크고 강한 것으로, 가장 유연성이 높으며 다른 추골들보다 더 무거운 체중을 감당한다. 두 가지 역할을 동시게 감당하기 때문에, 이 부분은 부상과 접질림의 위험성이 가장 높다. 척추인대는 L1에서 L2 사이의 지점에서 끝이 나는데, 신경뿌리들로 갈라지며 신경뿌리들은 흉추 사이로 나가서, 더 아랫쪽에 다시 모여 궁둥뼈(좌골, ischium) 신경을 형성한다. 흉추에 있는 추골 사이의 디스크들이 과도한 굽히기로 인해서 눌리거나, 빠져나가게 되면, 이러한 신경뿌리들을 건드리게 되어, 다리 뒤쪽의 발쪽으로 굽혀지면, 고통이 수반되는 좌골신경통을 일으킨다.

12개의 흉추들은 12개의 늑골쌍들과 독특한 방식으로 연결된다. T1과 T12는 흉추와 비슷한 크기와 모양을 가진 반면, T1은 그 위에 놓인 넓은 경추와 비슷하다.

경추들은 가장 작은 진짜 추골들로, 각각의 가로 돌기에 구멍이 있기 때문에, 흉추와 요추가 뚜렷하게 구별된다. 그 구멍으로 척추 동맥이 지나간다. 제1경추골(atlas)이라고 불리는 C1은 C2의 위에서 왼쪽과 오른쪽으로 회전한다. C2는 축(axis)이라고 불리우며, 경추에 가장 높은 회전력을 부여한다. C3에서 C6까지는 서로 비슷한데, 모두 작은 크기이며, 앞뒤 길이보다는 양 옆의 길이가 넓다. 융추반사(vertebra prominens)라고 불리우는 C7은 길고, 툭 튀어나온 척추 돌기가 있어서 독특한 형태를 보인다.

추골 사이의 디스크들은, 각 추골들을 쿠션처럼 보호하며, 추골간의 거리를 유지해 주면서, 움직일 수 있도록 관절을 형성한다. 각각의 디스크는 섬유륜(annulus fibrosus)이라고 하는 고리 형태의 모양으로, 섬유연골(fibrocartilage)층이 겹겹이 쌓인 형태이고, 각각의 층은 각기 다른 방향으로 퍼져있다. 이 고리는 내측 속질핵(nucleus pulposus)을 둘러싸고 있으며, 척추의 충격을 흡수하는 젤 타입의 물질이다. 추골간의 디스크들은, 척추 등뼈를 유연하게 하는 동시에, 걷고 뛰는 기타 신체적 동작들의 충격을 흡수한다. 등뼈를 앞으로 깊게 숙일 때, 디스크의 앞쪽이 눌리고, 핵을 뒤로 밀어내는데, 이 때 디스크 뒷부분이 확장된다. 뒤로 몸을 굽히면 반대 작용이 일어난다. 파리가사나(고양이 자세, Parighasana: gate pose) 같은 측면 굽히기 동작에서는 핵이 반대로 움직인다. 부상을 당하거나, 나이가 들면, 디스크의 양 옆이 늘어나서, 부풀어 오르고, 삐져나올 수가 있다. 디스크 후면에서 흔히 발생하는 증상이고, 이 지점은 주요 척추 신경들이 늘어나서 다른 조직들이 양쪽 끝으로 움직이는 지점이다. 탈디스크 증상은 앞으로 굽히는 아사나 동작에서 보다 빈번하게 나타나는 반면, 수반되는 고통은 서 있을 때나, 뒤로 굽히는 동작에서 나타나는 고통과 흡사하다.

부드러운 추골 사이의 디스크들과 복잡하고 정교하게 통합된 인대와 근육 구조를 통해서, 척추에 보다 안정감과 운동성을 가져올 수 있다. 앞세로인대(anterior longitudinal ligaments), 뒷세로인대와 극상인대와 같은 3개의 인대는 등뼈 전체의 길이만큼 늘어난다. 척추굴절(앞으로 굽히기와 같은)이 일어날 때, 뒷세로인대는 등을 누르는 디스크 신경핵으로부터 압력의 일부분을 흡수한다. 하지만 심한 압력을 가하면, 팽창이 일어나 인대 바깥쪽으로 부푼다(측면). 앞세로 인대와 뒷세로인대는 팽창과 유연성 면에서 제약을 가진다. 기타 척추 인대들은 가까운 추골들과 연결되어 있다. 모든 인대들은 회전, 굴절, 확장, 측면의 굽히기를 제한하는 동시에 안정성을 창출한다.

2개의 허리근 및 2개의 후방 횡돌기 가시근육(transverse spinal)은 4개의 근육 묶음을 형성하여, 요추를 둘러싸고 있는데, 이것들이 함께 수축되면 요추을 균형잡힌 상태로 늘여줄 수 있다. 필자는 허리근의 위쪽와 아랫쪽을 균형잡힌 상태가 되도록 해야한다고 주장하는데, 아랫쪽 섬유 조직들은 L5와 L4를 앞쪽으로 당겨서, 유추가 지나치게 늘어나게 하고, 윗쪽 허리근 섬유 조직들은 T12와 L1을 사타구니 쪽으로 당겨서 허리 굴절이 일어나게 하기 때문이다. 하지만 전체적으로, 허리근은 아랫쪽 요추 추골을 앞으로 당기면서, 골반 앞으로 움직이면서 엉치뼈를 움직인다. 허리근이 강력한 힙의 굴절동력(flexor)이라는 점을 생각해 볼 때(무릎을 가슴쪽으로 가져가는), 우리는 이런 강력한 근육을 지나치게 늘이게 되면, 요추 디스크를 잠재적으로 압박할 뿐 아니라, 모든 뒤로 굽히기 아사나 동작에도 많은 제약을 가져온다는 것을 알 수 있다. 또한, 한쪽의 허리근이 혼자 수축하면, 이로써 측면 굽힘이 일어나거나, 척추가 회전된다. 상대적으로 한쪽에 더 힘을 주게 되면, 다양한 불균형들이 생겨나서, SI관절 및 척추 전체에 불균형과 긴장이 발생한다. 많은 경우에 학생들이 타다사나(산 자세), 살람바 시르사나 I(팔꿈치 바닥닿고 다리들어올리기 자세 I) 역위 자세를 취할 때, 이런 현상들이 일어나는 것을 볼 수 있다. 허리근을 강하고, 부드럽고 균형잡힌 상태로 유지하는 것은, 척추와 몸 전체에서 안정감과 동작성을 유지하는 가장 중요한 요인이 된다. 안자네야사

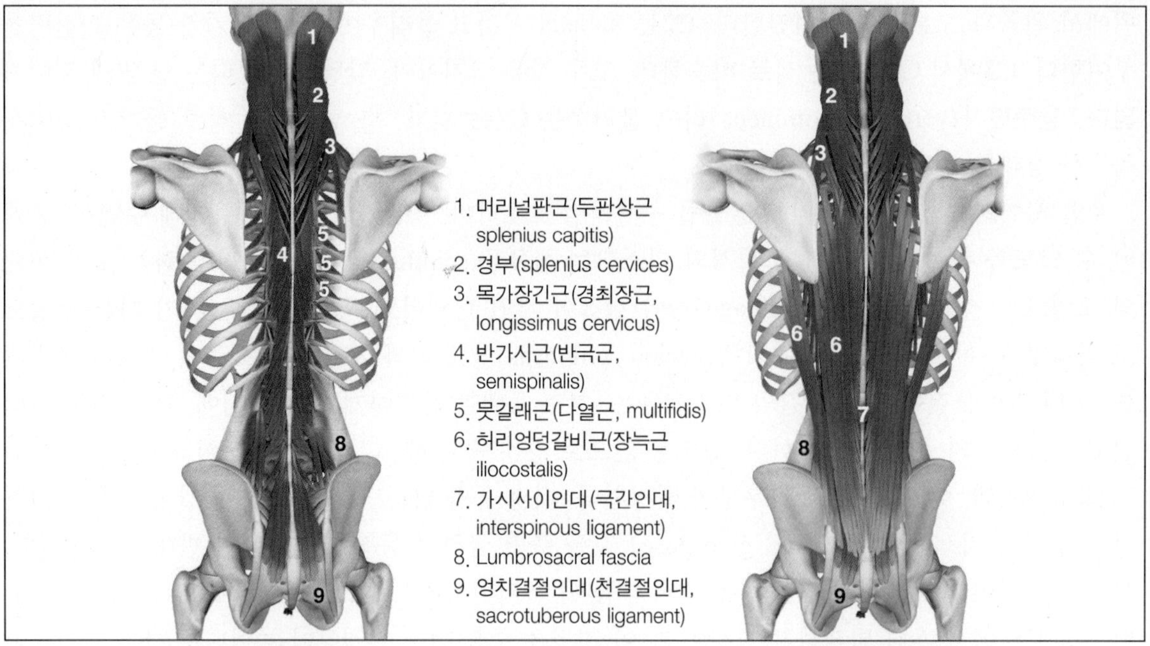

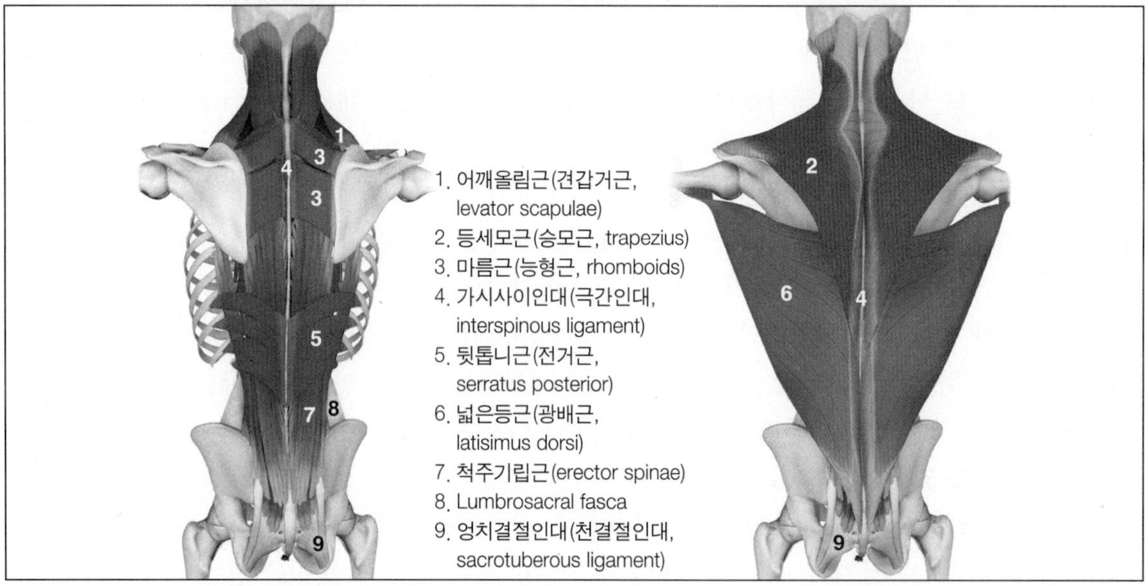

나, 비라바 드라사나 I(전사 자세 I), 숩파 비라시나(엎드린 영웅 자세)와 같은 아사나 동작들은 허리근을 늘여주는 반면에, 나바사나(보트 자세)와 웃티타 하스타 파당가스타사나(서서 한손으로 엄지발가락 잡고 들어올리는 자세)는 허리근을 강화시켜 준다. 허리근과 가까운 곳에 위치한, L1에서 L5까지의 허리네모근(요방형근, quadratus lumborum)은 뒷장골능선(posterior iliac crest)에서 시작되어, 가로돌기와 늑골 12에 삽입된다. 같은 쪽에서 수축이 일어나거나〔한 쪽에 근육긴장항진증(hypertonicity)이 일어나면〕, 골반과 늑골이 한쪽으로 함께 몰리게 된다. 양쪽에서 수축이 일어나면, 허리근과 복부 근육과 반대 방향으로 등뼈가 늘어난다. 뒷쪽의 등뼈를 따라서 몇 겹으로 이루어진 속근육들은 위로 퍼져 있는데, 어떤 근육들은 가로 돌기와 바로 옆의(돌기사이근)에 연결되기도 한다. 목에서는 가로척추근, 머리곧은근(두직근, rectus capitis), 머리빗근(obilique capitis)

과 매우 유사한 일련의 근육들이 척추와 머리뼈 뒷쪽 아래를 이어준다. 이런 근육들이 수축되는 상황에 따라서, 등뼈의 늘어남, 측면 굽히기와 회전 작용들을 도울 수 있다. 등뼈의 겉과 속에 있는 근육들은, 일련의 기립 척추 근육과 관련 힘줄들로 이루어져 있으며, 척추 양쪽을 따라 형성된 홈을 따라 위치한다. 요추 영역에서는, 두껍고, 살이 많고, 질긴 허리 건막(aponeurosis)의 묶음에서 시작되어, 3개의 평행으로 나란히 위치한 근육 기둥들로 나뉘면서 척추를 따라 생성된다. 이러한 근육들의 주요 역할로 살라바사나(바퀴벌레 자세)와 푸르스보타나사나(앉아서 아치 자세)와 같은 자세에서 척추를 늘여주는 것이다. 굽히는 동작에서, 이런 근육들은 동작을 만드는데 직접 작용하기 보다는 동작을 제어하는 역할을 한다. 파스치모타나사(상체전굴 자세) 또는 웃타나사나(서서 상체 전굴 자세)와 같은 완전히 앞으로 굽힘 동작에서는 펴짐과 동시에 조용히 가라앉는다. 비틀거나, 측면 굽히기를 할 때, 이 근육들이 동작을 만들거나 제어하는데 직접 작용하면서, 양측에서 활발하게 작용한다. 척추를 가로지르는 여러 영역의 근육들이 수축하고 이완되는 것은 여러 추골들에게 영향을 미친다. 살라바사나(바퀴벌레 자세)와 같은 뒤로 굽히기 동작을 할 때 가장 많이 수축되고 강화된다.

목에서는 척주기립근들이 다른 여러가지 근육들의 도움을 받아서, 척추 위에 머리를 안정되게 세우고 움직이게 한다. 도움을 주는 근육들에는 머리널판근(두판상근, splenius capitis), 어깨올림근(견갑거근, levator scapulae), 긴목근(경장근, longus colli), 머리곧은근(두직근, rectus capitis), 목갈비근(사각근, scalenes)과 목빗근(흉쇄유돌근, sternocleidomastoids, SCM)이 있고, 등세모근(승모근, trapezius)의 윗쪽 섬유조직들이 있다. 여기에서 우리는 신경, 근육 및 운동에 관한 놀라운 세계를 찾을 수 있다. 많은 요가 수련생들이 이런 신체적 부위에서 경직되고, 부상의 위험이 있었다. 보통 몸의 여기저기에서 자세의 불균형으로 인해 무리하게 동작함으로써(간혹 호흡할 때 지나치게 회복시킴으로써), "목에 통증"이 아주 간단한 아사나 동작에서도 야기된다.

등에 있는 또다른 근육들에는 넓은등근(광배근, latissimus dorsi), 마름근(능형근, rhomboid)과 등세모근이 있는데, 아래에 자세히 설명되어 있다. 여기에서는 어떻게 세 근육들이 등에서 작용하는지 정리해 보겠다. 넓은등근은 몸 전체에서 가장 광범위한 근육으로, 거의 등 전체를 덮고 있으며, 상체 전반에 구조적인 통합성을 제공한다. 마름근은 추골들을 어깨뼈 가까이 당겨주거나, 우르드바 다누라사나(아치 자세)와 같은 자세에서 어깨가 뒤쪽으로 쉽게 굽혀질 수 있도록 한다. 등세모근은 세 방향으로 섬유 조직이 퍼져 있는데, 측면 굽히기 뿐만 아니라, 척추가 늘여지도록 작용한다.

어깨, 팔과 손
(THE SHOULDERS, ARMS, AND HANDS)

인간의 삶과 의식의 많은 부분은 우리의 복잡한 마음에서 구조를 세우고, 행동을 결정하는 능력 뿐 아니라, 그러한 생각들을 물질적 세상속에서 구체화시키는 능력을 근거로 그 속성들을 표현한다. 이렇게 창의적으로 표현하는데 있어서, 인간의 팔과 손의 조작적 능력에 상당 부분 의지하게 된다. 팔과 손은 어깨에 부착되어 움직여지는 부분으로, 비교적 자유롭게 인체에서 가장 움직임이 자유로운 관절부분이기도 하지만, 들어올리고, 밀고, 당기고, 비틀고, 힘을 주어 다양한 방향으로 이동시키기에 충분한 힘을 제공하기도 한다. 정말, 인간의 의식 자체, 인간 생각의 구조는 어깨, 팔과 손을 사용한 정교하고 미세한 신체적 창의성의 발현과 관련된 이러한 독특한 인간 사고의 구조와 떨어질 수 없는 매우 밀접한 관련을 가지고 있다. 우리가 많은 책임을 짊어지고 있는 대단하게 보이지 않는 어깨나 힌두의 신 시바가 잠자는 코브라를 가지고 다니는 칩(chip)은 매트 위에서나 매트 바깥에서 세상속에서 우리의 자세와 움직임을 결정한다.

해부학적으로, 어깨는 관절은 아니지만 3개의 뼈로 이루어진 복잡한 구조이다. 그 3개의 뼈에는 상완골(윗쪽 팔의 뼈), 쇄골과 견갑골(어깨날개뼈)은 근육과 힘줄과 인대로 함께 연결되어 있다. 3가지 뼈의 조합에 따라서 어깨에 3개의 관절이 있는데, 위팔어깨관절(상완관절, glenohumeral), 봉우리빗장관절(견봉쇄골관절, acromioclavicular), 복장빗장관절(흉쇄골관절, sternoclavicular)이 포함된다. 이러한 관절들이 함께 작용함으로써, 팔은 매우 광범위하게 안정적으로 균형을 잃지 않고 움직일 수 있다.

위팔어깨관절은 어깨의 주요관절로서, 상완골의 머리 부분이 견갑골의 관절 구멍에 고정되어 있어서 마치 골프공이 티에 올려져 있는 모양과 비슷하다. 이렇게 소켓 속에 공이 들어있는 관절덕분에 팔을 둥글게 돌릴 수가 있고, 돌저귀에 매달린 것처럼 몸에서 흔들거리며 멀리 둘 수도 있다.

4개의 근육들은 위팔뼈(상완골, humerus) 머리 둘레의 "회선근 덥개"를 형성하여 위팔뼈 윗부분이 관절의 구멍에 안전하게 부착되어 있도록 한다. 4개의 근육에는 가시위근(극상근, supraspinatus)과 가시아래근(극하근, infraspinatus), 어깨밑근(견갑하근, subscapularis)과 작은원근(소원근, teres minor)이 포함되며, 줄여서 SITS라고 부르기도 한다. 이러한 근육들의 힘줄은 위팔어깨관절의 캡슐에 연결되어 보다 안적정인 속성을 제공한다. 하지만, 관절 구멍의 깊이가 그렇게 깊지 않기 때문에 인체에서 가장 쉽게 탈골이 되는 관절이기도 하고, 우루드바 다누라사나(아치 자세, Urdhva Dhanurasana)와 같은 자세에는 적합하지 않으며, 이 자세를 통해서 이 부위가 탈골되는 경우가 있다고 알려져 있다. 관절에 기반을 둔 위팔뼈를 부드럽게 움직이는 것은 힘과 유연성 관절을 둥글게 싸고 있는 부드러운 섬유 캡슐을 따라서 회전근의 신경학적인 기능에 달려있다. 섬유 캡슐은 어깨뼈, 위팔뼈와 이두근의 윗부분과 연결되어 있다. 얇은 윤활막(synovial membrane)으로 덮인 캡슐은 부리빗장인대(오훼쇄골인대, coracoclavicular ligament)로 보호된다.

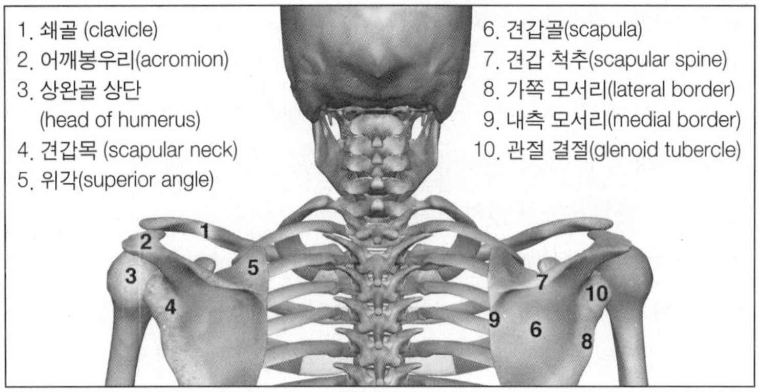

어깨대 뼈 (후면에서 보기)

봉우리빗장관절(acromioclavicular)은 어깨의 가장 윗부분에 있으며 견갑골의 견봉돌기와 쇄골의 원위 끝 사이에 위치해 있다. 그리고 이것은 3개의 인대에 의해서 지지된다. 봉우리빗장관절은 쇄골과 견갑골의 견봉을 연결시켜주고, 부리봉우리인대는 부리돌기에서 어깨봉우리까지 펴져 있으며, 부리쇄골인대는 견갑골에서 쇄골까지 뻗어있다. 이러한 미끌거리는 윤활 관절의 움직임때문에 팔을 머리 위로 들어올릴 수도 있고, 견갑골의 움직임을 도와주며 팔을 크게 회전하여 우루드바

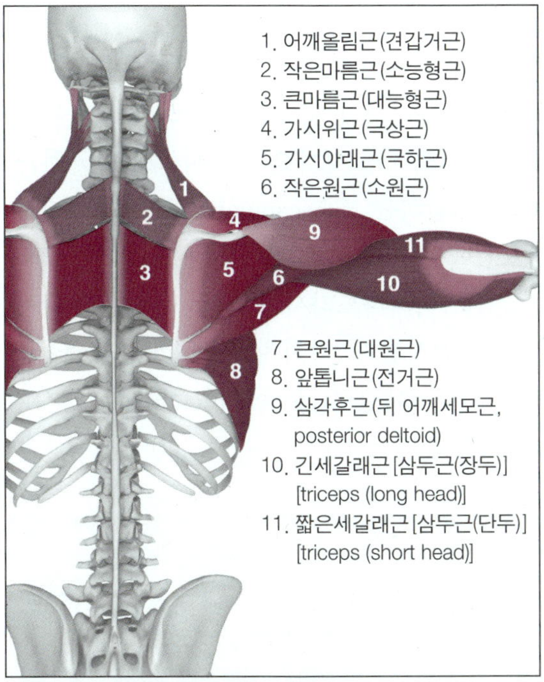

어깨와 윗쪽 팔 근육(후면에서 보기)

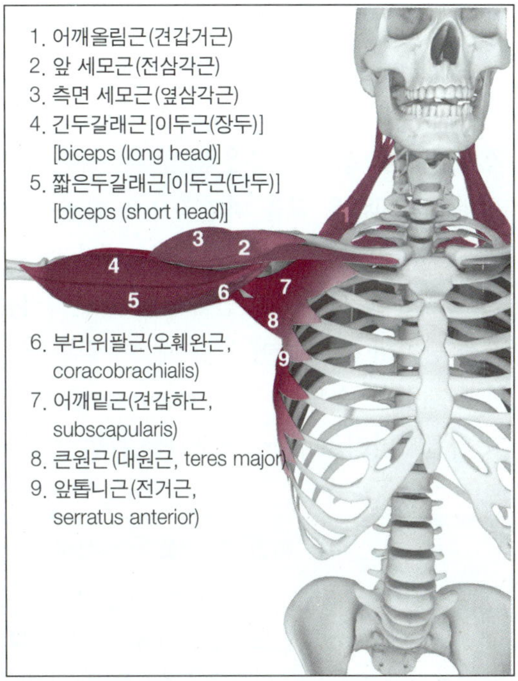

어깨와 윗쪽 팔 근육(전면에서 보기)

하스타사나(상체 위로 세우기 자세, Urdhva Hastasana)와 아드호 무카 스바나사나(아래로 향한 강아지 자세, Adho Mukha Svanasana)와 같은 아사나 동작도 할 수 있다. 쇄골의 중간 끝은 흉쇄골관절인데 흉골(manubrium)의 튀어나온 모양이 쇄골의 둥근 끝과 상호작용한다. 견갑골은 평평하고 거칠은 삼각형 모양의 뼈로 흉곽 뒷부분에 위치해 있다. 어깨대의 뒷부분을 형성한다. 견갑골의 상대적으로 두꺼운 측면경계에는 관절 구멍이 있으며, 위팔뼈의 끝에 위치한다. 견갑골의 다양한 신체적 특성으로 인해서 17개의 근육들이 서로 연결되어 뼈를 안정되게 움직이게 하고 6개의

표 4.1 견갑골의 움직임

움직임	근육	아사나의 실례
올리기	윗등세모근(상승모근) 마름모근(능형근) 어깨올림근(견갑거근)	아드호 무카 브르크사아사나 (나무 자세) 아드호 무카 스바나아사나 (아래로 향한 강아지 자세) 아드호 무카 스바나아사나 (아래로 향한 강아지 자세)
내리기	아랫등세모근(하승모근) 앞톱니근(전거근)	비라바드라아사나 II (전사 자세 II) 안잘리 무드라 (변형 또는 달 자세)
외전	마름근(능형근) 중간등세모근(중승모근)	고무카사나 (소얼굴 자세) 팔라카사나 (프랭크 자세)
외전	앞톱니근(전거근)	아드호 무카 스바나아사나 (아래로 향한 강아지 자세) 차타랑가 단다아사나 (막대 자세)
위로 회전	앞톱니근(전거근)	우르드바 하스타아사나 (양손 머리 위로 올리기 자세) 아드호 무카 스바나아사나 (아래로 향한 강아지 자세)
아래로 회전	마름모근(능형근) 어깨올림근(견갑거근)	톨라사나 (저울 자세) 바카사나 (두루미 자세)

기본 움직임 동작들로 팔을 광범위하게 움직일 수 있도록 한다.

상완부를 다른 어깨부위에 연결시키는 근육들은 위팔뼈(상완골)를 움직인다. 타다사나 자세에서 서 있거나,손바닥을 바깥쪽으로 돌리거나우티타파르스바코나사나 동작을 수행하면서 팔을 귀 쪽으로 해서 삼두근 쪽을 덮을 때, 작은원근(teres minor)에 의해서 지지되는 가시아래근(극하근, infraspinatus)은 팔을 바깥쪽으로 회전시킨다. 어깨밑근(견갑하근, subscapularis)은 팔을 중앙으로 외전시키거나 회전시키는데, 이런 움직임은 하타요가에서는 드물게 활용되는 동작이다(간혹 파르스보타나사나에서 안쪽으로 회전시키는 동작이 있음). 비라바드라사나 II(전사자세 II)에서, 팔을 뻗어서 위로 들어 올릴 때, 어깨밑근을 통해서 팔을 외전시킨다. 다시 이러한 4개의 근육들은 함께 회선근 손목 윗부분(rotator cuff)으로 움직이면서 위팔어깨관절(glenohumeral)을 안정시키고 위팔뼈머리(humeral head)를 관절강 안에 잘 위치하도록 한다.

바깥 및 안쪽으로 회전

바깥 및 안쪽으로 회전하는 타다사나(산 자세)로 서 있으면서 팔뼈를 회전시켜 엄지손가락을 안으로 돌려서 뒤쪽으로 움직인다고 연상해 본다. 이것이 안쪽으로의 회전이다. 이제는우르드바하스타사나 자세에서 강하게 안쪽으로 회전시키려고 해보면서 어깨뼈를 아래로 내리고 두 팔을 바깥쪽 위로 쭉 뻗도록 (외전하도록) 하면서 머리 위로 스트레치한다. 어깨 부위를 매우 강조해서 움직여야만 팔을 어깨 보다 높이 올릴 수 있다. 이제는 두팔을 바깥쪽으로 회전시키면서 동작을 반복하는데 이제는 머리 위로 쭉 팔을 뻗는 동작이 처음 보다는 자유롭게 느껴질 것이다. 하지만 팔을 머리 위로 뻗을 때에, 바깥쪽으로 팔을 회전 시키는 동작이 단순한 반대 동작처럼 보여질 수 있다. 이것은 우티타파르스바코나사나(측면으로 길게 뻗은 자세)와 같은 아사나 동작에서 쉽게 혼동이 일어나는 부분이다. 아사나를 시작하면서, "바깥쪽으로 윗팔을 회전하세요"라고 언어적 지시를 내리면 학생들은 반대로 동작하는 경우가 있고, 그 결과로 상완부가 어깨봉우리(acromion) 돌기에 끼게 되는데, 이는 별로 유쾌한 경험은 아니다. 따라서 학생들에게 윗쪽 팔을 힙 쪽으로 쭉 내리고 그 자세에서 팔을 바깥쪽으로 회전하도록 지시한 다음 팔을 머리위로 올리는 동안, 앞서 언급한 회전을 유지하도록 한다. 우티타파르스바코나사나(측면으로 길게 뻗은 자세)가 더욱 이해하기 쉽게 된다.

팔꿈치 관절은 두개의 뼈로 구성되는데, 윗쪽팔의 말단(distal) 상완부와 팔뚝의 몸 중심에 가까운 척골이다. 두번째 팔의 뼈는 요골로서 척골의 요골절흔(radial notch)을 구성하고 손목의 관절뼈와 함께 말단을 구성한다. 팔은, (1) 구부릴 수 있고, 쭉 펼 수 있도록 움직인다(상완부와 척골 사이의 경첩과 같은 움직임). 또한 팔은 상완부를 고정시키면서 손바닥을 뒤집었다 바로 했다 하는 동작을 반복할 때, (2) 엎침(회내, pronation)하거나 뒤침(회외, supination)한다. 팔꿈치관절은 간단한 경첩과 같은 구조로 척골과 요골의 구성으로 인해서 더욱 복잡해지고, 이 3개의 뼈들은 윤활 공간(synovial cavity)과 인대를 공유하는 형태를 가진다. 무릎의 관절과 마찬가지로 (경첩의 구조와 비슷함) 팔꿈치는 굉장히 잘 늘어나는 성향이 있어서, 팔로 무게를 지탱하는 아사나 동작에서는 팔을 삐거나 하는 부상의 원인이 된다.

팔꿈치관절을 구부리거나 늘이면 위에서부터 근육들이 수축되는데, 이두근과 위팔근(상완근, brachialis)과 위팔노근(상완노골근, brachioradialis)을 구부리는 동작에 기여하고, 삼두근은 근육을 늘이는 중요한 역할을 한다. 엎침과 뒤침의 동작에서, 척골과 요골은 서로 가로 질러서 손바닥을 뒤집었다 바로했다 할 수 있다. 원엎침근(원형회내근, pronator teres)과 네모엎침근(방형회내근, pronator quadratus)은 엎침근(pronator)들로서, 누운자세에서 위팔노근의 도움을 받는다. 손의 회전 작용에 있어서 어려운 점은 핀차 마유라사나(Pincha Mayurasana) 동작에서 손바닥을 바닥에 완전히 뿌리박기할 때 명확하게 나타난다. 이동작은 이두근이 경직되면 더욱 어렵게 느껴진다.

인류의 진보는 상당 부분 물체를 잡고 조작하는 능력과 서로 마주보고 있는 두엄지손가락의 능력 덕분이라고 말 할 수 있다. 정신적인 속성, 언어적인 지시와 아사나 시연과 더불어 손은 가장 중요한 지도 도구이자, 촉감의 정확성, 미묘함과 민감성을 가지고 의사소통 할 수 있도록 한다. 아사나 수행에 있어서, 모든 팔균형 동작들, 많은 등구부리기 동작, 힙오프너의 반작용, 비틀기 및 앞으로 구부리기 동작과 같은 가장 기초적인 동작들을 가능하게 하는 기반이 된다. 손목관절의 놀라운 운동성때문에, 손이라는 귀한 도구는 또한 인체에서 가장 부상을 당하기 쉬운 부분이고, 아사나 수행 도중에 손목을 다치는 일이 가장 흔하게 발생하기도 한다.

손은 5개의 손허리뼈(metacarpal)와 14개의 손가락뼈(phalange)로 구성되어 있는데, 인대에 연결되어 있고, 근육, 신경, 혈관, 근막과 피부에 둘러 싸여 있다. 손목은 8개의 작은 손목뼈들로 구성되어 있는데, 그 중의 2개는 말단 요골이고 4개는 발허리뼈(metatarsal)이며, 모두 가로인대로 둘러 싸여 있다. 아치모양의 손목뼈 구조는 굴절 힘줄과 덮개 및 근막이 있는 중심 부분으로 이루어져 있다. 이것들은 힘줄의 위치를 지지해 준다. 손에서의 손목관절의 움직임은 다음과 같이 나타난다. 굽히면서 손을 안쪽 팔뚝으로 당기고(이것은 손가락을 늘여주는 경향이 있다), 늘여주면서 손을 손목 위로 당긴다[아드호 무카스바나사나(아래로 향한 강아지 자세)에서 손가락을 단단하게 하면서, 손가락들과 관절을 바닥에서 일으킨다]. 외전을 하게 되면 손바닥을 위로 올리면서, 엄지손가락은 바깥으로 돌려지고 내전(adduction)은 반대의 작용을 한다. 엄지손가락은 늘이거나, 굽히거나, 외전하거나 내전하거나 매우 동작성이 좋다.

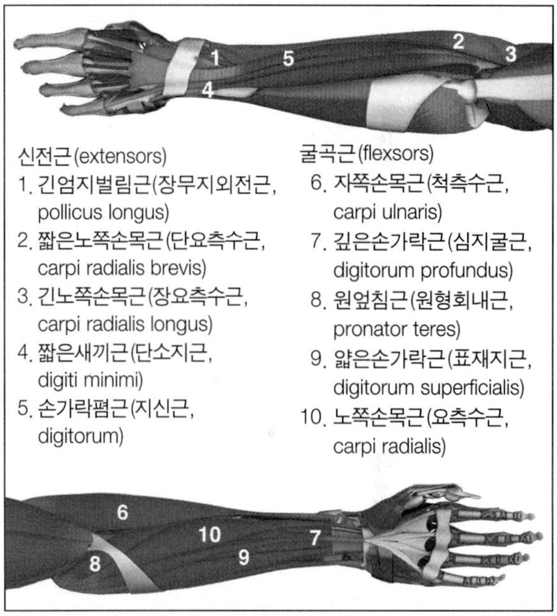

어깨와 윗쪽 팔 근육 (후면에서 보기)

손목과 손에 작용하는 주요근육들은 팔뚝의 뼈를 따라 생성된다(요골과 척골). 긴힘줄들은 더욱 손목의 말단뼈들과, 발허리뼈(척골, metatarsal) 및 발가락뼈(지골, phalange)에 삽입된다. 손에 내재한 많은 작은 근육들은 (손등에 4개, 손바닥에 3개) 척골에서 굴근의 힘줄에서 생성되고 지골에 삽입되어 손바닥과 손가락을 굽히고 늘어나게 한다. 다양한 기타 작은 근육들은 한손가락의 밑부분에서 옆손가락의 처음 관절까지 사선으로 뻗어 있어서, 손가락들이 안쪽과 바깥쪽으로 회전할 수 있도록 한다. 특별히 우리가 집중할 부분은 엄지두덩(thenar) 근육인데 이 근육은 엄지와 엄지의 손허리뼈(metacarpal)를 움직이게 한다. 우리가 아드호무카스바나사나와 아드호무카브르크사사나(아래로 향한 강아지 자세)와 같은 하스타반다를 계발할 때, 손가락들을 쫙 펴기를 원하지만, 엄지손가락을 바깥으로 회전하면서 쫙펴면, 엄지두덩근육이 경직되고 정중신경손바닥가지(palmar branchof medial nerve)도 압박을 받게 된다.

해부학의 지도
(ANATOMY IN TEACHING)

대부분의 해부학 책들은 대부분의 사람들에게서 관찰되는 인체의 구조를 설명해 준다. 하지만, 지도자들은 수업하는 학생들의 몸구조가 그들이 공부하는 책의 삽화나 내용과 완벽하게 일치하지 못하는 현실에 매우 당황하게 된다. 골격구조는 뼈의 모양과 길이와 두께의 다양성에 따라서 달라진다. 근육과 힘줄의 크기와 모양, 부착 정도에 따른 다양성도 있다. 남성과 여성 사이의 차이가 있으며, 나이에 따라서도 다를 뿐 아니라, 선천적인 개성에 따라서도 차이가 난다. 이러한 다양성을 무시하면서 정형화된 구조의 유사성을 만들어내는 것보다 더욱 중요한 것은 호기심을 가지고 열린 마음을 유지하는 것이고, 책에 나온 골격과 다른 골격을 가진 학생들을 만날 때는 연구하고 배우는 정신을 가져야 한다.

또한, 대부분의 해부학 책들은 신체 부위별로 나누어 설명하고 있지만 실제로는 특정부위만 따로 기능하는 일은 없다. 우리가 늘 느끼지는 못하지만 항상 전체적으로 움직인다. 우리의 발에서 일어나는 일이 우리의 척추에도 영향을 미치고, 또 두 귀 사이에서 일어나는 일이 우리 몸의 감각에도 영향을 미친다. 우리가 전문적인 개념이나 용어들을 사용하여 인간의 육체라는 구조를 계속해서 짜나갈 때, 기억해야 할 것은 그런 용어들을 사용하는 전문적 강좌로만 수업을 이끌어 간다면, 실제 수행에서의 깊은 영적인 부분을 놓치게 된다는 것이다. 그렇다고 해서 자세하고 전문적인 지식 가르침의 중요성을 간과해서는 안된다. 우리의 신체가 어떻게 작용하는지, 기능적인 해부학과 생화학적인 측면, 아사나 개별 동작과 연속 동작에서적용되는 운동학을 포함하여 부드럽고 명확하게 가르쳐야 한다.

지도자로서 자신의 폭넓은 지식과 요가에 대한 통찰력을 사용하여 이러한 정보를 학생들에게 수업 틈틈히 전달함으로써 다른 요가의 요소들과 함께 조화로운 시너지 효과를 내어 보다 완벽한 수업을 제공할 수 있다.

제 5 장

자기 변화를 위한 공간 창조하기

CREATING SPACE FOR SELF-TRANSFORMATION

우리의 종교가 바로 서로의 관계를 의미하고, 우리의 수행이
우리의 삶이며, 기도가 우리의 말이라면 어떨까?
성전이 이 세상이고, 숲속이 우리의 예배당이고, 성수가 강과 호수와
바다라면 어떨까? 명상이 우리의 관계이고, 스승이 삶이며 지혜가
자기 인식이고, 사랑이 우리의 중심이라면 과연 어떨까?
— Ganda Write

초기 하타 요기들은 신체의 에너지를 일깨우고 움직이는 것이 의식적 존재로서, 우리 자신의 모든 영역들을 활짝 열어가며, 빛이 날 정도의 존재감과 전인적인 만족(wholeness)을 가지고 온다는 것을 발견하였다. 하지만 요가가 요크(Yoke: 묶임)의 단계에 진입하여 전인적인 만족에 이르는 그 과정은 자동적으로 열리는 것이 아니다. 인간 본성의 경향은 신체와 호흡과 마음을 분리시키는 것이고, 이러한 분리감은 전인적 존재로서의 우리 자신을 본래의 본성과 분리시킴으로써 고통을 만들어낸다. 이러한 분리감은 스트레스와 혼돈감, 질병과 절망감과 같은 다양한 형태로 표출된다. 하타 요가는 우리 자신을 이러한 제한적인 자아의식에 묶어두는 매듭들을 풀어주는 다양한 도구들을 제공한다. "요가가 가져다주는 변화는 자신을 진정한 자신으로 만들어간다"고 조엘 크레머(Joel Kramer:1980)는 말하면서, "깊고 깊은 상태에서 사랑에 자신의 마음을 열게한다. 이것은 조각가가 천천히 주의깊게 돌의 남은 부분들을 깎아내면서 아름다운 형상을 만들어내는 것처럼 자신의 진정한 모습을 나타내면서 깎아내고 다듬어가는 것이다"라고 덧붙였다.

요가 지도자의 가장 중요한 역할은 학생들에게 요가의 여정을 보여주면서, 그 길을 따라 함께 걸어가며 안내를 제공하는 것이다. 영감, 지식, 기술, 인내, 열정과 창의성을 가지고 지도하는 것이야말로 좋은 지도자의 모범이라고 말할 수 있다. 요가 가르침의 영역들은 다양하다. 자아를 성찰하기 위한 안전한 공간 조성하기, 신체와 에너지를 사용하는 긴 여정을 떠나는 학생들을 위해 아사나와 프라나야마 수행의 시퀀스 정하기, 반복 과정에서 바르게 교정해주기, 명상의 실제적 지침 제공하기, 실생활에서의 훈련 정보 제공 등이 포함된다. 이 모든 것은 하나의 공통점으로 연결되는데, 인간 자신의 진실에 대한 일깨움을 얻게 되는 과정이고, 일상 생활과 인생의 고비 고비에서 밀려드는

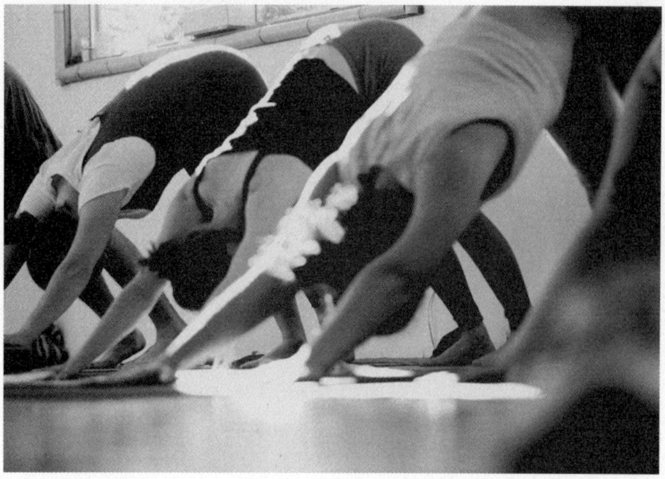

상황의 파도속에서 마음의 평정감을 지키는 것이다. 요가가 어떤 목적을 이루기 위한 훈련 과정이라고 한다면, 지도자의 역할은 훨씬 더 간단해질 수도 있다. 무엇을 어떻게 해야하는지 말만 해주면 된다. 즉, 요가 철학, 에너지학, 해부학 및 심리학에 대한 우리의 지식을 응용해서 수업과 지도하는데 잘 맞추어서 사용하면 학생들의 목표에 맞게 제대로 방향을 잡아서 지도할 수도 있다. 육체적인 수행면으로는, 지도의 촛점을 완벽한 자세에 집중하면 될 것이다. 프라나야마에서는 호흡과 에너지 균형의 완전을 기할 수 있도록 가르칠 수 있고, 명상 시간에는 마음을 가라앉히도록 지도할 수 있다. 그러나 요가를 가르친다는 것은 이렇게 간단한 문제가 아니다. 요가는 결과적인 성취의 수행이 아니라, 자기 발견과 자기 변화의 끝없는 과정이다. 이러한 과정에서, 지도자는 격려자이고 학생 개개인의 수행의 독특한 여정이 한 호흡 한 호흡 전개됨에 따라서 풍부한 통찰력 있는 격려와 안내를 제공할 수 있다.

요가를 수행하는데 정말로 필요한 것은 내면적 목표(intention)이다. 내면적 목표는 가장 기본적인 수행의 준비점이기도 하고 가르침의 시작점이기도 하다. 지도자가 확실한 목표를 가지고 있을 때, 요가 지도에 필요한 다른 모든 요소들은 보다 명확해지고 정리가 되기 시작한다. 때문에, 나는 왜 요가를 가르치려고 하는가?라는 질문이 요가를 가르치는 자에게는 반드시 선행되어야 할 것이다. 많은 지도자들이 가지고 있는 가장 핵심을 이루는 동기는 의외로 매우 단순하다. 학생들이 안전함을 느낄 수 있도록 수행의 공간을 창조하고 그들의 수행을 지원하는 것이다. 공간 조성에 필요한 도구들에 대해서 살펴보도록 하겠다.

눈에 보이는 실질적인 배경 환경 (THE PHYSICAL SETTING)

요가는 장소에 구애받지 않고 어디서나 수행될 수 있다. 어떤 면에서 요가는 하루 종일 수행될 수 있는 관념이기도 하다. 호흡, 몸과 마음을 계속해서 의식하면서 끊이지 않는 내적 평안과 기쁨이 지속되는 것을 하루종일 경험하는 것이다. 슈퍼마켓 계산대에서 줄을 서있으면서도, 운전을 하면서도, 걸어가면서, 심지어 다른 사람과 대화를 나누면서도 요가를 할 수 있다. 저자의 개인적인 경험을 나누자면, 시끄럽게 서로 몸을 부대끼고, 고래고래 지르는 소리가 난무하는 연방 교도소에서도 요가를 지도해본 적이 있고, 지글거리는 태양 아래의 사막에서도 살을 에일듯이 추운 바람이 부는 안데스 산맥 꼭대기에서도 공사하는 소리가 들리고 사이렌 소리가 수시로 고요함을 깨는 도심의 요가 스튜디오에서도 정글 동물들의 울음소리가 메아리치는 열대 요가 샬라스(shalas)에서도 요가를 지도해 보았다.

이렇게 어떠한 배경 환경을 통해서라도 프라타하라(pratyahara)를 수행하는 다양한 기회를 접할 수 있다. 어떤 상황이 벌어지더라도 인생의 폭넓은 경험에 대해서 감사해하고 좀더 명확한 진리를 캐볼 수 있는 다양한 기회가 주어지는 것이다. 그렇지만, 일반적으로 요가 수행에 긍정적인 영향을 미치는 특별한 환경적인 조건들을 나열해 볼 수 있다. 일반적으로 다음과 같은 것들이 있을 수 있겠다.

구별된 공간(dedicated space): 요가를 위해서 특별히 구별된 공간을 만들면 수행에 필요한 환경을 조성할 수 있고, 다음과 같은 이상적인 주변 환경 요소들을 만들 수 있다.

바닥(the floor): 요가에 가장 적합한 바닥 재질은 부드러운 나무인데, 하드우드나 우드와 비슷한 긴마루형태 모양 제품이 좋다. 가장 좋은 것은 무도장의 바닥처럼 "틈새"가 있는 것인데, 약간 유연하고 따뜻한 바닥이 안정성을 준다. 부드러운 카펫트 바닥은 서있거나 아사나의 균형을 잡는데 안정감을 주지못하고 손에 심한 무게가 실리는 아사나 체위에서는 손목이 접질러지기도 한다. 카펫 바닥은 서있는 자세가 거의 없고, 균형을 잡을 필요가 없으며, 손에 힘이 가지 않는 자세가 없는 "쉬운(easy does it)" 수업 지도할 때에 매우 적합하다.

벽(walls): 대부분 아사나 수행을 하는 경우에는 초급부터 상급 수준의 단계까지 장식품, 환기통, 창문, 스위치, 조명 장치와 같은 가로막는 물건이 없는 벽면을 사용하는 것이 좋다. 공을 들여서 요가 벽면을 디자인할 때는 떼었다 붙일 수 있는 내장형 도구를 사용해서 디자인된 것이 이상적이다. 사용하지 않을 때는 공간을 최대한 사용할 수 있기 때문이다.

공기(air): 어떤 학생들은 완벽한 호흡을 위해 신선한 공기가 계속 공급되는 것을 선호하기도 한다. 또 어떤 이들은 약간의 바람만 불어도 근육이 경직되고 몸이 유연해지지 못한다고 생각한다. 이런 것들은 대부분의 수업에서 겪는 일상적인 작은 갈등이다. 어떤 수업에서는 일부러 굉장히 높은 온도를 유지하기도 하지만, 대부분은 수업할 때 학생들은 적당히 따뜻한 방에서 신선한 공기가 잘 순환되는 환경에서 만족을 느낀다.

조명(light): 지붕을 뚫어 창을 만들거나 벽면 위쪽의 수평 창문을 사용해서 자연광이 들여오도록 하면 벽면에 유리창을 내지 않아도 충분한 자연광을 들일 수 있다. 따뜻함이나 좋은 기운이 가득하게 하고 싶다면 어두운 등이나 촛불을 사용하면 된다.

음악(music): 어떤 수업에서는 음악이 요가 시간에서 매우 중요한 부분을 차지하기도 하지만, 또 어떤 수업에서는 특정 스타일과 전통을 가진 음악 사용을 기피하기도 한다. 음악을 수업에서 사용하기로 결정하였다면 지도하는 목소리가 들리는지의 여부를 가장 먼저 고려해야 하고 더 중요한 것은 학생들의 호흡 소리나 말하는 소리를 들을 수 있는지 확인하는 것이다. 다양한 종류의 음악을 짜서 자신의 수업에 맞는 분위기와 무드를 조화롭게 이끌어가도록 하고 수업에서 사용하기 전에 반드시 먼저 틀어봐야 한다.

향기(aroma): 1960년대에는 요가와 향은 문장에서 함께 쓰이는 말이기도 했고, 수업에서도 같이 쓰였다. 1980년대에는 요가와 아로마테라피가 함께 쓰였다. 많은 학생들은 특정한 양을 즐겨 사용하면서 자신의 의식을 요가의 분위기나 느낌에 몰두하도록 하지만 또한 저자는 향냄새로 인해서 주위가 산만해지거나 구토감을 느끼기도 한다. 일반적으로 학생들에게 입실 전에는 향수를 뿌리고 오지 말라고 권하는 것처럼 인공 향없이 신선한 자연의 공기만으로 교실을 가득 채우는 것이 최선의 방법이다.

보조 도구(props): 보조 도구의 실제적 사용법은 7장 "아사나 지도법"에서 다루게 되고, 여기서

는 기본적인 보조 도구만 잠깐 살펴보도록 하겠다.

- 어떤 요가 스타일에서는 *매트(mats)*만을 보조도구로 사용해야 된다. 학생들은 모두 자기의 매트를 준비해야 한다. 학생들이 매트를 선택할 때 고려해야 할 몇 가지 요인들이 있다. 예를 들어서 무독성으로 만들어지고 재활용이 가능한 것, 단단하거나 부드러운 것, 안정성, 무게, 내구성 및 접착성. 땀을 많이 흘리는 경우에는, 흡습성이 좋은 천을 매트에 깔아서 안정성을 높이고 독성을 쉽게 제거할 수 있도록 하는 것이 좋다.
- *담요(blanket)*는 필요한 지지 높이에 맞추어서 쉽게 접어서 사용할 수 있기 때문에 다양한 목적으로 쓰여질 수 있다. 다양한 바닥에서 펴서 깔아둘 수도 있고, 커버링용으로 쓸 수 있고, 여러가지 창의적인 방법으로 사용될 수 있다. 단단하게 짜여진 양모 담요는 가장 일정한 상태로 보기좋게 접히고 펴진다.
- *지지대(blosters)*는 여러가지 아사나를 안정되고 일정하게 지지할 수 있게 한다. 대부분의 경우, 번갈아 쌓아둔 담요를 지지대로 사용한다.
- *받침대(blocks)*는 다양한 기능으로 사용되는 보조도구이다. 좌식 아사나를 취할 경우 받침대로 쓸 수 있고, 입식 아사나에서는 손을 쉽게 놓아두는 받침대로 쓸 수 있다. 에너지를 사용하는 동작을 일깨우고 지지하기도 한다. 나무 받침대는 안전하기는 하지만 무겁다, 스티로폼 받침대는 가볍지만, 너무 약할 수 있다.
- *끈(straps)*이나 띠는 체위의 완벽함을 유지하면서 손이나 다리 등 뻗는 부위를 늘이고, 다양한 체위의 아사나를 유지하고 안정시키는데 다양하게 사용되는 보조 도구이다. "금방 풀어지는" 디자인은 끈이 쉽게 매고 풀 수 있도록 하여 더욱 다양한 기능을 발휘하게 한다.
- 많은 학생들이 *의자(chairs)*를 가장 중요한 보조 도구로 사용하고 있다. 전체 수업시 학생을 의자에 앉혀서 가르칠 수 있고, 이런 경우에는 임신중이거나 산후 여성들을 대상으로 할 수 있고, 노인들이나 몸을 움직이는데 무리가 있는 신체가 약한 사람들을 위한 수업에 사용할 수 있다. 다양한 아사나 자세에서 다양한 종류의 벤치나 의자를 사용할 수도 있다.
- *샌드백(sandbags)*은 수프타 바다 코나사나(누운 물고기 자세, Supta Baddha Konasana)와 같은 아사나를 수행할 때, 손과 발에 중량감을 더해줄 수 있다. 비라바드라사나(역전사 자세, Virabhadrasana)와 같은 아사나에서는 발꿈치를 올리거나 닿게 하는 다양한 보조 도구로 사용할 수 있다. 특별히 발목에 무리가 가는 학생들에게 매우 유용하다.

수업 교실 준비 및 지도 위치 정하기 (CLASSROOM SETUP AND ORIENTATION)

공간의 물리적인 형태나 구조는 지도자와 학생들에게 앞으로 지향해야 할 이상적 수업 방식을 결정해준다. 아래 언급한 안전 문제 이외에도 가장 중요한 고려 사항은 지도자와 학생들간에 서로의 모습을 볼 수 있는 가시성의 문제이다. 직사각형의 방에 있다면, 지도자가 긴 쪽의 중앙에 서는 것이 가시성을 극대화하는 방법이다. 반대 방향으로 설정하면, 공간의 앞뒤 간격이 너무 길어져서 안정성이 떨어지는 초보 학생들이 가시 거리에서 후방으로 혹은 가장 먼 곳에 위치할 가능성이 높고, 지도하는 모습이 잘 안 보일 수 있기 때문이다. 지도자에 따라서는 경험이 많거나 능숙한 학생들을 앞에 모델로 세우는 경우를 선호하기도 하는데, 자칫하면 문제를 야기할 가능성도 있다. 학생들은 과시하는 태도를 취하기 쉽고 때때로 자세가 불완전하거나 부상의 잠재적 위험성이 있으며 그것이 초보자들에게는 여과없이 바람직한 모델로 비춰질 수가 있다. 반면에 초보자나 능숙하지 못한 학생들은 지도자의 자세를 그대로 따라하는 것을 매우 어렵게 느끼게 된다. 이런 이유 등으로 인해서 키가 좀 더 큰 학생들이 교실의 측면이나 뒷쪽으로 자리를 잡는 것이 바람직하다. 다양한 이유 때문에 많은 학생들이 교실 내의 특정 공간을 더 좋아하는 경향이 있다. 처음 온 사람이라든지, 부상이 있는 사람, 임산부, 신체적으로 약한 사람, 균형 잡는 것이 어려운 사람들은 벽 옆에 자리를 잡으면 필요할 때 벽을 지지대로 사용할 수 있다. 따라서 벽면의 공간은 필요한 사람들에게 우선권을 주는 것이 좋다. 기존의 수강생들이나, 가끔 방문하는 수강생들이 자신이 고집하던 자리를 우선권을 가진 사람들에게 내 주어야 하는 경우가 종종 생긴다. 짧게나마 의도를 잘 설명하면 자리 이동에 별 무리가 없을 것이다.

가능하면 출입구와는 떨어진 곳에 지도자의 자리를 잡는 것이 좋다. 학생들이 들어오면서 쉽게 선생님의 모습을 볼 수 있으므로 서로 인사하기에 편하다. 이렇게 자리 배치를 하면, 학생들이 수행 중에 들어오고 나는 것 때문에 방해를 덜 받게 된다. 일단 수업이 시작되면, 지도자는 교실 안을 돌아보면서 관찰하고, 넌지시 지시를 보내고, 학생들과 상호작용을 해야한다. 특정 아사나 자세를 취하거나 아사나의 순서상 학생들에게 매트의 다른 쪽으로 몸을 돌리라고 할 때가 있다. 다음 장에서 다루게 되겠지만, 그렇게 되면 요가 공간의 "정면(아사나의 시범자세를 보여주는 무대)"이 바뀌게 되기 때문에 지도시에 주의해야 할 사항도 그 방향에 따라서 변하게 된다.

사람이 많아서 복잡한 수업에서는, 매트를 지그재그로 배치하는 것도 도움이 된다. 옆 쪽으로 공간이 확보되어서 학생들이 팔을 최대로 뻗을 수 있고, 몸을 옆으로 돌리거나 팔을 머리 위로 뻗어서 굽힐 때, 바로 옆사람과 부딪히는 경우가 줄어든다. 이렇게 매트를 지그재그로 배치하는 것은 전체 학생이 방의 앞쪽을 바라보거나, 두개의 긴 줄을 만들어 서로 바라보는 경우에 효과가 좋다. 간혹 어떤 지도자는 군대식으로 매트가 완벽하게 일렬로 정돈되어 있는 것을 좋아한다. 질서있고 깨끗하며, 일정한 각도로 정돈되어 있기 때문에, 이렇게 셋업을 해두면 더욱 쉽게 정돈된 느낌을 가질 수 있다. 어떤 지도자는 원형이나 반원형으로 학생들을 배치하여 공동체 중심으로 에너지 발산이 이루어지게 하기도 한다.

수업 수준 및 필수 준비 사항
(CLASS LEVELS AND PREREQUISITES)

누구나 자기가 원하는 요가 수업을 수강할 수 있다면? 만약에 초보자가 고급반에 들어간다면? 아니면 스스로 고급반이라고 생각하는 학생이, 열정을 가지고 초보자 수업에 들어간다면? "모든 수준"을 다 받아주는 수업은 어떨까? 하타 요가에서는 상급반에서 다음 수준으로 넘어가는 필수 자격을 정하는 실력의 정도를 어떻게 관찰되고 테스트하며, 순차적으로 수업교육과정을 짤 수 있는지? 이런 문제에 대해서는 매우 강경하고 다양한 의견들이 있다. 어떤 지도자는 사전 예약이나 사전 구두 승낙을 통해서 엄격하게 학생의 숫자를 정해서 그대로 유지하기도 하고 미리 정해진 시간에 수업 일정을 잡아서 분위기나 학기별로 수업을 나누어 시간표를 짜기도 한다. 이것은 학생들로 하여금 책임감을 느끼고 수업 참여에 일관성을 더하도록 하고 지도자의 입장에서는 미리 교수안을 짜서 학생들에게 쉬운 것에서 어려운 것까지 수행의 난이도를 조정하며 이 과정에서 학생들의 자기 훈련 능력을 기르도록 한다.

하지만 개방형 수업을 제공해야 하는 많은 중요한 이유들도 있다. 첫번째로, 자기 훈련이 중요한 가치중의 하나라면, 상대적으로 개방형 수업을 개설하여 학생들을 중간에 받기 때문에, 대부분의 학생들이 쉽게 수업에 참여할 수 있다. 이것은 강물을 탐험하는 사람이 강끝의 얕은 물에서 자기가 들어갈 수 있는만큼만 물에 들어가는 방법 대신에 얕은 물을 걸어보기도 하고, 여러가지 깊이의 물에서 다이빙을 하면서 강물을 체험하고 싶어하는 것과 같다. 학생들은 굉장히 다양한 서로 다른 배경들을 가지고 요가에 입문하는 경향이 있고, 요가에 완전히 처음 입문하는 경우라도 중급의 실력을 갖출 수도 있다. 또 생활 여건의 다양성으로 몇 주 동안, 몇 개월 동안 시간을 내지 못해 수행을 할 수 없는 경우도 있다. 많은 상급 수준의 학생들은 날마다 그때 그때 다른 수준의 수업을 찾아가면서 더욱더 발전하는 경우도 있다. 만약 스튜디오에서 한 주 내내 다양한 수준의 수업을 제공하면, 다양한 지도자들과 스타일들을 접하면서 학생들은 더욱 자유롭게 요가의 세계를 드나들 수 있다. 배우고자 방문하는 학생들, 특별히 완전 초보자나, 특별한 목표를 가지고 온 학생들은 지도자에게 더 많은 것을 기대한다.

고도로 조직화된 수업에서조차 기존의 학생들이 완전히 새로운 기대감을 가지고, 새로운 욕구를 가지고 수업에 참석하는 경우가 있다. 처음 방문한 학생들을 만날 때는, 대화 도중에 반드시 요가에 대한 경험이 과거에 있는지의 여부를 물어보아야 한다. 다친 곳은 없었는지 또 요가 수행에 방해가 되는 신체적인 컨디션이 있는지에 대해서 물어보아야 한다. 그 학생이 해당 수업에 적합하지 않다고 판단되면, 먼저 수업의 성격을 설명하고 주어진 일정에서 다른 적당한 대체 수업을 찾아주거나 해당 커뮤니티의 다른 요가 기관을 추천해 줄 수 있다. 그래도 학생이 그 수업을 고집한다면, 아사나를 보여주면서 편하고 부드럽게 접근하는 것이 중요하다는 것을 보여준다. 다양한 수준이 공존하는 개방형 수업 일정을 제공하면서 더욱 조직화 된 가르침이 필요한 심화 과정을 보충할 수 있다. 심화 과정에서는 요가의 소개, 특정 단계, 특정 학생들을 대상으로 조직화된다. 지도자들은 학생들을 적합한 수준에 맞추어서 심화 수업에 배치하고 또 한편으로는 학생들에게 원하는 어떠한 수업에도 참여할 수 있도록 자유롭게 할 수 있도록 허락할 수 있다.

수업 예절 (CLASS ETIQUETTE)

지도자의 행동뿐 아니라, 교실에 있는 모든 사람들의 행동은 요가를 효과적으로 가르치고, 학생들의 요가 수행을 더욱 계발하고 깊은 단계에 들어가게 하는 과정 과정마다 조금씩 영향을 미친다. 대부분의 학생들은 지도자나 주변 동료 학생들에게 대한 관계의 예절을 잘 지키기 때문에 따로 언급하지 않으려고한다. 방해요소가 되는 문제들은 어떤 행동이 수업 진행에 방해가 되고 주의를 산만하게 만드는지를 모르기 때문에 야기된다. 따라서 행동의 제약에 대해서 미리 명확하게 제시하는 것이 매우 중요하다. 다음과 같은 내용이 포함될 수 있다.

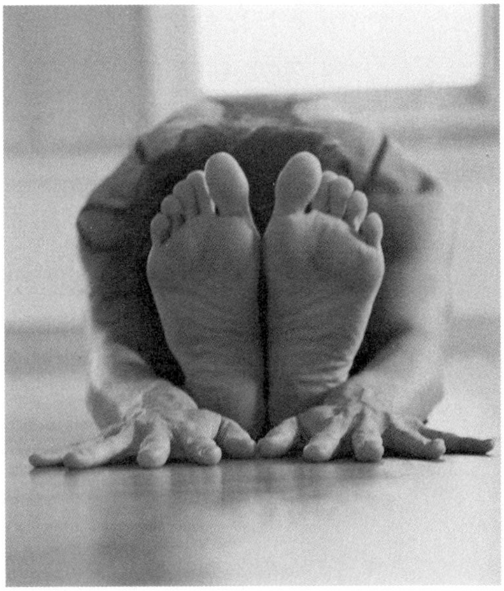

- *청결(cleanliness):* 학생들에게 수업에 들어오기 전에 반드시 목욕을 할 것을 권한다. 실천성이 떨어진다면 입실 전에 몸을 청결하게 할 것을 권한다. 탈취제를 너무 많이 몸에 뿌리고 오면, 선생님 뿐만 아니라 다른 학생들이 숨을 편하게 쉴 수가 없다. 이 문제에 대해서는 개인적으로 부드럽게 이야기 해준다.
- *향기(scents):* 향수, 코오롱, 방취용 화장품, 에센셜 오일, 또는 자신에게 너무 좋은 향이라도 남들에게는 구토를 유발할 수 있다. 가장 간단한 해결책은 모든 학생들이 어떤 향 제품도 피부나 옷에 뿌리고 오지 않도록 권해준다.
- *복장(attire):* 편안한 복장이야말로 요가에 가장 중요하다. 그룹으로 운동을 하는 경우에, 복장은 간단하여 남들의 시선을 끌지 않도록 해야 한다. 지도자의 입장에서는 학생들의 몸의 형태를 볼 수 있는 것이 가르치는데 도움이 된다.
- *맨발(bare feet):* 입실하기 전에 신발을 벗도록 합니다. 청결함을 상기시키고 샬라(shala)의 성스러운 속성을 지키기 위해서 필요하다.
- *말하기(talking):* 학생들에게 자신의 호흡과 지도자의 언어적 지시에 집중할 것을 알려 준다. 학생이 수업 도중에 계속해서 말을 하게 되면, 수업이 끝난 뒤에 개인적으로 언질을 주도록 한다. 두명 이상의 학생들이 수업 중에 대화를 하게 되면, 전체 학생에게 "수행에 집중하라"로 간단하게 말한다. 대부분 대화를 중단할 것이다. 그러나 기억해 두어야 할 것은 언제 어느 순간에라도 수업 내에서 수행에 관한 질문을 자유롭게 할 수 있도록 분위기를 만들어 주어야 한다.
- *도착/떠나기(arriving/departing):* 항상 수업에 늦게 오거나 수업이 끝나기전에 일찍 떠나는 학생들이 생기기 마련이다. 다른 학생들의 주의를 산만하게 하고, 수업지도의 흐름을 방해하기도 한다. 어떤 스튜디오나 지도자들을 엄격한 정책을 적용하여 몇 분이라도 늦으면 절대 학생을 수업에 참가할 수 없이 돌려보내기도 한다. 많은 지도자들이 처음에 침묵이나 묵상 안내로 수행을 시작하면서 늦은 학생들을 교실 밖에서 기다리게 하고 명상 시간이 끝나면 교실에 들여보내기도 한다. 필자은 이렇게 산만해 질 수 있는 시간을 오히려 역으로 사용하여, 교실에 이미 들어와 있는 학생들에게 그런 경우가 생기면 오히려 어떤 환경에서도 현재의 평정심을 잃지 않는 훈련을 하는 기회로 삼고, 새로 오는 사람들에게 복잡한 공간에서도 공간을 친절하게 내어주는 더 깊은 "카르마 요가" 수행의 시간으로 삼는다. 학생들은 반드시 5분 전에 와서 수업이 끝날 때까지 자리를 지키도록 해야하지만, 때때로 바쁘고 예측불가의 상황이 벌어지는 현대 사회에서는 가장 훈련이 잘 되어있는 학생일지라도 때때로 수업에 늦거나 일찍 자리를 떠나야 하는 상황이 생기기 마련이다. 그런 학생들을 수용할 수 있도록 공간과 함께 마음을 여는 것은 매우 중요하다. 남을 배려하고 제공하는, 융통성과 편안함을 주려는 지도자의 의도가 모든 학생들에게 잘 전달되어야 하는 것도 중요하다. 기존의 수강생이 늦게 도착하면 나머지 학생들이 하고 있는 내용을 시작하도록 고집하는 것 보다는 해당 학생의 몸에 필요

한 동작을 할 수 있도록 배려한다. 새로운 학생이 늦게 도착했을 경우에는, 지도자가 판단하여, 함께 할 수 있는 적당한 시간까지 해당 학생에게 발라사나(애기 자세, Balasana) 동작을 통해 마음을 편안하게 안내해주도록 한다.

정신적 환경 일깨우기 (WAKING UP THE SPIRITUAL ENVIRONMENT)

요가 지도자가 해야할 가장 중요한 역할들 중의 하나는 학생들에게 안전하면서도, 수행을 격려해 주는 수업 분위기를 창조하는 것이다. 자기 자신을 알아가는 수행에 필요한 지침들을 제공하는 요가 및 영성에 관한 문헌에는 수많은 종류가 있다. 전통적인 요가의 정신적 가르침은 힌두의 종교색이 짙은 문화에서 시작되었기 때문에, 대부분의 문헌들은 특별히 브라만이나 신성한 존재와의 합일로 묘사되는 영적인 여정에 대하여 힌두-중심의 사고 체계로 쓰여졌다. 요가에 관한 현대의 많은 글들은 이러한 전통적 가르침을 신성에 관한 성스러운 언어로 여기고 있으며, 종교적 색채를 근본적인 형식으로써 제공하고 있다. 우리가 그러한 종교 토대에 관한 깊은 이해 없이 얕은 지식을 가지고 이러한 종교적인 자료들을 부주의하게 인용하다 보면, 우리가 실제로 생각하고 느끼는 인생과 영혼의 문제와는 상당히 적대감이 있는 다른 신앙에 대해 말하고 있는 우리 자신의 모습을 쉽게 발견한다. 하지만 지도자는 이런 저런 많은 자료들을 영감의 원류로서 잘 활용하여, 그러한 종교적인 색채를 배재하고 은유, 신화 및 원형이 풍부한 인생과 요가를 학생들에게 구체적이고 적합한 형식으로 가르칠 수 있다.

실제로 전세계의 많은 요가 커뮤니티 지도자들은 파탄잘리의 요가 수트라를 종교적 믿음의 경전, 그들의 수행 및 가르침과 삶의 기초가 되는 믿음 체계로 여긴다. 그들은 수트라나 기타 전통적 텍스트 및 개념들을 매우 특별하게 여기면서, 선택적으로 적용하고 자유롭게 해석하는데, 이것은 순수 요기들의 눈에는 무엄하다고 보인다. 하지만 "정신적인 것은 종교가 아니다"라고 레이첼 나오미 레멘(Rachel Naomi Remen 1993, 40)은 말했다.

> 종교는 교리이고 영혼에 관한 믿음의 체계이고 수행의 체계이다, 종교는 그런 믿음으로부터 생겼다. 세상에는 많은 종교들이 있으며, 서로 공존할 수 없다고 한다. 다시 말해서, 모든 종교는 스스로를 영적으로 "우월"하다고 여기고, 자기의 종교만이 "바로 그 길"이라고 생각한다. 하지만 영적인 것은 통합적이다. 영적인 것은 소속과 참여의 가장 깊은 감정이다. 우리는 항상 영적인 것에 참여하고 있다. 우리가 알든 모르든 간에.

전통 및 현대 요가의 많은 가르침 중에서, "하나됨"이라는 종교적인 믿음이 있고 영적인 존재가 되기 위한 "여정"에서 욕망, 애착과 개인성을 부인하는 미리 규정된 수행방식을 가지고 있다. 강가 화이트(Ganga White: 2007, 200)는 우리에게 "이러한 관점을 가지는 핵심 믿음은 중심 진리와 인생의 현실은 하나이며, 우리가 살고있는 다양하고 개인적인 일상 세계는 실상은 마야(Maya)라고 불리우는 환상과 같은 것"이라고 상기시킨다. 하지만 인생이란 정말로 환상에 불과할까? 화이트는 계속해서 "그것들을 부인하면서 사는 것보다는 우리 자신의 선천적인 면모들에 대해서 더 많이 알아가는 법을 배우는 것은 더욱 현명한 일이다"라고 말했다.

우리가 이러한 요가의 근본주의를 너그럽게 용납할 때, 지금 바로 여기, 이 자리에서 누릴 수 있는 인생의 타당한 현실을 동일하게 인정하는 영적인 안목과 여유를 제공하면서, 수트라나 바가바드 기타와 같은 보석들을 창의적으로 연구해 볼 수 있다. 요가를 가르칠 때, 이러한 생각으로 접근하기 시작하면, 새로운 정신적 차원을 열어주어 종교, 믿음이나 영성, 종교에 대한 관점에 상관없이 수업에 있는 누구에게나 마음을 열 수 있게 된다. 토머스 무어(1994, 203-204)는 "영혼에게"라는 글에서 "평범한 것은 성스러운 것이고, 매일의 하루 하루는 종교의 가장 중요한 근원이다"라고 쓰고있다. 그는 계속하여, "마음이 생각을 소화해서 지식을 만들어내는 것처럼, 영혼은 하루 하루의 삶을 양식으로 해서, 그것을 소화하여, 경험의 양식에서 지혜와 성격(속성)을 창조해낸다".

많은 사람들이 처음에는 스트레스를 줄이고, 유연성을 기르고, 육체적, 감정적인 상처를 치유하고, 새로운 사회적 관계를 탐색하거나 신체적 건강을 기르기 위해서 요가에 입문한다. 하지만 수행에 본격적으로 돌입하면서, 몸과 호흡과 마음을 연결하는 작업이 진행될수록 뭔가 새로운 일이 일어나기 시작한다. 학생은 자기 자신에 대해 더욱 명확한 각성을 경험하기 시작하며, 좀더 완전한 삶을 살고있다는 느낌을 가지기 시작한다. 그들은 기분이 더 좋아지고, 균형 감각이 더욱 살아나며, 의식이 더욱 각성되고 깨끗해지는 것을 느낀다. 인간으로서 우리가 가지는 행복, 각성, 의미있는 삶에 대한 열망과 우리자신보다 뭔가 더 위대한 존재와 연결되고 싶어하는 이러한 느낌은 인생 전체에 걸쳐 오랜 시간동안 요가를 수행하도록 하는 강력한 동기가 된다.

요가를 자기 변화나 영적인 삶의 여정의 도구로 사용하게 될 때에, 처음의 시작은 처음 몇일 동안 수행하는 가운에 자신이 무엇을 하고 있는가 주의를 처음으로 주의를 기울이기 시작하는 순간에 시작된다. 학생 자신이 불안정하고, 넘어지고, 다치고, 불편해하며 산만함을 느낄 때, 인간의 성향은 비판하고 요동치는 마음으로 되돌아가려고 한다. 안정과 편안함은 학생들이 아사나를 수행할 때 자기 변화의 토대가 되도록 한다. 안정성이라는 것은 오랫동안 완전하게 정지된 체위를 의미하는 것은 아니다. 실제로, "체위"란 모델이 카메라앞에서 취하는 체위처럼 정적인 것이다. 하지만 이와 반대로 아사나는 살아있는 것으로서 순간 순간 인간이 만들어내는 독특한 표현이다. 자기 자신을 아사나 수행의 비교적 강도높은 아사나 수행 가운에 내면적 평화를 느끼고, 강하고 안정적이면서도 침착하고 부드럽게 유지하는 것이 수행을 더욱 깊은 단계로 이끈다.

오랫동안 아사나의 상태를 유지하고, 안정성과 편안함을 계발한다 하더라고, 항상 움직임은 존재한다. 심장은 뛰고있고, 호흡과 프라나는 흐르고 있다. 따라서 아사나 수행의 더욱 폭넓은 관점은 정확하게 말해서 여기에서는, 온전한 마음의 각성을 유도하는 공간을 창조하는데 있어서, 요가 지도자는 영적인 조력자가 된다. 자기 반성적 각성을 장려하는 요가 수업을 지도할 때에는, 아사나를 수행하는 순간과 다음 단계의 아사나를 수행하려는 그 찰나, 모든 호흡, 모든 감각, 및 모든 생각과 느낌은 마음과 의식과 영혼의 성향을 보여주는 창문과도 같다. 스테판 레바인(Stephen Levine 1979, 69)이 쓴 바, 수행은 "정신적 집착과 허상"에 관한 통찰력을 제공하는 과정이 되어가면서, "진정한 마음으로 돌아볼 때, 그것들을 더욱 또렷하게 볼 수 있다"라고 했다. 바로 그 순간이 요가 아사나를 수행하면서 자신의 변화와 치유, 의식 각성의 깊은 감정과 연결감이 싹트기 시작하는 순간이다.

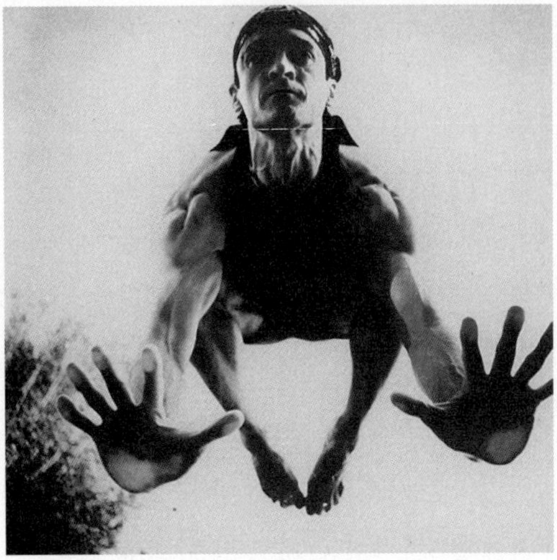

요가 수행에서 이러한 보다 깊은 의식적 접근을 장려하는 많은 방법들이 있다. 만약에 수업에서 어떤 학생들이 "옴" 소리를 내는 챈팅에 참여하는 것을 불편해하고, 동시에 다른 학생들은 바크티(bhakti) 수행을 깊이 몰입해서 하는 상반된 모습을 보았을 때, 지도자는 자신의 분별력이 허락하는 대로 모든 사람에게 안전한 공간을 창조할 수 있도록 본인의 판단력을 사용해야 한다. 이런 문제를 어떻게 접근하는가 하는 방식은 가르침의 경험이 많아질수록 확실히 변해갈 것이다. 지도자로서 어떻게 정신적 각성을 위한 공간을 창조할 것인지 이런 저런 생각을 하기도 하고, 자신의 다양한 접근법이 학생들에게 어떤 반응을 보이는지 관찰하고 귀를 기울여보는 것을 게을리 하지 않도록 노력해야 한다. 정신적 각성을 보다 활발하게 불러일으키는 창조적인 수업을 만드는 몇 가지 방법을 소개하고자 한다.

교실에서 인사하기(greeting your class): 학생들이 교실에 들어설 때 한 사람 한 사람에게 인사를 하도록 노력해야 한다(6장에서는 새로운 학생들과 대화하는 법에 대한 자세한 설명이 나와있다). 아주 짧은 시간일지라도 학생 한 사람 한사람과 눈을 맞추고 함께하는 시간을 가져야 한다. 시작할 준비가 되면 전체 학생들에게 "안녕하세요"나 "나마스테"라고 인사한다.

본격적으로 시작하기(getting situated): 적어도 몇 분만이라도 수업을 시작할 때 가만히 앉아있는 시간을 가지면 학생들은 완전히 "도착했다"는 느낌을 가지게 되고, 자신의 몸과 호흡과 마음과 영혼에 대해서 느끼면서 마음을 조율하게 된다. 교실에 있는 학생들에게 편안한 자세로 가부좌 자세를 하거나, 여러가지 앉는 자세를 취하도록 한다. 지지대를 사용해서 바닥에 닿는 엉덩이뼈 부분을 좀 높은 곳에 앉게 해서 골반이 적당한 위치에 자리잡도록 한다. 학생들에게 내면 세계를 조율하면서 복잡한 마음을 단순하게 만들고, 호흡의 흐름이 자연스럽게 할 수 있도록 지도한다. 엉덩이가 바닥에 닿는 부분을 느낄 수 있도록 하고 바닥에 닿는 부분을 더 깊숙히 안착시켜 땅에 깊숙히 뿌리박혀 있다는 놀라운 감정이 생기도록 한다. 그러고나서 다시 학생들에게 호흡에 주의를 기울여 호흡의 움직임과 몸에서 느끼는 자연스런 움직임에 집중하도록 한다. 얼굴 근육과 눈을 편안히 하며, 관자놀이 사이를 부드럽게 하도록 한다.

숨을 내쉴 때는 내면이 이완되고 더욱 깊이 집중되는 내면의 효과 숨을 들이마실 때마다 몸이 팽창되고 키가 커지고 보다 풍성해지는 느낌을 받도록 호흡의 자연적 효과를 몸으로 느낄 수 있도록 학생들에게 호흡을 시작하여 점차적으로 호흡의 강도를 높여 깊게 호흡하라고 가르친다. 숨을 들이마시고 내쉴 때 정지하지 말고 들숨 날숨 사이의 순간에 정신을 집중하도록 장려하고 호흡의 흐름에 따라 그 순간의 감각이 살아나도록 한다. 호흡을 평안하고 안정적으로 할 수 있도록 계발하면서, 목구멍을 지나 호흡의 소리에 귀 기울여보라고 한다. 그 소리는 흡사 나무사이를 흔들면서 지나가는 산들바람과 같을 수도 있고, 바닷가에 앉아있을 때 들리는 바다 소리와도 같을 것이다. 수행을 하면서 그 소리와 감각, 균형잡힌 호흡의 흐름에 귀를 기울여 보도록 장려한다.

내면적 의향의 고정(setting intention): 자리에 앉고, 호흡하고, 관찰하고 느끼면서 학생들의 내

면에 부드럽고 수용적인 내면적 공간이 생겼다면, 이번에는 손바닥을 가슴에 모아서 기도하는 자세를 취하는 안잘리 무드라(Anjali Mudra)로 안내한다. 학생들에게 지속적으로 호흡을 의식할 것을 일깨우면서, 손가락을 이마에 대어 마음과 머리를 연결하는 상징적인 동작을 취하도록 한다. 이렇게 연결이 일어나는 지점에서 내면을 돌아보는 시간을 가지고 왜 자신이 이곳이 있는지 상기시키고 요가를 하는 명확한 목적에 대한 자각 내면적인 목표를 반추하도록 한다. 지도자 자신의 내면적 목표와 수업 구성에 대해서 생각하면서 다음과 같은 것들에 대한 욕구가 생길 지도 모른다.

- 몇 분이라도 자리에 조용히 앉아 명상을 안내하기
- 분위기를 이끌어 주는 시나 좋은 글을 읽어주고 주제를 안내하기
- 챈트를 세션과 세션 또는 수업과 수업수업 사이에 다르게 구성한다
- 프라나야마로 일깨우기 — 승리호흡을 필수적으로 포함시키고, 나디 소드하나와 카팔라바티 소개. 초보 수업에 적합함(제8장 참조)

학생들에게 소중한 사람이나 물건을 위해서 수행에 매진할 수 있도록 학생들을 위한 공간을 창조할 수 있다. 이런것들에 특정한 영적 개념들을 제시하는 것 보다는 이렇게 개인적이고 비밀스런 시간을 허락함으로써 학생들이 이런 수행을 더 자유롭고 편안하게 느낄 것이다. 강도높은 아사나 순서 뒤의 휴식과 같은 수업 후반부의 자연스런 흐름 속에서 학생들에게 다시한번 두 손을 모아 가슴에 대고, 손가락 끝을 이마에 대고 다시 집중의 상태에 돌입하도록 한다.

옴 소리가 나는 챈팅(Chanting the sound of aum): 대부분의 요가스튜디오 학생들은 "옴(aum)" 소리를 내는 챈팅을 함께하는 것을 즐긴다. '옴' 은 신비롭고 성스러운 음절로서, 베다, 우파니샤드 및 바가바드 기타에 등장하며 "우주의 본질적 소리", "하나님의 소리", "창조의 근원이 되는 소리" 로도 불리운다. 힌두교의 어떤 분파에서는 "아" 소리를 브라만의 핵심에서 나오는 창조를 상징하는 소리라고 한다. "우" 소리는 (비슈누신이 연꽃 위에서 브라마의 균형을 유지하듯이) 세상의 균형을 유지한다고 본다. 그리고 "u" 소리는 존재의 사이클을 완성하는 소리이다(비슈누가 잠에 빠지고 모든 존재하는 것들이 본질속에 녹아진다). "옴" 소리 챈팅은 요가 수행의 시작을 의미하는 것으로서, 높이를 정하고 내면으로의 더욱 깊은 각성을 유도한다. 더욱 간단한 형식으로, "엄"이라는 소리를 만들 수도 있다. 어떤 학생들은 몸짓으로 이 소리를 내는 것에 저항하는 것을 볼 수 있다. 그냥 모른 척하고 수업에서 지속적으로 하다보면, 옴 소리에 대한 의미를 설명하는 시간을 가지게 되고, 챈팅을 하는 이유에 대해서도 설명할수 있을 것이다.

아사나를 움직임의 명상으로 지도하는 법(guiding asana practice as movement meditation): 아사나, 프라나야마, 명상 이런 단어들이 마치 별개의 수행 방법인 것처럼 들릴 때가 있다. 8장에서 다루게 되겠지만 프라나야마의 전체 수행 과정은 앉은 상태에서 이루어지고, 몇몇 깊은 명상 수행은 앉아서 오랜 시간 움직이지 않는 가운데 이루어진다(9장 참조). 하지만 이전에 언급한대로, 진정한 아사나 수행이라고 하는 것은 명상을 하는 마음으로 의식적으로 우자이(ujjayi) 프라나야마를 의식하면서 호흡하는 가운데 수행하는 것이다. 호흡의 리드미컬한 흐름을 신체의 확장 축소되는 리듬과 연결시킴으로써 학생들은 아사나 수행을 움직이는 명상으로 경험하게 된다. 간단하고, 느린 리드미컬한 움직임부터 시작을 하면 학생들은 몸과 호흡과 마음의 연결성을 느끼면서 수행을 할 수 있게 된다. 움직이는 아사나 수행을 태양 경배(수르나 나마스카라, Surna Namaskara)와 같

은 흐름의 순서로 시작하게 되면 수업 전체가 호흡, 에너지와 영혼이 함께 역동성있게 움직이는 흐름을 느낄 수 있게 된다. 상대적으로 정지된 아사나 자세를 취할 때나, 한 동작에서 다른 동작에서 움직일 때에도 학생들이 호흡과 신체의 리드미컬한 감각의 흐름을 느낄 수 있도록 자꾸 주의를 상기시켜주어야 한다.

드리스타나 지도하기(guiding dristana): 우리의 마음은 우리의 눈이 가는 곳을 따라가게 되어 있다. 드리스타나 수행은 우리의 시선을 부드럽고 일관적으로 하나의 드리스티 포인트를 응시하는 것으로 우리의 마음을 아사나 수행동안 집중시키고, 깊은 단계의 프라탸하라(pratyahara)로 진입하게 한다. 이 단계에서 우리는 외부의 방해요소로부터 우리의 감각을 다스리고 우리의 마음을 완전하게 집중시키는 제6의 단계 다라나(dharana)의 단계에 진입한다. 어떤 가르침에서는 아사나 수행 시간이나 교체 시간에 특정한 한 지점만을 바라보라고 한다. 이런 접근법의 강점은 쉽게 학생들이 할 수 있고 어디를 쳐다봐야 하는지 질문할 필요도 없고 학생들이 더욱 깊게 수행에 몰입할 수 있도록 한다. 학생들에게 특정한 드리스티 지점을 설명하는 대신에, 부드럽지만 효과적인 지시를 하면서 학생들이 고정되어 있는 가까운 곳의 한 지점을 지속적으로 바라보게 한다. 이 때 특정 지점을 지정해서 말하지 말고 일반적인 지시를 사용한다.

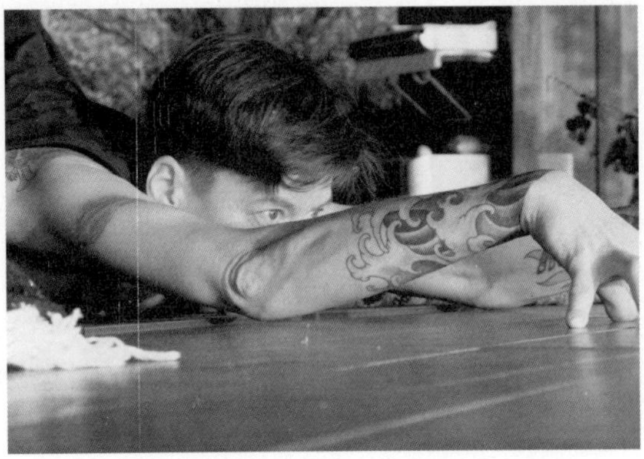

자연의 리듬(Rhythms of nature): 수 만년에 걸쳐 인간 생활의 리듬은 의식적으로 특별히 태양과 달과 같은 빛이 떠오르고 가라앉는 우주의 리듬에 연결되어 있고 그것에 의해 우리 삶이 결정되기까지 한다. 적어도 초기 그리스 시대부터 학자들은 인간의 경험에 미치는 계절의 영향에 대해 많은 관심을 가져왔다. 하지만 현대 문명의 등장과 더불의 인류는 점차 우주의 자연스런 리듬과는 점점 유리된 채로 살게 되었다. 우리의 삶을 계절의 변화와 태양계나 달의 에너지의 강력한 영향에 연계시키는 것은 우리의 삶의 자연적 리듬을 회복시키고 이런 연결을 통해서 더욱 깊고 안정적인 영혼의 각성을 누릴 수 있게 한다. 수업의 주제나, 순서, 목표 등을 짤 때에 하루 중 특정 시간, 계절 및 기타 우주적인 리듬을 고려하여 우리의 감정을 구체화하고 인정해 줄 때에 몸과 호흡과 마음과 영혼이 우주의 흐름과 함께 역동하는 자연스러운 영성의 형태를 이루면서 수행 체계를 수립할 수 있다. 강력한 자연의 에너지 힘에 따라서 우리의 감정, 감각 및 각성을 탐색해 나갈 때에 우리는 보다 깊은 인생의 리듬에 잘 조율될 수 있다. 학생들이 인생과 삶의 경험들을 우주의 자연스런 표현으로서 인식할 수 있도록 의식의 문을 활짝 열 수 있는 공간을 창조한다면 학생들 각자의 영혼이 자랄수록 더 밝은 빛과 깨달음이 생기게 될 것이다. 수행에 대한 각성이 성숙될수록 매일 매일의 삶의 리듬과 패턴이 인생 자체의 에너지 흐름에 따라 영혼의 표현이 이루어지고 있음을 느끼게 된다.

분위기(ambiance): 많은 요가 스튜디오에서 성스러운 분위기를 만들기 위해서 많은 돈을 들여서 디자인에 신경을 쓰고 있다. 그런 공간에 발을 들여놓게 되면 우리의 감정과 영혼에 무엇인가 새로운 일이 생기는 듯한 즉각적인 열림의 느낌을 받게 된다. 그런 느낌은 서구 문화에 젖어있는 사람들에게는 뭔가 불편한 느낌을 주기 때문에 많은 학생들이 그곳으로부터 발길을 돌리는 이유가 되기도 한다. 그들의 감성을 인정해주면서 그들의 감각을 일깨워주는 것은 공간에 연출되는 디자

인 요소들을 균형있게 비치는 것이다. 촛불 하나만을 켜는 것으로도 차가운 작업 공간이 요가의 영혼을 일깨우는 성전이 될 수도 있다.

원형(철학)과 신화 (ARCHETYPES AND MYTHOLOGY)

아사나의 아사(as)의 어원은 의식의 개념을 포함하는 것으로서 개인적이고, 감정적이고, 정신적이고, 사회적이고, 생태적인 경험들을 강조하기 위해서 수행에 포함시키는 상징적인 중요성이 있는 일련의 동작들을 모은 것이다. 요가를 가르칠 때, 수행 과정의 다양한 부분에 녹아져 있는 상징성을 강조하다보면 이러한 연계성들을 강조할 수 있다. 상징주의의 한 가지 근원은 전세계적으로 다양한 문화적 배경에서 발견되는 신화적 인물들의 광대한 다양성이다. 신화를 풍유나 "변화 불가능한 영원한 현실에 대한 흠이 있는 재창작의 매개체" 혹은 "저지된 욕구와 역망을 표현하기 위한, 또는 모든 삶 속에서의 갈등을 해결하기 위한 정신의 중요한 기능"으로 해석하든지 어떠든지 간에, 데프더트 파타나이크가 대조했듯이(2003, 161-162), 우리는 그 안에서 삶과 의식에 조건과 환경에 대한 심오한 지혜를 찾을 수 있다고 말했다(다음 장에서 이 부분을 다루게 될 것이다). 인도의 신화는 특별하게 자연과 존재에 반응하는 이야기 상징과 의식들이 풍부한데 그것은 자연과 존재에 대해 인간의 이해를 돕기 위한 커뮤니케이션의 수단이었다. 인도 신화에 있어서 아름다운 부분은 겉으로 보기에 끝이 없어보이는 이야기들을 찾아가는 사람들의 탐험 여정과 관련된 새로운 해석들로 인해서 생동감이 느껴지고 발전된다는 부분이다. 많은 아사나들이 이러한 이야기의 등장인물의 이름을 딴 것이 있고, 우리의 일상 생활과 요가에 얽힌 다양한 은유들을 제공하고 있다. 인도의 정신 철학과 신화의 목적은 복잡한 것의 비밀을 배우고 우리의 의식적인 자아속에 숨겨져 있는 정신적이고 감정적인 매듭들을 풀어내는 것이다. 인도의 신화들은 자연 세계에서 발견되는 풍부한 상징들을 제공하는데 인간사와 경험들은 단면들을 상징하고 있다. 예를 들어 빛과 어둠, 산과 강, 나무와 동물 바람과 별들같은 것들이다. 지도자 자신이 이러한 신화적인 전통에 대해서 연구할 수 있는 몇 가지 방법들이 있다. 많은 부분은 라마야나(고대 인도의 2대 서사시)나 마합하라타에서 발견되는 것으로 수행 과정을 보다 각성을 깨우고 자기 변화를 장려하게 한다(Menon 2003; Dharma 1999).

균형잡힌 통합으로서의 하타(Hatha as balanced integration): 학생들에게 하타 요가의 핵심은 노력과 편안함의 균형잡인 통합의 수행이라는 것을 상기해 주는 것은 처음 시작시점에서 강력한 영향력을 준다. 이렇게 시작하면서 요가는 보다 자기 변혁적인 요소를 가지게 되고 학생들은 수행을 통해서 인생의 명확한 양극단을 잘 다룰 수 있는 방법을 탐험하고 발견하게 된다. 보통 "신체적 활동으로서의 요가"로 그 의미가 축소되었기는 하지만, 하타라는 용어에서 하와 타라는 음절로 이루어진 것으로 각각 온 세상을 박동하게 하는 태양과 달 에너지를 상징한다. 해와 달은 둘 다 인도 신화에서 풍부한 상징적 의미를 가진다. 태양에너지는 광대하고 강렬한 반면, 달에너지는 보다 통합적이고 잔잔하다. 따라서 하타 요가라는 용어는 양 극단을 통합하는 의미와 노력과 편안함의 균형, 각성과 고요함이라는 목표를 동시에 추구하는 수행이다. 아사나와 프라나야마 수업에 적용될 때 이러한 균형잡힌 요소들은 요가를 더욱 안정되고 변혁적인 것으로 만든다.

수르야 나마스카라(Surya Namaskara) — 내면의 태양에게 인사하기(bowing to the inner sun): 해맞이 자세는 많은 요가 수업에서 시작부분에서 수행되는 것으로 많은 상징성을 내포하고 있다. 수르야는 최고 태양신으로서 매일 하늘을 가로질러 그의 전차를 몰고다니는데 사람이 볼 수 있는 가장 가시적인 형태의 신이다. 수르야는 또한 "태양"을 나타내는 고대 산스크리트 용어로서 고대의 신화에서는 가장 신성한 존경의 대상이었다. 리처드 로슨(2003)이 말한 바 "온 세상의 육체적 정신적 중심이다". 나마스카라는 나마스(namas)라는 어근에서 파생된 말로 "인사하다(나마스떼)"라는 의미이다.

베다의 신화에서 신들은 다양한 목적으로 태양의 열을 이용했는데 특별히 창조하는데 태양을 사용하였다. 우리의 "내면의 태양"은 정신적인 감정의 중추로서 우리의 일생에 걸친 빛과 진리의 근원이다. 수르야 나마스카나에서, 우리의 본질이 되는 진리에 경배하면서 머리를 가슴쪽으로 내려놓으면서 우리의 내면의 지혜에 연결시킨다.

나타라자(Nataraja) — 춤추는 전사(the dancing warrior): 시바(Shiva)는 보통 인도의 도해(Iconography)에서 깊은 명상에 몰입하거나 춤의 신 나타라자의 현현인 무지의 악마가 나타나면 탄아바를 춤추는 것이다(Zimmer 1972, 151-157). 고대의 마법의 형태로서, 춤추는 것은 최면, 황홀경 및 자아 실현을 유도한다. 시바는 나사라자의 형태로 현현하여 세상을 창조할 수 있는 창조적 파워를 가진 잠자는 에너지를 일깨워 그의 광기를 모아 발산시키면서 미친듯이 끝없이 선회한다. 전사들의 춤을 소재로 하여 춤추는 것처럼 아사나나 빈야사 수업을 이끌 때에는 학생들의 창조적인 에너지를 일깨우는 것이다. 몸과 호흡은 움직임의 흐름에 따라 동화된다. 하지만 나타라자는 또한 파괴의 신이기도 하여 우리가 인생과 세상에 대해서 품고 있는 환상을 파괴하는 상징을 가지는 불의 요소를 나타낸다. 춤추는 시바에서 균형을 찾으려면 우리는 파괴와 창조의 평형점을 발견히야 한다. 우주적 춤의 의식에 참여하면서 깨달음과 마음의 평정에 도달하는 길도 제시해야 한다.

비라바드라(Virabhadra) — 분노하는 영적인 전사(the fierce spiritual warrior): 시바의 배우자인 샷티가 신들의 왕인 아크샤(Daksha)에게 죽임을 당하자, 시바는 슬픔과 분노로 자신의 머리를 뜯으며 그의 머리타래로 분노의 전사이 비라바드라를 창조한다. 천개의 팔과 세 개의 불타는 눈과 지글거리는 머리카락을 가진 비라바드라는 해골 장식물을 입고 무시무시한 수많은 무기들을 들고 다닌다. 시바의 발치에 절을 하며 주인의 의중을 물어보면서 비라바드라는 시바의 지시를 받아서 삭티의 죽음에 복수하기 위한 다크샤에 대항하는 군대를 이끌게 되고 그는 즉각적인 승리를 이끈다. 시바와 마찬가지로 비라바드라가 전쟁하는 목적은 복수가 아니라 인간성을 파괴하기 위해 우리의 자아에 자리잡은 진짜 적을 파괴하기 위함이다. 비라바드라라는 이름을 가진 아사나를 수행할 때에는 (비라바드라 1, 2, 3의 단계가 있음) 학생들이 가지고 있는 영적인 전사의 마음을 계발하여 모든 면에서 깨어 있어서 자기 자신의 중심에 자리잡은 성취에 집착하지 않는 깨달음을 얻도록 한다. 본 수행을 집중적으로 실시하다보면 두려움과

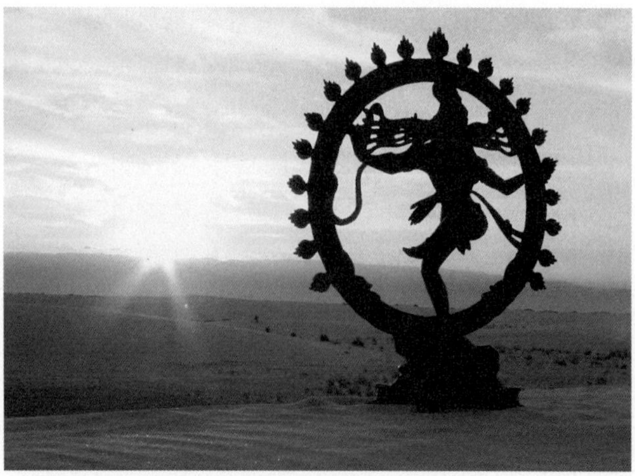

강렬함 가운데 비라바드라의 정신이 일어나 학생들에게 힘과 겸손함을 주어 수행 과정과 인생에서 일어나는 문제들을 큰 용기와 결단을 가지고 탐색할 수 있도록 한다.

샥티(Shakti) — 여성의 신(the divine feminine): 이것은 수업의 창조성과 즐거움으로 가득차게 할 수 있는 요소이다. 샥티는 존재의 창조적인 파워로서 우주를 움직이는 우주적 에너지이자 에너지의 근원이고 어머니의 신으로서 활동적이고 역동적인 여성 파워의 원리를 나타낸다. 몇몇 인도의 전통에서는 인도 신들의 훌륭한 장식용 신들은 그의 샥티를 가지고 있는데 이것은 여성의 신 에너지로서 이것이 없는 신은 파워를 가지지 못한다. 샥티는 세상을 보호하며 여성적이고 신의 모성적 단면을 나타내며 즉각성과 인생의 보이는 현실을 수용하는 사랑을 상징한다. 그녀는 인생의 창조적 즐거움이고, 아름다움이고, 매혹적인 것, 살아있는 세상에 대한 유혹이고 우리에게 스며들어 존재의 변화하는 속성에 항복하게 한다. 그녀는 남성적인 영적인 원리를 넘어서는 수수께끼이며 일상의 경험의 흐름에서 발견되는 존재의 명확성에 안개를 뿌리는 것을 상징한다. 우리가 샥티 에너지를 끊임없이 분출하고 외면화하게 되면, 우리는 인생이라는 우주를 창조하게 되고 우리의 즉각적인 문제들에 대한 작은 세상을 창조하는 것이다. 캔버스를 칠하는 물감처럼 우리는 우리 인생의 캔버스에 색깔을 만들어서 칠하게 되어 우리 자신의 샥티 에너지의 환상인 드라마와 기쁨들을 창조하게 된다. 우리가 우리의 인생에서 가장 중요하고, 열정을 쏟을 문제라고 느끼는 것들로 인해서 생각이 점령당하고 포로가 된다면, 우리는 자신이 누구인가 하는 대상에 대한 문제를 다루어야 하고 우리가 창조한 존재로서의 마법을 다루어야 한다. 이러한 창조적인 반역을 인식하고 그것들을 관찰하는 것은 자칫 지루해질 수 있는 우리 인생에 역동성을 가져다준다. 학생들에게 언제나 정적인 자세로 자세를 유지하는 지도법을 가르치기 보다는 샥티는 아사나의 역동성을 살려서 아사나를 즐기고, 춤추듯이 수행하여 살아있고, 역동적이고, 감각적인 것으로 느끼도록 한다.

아스타바크라(Astavakra) — 오해를 초월함(transcending misunderstranding): 카골라는 베다의 가난한 학생이었는데 어느날 밤 앉아서 큰 목소리로 베다의 성구를 외고 있었다. 그의 임신한 아내는 그의 곁에 앉아서 희미한 촛불을 켜고 있었다. 어느 늦은 밤에 그는 웃으면서 그의 잘못된 발음을 고쳐주는 목소리를 들었다. 피곤하고 화가난 아버지는 분노해서 그의 태어나지 않은 아이를 저주하며 그의 몸에 8개의 갈고리를 가지고 태어나게 했고, 그의 이름을 기형이라는 의미의 아스타파크라(Astavakra)로 지었다(asta는 8의 의미 vakra는 "기형"의 의미). 불구로 태어난 불쌍한 아이는 자기 자신을 아버지에게서 구원할 방법을 찾으면서 인도의 성스러운 철학을 깊이 연구하다가 위대한 베다 학자가 되었다. 그러나 그의 기형적인 몸으로 인해 사람들은 본대로만 그를 판단하려 하였고, 그의 지식, 지혜, 명확한 경험의 핵심만을 간단하게 전달하는 그의 능력은 무시하였다. 아직 소년이었을 때에, 자나카 왕은 아스타바크라의 지혜에 대한 소문을 듣고 그를 찾아 현자 겸 선생으로 삼고자 하였다. 소년의 아버지는 자나카 왕이 아스타바크라의 학문적 업적을 인정하고 왕의 스승으로서 예우한다는 사실을 알게 되었을 때, 카골라는 그를 축복하게 되고 아들의 기형은 사라졌으며 아스타바크라는 곧바로 설 수 있게 되었다. 이 이야기는 우리가 볼 수 없는 내면의 진실보다는 겉모습에 집착하는 인간의 성향을 나타낸다. 아스타바크라사나라고 하는 (아스타바크라라는 이름을 가진) 아사나에 수행하기 전에, 학생들은 너무나 복잡하고 어려워보이는 자세에 쉽게 겁을 먹는다. 사실은 기본적인 테크닉과 자세에 대한 기본 지식만 있으면 되는 가장 쉬운 팔 균형잡기 동작 중의 하나이다. 학생들에게 정지, 호흡, 보기, 느끼기, 인내하면서 탐색하기를 지도할 때

에 함께 나누는 지식을 공유한다. 학생들은 마침에 아스타바크라에 대한 자유로운 마음을 갖게 되고 다른 어렵게 보이는 아사나에 대해서도 마음을 열 수 있을 것이다. 이것은 요가 매트를 벗어나 우리의 일상생활에까지 영향을 미치는데, 우리의 앞에 놓인 것의 진정한 속성을 이해하지 못한 채 인생의 어떤 일에 대해서 겁을 먹고 움츠러드는 경우가 있기 때문이다. 인내심과 학습의 태도를 가지고 우리는 아는 것에서 오는 자유의 감각을 되살리면서 앞으로 나아갈 수 있는 것이다.

가네샤(Ganesha) — 장애물 없애기(removing obstacles): 가네샤는 신화의 신들가운데 인도 만신전 중에서 가장 인기 있는 신이다. 키가 작고 배가 볼록 나온 노란 피부의 남자로서, 팔이 네개 있고 뿔이 하나 있는 코끼리로서 가네샤는 시바와 파르바티(샥티형태)의 둘째 아들이다. 모든 인도의 신들과 마찬가지로, 그의 탄생과 우주적인 역할을 둘러싸고 수많은 신화들이 있다. 그는 장애물의 왕으로서 장애물을 없애 달라는 경배의 대상으로 인기가 많다, 많은 이야기를 통해 그가 장애물을 생기게도 하고 없애기도 하는 것을 볼 수 있다. 가네샤의 코끼리 형상의 머리는 그의 멈출 수 없는 파워와 전지전능성을 상징하고, 그의 짤막한 몸과 볼록 나온 배는 풍부를 상징하며 그가 타고 다니는 언제나 함께하는 쥐는 자기 욕망의 승화로부터 나오는 지혜를 상징한다. 이러한 요소들은 서로 불일치하는 면이 있지만, 가네샤는 영적인 세상과 물질적인 삶의 균형을 상징한다. 사랑하는 것, 용서하는 것, 애정에 감동받으면서, 한편으로 그는 악에 대항하여 싸우면서 무자비해질 수 있다. 사랑받고 존경받으면서 가네샤는 성공에 이르는 탄탄대로를 보증하는 모든 소원을 들어준다고 한다.

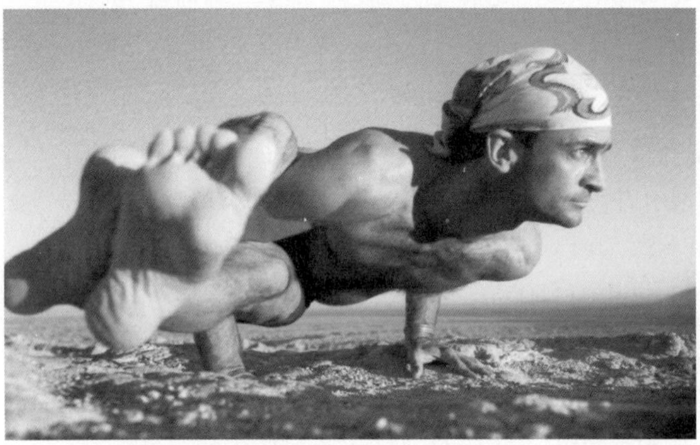

바시스샤(Vasistha)와 비쉬바미트라(Vishvamitra) — 노력없는 은혜와 단호한 수행(effortless grace and determined practice): 라마야나에서는 바시스샤(Vasistha)와 비쉬바미트라(Vishvamitra)의 이야기는 만족에서 오는 편안함과 고뇌와 노력의 결과로 얻는 영적인 깊은 사이에 영적인 세계에서는 끈질긴 긴장감이 있다고 말한다. 바시스샤는 빛나는 영적인 현자로서 모든 사람에게 행복을 주는 평화롭고, 자아 통치의 협력 사회를 건설하였다. 그는 난디니라고 불리는 "많은 소"들을 소유했고 그가 원하는 것들을 다 가질 수 있는 힘을 가졌다. 이웃 왕국의 권력자인 비쉬바미트라는 바시스샤가 건설한 사회에 대해서 궁금증을 가지고 그의 군대와 함께 이웃 나라를 방문했다. 비쉬바미트라는 바시스샤의 소들에게 감명을 받고 그 소를 힘으로 없애보려고 하였다. 하지만 바시스샤의 영적인 파워 — 그의 감정 조절과 완벽한 다스림 — 가 너무나 강력해서 비쉬바미트라가 싸우는데 사용해려 했던 많은 무기들이 무력화 되었다. 비쉬바미트라와 바시스샤 사기의 고대 전투에서 백여명의 비쉬바미트라의 아들들은 바시스샤의 숨결에 타서 전사하였다. 비쉬바미트라는 마침내 전쟁을 포기하고 자기 자신을 영적인 힘을 기르기 위해서 단순한 수도승의 삶에 헌신하게 되었다. 영적으로 더이상 성공을 거둘 희망을 잃어버리면서 그의 영적인 여정에 어려움 때문에 그는 위대한 현자가 되었고 바시스샤마저 나중에는 비쉬바미트라에게 경의를 표하게 되었다. 지금까지 말한 두 현자의 이름을 딴 아사나는 둘 다 매우 어렵다. 비쉬바미트라는 더욱 어렵게 느

껴지고 더 깊은 단계의 노력과 힘과 내려놓음을 요구한다.

하누만(Hanuman) — 헌신으로의 날개짓(leaping with devotion): 가네샤처럼 하누만도 인도 문화를 통틀어 존경과 경외함을 받고 있다. 그의 힘과 겸손과 이타심, 헌신, 결단력, 두려움없는 용기, 영적인 훈련에 대한 몰입 등으로 인해서 그의 아들은 바유(Vayu)이며, 하누만은 라마 왕의 친구이자, 신복이자 신하였다〔하누만은 또한 안자니야라고 불리는데, 그 뜻은 "안자나에서 나오다"이며 그를 기린 안자네야사나는 낮게 런지(lunge)하는 자세이다〕. 그는 라마야나 전쟁에서 많은 승리를 거두었다. 라마의 아내인 시타가 납치되었을 때, 하누만은 온 세계를 돌아다니며 그녀를 찾았는데, 마침내 거대한 바다를 만나게 되었다. 함께 동행했던 군대는 하누만이 그 바다를 뛰어넘을 능력이 없는 것을 한탄했고, 그 역시 그의 미션이 실패할 것을 생각하니 너무 슬퍼졌다. 하지만 자신의 실력을 최고로 키우고자 했던 그의 노력이 너무나 컸기에 하누만은 그의 파워를 느끼기 시작했고, 그의 몸을 최대로 부풀려서 그 바다를 건너 마침내 왕비를 구하게 되었다. 이 이야기는 분리되었던 것을 합치려는 순수한 동기의 하나를 묘사하며 집중적인 노력은 무엇이든지 가능하게 하며 우리가 일상 생활에서 맞닥뜨리는 모든 문제들을 해결하는 데 필요하다는 것을 우리에게 일깨워주고 있다. 우리가 즉각적인 환경의 한계를 뛰어넘어 우리의 능력에 대한 각성을 일깨우면 우리의 인생에서 보다 큰 성과를 이룰 수 있다는 사실을 하누만을 통해 깨닫게 된다. 도전 정신을 불러일으키는 이 아사나의 이름은 하누만의 이름을 따서 하누마나사나라고 하면 우리가 명백한 어려움에 처할 때 이러한 특징들을 구체화하여 슬와근, 대퇴근과 엉덩이 굴근의 유연성을 기르는 수행에 사용한다. 참을성있는 헌신과 우리가 생각하는 한계를 뛰어넘는 가능성에 대한 열린 마음으로 학생들은 하누만의 정신을 일깨워서 어려운 아사나를 극복해 나갈 뿐 아니라 우리 인생의 다른 어려움들도 도전해 나갈 수 있다.

행복한 공간 만들기
(CREATING A HAPPY SPACE)

요가 수행의 중요한 본질을 묘사하면서, 요가 유럽 연맹의 창시자이자 1974년에서 1990년까지 회장을 지냈던 제랄드 브리츠는 "요가는 행복한 공간에서 확실하게 세워질 수 있다"라고 말했다(Bouanchaud 1999, 131). 스티브 로스(2003, 13)는 로스엔젤레스에서 요가 지도자 생활을 하고 있고 그는 거의 30년 동안 높은 인기를 독차지하며 수업을 활기있게 운영했다. 그의 아이디어는 "행복은 당신이 있는 곳에서 만들어진다"는 것이다. 하지만 대부분의 전통적인 요가의 접근법들은 행복에 대한 이질적인 개념에 바탕을 둔 것인데, 행복을 얻기 위해서는 자신의 인생의 조건에 따라 반드시 지켜야하는 일정한 길이 있다고 가정했다. T.K.V. 데시카차르(Desikachar:1998, 197-198)가 말했듯이, "행복으로의 여정은 인류중에 가장 영감넘치는 구도자들에게만 허락된 신의 계시"이고, 이것을 얻기 위해서는 반드시 파탄잘리의 요가 수트라와 같은 경전에서 제시하는 일련의 규정들을 반드시 지켜야 한다고 했다. 파탄잘리는 요가 수트라에서 "행복을 찾는 길은 가장 어려운 길을 가는 것"이라고 했다. 여기에서 우리는 결정적으로 더욱 심플한 접근을 택하고 싶은 유혹을 받게된다. 고대의 요기들이 받았던 지혜를 통해 그것을 유추해볼 수 있을 것이고, 그것을 바탕으로 학생들이 바로 지금 이 자리에서 그들의 본서속에 내재된 행복을 경험할 수 있는 공간을 창조할 수 있는 아이디어도 얻을 수 있을 것이다.

고대의 요기들은 여러면에서 현대의 사람들과 그다지 다른 면이 없다. 일상 생활의 일부분으로 그들은 깨달음을 얻기도 하고, 혼동속에 빠지기도 하고, 행복과 슬픔, 만족과 스트레스트레스의 순간들을 가졌을 것이다. 그들의 삶의 성격을 생각해 볼때에, 그들은 그들의 삶의 환경에 대해서 더 많이 깨어있을 것이고 그들의 마음에서 일어나는 끊임없는 속삭임들이 바로 혼동의 근원임을 인지하고 있었을 것이다. 파탄잘리는 이것을 클레샤스(kleshas)라고 했다. 따라서 많은 개인적인 문제들이 끊임없이 그들 가운데에 있었을 것이다. 클레샤스가 드러나면, 고대의 요기들은 보다 라자스틱(rajastic)하고 타마스틱(tamastic)한 삶의 방향으로 기울어지는 경향을 발견했다. 라자스틱이란 우리가 정말 흥분과 정열, 설레임과 강렬한 기쁨으로 인해 우리의 행동이 정말 "높아진" 상태가 되는 것이고, 타마스틱이란 우리의 느낌이 "저조한" 상태로 무겁고, 지루하고, 우울하고, 게을러지고 별다른 반성없이 행동하게 되는 것이다. 뭔가에 몰입해서 그들이 더욱 깊이 마음의 본성을 반추하여 존재의 신비를 풀어보려고 했다. 요가 수업을 찾는 대부분의 학생들처럼 고대의 요기들은 뭔가 깨달음을 얻고 싶었고, 행복해지고 싶었고, 보다 만족스런 삶을 살고 싶었다. 혼자서 깊은 독학으로 연구를 한 결과, 그들은 심오하지만, 매우 단순한 발견을 하게 되었다. 한 가지 발견은 마음이 보다 고요해질수록 산토사, 즉 만족이 온다는 사실이다. 요가 수트라의 처음 부분 치타 브리티 니로다하(chitta vritti nirodaha)를 생각해보라. 산토사는 세번째 구나인 사트바(sattva)나 더욱 사바틱한 생활과 연관되어 있다. 그것은 보다 가볍고, 명확하고, 보다 고요하고, 내면의 고요함으로 들어가는 감정으로서 보다 순수하고 기쁜 감정을 느끼는 것이다. 여기에 한 사람이 내면적 통합과 내면의 권위감을 느끼고, 인생이 평안하고 신성과 잘 연결되어 있고, 우주와 연결되어 있다고 느낄 때, 바로 그 상태가 행복한 상태이다.

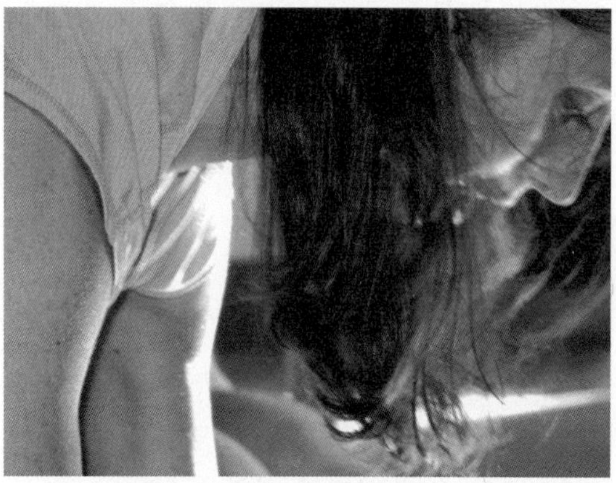

사토사를 갈망하고 사트바를 원하는 동기가 강하다 할지라도, 대부분의 학생들은 또한 강한 라자스틱과 타마스틱의 요소들을 가지고 있다. 지도자가 그들에게 제시할 수 있는 것은 단련되는 과정이다. 이것을 고대의 요기들은 타파스(tapas)라고 했는데, 타프(tap)란 "태우거나 요리하는 것"이란 뜻으로 사랑하고 친절한 환경에서 지도를 해주되 판단을 하지 말라는 것이다.

타파스는 두려움, 지루함, 흥분, 분노, 산만함고 같은 자연적 본성이 꿈틀거릴 때, 우리가 순간순간 고요하게 존재하며 깊이 생각하는데 노력을 기울일 때 생겨난다. 의식적인 아사나, 프라나야마와 명상의 수행에서 자기 변화의 가능성이 일어나는 가장 핵심적이 부분은 바로 이 순간인데 이 과정이야말로 우리를 행복으로 이끄는 마법과도 같은 방법이다.

치유과 깨어남의 공간
(A SPACE FOR HEALING AND AWAKENING)

많은 학생들이 특별히 인생의 위기에서 요가에 입문하는 경우가 많다, 예를 들어, 정신적 트로마에서 막 벗어난 사람이거나, 우울증 환자, 또는 여러 다른 문제들로 고생하던 사람들이 많다. 이런 경우 요가를 통해서 행복을 강조하는 것은 그럴듯한 말로 우리의 삶의 현실을 무마해 보려는 시도로 해석될 수도 있다. 이러한 삶의 현실에 대해서 사려 깊에 반응하는 것은 중요하다. 각각의 학생의 상태에 따라서 부드러운 확신에 찬 반응을 보여주어야 하고 그들이 새로운 산토사의 감각을 통해 치유되고 새롭게 깨어나는데 도움이 되도록 요가를 지도해야 한다. 요가 지도자의 역할이 정신치료 전문의나 의사의 역할은 아니지만, 그러한 편안한 공간을 창조하고, 그 공간에서 당신이 무엇을 말하고 행동하는지에 따라서 학생들에게 영향력을 미칠 수 있다. 칼 융(Carl Jung, 1953, 529–530)이 이야기한대로 요가의 수행이란 "심령 치료의 한 방법에 이를 수 있다". 이러한 심령적 정화작용은 전통 요가에서는 윤회(삼스카라스, Samskaras)라고 불리는 감정적 매듭을 푼다고 본다. 삼스카라스란 과거로부터 형성된 미묘 에너지체에서 형성된 감정적 매듭으로 육체와 마음에 그 응어리가 남는다. 이러한 마음의 응어리들은 정신적 감정적 요인들이 섬유조직인 씨줄과 날줄처럼 엇갈려, 고통과 괴로움을 야기한다. 요가 수행은 전체적으로 보면 윤회와 클레쉬아스를 목표로 하는데, 치유와 깨어남이 일어나는 공간을 통해 전인적이고 통합된 몸과, 호흡과 마음과 자아의 각성과 감정의 각성이 일어날 수 있고, 여기에 몇 가지 기술을 적용하여 윤회와 클레쉬아스를 달성할 수 있다.

구체화의 수행(practice of embodiment): 아사나 수행은 본질적으로 영혼에 자양분을 제공한다. 이전에 언급한 바와 같이, 진정으로 "아사나를 실행"하는 것은 안정감과 편안함, 몸과 호흡과 마음이 한 순간에 연결되는 순간을 지속하는 것이다. 수행에 집중할 것을 학생들에게 권면할 때에, 이 말은 자신의 몸이 무엇을 느끼는지, 마음이 어떻게 움직이는지 호흡의 흐름은 어떻게 흐르는지 주의를 기울이면서, "숨을 들이마시면서" 들숨을 유지하면서 긴장감을 유지하는 것이다. 이 때에, 우리는 구체화의 수행을 장려하고 있는 것이라고 볼 수 있다(Bailey 2003). 육체에 의식적 아사나의 즙(라사–rasa)을 자양분으로 주는 것(아나마야 코샤)은 육체적, 정신적, 감정적 긴장감을 풀어주어 일상적인 하루의 생활가운데 신체를 든든하게 세워주는 역할을 한다. 전통 요가 과학의 신화적 생리학에 따르면, 아사나를 통해서 나디스(천운)가 열리고 보다 자유롭고 균형잡힌 프라나(호흡)의 흐름이 생긴다. 몸의 자각을 가장 간단하게 경험해보려면, 먼저 학생들을 바닥에 등을 대어 눕게 한 후에, 발가락, 발, 발목, 정강이, 무릎, 허벅지, 골반, 척추, 심장, 팔, 손가락, 목, 얼굴과 머리에 이르기까지 점차적으로 신체의 부분들을 자각하도록 한다. 모든 아사나에서, 이러한 간단한 자각에서부터 시작하여, 자연스럽게 자극되는 감각들과 더불어 그 자각이 점차 확장되는 경험을 할 수 있다. 학생들의 상태에 따라서 아사나를 통한 구체화의 수행은 아사나의 어떤 영역이 강조되느냐에 따라서 많이 달라질 수 있다. 대부분의 규모가 큰 수업에서는 다양한 면을 함께 강조하는 아사나 수련을 제공하는데, 학생들은 전체적인 균형잡기나 통합하기의 영역 계발에 도움을 받는다. 그런 가운데, 여러분이 치유나 구체화의 특별한 측면을 부각하는 주제(예를 들어, 등을 구부려 마음을 열기와 같은)를 가지고 요가 수업을 진행하길 원할 수도 있을 것이다. 또한 차크라의 에너지학이나 상징을 주제로 수업을 진행할 수도 있고 감정적인 분출과 마음의 열림을 강조하기 위해서 춤추는 전사와 같은 순서를 중간 중간 삽입할 수도 있다. 에너지가 몸안에서 어떻게 흐르는지 더욱 깨어있고 싶다면 프라나야마 기법을 삽입할 수도 있다. 학생들이 마음놓고 신체의 각성을 탐색할 수 있도록 안전한 공간을 창조하고, 육체적 감정적인 감각들이 최고조에 이를 때까지 자기 훈련의

강력한 경험들을 상당한 "수준"으로 끌어올일 수 있도록 잘 격려해 준다면, 학생들은 더욱 깊은 자기 이해와 내면의 평안과 깨달음을 얻는 단계까지 이를 수 있을 것이다.

호흡의 각성(breath awareness): 호흡은 몸과 마음의 중요한 연결고리이고, 감정과 사고의 주된 원천이다. 학생들이 의식적으로 호흡하는 것을 배울 때, 호흡을 통해서 몸의 감각을 더욱 강도높게 일깨울 수 있는 법을 알게 된다. 몸의 호흡에 주의를 기울이면, 몸과 호흡과 마음의 연결은 완결되어 학생들은 호흡과 몸의 움직임에 따라 마음을 집중할 수 있다. 학생들이 아주 세밀하게 호흡에 조절하게 되면 지도자는 학생들이 아사나 수행을 시작하게 하고, 프라나마야와 아나마야 코샤에 연결시켜 주면서, 그들의 호흡의 각성을 더욱 발전시켜 줄 수 있다. 호흡이 아사나 지도법의 뿌리로 확립되게 되면, 학생들을 격려하여 호흡을 더욱 지속적으로 관찰하고 느껴보라고 권장하며, 몸을 움직이면서 마음이 호흡으로 둘러싸여지는 느낌을 느껴보도록 한다.

자기 자각 계발하기(developing self-awareness): 마노마야 코샤는 마음의 껍질로 우리가 세상에서 구별성을 창조하는 것이다. "나의 호흡"과 "나의 몸"이라는 느낌을 포함하여, "나"와 "나의 것"을 구별하는 것이다. 우리가 정신적으로 세상을 자각하게 될 때, 비로소 나의 것이라는 세계가 구별된다. 인생에서 많은 고난을 받는 것(dukha)은 두려움, 분도, 자기 불신, 증오, 편견, 과거에 일어났던 사건들의 경험에 대한 무의식적인 반응들을 일으키는 것이 무엇인가에 대한 명확한 인식의 부족에서 온다. 인식의 부족은 자아상의 혼동을 불러일으키며, 몸과 호흡과 마음의 안정을 파괴하는 두카(불만족의 상태, dukha)의 깊은 상처로 나타난다. 요가를 수행하면서, 우리의 신체의 진정한 아름다움과, 호흡 흐름의 중요성, 마음의 명료한 움직임의 과정을 재발견하기 시작하면서 치유와 통합의 길을 걷게 된다. 이러한 여정을 시작하도록 학생들을 도와주면서 강조할 것은 정신의 깨끗함과 명료함이다. 학생들을 깊은 자기 발견 수업으로 이끌어주면서 그들이 건강함과 전인성을 회복하고 계발할 수 있도록 한다. 여러분들이 사용할 수 있는 도구들은 다음과 같다.

- 어떻게 생각과 행동이 일상 생활과 연계되어 있는지 반추해보고 명료한 인식의 바탕에서 행동할 수 있도록 매일의 긍정적 선포를 강조하기.
- 아사나 수행 중에 일어나는 자연적인 마음의 반응에 조율하며 서로 다른 아사나들이 어떤 종류의 감정적 정신적 반응을 자극하는지 깨닫기
- 자신의 삶을 더욱 명확하게 깨닫게 하는 도구로서 영적이고, 철학적이고, 자기 계발적인 글들을 읽고 반추하기
- 세밀한 집중력을 가지고 경청을 연습하기, 자신의 선입관의 프리즘으로 모든 것을 항상 걸러서 받아들이기 보다는 남이 표현하는 것을 그대로 듣기

인격의 계발(refining the personality): 마노마야 코샤(Manomaya Kosha)보다 더욱 계발된 단계는 비나나마야 코샤(Vijnanamaya kosha) 단계로서 우리가 사람됨이나 인격의 감각을 창조하는 사고 방식과 판단의 방식을 구분해 내고 그것이 실행될 때 인격이 수양된다. 비나나의 의미는 "안다"는 것이다. 이 단계의 껍데기는 분석적, 이성적, 과정적 요소를 가진 마음의 깊은 곳에 깔린 지혜를 나타낸다. 우리가 요가의 많은 단계들, 몸으로 체득하기, 에너지 수용하기 정신적으로 연결되기와 같은, 우리 인간의 기질이 도달할 수 있는 가능성은 더욱 무한하고 분명하다. 건강한 몸, 호흡의 깨어남, 더욱 깨끗해진 마음의 프리즘으로 바라보면, 자기 자신에 대해서 수행 중이거나 일상생활을

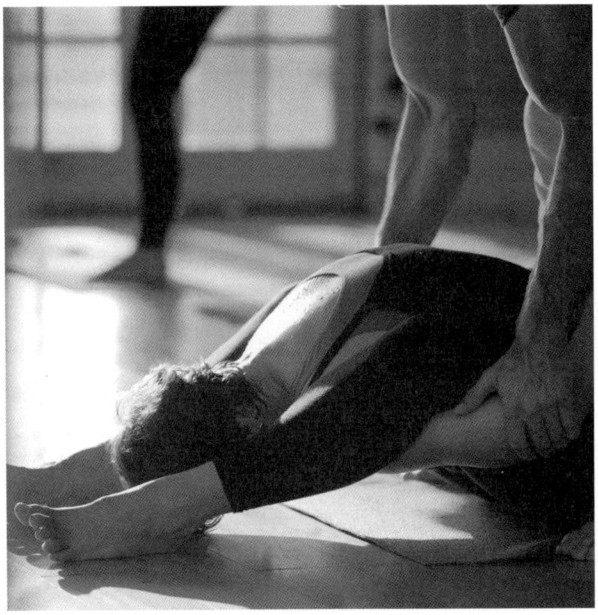

하거나, 혼자 걸어가거나, 남들과 함께 지내거나 어디서나 깊은 인격의 통합을 느끼게 된다. 이제 우리는 진정한 자신의 본질에 대한 명확한 통찰력을 발견할 수 있는 쉬운 방법을 찾았다. 우리 자신에 대해 진정한 깨달음은 진정한 자유를 느끼면서 세상에 나아가는 것이다. 명상은 이러한 인식을 계발하는 강력한 도구이다.

사랑에 마음을 열기(opening to love): 몸으로 체득된 자신을 구분하는 가장 미묘한 다섯 번째 단계는 아난아마야 코샤(Anandamaya Kosha)로서 "희열의 껍데기"이다. 영적인 감정 중추인 바로 이곳에서 무한한 기쁨을 향한 우리의 열정과 가능성이 가장 생명력있게 꿈틀댄다. 바로 이 곳에서 우리는 사랑의 경험이라는 축복을 발견한다. 어떻게 그것을 발견할 수 있는가? 필자는 우리가 그것을 발견하는 것이 아니라, 그 사랑이 신비한 방법으로 우리를 선택했다고 말한다. 샐리 켐톤(Sally Kempton 2002, 40)은 "기쁨과 사랑은 우리 자신에 내재되어 있기 때문에, 현자들은 말하기를 우리가 일상 속에서 행복과 애정의 감정을 문을 열고 그것을 통해서 무한한 행복의 경험속으로 들어갈 수 있다라고 말했다"라고 말했다.

진정으로 많은 사람들에게 가장 아름다운 행복의 꽃이 피는 곳은 친밀한 관계에서 꽃피는 행복이다, 사랑이라는 옥토를 경작하는 방법은 아주 다양하다. 지도자로서 희열의 단계로 이르는 길은 다음과 같이 이끌어갈 수 있다.

- 수업을 시작할 때, 두 손을 영혼의 중심인 가슴에 모으고 수행을 하면서 마음에 숨겨진 자신의 목표를 명확하게 하고 의식적으로 인식한다.
- "심장으로 호흡하라"는 메시지를 학생들에게 자주 각인시키고 숨을 들이쉬고 내쉬는 것이 영혼의 심장인 센터를 통해 들어가고 나가는 호흡의 느낌을 강조한다.
- 학생들로 하여금 자신들에게 가장 정신적인 영향을 미치는 사람들이 누구인지 생각해보도록 한다.
- 즉각적인 행복을 경험하고 사랑의 감정을 느끼고, 그런 감정이 확산될 수 있도록 집중적인 명상으로 이끈다. 그러한 느낌을 불러일으키는 생각에서 자유로워지면 순수하게 행복의 감정을 느끼도록 한다.
- 상호간의 공동체 의식을 불어넣는 살아있는 의식을 수업에서 창출하여 함께 체험하는 아사나, 프라나야마, 명상, 챈팅 및 기타 그룹 활동의 경험을 통해 모든 학생들이 희열의 능력을 경험할 수 있게 한다.
- 따뜻한 인간적인 공감대를 유지하면서 입실하는 학생들 한 명 한 명에게 인사하며, 눈을 맞추고, 명확하지만 부드러운 목소리로 조용히 이야기한다.

통합의 공간 유지하기 (HOLDING INTEGRATED SPACE)

숙련된 요가 지도자는 유능한 멀티테스커이다. 교실의 물리적인 세팅과 에너지의 기운을 민감하게 알아차릴 수 있고, 학생들이 편안함을 느끼며, 집중하여 보다 쉽게 수행할 수 있는 공간을 창조하고 유지할 수 있다. 학생 한 명 한 명이 어떻게 수행하고 있는지 잘 인지하고 있으며 모든 학생들이 쉽게 체위를 따라할 수 있도록 학생들의 자리 배치에 신경써서 좋은 자리를 안내해준다. 미리 짜여진 수업 계획으로는 실제로 참석한 학생들에게 효과가 있을지 없을지 알 수 없기 때문에 실제로 수업에 참여하는 학생들을 위한 실질적인 수업이 될 수 있도록 노력한다. 숙련된 지도자는 학생 한 사람 한 사람과 개인적인 인사를 나누며 수행을 하는 동안 개개인의 목표를 잘 인식할 수 있도록 도와주면서 자기 탐색이 자유롭게 일어날 수 있도록 안전하고 격려하는 공간이 되도록 한다. 격려하며 요가의 경험을 통해서 학생들이 가지고 있는 다양한 수행 목표들을 인지하며 그들을 지지하며 깊은 자기 탐색 활동이 일어날 수 있도록, 감정적, 정신적, 육체적, 영적인 물결을 인지하도록 한다. 몸과 호흡과 마음의 연결성을 더욱 깊이 이해하고, 계발하도록 지원해주고, 깊은 영적인 깨달음과 치유와 기쁨의 생활을 이끌수 있는 도구로서 서로 연결하도록 장려하는 여러가지 방법을 제시한다.

종합적으로 말해서 이러한 여건들을 통해서 학생들은 통합적 공간을 확보하게 되고 그들의 목표가 무엇이든지 어떤 훈련 방법이 취해지든지 그에 따라서 가장 적합한 방법으로 개인적인 수행에 참여하게 된다. 연습과 훈련은 반드시 병행된다. 이러한 통합적인 수행 공간을 잘 관리하면서, 지도자 자신은 학생들을 수행의 여정으로 이끄는데 필요한 모든 종류의 기술과 지식을 적용하고, 다음 장에서 다루는 여러가지 도구와 기법들을 사용하게 된다.

제 6 장

요가 지도의 기법과 도구

TECHNIQUES AND TOOLS IN TEACHING YOGA

훌륭한 여행자는 꽉 짜여진 계획표를
가지고 있지 않고, 정착할 의지가 없다.
— *Lao Tzu*

요가를 가르치는 것은 굉장히 개인적인 것인 반면에, 나눔과 상황에 따라 가변성이 있다. 놀라운 경이로움도 있다. 시작할 때는 어쩔 수 없이 우리가 현재 있는 곳, 현재 우리의 상태, 현재 가지고 있는 지식과 기술과 경험으로 시작할 수 밖에 없다. 또 어떤 사람이 수업에 나타나는가에 대해서도 선택의 여지가 없다. 찾아오는 사람들의 상황, 목적, 삶의 스타일과 욕구들은 굉장히 다양하다. 어느 날, 뜻하지 않은 상황의 전개로 인해서, 자신이 평소에 꿈꾸던 방향과는 매우 다른 방향으로 수업이 전개되는 경우도 있을 수 있다. 그날 그날의 수업에서 전개되는 변화무쌍한 다양성은 수업에 누가 있느냐, 특정한 날, 특정 시간, 나의 컨디션을 비롯해 수많은 요소들이 일어날 수 있으며 항상 나의 수업에 영향을 미친다. 모든 수업이 항상 완벽하게 예측이 가능하다면(가르치는 당신도 늘 같은 감정을 느끼고, 학생들도 그렇고, 모든 환경도 정확히 늘 같은 상태를 반복한다면), 요가를 수행할 때에 얼마나 숨이 막히겠는가? 아마도 당신 주변의 외형적으로 비추는 것만 기쁨이 있을 뿐이고, 이로 인해서 수행 중에 숨이 막힐 것 같은 경험을 한 적이 있을 것이다. 수업마다 모두 다양성을 지니고 있고, 숨 한번 쉬는 일이 단 한번뿐인 소중한 경험이기에 (철저하게 같은 순서로 짜여진 수업일지라도), 우리는 수업을 통해 새로워진 자기 모습과 자기 변화의 자극을 느끼며 가르치면서 자연스럽게 도전 의식도 싹트게 된다. 변화의 흐름에 몸을 맡기면서, 학생들의 요가 여정을 함께 지도하고 영감을 주는 당신의 지도법에 대한 자원도 무한하게 끌어 쓸 수가 있다.

하타 요가의 원칙과 기법에 있어서 다양한 스타일이 있고 서로 강조점이 다르기야 하지만, 본 장에서는 다양한 종류의 특정한 지도 기법과 도구들을 제시하여 모든 스타일을 하타 요가에 적용할 수 있게 한다. 훌륭한 지도자로서 당신의 발전에서 끌어쓸 수 있는 융통성있는 자원으로, 요가를 다른 사람들에게 지도할 때 가장 권위있는 방법으로 당신의 의식을 개방시키면서 시작된다.

지도 대상에 대하여
(TEACHING WHO IS IN FRONT OF YOU)

아무리 수업 준비를 많이 했더라도, 즉석에서 즉흥적으로 지도할 수 있는 부분도 준비해야 한다. 수업 시간에 만나는 학생들에게 적합한 수업을 지도하려면 그러기 위해서는 학생들에 대해서 가능한 가장 자세하게 학생들을 평가해야 한다. 수업이 시작되기 전에 주어진 시간 안에서 그리고 그 평가는 수업이 진행되면서 계속되어야 한다. 평가를 하는 여러가지 방법이 있다.

새로운 학생들에게 질문하기 (Querying new students)

새로운 학생들에게 지도자 자신을 소개하는 부분으로서, 다음과 같은 질문들을 통해 학생들을 평가하고, 어떻게 지도하는 것이 가장 적합한 방법인지 탐구해본다.

1. *요가를 수행해 본 경험이 있나요? 요가의 경험이 있다면 어떤 스타일의 요가였나요? 얼마나 요가를 배웠나요? 얼마나 자주 배웠나요?* 이러한 질문은 학생들의 이전 경험에 대한 시작하는 감각을 제공해 줄 것이다.
2. *부상을 당해 아픈 부위가 있거나, 현재 신체적으로 이상이 있어서 제가 알아야 할 상황들이 있나요? 발목, 무릎, 힙, 등, 어깨, 목, 손목의 상태는 어떤가요?* 항상 이러한 중간 점검의 질문을 병행해야 한다.
3. 학생이 부상이나 문제에 대해 이야기 하면, 더 자세한 질문으로 관심을 표현해야 한다. *무릎은 어떤가요? 수술은 받았나요? 언제 수술을 했나요? 지금 기분이 어떤가요?* 이러한 질문들에 대한 대답을 바탕으로 학생의 수행 동작을 어떻게 수정할 것인지 알려줄 수 있다. 자신의 지식을 사용하되, 부상이나 해당 문제에 대해서 지도자가 잘 모를 수도 있다는 사실을 인정해야 한다. 학생들에게 본인의 몸은 스스로 잘 보호할 수 있도록 격려해 주도록 한다.
4. *임신을 하셨나요? 최근에 출산을 하셨나요?* 임신중이거나 최근 출산을 한 것으로 생각되는 여성에게 이러한 질문을 하고, 11장에서 기술된대로 기본적인 임신 단계에 대한 고려 사항을 함께 이야기 해 주도록 한다.
5. *어떤 일을 하고 하루를 어떻게 보내시나요?* 이러한 질문은 학생의 만성 스트레스, 고통, 긴장감이나 연약함을 통찰할 수 있게 해주고 몸, 호흡, 마음에 미치는 거시적인 삶의 정황을 알게 해준다.
6. *어떤 운동을 하나요?* 학생이 조깅을 하거나, 자전거를 타거나, 서핑, 암벽 등반 등 기타 격렬한 스포츠 활동을 한다면, 이것을 통해서 힙, 다리, 어깨, 등, 손목과 기타 부위에서 나타나는 만성적인 근육의 긴장이나 고통에 대해서 시사점을 준다. 만약 하고 있는 다른 운동이 없다고 하더라도, 운동을 하지않고 있다는 정보도 지도자가 알아야 할 중요한 정보가 될 수 있다.

관찰하고 바라보는 법 익히기 (Learning to look and see)

자가 보고(self-reporting)는 학생의 상태에 대한 정확하고 완전한 정보를 보장하지는 않는다. 많은 사람들이 개인적인 정보를 낯선 사람에게 나누는 것을 주저하고, 자신의 상태를 잘 의식하지 못하기도 하고 그 중요성을 부인하기도 한다. 아사나 수행을 시작하면서 학생들을 정확하게 관찰하는 능력은 신체를 보다 광범위하게 바라보는 것을 배우는 것에서 시작한다. 눈을 훈련해서 다양한 각도에서 다양한 신체를 바라보는 연습이 필요하다. 가장 중요한 기술은 교사 수련 워크샵에서 해부학이나 아사나 관찰 클리닉을 통해서 가장 잘 개발될 수 있다. 이러한 기술을 개발하는 3가지 방법들을 보도록 하자. (1) 파트너와 선자세 관찰 (2) 아사나 실습 관찰 (3) 수행 지도 관찰

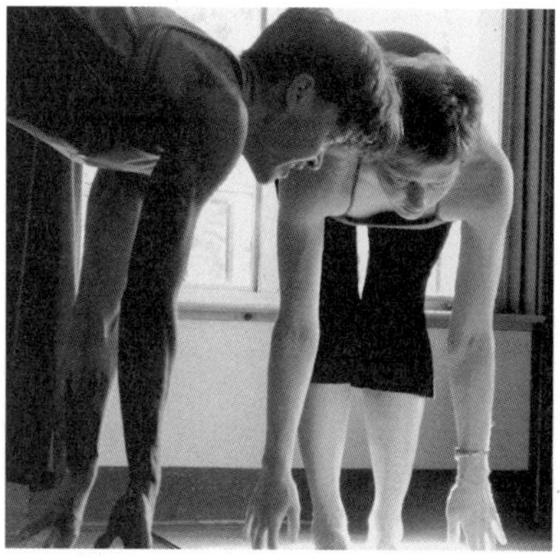

파트너 스탠딩 관찰(Partner standing observation)

다른 수련생과 파트너쉽을 맺고 한 사람은 바라보는 사람, 또 사람은 바라봄의 대상이 되본다. 바라보는 사람은 앞, 뒤, 옆의 해부학적 위치로 신체를 세 부분으로 그려 노트를 사용해서 관찰한 것을 기록한다. 관찰 결과에 대해서는 어떠한 판단도 허용하지 않도록 한다. 바라봄의 대상이 되는 사람은 몇 발자국 앞으로 가서 선다면, 극장에서 줄을 서는 것처럼 기다리는 일상의 자세를 취한다. 몇 분 동안 자세를 유지한다. 바라보는 사람이 관찰하고 기록하는 동안 자세를 바꾸거나 고치지 않도록 노력한다. 이상적인 방법은 머리부터 발끝까지 관찰 대상자가 잘 관찰할 수 있도록 눈에 띄는 옷을 입는다. 관찰자가 파트너의 뒤에 앉아서 관찰자를 보면서 발끝부터 시작한다.

- *발(feet):* 발은 곧게 펴 있는가? 한 발은 앞에 또 다른 발은 뒤에 놓았는가? 평발인가, 안쪽의 아치와 굴곡이 있는가?
- *아킬레스(Achilles):* 바르게 힘줄이 중앙을 향했는가, 양 옆으로 향했는가?
- *종아리(calves):* 보고 느끼기. 한쪽 종아리가 다른 쪽보다 긴장이 더 심한가? 종아리의 바깥보다 안쪽이 긴장이 더 심한가?
- *무릎(knees):* 무릎 뒤가 딱딱한가, 부드러운가, 유연한가, 이완되었는가? 과도하게 이완되었는가?
- *힙(hips):* 엄지 손가락을 내리고, 손바닥을 힙에 평평하게 두고 천골을 감싸듯이 한다. 힙이 평평한가?
- *팔(arms):* 양 옆으로 잘 늘어뜨려 있는가? 한 쪽이 다른 쪽보다 앞으로 나와 있는가? 손바닥을 보이고 있는가? 팔꿈치에서 뭔가를 들고 있는 각도를 취하고 있는가?
- *어깨(shoulders):* 평평하게 유지하고 있는가? 한쪽 어깨가 더 높이 들려있지는 않은가?
- *머리(head):* 어깨의 중앙에 위치해 있는가? 머리가 옆으로 기울어져 있거나, 돌려져 있지는 않은가?

이제 관찰자는 파트너의 옆에 서서 다음을 관찰해본다.

- 귀의 위치가 어깨와 나란히 같은 위치해 있는가? 머리가 어깨의 앞쪽이나 뒤쪽을 향해 있지는 않은가? 어깨가 앞쪽이나 뒤쪽으로 처져 있지는 않은가?
- 어깨가 힙과 나란히 같은 위치에 정렬되어 있는가?
- 위등이 굽어져 있는가? 가슴이 앞으로 처지지 않았는가?

- 힙이 무릎과 나란히 정렬되어 있는가? 골반이 앞이나 뒤로 툭 튀어나오지 않았는가?
- 무릎이 발목과 나란히 정렬되어 있는가? 심하게 늘어나지 않았는가?
- 귀 위치가 발목과 나란히 정렬되어 있는가?

이제 관찰자는 파트너의 앞에 서서 다음을 관찰합니다.

- 상대방의 발에서 무엇을 발견하는가? 앞쪽으로 보았을 때 특별히 눈에 띄는 것은 없는가?
- 무릎뼈가 앞으로 튀어나왔는가? 무릎이 가운데로 모아져 있는가? 곧게 펴져 있는가? 바깥으로 휘어져 있는가?
- 힙이 옆으로 돌아갔는가? 상태는 어떤가? 돌아간 흔적은 없는가?
- 한쪽 팔이 다른 팔보다 앞으로 향해 있지 않은가? 손을 측면으로 어떻게 내려 놓았는가?
- 어깨가 양 옆으로 같은 높이인가?
- 상대방의 머리는 어떠한가? 앞쪽으로 보았을 때, 특이한 사항은 없는가?

이제 5분 정도 들여서 관찰 대상자와 관찰 결과를 편견없이 함께 나누면서, 서로 역할을 바꿉니다. 이 과정을 그룹 활동의 일부로 할 경우, 함께 모여서 누가 가장 완전한 자세를 취했는지 물어봅니다. 거의 누구나가 약간의 자세상 문제점을 가지고 있다는 것을 발견하게 될 것입니다.

아사나 실습 관찰(Asana laboratory observation)

요가 지도자 훈련 아사나 실습은 아사나 수행을 하는 학생들을 바라보고 관찰하고, 학습하는 가장 효율적인 방법이다. 본 훈련의 중점 준비는 아사나에 대해서 먼저 읽고, 기능적 해부학, 신체정렬 원칙 및 미묘 에너지학의 기본에 대해서 공부하고, 아사나 수행을 반복하면서 이루어진다. 기본적인 방법은 보통 지도자 훈련 워크샵의 다른 참가자들로 이루어진 세 명에서 네 명의 "모델" 학생들을 따로 따로 보는 것이다. 각각 다른 모델들이 보여주는 몇 가지 아사나의 시범들을 통해서 각기 다른 문제점과 긴장감, 약한 부분, 과장된 동작, 즉각적, 틀린 신체정렬과 같은 수업에서 흔히 보는 학생들의 문제점들을 볼 수 있다. 다음과 같은 과정으로 이루어진다[여기서는 웃티타 트리코나사나(삼각형 자세)를 이용함].

- 당신 자신의 안전, 편안함, 존경 및 경의와 지원을 위한 필요성을 존중해 주면서 이런 운동과 민감하고 정직한 방법으로 운동한다.
- 시범자에게 아사나를 실행해 달라고 부탁하면서, 수정 동작을 보여달라고 하고, 몸을 보호하면서 알맞은 때에 아사나를 마무리해 달라고 한다. 처음에는 언어적 지시를 주지 않고, 스스로 아사나에 돌입할 수 있도록 한다. 필요하면 언제든지 시범자가 가장 편한 위치를 찾아서 옆자리를 바꿀 수 있도록 한다. 보고 싶은 자세에 대해서 시범 학생이 변형 동작을 적용하면(무릎을 지나치게 늘린다던지), 시범자에게 자연스럽고 편안한 자세로 동작해 달라고 지시할 수 있다.
- 시범 학생을 360°로 돌아보면서, 약 1분 동안 관찰한다. 아사나란 유일한 인격체의 표현이라는 것을 기억하고 이상적이고 정적인 "포즈"를 기대해서는 안된다.
- 가장 위험해 보이는 것이 있으면 첫번째로 집중해서 관찰한다. 어떤 상황이 일어나고 있는지

스스로에게 물어본 다음, 시범자에게 해당 신체 부분의 느낌은 어떠한지 물어본다.

이제 보다 종합적으로 시범자의 전체 아사나 표현을 관찰한다.

- *호흡과 일반적 느낌(breath and general)*: 호흡의 상태는 어떠한가? 시범자의 얼굴이 편안해 보이는가? 불안해 보이는가? 균형이 잡혀있는가? 안정적인가? 편안한가?
- *발과 발목(feet and ankles)*: 어떻게 정렬되어 있는가? 앞쪽 발이 90°로 돌려져 있는가? 발이 바닥에 단단히 고정되어 있는가? 몸무게는 어디에 실려 있는가? 발의 안쪽, 발의 바깥쪽, 아니면, 골고루 균형잡히게 실려있는가? 발가락은 부드럽게 바닥을 지지하며, 굽혀진 상태인가? 발바닥 안쪽의 아치의 상태는 어떠한가? 파다 반다의 상태를 유지하고 있는가?
- *무릎(knees)*: 앞쪽 무릎의 슬개골이 앞발의 중심에 정렬되어 있는가? 무릎이 잘 굽혀지거나 잘 늘어나는가? 슬개골이 대퇴사두근에 의해 잘 들려지는가? 뒤쪽 무릎이 구부려지고, 잘 늘어나는가?
- *골반(pelvis)*: 시범자 앞쪽 다리의 좌골을 뒤쪽 아래로 당기면서 뒷 발의 뒤꿈치쪽으로 향하고 있는가?
- *척추(spine)*: 측면으로 과도한 구부림은 없는가? 척추에 압력이 가해지는 것처럼 보이지는 않는가? 척추의 흉부 및 경부의 영역으로 올라가는 곡선이 어떤것인지 볼 수 있는가?
- *늑골(rib cage)*: 전면 아래쪽의 늑골이 나왔다가 부드럽게 들어가는가? 뒷부분의 늑골이 둥근 모양인가? 윗쪽 측면의 늑골이 튀어 나와있는가? 이러한 관찰을 통해 척추에 대한 어떤 정보를 얻을 수 있는가?
- *가슴과 쇄골(chest and collarbones)*: 상체가 앞쪽 다리와 곧바로 정렬되어 있는가? 아니면 상체가 앞으로 기울어져 있는가? 상체가 전방향으로 오픈되어 있는가, 바닥에 측면으로 기울어 있는가, 바닥을 향해 굽혀있는가? 가슴을 활짝 열고 있는가? 쇄골이 양 옆으로 벌어져 있는가?
- *어깨, 팔, 손과 손가락(shoulder arms, hands and fingers)*: 어깨뼈가 등쪽의 늑골을 밀면서 아래로 당겨져 있는가, 아니면 귓쪽으로 당겨져 올라가 있는가? 어깨의 끝이 앞으로 굽어져 있는가 아니면 뒷쪽 아래로 당겨져 있는가? 팔을 쫙 펴서 바닥과 직각을 이루고 있는가? 팔을 끝까지 쫙 펴고 있는가? 팔꿈치가 곧게 펴져 있는가, 굽혀져 있는가, 길게 늘려져 있는가? 손바닥이 완전히 펴져 있으며, 손가락이 모두 다 펴져있는가?
- *시범자의 에너지는 어디에 있는가?* 어느 부분에 시범자가 최선의 노력을 들여서 움직이고 있는가? 허벅지뼈의 윗부분으로부터 발 아래에 이르기까지 바닥에 강하게 고정되어 있는가? 척추를 길게 늘여서 정수리까지 늘이고 있는가? 심장 중추로부터 손가락을 통해 발산하고 있는가?

이런 과정을 다른 지도자나 훈련참가자들과 손쉽게 해나가고 있다면, 관찰한 것을 나타내는 특별한 언어적 지시나 직접 조정을 해줄 수 있는 기회를 마련할 수 있다. 이러한 과정은 지시의 순서를 포함하고, 언어적 신체적 지시를 어떻게 조합할 것인지, 그리고 지시할 내용을 언제 어떻게 발표할 것인지 등을 포함하고 있다. 교수법 훈련 프로그램의 전과정을 통해서, 이것은 반원형(라운드-로빈 스타일)로 행해질 수 있고, 각각의 참가자들이 차례로 그들이 관찰한 것을 가장 중요한 지시로, 전체 그룹이 전체적으로 시범자가 어떻게 아사나를 마무리하고 도입하는지 지도해줄 때까지 참가한다. 이런 과정을 보고받으면서, 시범자가 같은 아사나를 다른 학생들과 반복하기 전에 그의 경험을 말하면서 시작한다.

수행 지도 관찰(Practice teaching observation)

수행 지도법을 가르치는 것은 모든 유명 교수법 훈련 프로그램의 통합적인 요소이자 아사나 수행을 관찰하고 지도하는 것을 배우는데 가장 중요한 부분이기도 한다. 이러한 훈련의 전과정을 통해서, 당신은 더 많은 수의 비슷한 아사나를 일상적으로 가르칠 수 있게 되고, 점점더 복잡하고 다양한 아사나의 순서들과 마지막으로 완전히 시범 수업과 똑같이 지도할 수 있게 된다.

처음 시작은 다른 한 명의 참가자에게 단일 아사나를 지도하는 것으로 시작한다. 실제 수업의 현실성을 최대한 반영하면서, 한 파트너는 지도자의 역할을 맡고, 다른 파트너는 학생의 역할을 맡는다. 당신이 알고 있는 지식을 활용하여, 당신의 학생이 아사나를 수행하는 것을 지도한다. 아사나 실험실 과찰에서 언급된 동일한 과정을 거치는데, 다른 점은 지금 당신이 관찰하면서 지시하고 있다는 것이다. 처음에는 완전히 언어적 지시만 내린다. 지도자 역할을 맡은 사람이 관찰과 언어적 지시를 동시에 수행하는 것이 편안해지면, 파트너를 지도하면서 시범 연습을 하기 시작한다(아랫부분에서 시범을 다룰 것이다). 천천히 시간을 들여서 상대 파트너의 동작을 주의깊게 보고 당신이 보고 이해하는 것을 바탕으로 언어적 지시를 제공한다. 언어적 지시와 신체적 지시를 함께 섞어서 제공하기 시작하고 신체적 지시를 격려하는 말을 해준다.

한 학생에게 단일 동작의 아사나를 지도하는 것부터, 점점 발전하여 작은 그룹에게 점점 더 많은 아사나를 가르치게 되면서, 지도자 본인의 관찰하는 연습이나, 지시하는 모습 및 시범 동작들의 변화를 주목한다. 이제는 학생 개인 개인이 다른 학생들에 비해서 어느 정도 다른 동작을 보이는지 환히 보이기 시작하는 것을 경험하게 될 것이다. 이러한 기회를 더욱 갈고 닦아서 당신의 시각적 관찰 기술을 발전시켜야 한다. 계속해서 가장 위험해 보이는 영역에 첫 번째로 주의를 집중할 수 있도록 한다. 그룹 내의 다른 학생들에게 일어나는 상황들을 민감하게 인식하면서, 그러한 위험들에 대해서 알려주도록 노력한다. 한 학생의 문제점에 너무 집중해서 가르치다가 보면, 다른 전체 학생들이 시야에서 벗어나 수업의 연결고리가 끊기는 수도 있다. 이런 부분때문에 지도자는 집중과 주의하기(집중하면서 동시에 광범위한 범위를 인식할 수 있도록)에 대한 개인적 훈련이 요가 지도시 눈에 보이는 장점이 된다는 것을 깨닫게 된다.

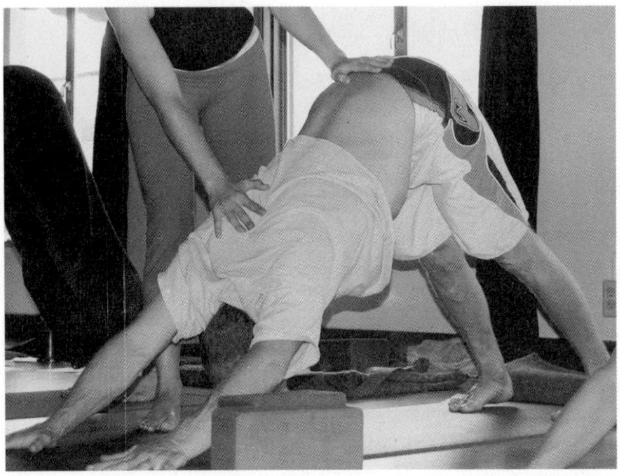

당신의 관찰 기술이 실습 단계에서 독립적인 지도자 과정으로 발전되며 더욱 심화되도록 한다. 배운 법칙을 새로운 학생을 처음 만나고 인사하는 그 순간에 적용할 수 있다. 위에서 언급한 것 같은 종합적인 관찰을 실행하는 것은 아니지만, 학생에 대한 개인적 질문들을 하면서 일상적인 학생의 자세들을 관찰할 수 있다.

산 자세인 타다사나를 수행하거나 타다사나를 수업 도입부분에 적용할 때의 잇점은 학생들의 기본 자세를 쉽게 관찰할 수 있다는 것이다. 그 다음에 관찰을 아사나를 하나씩 진행할 때마다 확장시킨다. 학생들이 좀더 복잡한 아사나로 이동할수록, 동작마다 반복되는 신체 경향들이 타다사나를 통해 더욱 명확하게 드러난다. 이런 관찰을 바탕으로, 기본 동작에서 나타났던 문제들이, 아사나 동작이 어려워질수록 어떤 방식으로 점점 뚜렷하게 드러나는지에 대한 이해를 더욱 깊게한다. 이렇게 관찰하면서 학생들과 관련짓는 학습 과정 전체에서 기억해야 할 것은, 학생들에게 포즈를 가르치는 것이 아니라 요가를 가르치고 있다는 사실이다. 항상 요가의 원칙인 과정의 수행으로 돌아가서 성취에 마음을 빼앗기지 않도록 한다. 학생 한 사람 한 사람을 세상에서 유일무이한 아름다운 인격체로 순간순간마다 대하도록 한다. 학생들이 자신의 신체과 호흡과 수행에 대해서 더욱 편안하고 명확하게 관찰하고, 느낄 수 있도록 학생들과 어떻게 가지고 있는 지식을 나눌 수 있을지 연구해야 한다. 스티라, 숙함과 아사나의 원칙을 늘 기억해야 한다. 학생들을 격려하는 동안에도, 안정감과 편안함을 늘 상기하면서 지도한다. 늘 관찰하고, 늘 호흡하고, 심장을 느끼며 당신의 관찰 기술을 항상 훈련하기를 바란다.

학습 스타일(Learning styles)

아사나 지도의 주된 목적은 수업에서 하건, 혼자서 독립적으로 하건, 지속적인 개인적인 훈련을 개발해 나가는데 있어서, 학생들이 현재 무엇을 하고 있는지에 대해서 보다 명확하게 인식하고 이해하는 것이다. 하지만 학생들의 학습 방법은 천차만별이기 때문에 교수법에도 다양한 접근법이 있다. 인간의 학습 양태는 교육가인 하워드 가드너(Howard Gardner:1993)가 말한 바 "다중 지능의 속성"과 관련이 있으며, 이러한 다중 지능은 같은 요가 수업에 참여하는 학생들 사이에서도 상당히 다른 양상을 보이고 있다. 요가 수업에서의 학습 목적은 개념적, 감정적, 신체적 및 형이상학적 요소를 포함하고 있기 때문에, 다중 지능의 모든 영역을 활용해야 한다. 동시에, 인간은 자신의 지성을 뛰어넘는 존재로서, 동기, 성격, 감정, 신체 건강, 및 인격과 같은 지성 외의 요소들이 어떻게, 어디서, 언제, 누가 학습하는가를 결정하는 특정 학습 스타일보다 더욱 중요한 역할을 한다. 따라서 효율적인 방법으로 요가를 지도하기 위해서는 그러한 지성 외의 요소들이 고려되어야 할 필요가 있으며, 반면에 또한 다음과 같은 범주의 다양한 학습 스타일도 충분히 숙지하고 있어야 하겠다.

- *시각/공간적 학습 스타일(visual/spatial)*: 이 경향의 학습자들은 그림으로 생각하는 경향이 있으며, 정보를 저장하기 위해서는 선명한 마음의 심장이 필요하며, 모든 아사나의 시범 동작을 보는 것을 매우 중요하게 강조한다.
- *언어적/언어학적(visual/spatial)*: 이 경향의 학습자들은 그림보다는 굉장히 발달된 청각적 기술을 가지고 있어서 아사나에 대한 매우 명확한 언어적 설명과 묘사를 필요로 한다.
- *신체적/운동감각적 스타일(Bodily/nubesrcs)*: 이 경향의 학습자들은 자신의 주변 공간과 상호작용을 통해서 정보를 처리하고 기억하고, 곧바로 몸을 통해 아사나를 체험하면서 배운다.
- *음악적/리듬적 경향(muscically/rhythmically)*: 소리, 리듬 및 패턴을 통해 사고하며 주변의

소리에 매우 민감하다. 자신의 호흡의 소리 및 리듬과 더욱 밀접하게 조율되도록 장려하면 큰 효과를 볼 수 있다. 또한 수업의 리듬에 맞추어진 부드러운 음악도 매우 효과적인 결과를 가져온다.

- *인간관계형(interpersonal):* 사물을 다른 사람들의 시선으로 바라보려고 한다. 언어적 · 비언어적 신호를 모두 사용하여 타인과의 커뮤니케이션 채널을 열고 유지하며, 학습 과정에서 교사와 순수하게 함께하는 느낌을 가지려고 한다.
- *내면적사고형(intrapersonal)* 이러한 경향의 학생들은 자신의 느낌, 꿈, 관계, 강점과 약점을 이해하려고 노력하는데 푹 빠져있는 경향이 있다. 여러가지 수행을 실험하면서 자신에게 있어서 아사나 수행은 어떤 의미가 있는지 충분한 시간을 두고, 공간적으로도 실험하면서 큰 효과를 볼 수 있다.

목소리와 언어 (VOICE AND LANGUAGE)

지도자의 목소리와 언어의 사용은 가르치는데 매우 효과적인 도구이다. 차크라의 관점에서 보면, 목소리란 비스후다 차크라(Vishuddha Chakra)를 통해 발현되는 것으로써, 몸이 땅에 접할 때, 쉽고 명확하게 열리는 창조적 액체의 흐름이고, 의지의 중심을 강하게 부드럽게 하고, 마음을 열게 하고 이성은 밝아지게 한다. 지도자로서 어떻게 말하는가하는 것은 당신의 인생과, 기술과 지식의 면에서 자신이 어디쯤 와있는가 하는 것을 반영한다. 이러한 자연스럼 기반에서 추가 되어진, 다양한 목소리의 요인들이 있다.

무엇보다도 가장 중요한 것은, 당신의 목소리가 누구나 들을 수 있도록 충분히 커야 한다는 것이다. 하지만 학생들이 자신의 모습과 조용한 공간에서 호흡과 감각에 주의를 기울이는데 방해가 될 만큼 큰 소리를 내면 안된다. 수업에서 음악을 사용하기로 결정했다면, 수업하는 동안 지도자의 목소리가 편안하게 전달될 정도로 음악의 소리는 목소리보다 더 낮추는 것이 좋다. 자신의 목소리가 너무 작아서 대규모 수업을 지도하는데 어려움을 느낀다면, 마이크 시스템을 이용하는 것을 고려해야 한다.

일반 마이크 시스템에 의존하지 않고 아사나의 분위기나 강도에 목소리를 맞추어보는 방법을 여러가지로 실험해 보아야 한다. 지도자의 목소리는 전체 수업의 흐름과 함께 어울려야 하는데, 학생들이 요가를 시작하면서 몸을 워밍업할 때에는 부드러운 어투로 시작하여, 수행이 점점 강도가 높아질수록 목소리에 힘과 역동성을 실어서 약간 강한 어투를 사용하다가, 사바사나(시체 자세)로 마무리되어 갈 때는 부드럽고 조용한 목소리를 사용한다. 회복 단계에서는 일정하고, 부드러운 높이를 유지하도록 노력하면서, 말을 하는 중간 중간에 충분한 침묵의 여유를 두어서 학생들이 침묵의 자유를 경험할 수 있는 공간이 되도록 한다.

목소리의 높이에도 주의를 기울여야 한다. 수업의 일부 내용을 녹음하여 들어보면 자신의 목소리 높이에 대해서 인식할 수 있다. 많은 지도자들이 자신이 어떤 방식으로 말하는지에 대한 인식하지 못할 때가 있다. 마음에서 우러나온 말을 할 때 지도자의 기법적인 가르침도 친구와 말하는 것처럼 자연스러운 일정한 높이로 나올 수 있다. 동시에, 목소리의 흐름을 통해서 열정과 영감을 가지고 강의한다. 이러한 요소들을 단호함의 속성과 잘 믹스하면, 엄격한 권위를 나타내기 보다는 사랑과 친절함의 분위기를 창출할 수 있다.

언어 자체는 지도자의 메세지를 듣고 이해하는데 중요한 역할을 한다. 지도자가 가르치려고 신호하는 것에 대해서 쉬운 언어를 사용하여 명료하게 설명한다. 여러분이 해부학, 생리학, 요가 철학 및 심리학에서 배웠던 난해한 용어보다는 직접적이고 간단한 언어를 사용하는 것이 훨씬 더 효과적이다. 간결한 방법으로 지도하는 것이 학생들에게 진술의 논문이나 장황한 말을 이해하도록 하는 것보다 훨씬 효과적이다. 만약 학생들에게 매트앞에서 두 발을 모으라고 말하고 싶으면, "매트 앞에서 두 발을 모아주세요"라고 말한다. 그렇게만 하면 된다. 아사나의 기초 바탕이 되는 요소들에 대해서 처음의 지도에 촛점을 맞추고, 더욱 복잡한 신호들은 아사나와 정교하게 단계를 변화시킬 때에 사용하기 위해 남겨둔다.

다른 용어들은 다소 무게를 실을 수 있다. 손가락을 누르라든지 깊게 호흡하라는 동작 동사를 쓰게 되면 명령조가 되기 쉽고, 대신에 손가락으로 누르기, 깊이 숨쉬기와 같이 명사형으로 말하는 것이 보다 격려하는 느낌이 강하다. 느껴보다, 해보자, 탐색해보자 라는 말이 더욱 부드럽게 들린다. 일반적으로, 아사나에서 가장 중요하다고 느껴지는 기초적인 동작에서는 동작을 나타내는 강한 동사를 사용해보고, 정교하게 내적인 탐색시간에는 부드러운 언어를 사용하도록 한다.

아사나와 기타 다른 수행을 위해서 산스크리트 용어를 사용하는 것은 개인적 선택의 문제이다. 자신의 수업에서는 산스크리트어의 사용에 별 효과가 없다고 느껴질 수 있다(당신의 상사나 자기 자신조차). 또는 산스크리트 말을 사용하는 것이 자신의 가르침에 더욱 깊은 권위를 더해준다고 느낄 수도 있는데, 이 때는 고대의 전통적인 요가 언어를 지도하는데에 잘 사용할 수 있을 것이다. 산스크리트 말을 수업에서 사용하고자 할 때에는 영어나 한국어로 된 말로 번역해 주도록 노력하라. 예를 들어, "아다 찬드라사나, 반달 체위를 취해주세요…"라고 말하면 된다. 어떤 산스크리트 용어들은 요가 수업에서 굉장히 광범위하고 익숙하게 쓰여지기 때문에, 거의 영어 용어처럼 된 것이 있다. 차타랑가(의 줄임말)는 한국어 말로는 "네 개의 막대 자세"이므로 이 용어는 한국어 보다 산스크리트 용어가 학생들에게 더욱 익숙하게 들릴 수 있다. 다른 여러가지 교수법들과 마찬가지로, 지도자와 학생들에게 가장 편안한 방법을 찾아서 실습해 보는 것이 중요하다.

아사나 수행의 기본 요소
(BASIC ELEMENTS OF ASANA PRACTICE)

아사나 수행은 완전한 생명력과 에너지가 충만한 삶과 희열의 경험이 동반되는 자유의 감정과 전인적 감각을 순간순간 느끼는 현재적 과정이다. 자기 변혁의 수행으로서, 요가 아사나는 우리의 존재 깊숙히 묶여있고, 고여있는 상태로 묶여진 매듭을 풀어주는 일련의 도구를 제공한다. 조엘 크레머(1980, 13)는 이러한 예술적 요소를 지닌 아사나 수행이 "집중하는 법을 배우고 에너지를 생성하여 다양한 신체의 부분으로 방출하고, 몸의 메세지를 들으면서(피드백), 몸이 이끄는 것에 복종하는 것"이라고 하였다. 한편으로, 아사나는 신체적인 단순성과 관련된 수행이지만, 또 다른 도나 홀맨(Dona Holleman1999,22)의 설명에 따르면 "시적인 면이 있어서 몸이 자신과 주변환경과의 분리선을 없애고, 아사나와 통합된 장의 일부가 되고 시간과 공간이 연속적으로 우리와 하나가

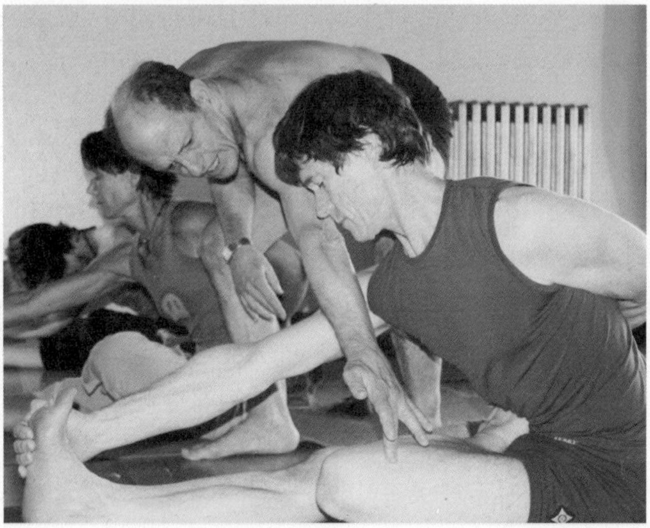

되는 것"이라고 한다. 아사나를 가르치는 기술은 학생들을 요가 수행의 이러한 과정에 대해서 인식을 넓혀주도록 지도하는 것이다.

아사나에 대해서 생각할 때, 우리는 다양하고 중요한 기본 요소들을 파악해야 한다. 존재감 느끼기, 이완하기, 호흡하기, 뿌리박기, 안정화하기, 자세잡기, 움직이기 및 충만한 에너지로 참여하기와 같은 요소들이 포함되지만 통합적인 수행으로서 나타내면, 이 모든 것은 요가를 수행하는 것이고, 이 요소들은 분리될 수 없고, 전체 수행의 일부분일 뿐이다. 요가 수행이 이러한 움직임의 요소들로 이루어져 있다면, 이러한 속성들부터 하나씩 다듬어 가는 것으로 시작하여 신체를 정렬시키는 과정이 필요할 것이다.

존재감 느끼기(Being present)

알도스 헉슬리의 유토피아 소설인 아일랜드(1962)에서 조난당한 기자인 윌 파나비는 가상의 팔라니스 해안을 씻는다. 부서진 마음을 안은 이 이방인은 자신이 있던 곳에서 의식이 멀어지고 "무엇이 무엇인지" 혼자 동떨어진 삶을 산다. 고립된 섬의 정글로 뒤덮이 절벽의 크기를 재면서, "주의 집중, 주의 집중"이란 말과 "여기 바로 지금", "여기 바로 지금"이라는 말이 여기저기서 메아리쳐 들려온다. 그의 모험 과정에서 그는 마침내 만트라를 능숙하게 챈팅하는 열대의 새의 목소리를 발견하게 된다. 만트라는 팔라의 탄트라 타오이스, 불교, 생태학의 문화의 중심이다.

람 다스(Ram Das)는 나중에 "바로 여기 지금"이야말로 아사나 수행의 시작 포인트이며, 자신의 생각을 완전하게 직접적으로 현재, 바로 여기에서, 나의 몸에, 나의 호흡에, 이런 감각으로 무엇이 일어나는가에 집중하는 것이다라는 생각으로 이 1960년대의 베스트셀러의 제목을 붙였다.

이완하기(Relaxing)

아사나를 수행할 때 힘들여서 수행해야 하는 아사나의 종류가 많지 않기 때문에 일반적으로 수행의 강도는 대부분의 아사나에서는 이완하기 정도로밖에 보이지 않는다. 진력을 다하는 것과 편안함을 통합하지 않고 이렇게 분리하는 성향은 몸을 이완하는 것이 몸을 완전히 부드럽게 만드는 과정과 흡사하기 때문이다. 아사나 수행의 맥락에서 이완은 신경의 긴장감을 풀어주는 동시에 사용되는 모든 종류의 근육을 활발하게 사용하고 자세의 통일을 유지하는데 필요한 에너지를 가지고 움직이는 것을 의미한다. 신경적 긴장을 덜어주면서, 학생들은 의지적인 결단을 가지고 힘차게 운동하면서 진력과 편안함을 통합시켜 자신의 몸이 아사나를 수행하는 동안 안정된 상태로 개방될 수 있게한다.

자신의 몸에 대한 인식을 확장하고 깊게 하면서 진력과 편안함을 통합하는 과정에는 훈련이 동반되어야 한다. 자신의 몸 전체에 깨어있는 인식을 불어오는 것이 중요한데, 접질림없이 골격을 어떻게 유지하는지 실험을 해보아야 한다. 학생들에게 우자이(ujjayi) 프라나야마의 일정한 흐름을 사용하고 신체의 반동을 사용하는 것을 장려하면, 학생들에게 아래에서 다룰 "가장자리 걷기(playing the edge)"의 과정을 지도할 수 있다. 가장 표면적인 근육을 더 강도높게 사용할 수 있는 경향이 있기 때문에, 가장 깊이 위치한 근육과 가장 지지 능력이 높은 관절들은 올바르게 사용되지 못하는 경향이 있다. 더욱 몸속 깊숙한 기관에 호흡을 통해 각성을 일으키면서, 학생들은 깊은 곳에 있는 근육들을 어떻게 활성화시킬 수 있는지 느끼기 시작하고, 표면 근육들이 필요이상으로 긴장을 가지고 무리하지 않도록 풀어줄 수 있다. 활성화된 깊은 근육으로부터 피부 표면에 이르기까지 충분한 각성이 일어나면, 학생들은 그들의 몸 전체를 어떤 강도로 움직일 수 있는지 느끼기 시작하면서, 몸이 이완된 상태에서, 강도 높은 자세로 동시에 움직일 수 있게 된다. 학생들이 몸속 깊숙한 곳에서부터 바깥으로 확장되어가는 느낌을 느낄 수 있고, 풍부함, 가벼움과 투명한 느낌을 계발하여 에너지가 자유롭게 흐를 수 있도록 지도한다.

호흡하기 (Breathing)

의식적으로 호흡하는 것은 아사나 수행에서 가장 중요한 부분이기도 하면서, 종종 가장 구체적이지 못한 애매모호한 부분이기도 한다. 호흡은 아사나 수행의 연료이고 스승이기도 하지만, 우리의 본성상 집중력이 없어지고, 바로 여기 지금이라는 사실을 잊게하는 여러가지 일들이 돌발하면서 의식에서 사라져버릴 때가 있다.

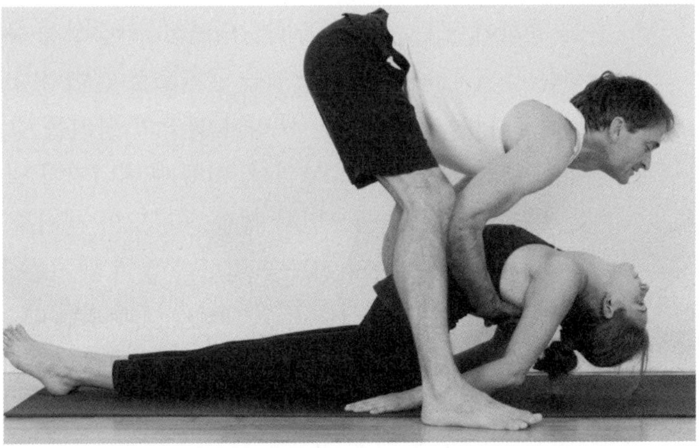

요가 수트라에서 파탄잘리는 아사나에 대해서 "스티라 숙함 아사남(Sthira Sukham Asanam)"이라는 정의를 내렸는데, 여기에서 우리는 아사나 수행에서의 호흡의 중요성이 얼마나 강조되었는지 알 수 있다. 그가 사용한 프라야트나(Prayatna)라는 단어는 보통 문자적으로 "진력(effort)"이라고 해석된다. 하지만 스리바트사 라마스와미(Srivatsa Ramaswami: 2000, 95-96)가 지적한대로, 프라야트나에는 세 가지 종류가 있는데, 그 중에 한 가지가 지파나 프라야트나(jivana prayatna)로서 "생명을 유지하고, 무엇보다 호흡을 유지하기 위한 각 개인의 노력"이라는 의미이다. 중요한 점은 바로 호흡을 통해 안정감과 편안함을 느끼면서 아사나를 수행한다는 의미이고, 호흡을 지속적으로 몸과 마음으로 연결시켜야한다는 의미이다.

기본 토대: 라운딩과 에너지 라인 방출하기 (Foundation: Grounding and radiating with lines of energy)

평상시에 편안한 자세로 서있거나 앉아 있을 때, 우리의 몸은 자꾸 바닥쪽으로 기울려고 하는 경향이 있다. 그러한 경향 때문에 몸은 자꾸 주저 앉게 되고, 아래쪽으로 내려가고 처지면 각 관절들이 압력을 받는다. 하지만 의식적으로 바닥에 있는 한 지점을 향해서 뿌리를 내린다고 의식을 하는 순간에, 즉각적으로 몸을 위한 공간이 창조되는 즉각적인 현상이 생긴다. 도나 홀맨(1999, 26)이 말한 "리바운스 효과"라고 하는 이 효과는 뿌리들 사이의 영향력과 서로 팽창하려는 관계를 "맞선 힘(Normal Force)"이라고 표현하는데, 아이작 뉴턴에 의해서 운동의 제3법칙으로 설명된다. 즉, 모든 운동에는 서로 동일하게 밀어 내려고하는 반작용의 힘이 있다는 것이다. 예를 들어, 서 있을 때 두 발을 바닥에 대고 힘을 주어 누르듯이 의도적으로 근육을 움직이는 노력을 하는 그 힘의 정도로 "동일한 반대편의 반동"의 에너지가 몸을 끌어 올린다는 것이다. 아사나의 동작 하나 하나에서 기초 요소들을 발견하면서, 의식의 적용을 강조하는 요가 지도자 처크 밀러는 이러한 과정에 모든 동작의 근원을 찾는 목적이 있다고 했다. 뿌리를 내리는 과정에서 우리는 자연스럽게 근육을 움직이고 관절을 통해서 공간을 확보하고, 특히 척추를 통해서 구조적인 안정감의 토대와 편안함을 만들어낸다. 안정감과 편안함은 학생들이 점점 상급 단계로 진입할수록 더욱 중요해지는 요소이다. 아사나의 종류에 따라서 뿌리를 내리는 특정한 지점은 달라질 수 있지만, 이러한 기초를 토대로 수행이 일정한 순서에 따라 행해지고 계발되고 깊은 단계로 발전하는 것은 모든 아사나 수행에서 발견된다.

처음의 기초 과정을 겪어나가는 과정에서, 학생들은 의식적으로 조엘 크레머가 만든 용어인 "에너지 라인"을 의식적으로 적용하면 더욱 쉽게 안정성과 편안함을 발견할 수 있을 것이다. 몸을 통해서 의식적인 노력으로 신경근육적 진력(또는 전류)의 방사를 가져오는 것이 바로 에너지 라인을 창출하는 것이다. 중심에서부터 주변으로 방출하고, 이러한 에너지 라인들이 안에서 바깥으로 몸을 통하여 모든 방향으로 확장되면서, 안정성을 유지하는 동시에 풍부한 공간성을 창출한다. 안정성은 몸의 근육 지지 시스템을 골격으로 끌어당기면서 얻는다. 몸을 통해서 에너지 라인들을 의식적으로 방출시키는 것은 뿌리와 확장의 원리를 강화하는 것이다. 이러한 기법은 학생들이 개인적인 수행을 하고, 언제, 어디서, 어떻게 에너지가 얼마나 강하게 몸을 흐르는지 알려주는 몸과 호흡과 마음의 반응을 들으면서 적절한 강도의 세기를 실험해 볼 수 있도록 다양하게 적용될 수 있다. 학생들에게 아사나의 진도를 얼마나 많이 나가는 것이 중요한 것이 아니라, 그보다는 어떻게 아사나를 수행하는가 중점을 두고 그라운딩과 방출 과정을 동시에 수행하면서 아사나의 상대적인 강도를 실습해보면서, 안정성과 편안함을 계발하도록 하여 이 점을 상기시켜 주어야 한다.

표 6.1 뿌리와 확장

기초	원칙과 언어적 지시	아사나 예
손	• 손바닥을 바닥에 댈 때, 학생들에게 손가락을 최대한 편안하게 쫙 펴게 하되 엄지는 최대한 벌릴 수 있는 넓이의 3분의 1이 되도록 벌리도록 한다. 엄지와 집게 손가락 사이의 공간이 너무 넓으면 손바닥에 부상을 입게 된다.[1]	아드호 무카 스바나사나 (Adho Mukha) (아래로 향한 강아지 자세)
	• 손바닥 중심부터 손 마디와 손가락과 엄지손가락의 끝을 통해서 방출을 하면서, 학생들은 모든 손가락 관절들과 전체 손바닥과 손가락과 엄지 손가락의 전체 길이가 다 바닥에 고정되도록 한다.	아드호 무카 브크사사나 (Adho Mukha Vrksasna) (양손바닥 닿고 물구나무서기 자세)
	• 이러한 뿌리박기 과정을 통해서 학생들에게 손바닥 안쪽에서 손목 안쪽을 통해서 팔과 어깨로 올라오는 에너지의 흐름에 대한 감각을 느끼도록 한다.[2] • 손목의 안정성과 균형을 유지하기 위하여 집게손가락과 엄지손가락 사이의 공간을 넓게 벌리고, 바닥으로 누르듯이 뿌리박는 것이 중요하다.	차타랑가 단다사나 (Chataramga Dandasana) [막대 자세(four-limbed staff pose)]

기초	원칙과 언어적 지시	아사나 예
발	• 각각의 발의 "네 코너"를 통해서 동일하게 무게를 분산시킨다. • 발의 안쪽 발꿈치로 바닥을 더욱 단단하게 고정하고 더욱 완전하게 각성되고, 안쪽의 아치와 발목을 든다. • 발가락을 넓게 펴고 구부림없이 바닥을 누른다.	모든 서서 하는 자세
좌골	• 모든 좌식 아사나 자세에서 가장 중요한 초기동작은 좌골을 사용해서 단단하게 뿌리박기하는 것인데 중립적 골반 기울기 동작을 계발하는 도구로서 좌골의 앞쪽 부분을 아래쪽으로 더욱 단단히 뿌리박기하는 것을 강조한다. • 둔부 부분이 좌골로부터 멀어지도록 하지 않는다.[3] • 좌골을 서로 당기는 듯한 미세한 느낌을 가지도록 하여 가로 종아리 근육이 살짝 수축될 수 있도록 하며, 물라반다를 일깨울 수 있도록 한다. • 앞으로 굽히거나 비트는 동작을 할 때, 좌골이 바닥에 연결되는 듯한 느낌을 유지하도록 한다.	타다사나(Tadasana) 산자세(mountain pose) 파스치모타나사나 (Paschimottanasana) (앉아서 앞으로 구부리기 자세)
다리	• 다리를 쫙 펼 때, 에너지의 강한 흐름이 대퇴골의 상단에서부터 다리를 타고 내려와 발목과 발꿈치 중심을 흐르도록 한다. 이 동작은 앉아 있거나 단다사나(서 있을 때 다리를 모은 상태)에서나 프라사리타 파도타나사나(다리를 벌린 상태)에서 시행한다. • 다리의 근육 조직을 다리뼈 쪽으로 당기는 듯한 느낌을 가지면서 허벅지 안쪽을 아래로 나선형으로 회전시키거나(앉은 자세에서), 뒤로 회전시킨다(안쪽으로 회전시키는 입식 아사나에서).	단다사나(Dandasana) (막대 자세) 우파비스타 코나사나 (Upavista Konasana) (박쥐 자세)
팔	• 어깨뼈를 등 뼈에 뿌리 박기하는 동안 어깨뼈를 등뼈에서부터 나선형으로 바깥쪽으로 회전하듯이하면서 팔과 상체를 연결시킨다. • 팔뼈의 위로부터 힘주어 팔을 펴면서 팔과 팔꿈치 그리고 손목에서 손과 손가락에 이르기까지 아래로 쫙 편다. • 팔의 근육 조직을 일정하게 뼈 쪽으로 당겨주면서 에너지를 강력하게 팔을 통해 위쪽으로 흐르도록 한다.	아드호 무카 스바나사나 (Adho Mukha Svanasana) (아래를 향한 강아지 자세) 아드호 무카 브르크사사나 (Adho Mukha Svanasana) (손으로 물구나무 서기 자세)
머리	• 경추 등뼈의 자연스런 곡선 상태를 유지하면서 정수리를 지그시 바닥쪽으로 누르되 머리가 아래쪽으로 뭉개지지 않도록 한다.	시르사사나 1(Sirsasana 1) (머리로 물구나무 서기 자세)

[1] 엄지손가락을 가능한 밖으로 넓게 펴면, 굴근힘줄이 경직되고 엄지와 집게 손가락 사이의 엄지와 손가락 부위 근이 경직되기 쉽다.

[2] 홀맨(Holleman: 1999, 44)은 하스타 반다에 대한 자세한 논거를 제시한다.

[3] 둔부의 근육을 밖으로 당기라는 너무나 평범하게 들리는 지시는 좌골의 뿌리박기에 대한 강한 느낌을 창출한다. 그러나 완전히 앞으로 구부리는 자세에서는 슬곽근이 부상당할 수 있는 상당한 위험이 있다. 슬곽근은 좌골에 연결된 가장 부상의 위험이 큰 민감한 연결 부분으로 찢어지기 쉽다. 둔부 근육 부위는 자연스럽게 위치시키면 좌골을 바닥에 제대로 뿌리박기 하면서 슬곽근을 직접적으로 더욱 스트레칭시킬 수 있다.

균형잡힌 통합으로의 조정(Aligning into balanced integration)

제7장에서 우리는 각각의 아사나를 위한 특정한 조정(adjustment)의 원칙들을 자세히 살펴볼 것이다. 여기에서 우리는 모든 아사나에서 신체정렬을 지도하는데 적용하는 일반적인 원칙들을 고려해 볼 것이다. 이 책에서 처음부터 끝까지 강조한대로, 학생들은 흔히 아사나를 기계적인 동작과

연결하여 생각하지만, 아사나는 균형잡힌 통합을 이루는 마음의 과정이라고 볼 수 있다. 물론 지도자는 학생들에게 기술을 가르쳐주고, 신체운동학적인 동작의 원칙과 함께 아사나 하나 하나에 올바른 생체역학적 신체정렬 원칙을 제공할 수 있다. 그러므로 학생들은 개인적 수행을 통해서 최고의 균형잡인 통합의 단계를 느끼고 계발하기 시작할 것이다. 이러한 여정을 지도하는데 있어서 학생들의 신체적 복잡성과 다양성때문에 정교함이 요구되고 정교한 지도에 있어서 중요한 것은 한가지 만능 원칙을 신체정렬에 적용되는 것이 아니라, 개인적 사정에 따라 정교하고 다양한 변형이 있을 수 있다는 것이다. 정교한 것을 더욱 복잡하게 만드는 과정이 아니라, 단순성을 더욱 계발하는 수행으로서 이것을 통해 학생들이 안정성과 편안함의 보다 미묘한 자각을 얻어 마음 중심의 목적과 호흡이 통일된 형태를 띨 수 있다.

앞서 언급한 그라운딩-방출, 뿌리-확장, 및 에너지 라인과 같은 개념들을 적용하면서, 우리는 몸이 움직이는 방향과는 반대로 작용하는 여러가지 반동에 대해서 파악해 볼 수 있다. 이것은 아사나의 기초가 되고 정교하게 되는 중요한 부분이고, 관절의 압력을 완화하고, 미묘 에너지의 흐름을 더욱 자유롭고 의식적으로 흐르게 할 수 있다. 반작용의 움직임, 둘의 움직임들은 관련된 지침을 통해서 학생들에게 균형과 안정성과 통일성을 몸에서 창조하면서 지시를 통해 신체정렬이 이루어지도록 한다. 앞-뒤, 위-아래, 안-밖, 왼쪽-오른쪽, 중앙-주변과 같은 반대의 개념들은 모든 아사나와 동작들에 중요한 요소이고, 이러한 자연적인 연결을 통해서 신체를 부분의 집합으로 경험하는 것이 아니라 전체 신체의 통합이 각각의 아사나에서 이루어진다. 표 6-2 페이지 132-133 참조.

몸을 통해서 통합성을 계발하는 과정을 지원하면서, 지도자가 신체정렬을 지도할 때는 자신이 기능적인 해부학을 이해한 것을 바탕으로 반드시 아사나 자세의 생체역학적인 측면을 강조하면서, 외형적 자세를 바르게 가르치는 것으로 시작한다. 이렇게 처음에는 학생들에게 아사나의 외형적인 자세의 중요성을 강조해 주면서, 몸과 호흡과 마음의 더 깊은 조화를 창조하는 내면적 신체정렬의 속성들을 탐험하면서 학생들이 내면의 공간을 창조할 수 있도록 한다.

에너지적 각성(Energy awareness)

몸을 안정시키고 균형잡게 함으로써 학생들이 몸과 마음의 역동적인 균형 감각을 실험하면서 발견하게 되고 자연스러운 편안함이 깊어진다.

이 단계에서, 학생들이 최대한 편안함을 유지하는 상태에서 에너지를 100% 활용해서 아사나에 자신들을 적용시킬 수 있는 방법을 감지할 수 있으면 매우 바람직한 것이다. 강하지만 간결하고 부드럽게 몸을 안정시키면서 수행하는 것이 처음에는 학생들에게 생소하게 느껴지지만 갈수록 모든 아사나를 힘들이지 않고 수행할 수 있다는 느낌을 가지게 한다. 점점더 쉬워지고, 힘들어지지 않는 단계가 되면, 몸 전체를 통하여 더 많은 에너지의 미묘한 흐름에 맞출 수 있도록 학생들을 격려해 준다. 아사나에 따라서, 학생들에게 이러한 깨어남을 신체의 여러 부분에 불러올 수 있도록 지시할 수 있다. 신체 부위에 따라서 미묘 에너지 자체의 표현으로서 다양한 차크라에 혹은 대부분의 전체적 경험에 의해서 지연 현상이나 긴장이 나타날 수도 있다.

빈야사: 동시성으로의 움직임(Vinyasa: moving into synchronicity)

요가 아사나 수행은 몸과 호흡과 마음의 지속적인 흐름이 의식적으로 동시에 일어나고, 정련되

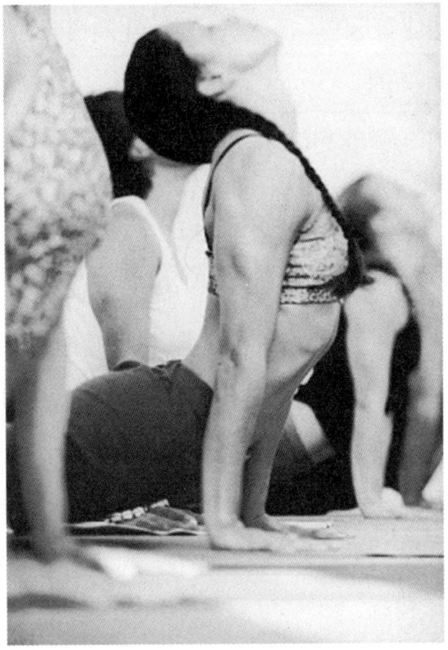

고 통합되는 운동 명상의 수행이다. 이것은 제2장의 하타 요가의 빈야샤 플로우에 대한 요약 부분에서 처음 소개된 빈야사의 기술이다. 거기에서 언급된대로, 빈야사라는 용어는 "특별한 방법으로 두다"라는 의미이다. 이러한 아사나 수행의 측면은 하타 요가의 모든 스타일과 형식에 적용되며, 아이엥가와 인(Yin) 요가와 같은 상대적으로 "정적인" 형식에도 지속적으로 적용되고, 아쉬탕가 빈야사나 빈야사 플로우같은 "흐름"의 형식에도 마찬가지로 적용된다. 이러한 동시성은 하나의 아사나에서 다른 아사나로 이행하는 흐르는 움직임에서 뿐 아니라 지속되는 상대적으로 정적인 아사나에서도 표현된다.

요가를 정지된 상태로 이동하는 수행이라고만 한다면, 이 부분은 좀 혼동을 야기할 수도 있는 부분이다. 그러나 아사나 수행의 맥락에서 보면, 우리는 항상 움직이고 있다. 아사나를 정지하는 순간에도, 호흡은 흐르고 있고, 심장은 뛰고 있고, 정말 모든 인체의 생리학적 과정은 느리지만 여전히 활동하고 있다. 학생들이 그들의 인식을 이러한 자연적이고 의식적인 움직임에 열어둔다면, 그들은 정신적으로, 육체적으로, 감정적으로, 영적으로 맘과 마음이 더욱 자유롭게 정적인 감각으로 이동하는 공간을 창조할 수 있을 것이다. 그에 따라 요가를 영적인 각석, 통합, 희열의 수행으로 깊게 경험할 수 있는 가능성이 강조된다.

표 6.2 신체정렬 지도법

반대의 균형	통합 언어적 지시	아사나의 예
앞-뒤		
발	"발 뒤꿈치와 발바닥에 동일하게 힘을 주어 바닥에 고정시킨다."	모든 서서 하는 자세
다리 아래쪽	"종아리를 발 뒤꿈치쪽으로 빼면서 정강이를 뒤로 당긴다."	모든 서서 하는 자세
무릎	"대퇴근 근육을 써서 무릎 뒤쪽을 펴면서 슬개골을 들어올린다"	타다사나(Tadasana)
허벅지	"슬와근을 골고루 펴면서 허벅지 위를 다시 누른다."	우티타 트리코나사나
골반	"꼬리뼈를 뒷쪽 아래로 당기면서 치골을 뒤로 당긴다"	아드호 무카 스바나사나 (Adho Mukha Svanasana)
	"배 아래쪽과 천골을 서로 살짝 당기면서 앞다리로부터 엉덩이의 앞쪽을 들어올린다."	비라바드라사나 1 (Virabhadrasana 1)
척추	"앞쪽 아래의 늑골을 부드럽게 하면서, 아랫쪽 뒤의 늑골을 펴듯이 한다."	비라바드라사나 2 (Virabhadrasana 2)
어깨	"쇄골을 펴면서, 양 어깨날을 등쪽으로 내린다."	타다사나(Tadasana)
목/머리	"턱을 약간 앞쪽으로 빼면서 내려주고, 목 뒤를 편다."	아드호 무카 스바나사나 (Adho Mukha Svanasana)

반대의 균형	통합 언어적 지시	아사나의 예
위-아래		
파다/물라 반다	"발 안쪽의 아치 부분을 들어올리면서 발 전체로 바닥에 단단히 뿌리박기한다. 이 때 허벅지 안쪽을 뒤로 돌려 힘을 주면서 좌골을 서로 당기듯이 한다. 물라 반다로 골반의 앞쪽을 천천히 들어올린다."	모든 서서 하는 자세 모든 역위 자세 모든 전굴 자세
발/엉덩이	"파다 반다를 사용하여 다리의 근육 에너지를 위로 당기면서 대퇴근의 위에서부터 발을 통해 바닥에 깊게 뿌리내리듯이 고정한다."	파르스보타나사나 (Parsvottanasana)
골반/척추	"골반의 중심을 잡으면서 물라 반다의 감각을 유지하면서 척추를 늘여 위로 힘차게 당긴다."	웃카타사나(Utkatasana)
어깨/손가락	"가볍게 어깨 뼈로 늑골을 감싸듯이 하면서 팔과 손가락을 통해 방사한다."	우르드바 하스타사나 (Urdhva Hastasana)
상-하		
물라 반다/입천장(palate)	"물라 반다를 의식하면서 에너지가 척추를 타고 올라가는 감각을 느끼고 빛과 같은 것이 올라와서 입안 가득히 퍼지는 것을 느낀다."	파드마사나(Padmasana)
물라 반다/코로나 카피티스	"물라 반다의 상태에 머물면서 머리끝의 정수리를 통해 척추의 중심이 늘어나도록 한다."	단다사나(Dandasana)
파다 반다/ 코로나 카피티스 (Corona Capitis)	"땅과 연결되어, 자신의 발과 발 안쪽의 아치로 굽어진 부분이 깨어나는 느낌을 의식한다. 그 곳에 에너지의 근원이 되어서 몸의 가운데를 통과해서 머리의 정수리로 빠져나가도록 도와준다."	타다사나(Tadasana)
안/바깥		
발	"발 뒤꿈치 바깥을 단단히 땅에 고정시키면서, 뒤꿈치를 통해서 땅에 그라운딩한다."	웃티타 트리코나사나 (Utthita Trikonasana)
발목	"안쪽과 바깥쪽의 발목뼈를 평행하게 하시고, 발과 다리 사이에 중심이 되도록 한다."	모든 서서하는 자세
무릎	"엉덩이와 허벅지 안쪽에 힘을 빼면서, 무릎을 굽혀서 두 발을 서로 당긴다. 무릎의 안쪽과 바깥쪽에 동일한 압력이 느껴지도록 유지한다."	바다 코나사나 (Baddha Konasana)
다리	"파다 반다를 계발하면서, 정강이를 서로 힘차게 당기면서 허벅지 안쪽을 말아올린다."	타다사나(Tadasana)
골반	"허벅지 안쪽을 말아올리면서 천골에 공간감을 준다. 엉덩이의 바깥쪽을 몸의 중심부로 당기면서 회음부를 들어올리는 느낌으로 한다."	타다사나(Tadasana) 단다사나(Dandasana) 우르드바 다누라사나 (Urdhva Dhanurasana)
척추	"발 안쪽의 아치 부분을 들어올리면서 발 전체로 바닥에 단단히 뿌리박기한다. 이 때 허벅지 안쪽을 말아올리면서 힘을 주면서 좌골을 서로 당기듯이 합니다. 물라 반다로 골반의 앞쪽을 천천히 들어올린다."	모든 서서 하는 자세
어깨	"파다 반다를 사용하여 다리의 근육 에너지를 위로 당기면서 대퇴근의 위에서부터 발을 통해 바닥에 깊게 뿌리내리듯이 고정한다."	아드호 무카 스바나사나 (Adho Mukha Svanasana)
팔	"골반의 중심을 잡으면서, 물라 반다의 감각을 유지하면서, 척추를 늘여 위로 힘차게 당긴다."	아드호 무카 스바나사나 (Adho Mukha Svanasana)

아사나 수행에서 빈야사의 본질적인 속성은 아사나 한 동작을 하거나, 다른 동작으로의 이행 중에 생겨나는, 호흡과 몸과 마음의 간결한 동시성이다. 호흡의 흐름과 아사나의 안과 밖으로의 의식적인 움직임은 들숨과 날숨으로 시작되고, 그 완성은 각 호흡의 한 사이클을 완성하면서 이루어진다. 호흡의 지속적인 리드미컬한 흐름을 중심으로 끊어짐이 없는 아사나의 "만달라"가 창조된다.

우리가 본 장의 후반부에서 보게되듯이, 수행하는 학생들을 지도할 때, 각각의 동작 지시가 호흡의 일정한 단계와 연관있듯이, 언어적 지시에도 명확한 패턴이 있다. 다음에 이어지는 아사나 지도법에 관한 섹션에서 호흡-움직임에 대한 지시와 과도기적 단계를 다루게 될 것이다.

빈야사 과정은 우자이(ujjayi) 프라나야마의 일정한 흐름을 중심으로 이루어져있다. 각기 다른 아사나 동작으로 이동하는 과도기적 단계이거나 하나의 아사나를 정적인 모드로 지속하면서 실험하는 단계에서, 학생들이 자신의 호흡의 리듬과 호흡의 통합을 의식하면서 자신의 몸의 움직임을 조정하도록 지도한다. 모든 호흡은 스스로 들고 나가는 빈야사이다. 수행 전체를 통해 의식적으로 호흡을 하면, 각각의 들숨과 날숨은 호흡과 신체, 호흡과 마음, 신체와 마음 사이의 관계를 실험하는 새로운 공간을 창조한다. 호흡을 가장 강조하면서, 학생들이 몸의 움직임에 적응하고, 조정하도록 격려하여 호흡이 부드럽고 일정하게 흐를 수 있도록 하면서, 아사나가 호흡의 통합을 중심으로 이루어지고, 호흡과 몸과 마음이 서로 연결되도록 한다.

아사나 수행의 매 순간마다 현재성을 잃지않으면서, 빈야사는 또한 다음에 무엇이 올까 기대하면서 방금 무엇이 지나갔는지를 의식한다. 따라서 수행의 빈야사적 해석이란 각각의 아사나들이 빈틈없이 엮여져서 하나의 완전하고 일정한 순서를 이루어, 하나의 통합된 아사나의 시리즈를 이루는 것이다. 단일 아사나의 빈야사가 다음을 이끌고, 그것이 또 다음의 아사나를 이끌면서, 전체 수행이 탄생한다(10장에서 나오듯이). 빈야사 크라마의 기본 원칙처럼, 진정한 순차성이란 수업에 따라서 다양하고, 순서들의 조합도 다양하게 이루어져 크게 하나의 완전한 수업을 이루게 된다.

아사나 지도하기 (INSTRUCTING ASANAS)

요가를 지도하는데 있어서 가장 아이러니하고 힘든 부분은 요가 아사나 수행의 본질과 기제가 완전히 내면적이고 대개 눈에 보이지 않는다는 점이다. 심지어 지도자에게도 말이다. 학생이 아사나 수행을 하면서 어떤 감정을 느끼는지 아는 것은 요가를 지도하고, 계발하는 중요한 원천이 된다. 학생들이 아사나 수행 과정에서 정교하게 하기 위해서 시도해보는 동작들은 목적의식, 주의, 호흡뿐 아니라 움직임의 많은 성장과 무한함을 가지고 있는 신체를 포함해서, 감정, 반추 및 행동의 내적 기제에 전적으로 의존해서 생겨난다. 따라서 지도자로서의 역할은 어느 정도 제한성을 가지고 있고, 각각의 아사나를 수행하거나, 과도기적인 단계에서 편안함과 안정성을 높여주는 호흡, 신체정렬, 힘주기 동작, 변형, 수정 및 보조 도구의 사용, 위험 및 기법을 찾아주도록, 명확한 지시를 내려주는 것이 중요하다. 모든 학생들의 배경이 다르기 때문에, 지도자의 효율성도 전체 수업에 대한 일반적 지도 능력과 각기 다른 학생들의 독특한 경험을 고려한 개인적 지도 능력의 두 가지 능력 모두가 중요하다. 신체정렬을 하는데 어려운 점, 안정성과 편안함의 정도, 주의 집중도를 포함하여, 수행하는 학생들을 잘 관찰하고, 잘 듣는 능력과 관찰한 내용을 지도자의 인식과 이해에 기초하여, 의미있고 적절하게 해석하는 능력들이 아사나 수행을 지도하는데 효율성을 높여주는 핵심이다.

이러한 현실에 바탕을 두고, 예민하고 체계적으로 아사나를 지도하는 것이 중요하다. 우선적으로 지도자 개개인의 개인적인 능력과 한계를 인정하는 것이 선행되어야 하고, 그 다음에는 경험상으로 습득한 지식을 가르치는데 전력투구해야 한다. 아사나를 지도하기 전에 적어도 기초 신체정렬 원칙과 힘주기 동작들, 아사나의 시작과 끝을 넘나드는 단계별 언어적 지시들, 시범 방법, 아사나의 대안적 동작들, 신체적 지시, 학생들을 안전하고 심도있게 아사나를 실습할 수 있도록 지원하는 보조도구의 사용을 포함해서, 무엇을 가르칠 것인지 어떻게 가르칠 것인지를 확실하게 인지해야 한다. 지도자 자신의 수행 기간, 학습의 심화성, 지도자 강습, 견습 생활 및 지도 경력 등을 모두 포함하여, 완전히 자신의 개인 수행에 녹아져야 하고 또 그것이 지도자의 개인적인 수행 지도 비책에 고스란히 묻어나야 한다.

수업에서 아사나를 지도하기 전에 먼저 자기 자신에게 지도해본다. 아사나를 반복해서 수행해보고 자신이 알고 있다고 생각하는 것을 시험해보고 기본 원칙으로 이해하고 있는 것에 대한 이해도를 실험해 본다. 그런 다음, 가르치는 순서를 따라해보고 서로 다른 순서를 조합해 보고, 동작 사이의 과도기적 단계들과 효과에 대해서 실험해 본다. 순서들을 전체 수업에 통합한 다음 자기 자신을 가르치는 수업을 시연해 보는데 실제 수업에서 사용할 언어적 지시의 틀을 스스로에게 지시하면서 다듬어나간다. 당신의 친구들과 가족들에게도 이런 수업의 틀을 자꾸 시연해 보면서 연습하여, 지도자적인 기술과 지식을 다듬어나간다. 자신에게 무엇이 쉽고 어려운 부분인지 반성해보면서 깨달은 지식들을 점점 더 많이 수행 지도에 통합해 나간다. 자신의 수행 과정에서 가장 어렵다고 느껴지는 아사나 동작에 더욱 집중하는데 지도자로서의 활동할 때에도 지속적으로 그 부분에서 설명이 막히는 경우가 있기 때문이다. 지도자의 지식과 기술은 끊임없이 다듬어가야만 한다.

자세잡기와 시범보이기(Positioning and demonstration)

본 장의 도입부분에서 교실의 어떤 위치에서 아사나 시범을 보일 것인가를 포함하여, 지도자가 어떻게 수업을 시작할 것인지 살펴본다. 시범을 보이는 것은 특별히 시각적으로 예민한 학생들에게 특별히 중요한 교수-학습 과정의 한 부분이다. 그러므로 다음과 같이 두 가지 방식의 시범을 소개한다.

- *인-더-플로우 시범(in-the-flow demonstration):* 지도자나 보조 지도자가 모델이 되어 말할 때마다 말한 내용의 모델이 되어 학생들에게 해보라고 하는 내용을 직접 보여주는 것이다. 이상적으로 당신이 수업의 거울이 되어서 모든 학생들이 볼 수 있는 위치에서, 혹은 반대로 학생들이 당신에게 거울이 되어 서로 거울을 보듯이 시범을 보이는 것이다. 주의할 것은 당신의 왼발을 내밀면서 학생들에게는 오른발을 내밀라고 지시해야 한다는 것이다. 이것이 플로우 타입의 수업에서 적용되는 주요 기술이고 모든 종류의 하타 요가에서 유용하게 사용된다. 학생들의 수행을 방해하지 않으면서 학생들에게 가르치고 싶은 내용을 보여줄 수 있다.
- *개더-어라운드 시범(gather-around demonstration)* : 수업의 흐름을 끊으면서 학생들을 지도자나 보조지도자 주변으로 모이게 하여 아사나를 관찰하게 한다. 학생들에게 시범과 설명을 통해서 아사나의 다양한 요소들을 더욱 가까운 곳에서 관찰할 수 있도록 하고 보다 자세한 설

명과 시범을 보여줄 수 있다.

일반적으로 인-더-플로우 시범은 각각의 아사나의 도입 부분에서 시각적인 지시를 줄 때 사용한다. 수업의 성격, 즉 수업 흐름의 일정석과 학생들의 아사나 수행 숙련도에 따라서, 이러한 도입 부분의 시각적 지시에 시간을 더 투자할 수도 있고 아닐 수도 있다. 동작이 점점 느려지는 초보자 수업에서는 플로우 수행 중이라도, 신체정렬을 더욱 강조하고 아사나의 위험 요인을 줄이기 위한 시범을 천천히 보여준다. 보다 상급 수업에서는 호흡 한번의 기간동안 시각적인 시범을 보여주고, 전체 수업을 계속 아사나 수행에 참여시키면서 학생들이 수행하는 모습을 지도자가 돌아다니며 관찰한다.

지도자는 모든 학생들이 잘 볼 수 있도록 위치를 잡아야 하는데 처음에는 자신의 매트에서 시작하다가 수업이 진행되면서 위치를 바꾸되 모든 학생들에게 잘 보이는 개방적인 위치에서 동선을 만들어야 한다(제5장에서 공간과 위치잡기에 대한 내용이 다루어진다). 제일 처음 제시하는 아사나에서 학생들에게 요구하는 동작을 그대로 보여주어야 한다. 예를 들어, “두 발을 매트 앞에 두면서 손바닥을 모아 가슴으로 가져갑니다”라고 말을 하면서, 학생들의 주의를 집중시키면서, 학생들에게 요구하는 내용을 효과적으로 전달하는 약간은 과장된 동작으로 언어적 지시와 신체적 지시를 함께 연결시킨다. 수업이 점점 복잡한 아사나로 접어들수록 계속해서 각각의 아사나에 어떻게 도입할 것인지 보여주면서 어떻게 호흡을 시작하고 신체 동작을 어떻게 하는지 지도한다.

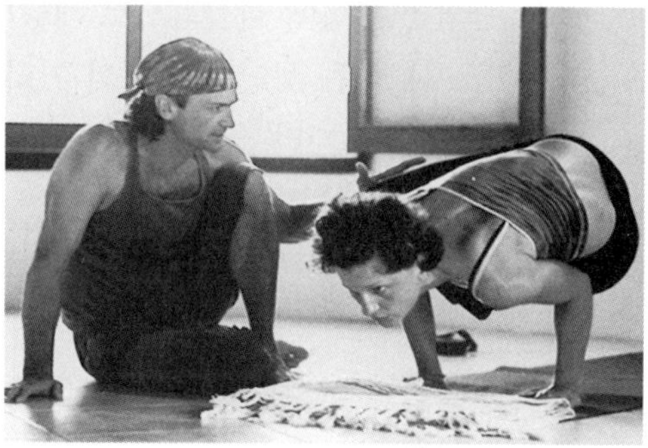

반면에 워크샵과 같은 환경에서는 더욱 자세한 개더 어라운드 시범을 보일 경우가 가장 많다. 단일 아사나나 몇 개 안 되는 아사나 순서에 집중해서 때때로 수행을 중지하면서 학생들에게 유용한 정보를 전달한다. 개더 어라운드 방법을 사용할 때는 다음과 같이 할 수 있다.

- 지도자는 교실의 정가운데 위치하고 학생들에게 주변으로 모이라고 초청한다.
- 학생들에게 시범 시간에 자유롭게 움직이도록 허락함으로써 학생들이 다양한 각도에서 자세를 관찰할 수 있다.
- 앞으로 시범보일 동작에 대해서 설명하고 완성 자세를 잠깐 보여주거나 현재 하고 있는 동작을 설명하고 위험 요인에 대해서 언질을 주면서 짧게 순서를 보여준다. 예를 들어, 바카사나(두루미 자세, Bakasana)를 시르사사나 II(삼각대 물구나무서기 자세, Sairsasana II)에서부터 시범을 보인다면, 네 발로 기는 자세를 보여주고(손목에 대해서 언급), 머리를 바닥에 대고(머리, 목, 어깨의 위치와 신체정렬 언급), 두 발을 옆으로 대고(신체의 기초와 척추의 변화에 대해 언급), 다리를 머리 위로 올리면서 실사사나 II로 돌입(한발 올리기, 무릎 구부리기, 다리를 모으기 등 대안 동작을 가르쳐준다), 무릎을 어깨 위로 올리기(중심 부분과 로우 백에 대한 언급), 바카사나로 올리기(무게 중심의 이동을 강조하면서, 파다 반다와 물라 반다 강조), 머리를 다시 바닥에 내려놓기(목 신체정렬에 대한 언급 반복), 시르사사나 II로 다시 돌아오기(로우 백과 목에 대한 언급) 후에 네 발로 기기 자세나 발라사나(아기 자세)로 돌아온다.

- 같은 시범을 다시 반복하는데, 이번에는 단계별로 정지하면서 신체정렬, 힘주기 동작, 수정 동작, 변형 및 보조 도구 사용에 대한 자세한 설명을 합니다. 가능한한 명료하게 설명하고 아사나의 중요한 부분만 언급하면서 각 아사나당 3-4개의 중요 포인트만 설명한다.
- 다른 아사나 동작으로 넘어가는 과도기적 단계에서는 지속하면서 이동하는 동안 점진적으로 지속적인 움직임에 대해서 분명하게 집어준다(더 자세한 내용이 다음 섹션에서 이어짐).
- 시범을 보인 후에, 질문을 한다. 학생들로부터 명확하지 않은 부분에 대한 질문을 받는다. 아사나 사이의 과도기적 단계를 포함해서 아사나에 관련된 특정 부분에 대해 학생들에게 질문하여, 더 깊은 질문들을 유도한다.
- 학생들이 자기 매트로 돌아오면, 학생들에게 시범을 보였던 같은 동작을 실험해보도록 하고, 교실을 돌아다니면서 학생 개개인의 상황을 보며 맞춤 지도와 지원을 제공한다.

아사나의 변화 이동(Transitioning into Asanas)

학생들에게 자주 현재성 유지와 호흡 의식하기 및 이완하기를 상기시키면서, 각 아사나를 지도할 때마다 간단하게 처음에 기초 자세 잡기에 대해서 설명한다. 아사나에 돌입하기 전에 처음에 몸의 기초자세를 잡는 것인데, 먼저 바닥에 닿는 신체 부위에 집중을 하고 두번째로, 척추 및 기타 연관되는 위험에 직접적으로 해당되는 부분에 집중한다. 기초 자세에서 시작하여, 각 단계별로 수업을 지도하는 동안 아사나의 기타 다른 요소에 대해서도 설명한다. 하타 요가의 스타일, 수업 수준 및 목적에 따라서 변화 이동 단계에서 적용되는 방법들은 약간씩 달라질 수 있다. 예를 들어, 아이엥가 요가와 같은 스타일에서는, 타다사나 접근 방식으로 서서 하는 아사나를 수행하고, 빈야사 플로우와 같은 플로우 중심 수업에서는, 대부분의 서서 하는 아사나는 아래로 향한 강아지 자세에서 시작하던지, 아니면 또다른 서서 하는 아사나에서 바로 시작된다.

각각의 아사나에 도입할 때 충분한 시간을 내어서 지도하면 학생들 개개인은 몸과 마음을 통해 당신의 지도를 이해할 수 있게 될 것이다. 인내심을 가지고 명확하게 말로 지도하다보면 학생들은 점차 더욱 편안한 방법으로 다양한 아사나의 요소들을 확립해 나갈 수 있다. 아사나의 변화 이동 단계들을 더욱 의식적으로 수행하도록 격려하면서 학생들은 현재의 동작에 주의를 집중하는 것이 얼마나 중요한지 깨달을 수 있고 더욱 다듬어진 깨어남을 가지고 동작할 수 있다. 의식적인 변화 이동 움직임의 효과는 학생들의 아사나 수행을 더욱 안전하게 하고 더욱 세밀하게 개발시켜 주는 데 있다.

*아사나 다듬기: 개별적 지도
(Refining Asanas: individualizing instruction)*

아사나는 항상 생명력이 있어서 호흡을 한번 할 때마다 변화를 동반한다. 아사나를 수행하면서 무엇을 느끼는지에 관해 집중적인 관심을 기울이게 되면 학생들은 깊은 경지에 이를 수 있도록 다양한 실험을 해 볼 수 있게 된다. 스트레칭의 강약을 조절하면서, 노력의 강약을 조절하면서 더욱 간단하게 균형을 잡는 법을 터득하고 다양한 방식으로 몸의 다양한 부분을 사용함으로써 숨을 더욱 부드럽게 쉬면서 의식적으로 에너지를 각성하고 움직일 수 있고 영혼의 감정을 더욱 깊은 깨어남에 열리도록 하면서 그 안에서 경험할 수 있는 여러가지를 탐색할 수 있는 기회를 얻게 된다. 학생의 개별적인 수행인, 프라탸하라(Pratyahara)와 다라나(Dharana)를 수행하면서도 끊임없이 이러한 것들을 경험하게 될 것이다.

지도자는 자아 반사와 동작 다듬기의 과정을 격려하고 지도하면서 이렇게 발전되어가는 부분들을 주의깊게 지켜보면서 발견되는 문제점들에는 특정한 교정적 지도를 제공할 수 있다. 교정 지도를 포함해서 동작의 정밀한 발전을 위한 지도법은 처음 아사나를 가르치는 순간부터 시작되며 말로 전해주는 메세지는 항상 학생에 대한 순간적인 관찰로부터 시작된다. 학생들의 아사나 수행 과정을 지켜보면서 더욱 세밀한 지도법을 개발할 수 있는 새로운 통찰력을 많이 얻게 되는데, 이것은 날카롭고, 진지하며, 체계적인 관찰로부터 시작된다. 아사나를 처음 시작을 포함해서 수업이 진행되어 갈수록 학생들에게 말로 전달하는 노력을 지속하다보면, 지도하는 중에 전체 수업과 학생 하나 하나를 관찰하면서 생긴 영감이 더욱 많이 반영되게 된다. 본 장의 도입 부분에서 언급된 관찰의 기술을 실제 수업에서 적용할 수 있다. 학생들에게 아사나의 실제 수행을 지도하고 나서 잠시 쉬면서 학생들이 실제로 어떻게 적용하는지는 보아야 한다. 주의 집중도, 이해의 정도, 몸에 대한 지식, 근육 강도와 유연성, 뼈의 구조와 기타 여러가지 요소들이, 학생들이 실제 아사나를 수행할 때, 학생들의 다양성 만큼이나 엄청나게 다양한 모습으로 동작에 표출된다. 자세히 관찰하면, 무엇이 보이는가?

학생을 기초부터 척추, 호흡, 얼굴, 팔과 다리까지 여러 각도로 관찰하여 앞모습, 뒷모습, 여러가지 옆모습을 통해서 무엇이 확연히 드러나고 숨겨지는지 잡아낼 수 있다. 안정적으로 체위를 취하고 있는가? 편안해 보이는가? 호흡의 흐름은 어떠한가? 얼굴은 편안해 보이는가? 긴장되어 보이는가? 눈길이 부드럽고 집중적인가? 날카롭고 불안정한가? 균형이 잡혀져 있는가? 동작에 때때로 많은 변형을 주고 있는지, 호흡과 연결하여 약간만 변형을 주고있는지? 전체적으로 볼 때 어떤 느낌을 주는가? 처음 보기에 아사나 수행을 하면서 가장 위험해 보이는것은 무엇인가? 당신이 생각하기에 학생의 아사나 수련에서 안정감, 편안함, 균형 감각 및 행복한 느낌을 더욱 이끌어낼 수 있도록 한두가지 고칠 점이 있다면 무엇인가? 학생이 처음 부분의 신체정렬 지침을 잘 따랐는가? 학생이 의식적으로 그라운딩이나 기쁨을 발산하고 있는 것처럼 보이는가? 학생의 신체 부위 중에서 아사나에 적극적으로 사용되는 부분은 어디인가? 보다 나은 안정감, 편안함과 공간을 창조하기 위해서 어떤 노력을 어떤 영역에 쏟을 것인가?

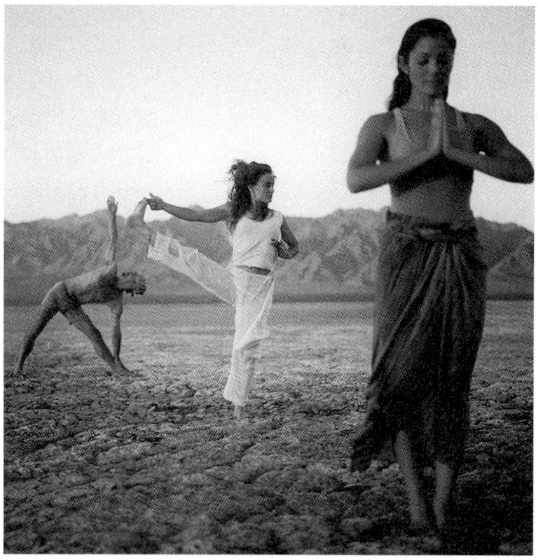

이렇게 자세한 관찰을 바탕으로 하여 보다 세밀하게 학생들을 지도할 수 있다. 전체 학생을 대상으로 지도하는지, 개인적인 지도인지, 그룹 지도인지 잘 구분하여 수업의 방향을 명확하게 한다. 예를 들어, 삼각 체위에서 어떤 학생들은 앞쪽 다리의 무릎을 심하게 뻗는 경향이 있다. 전체 수업을 대상으로 말할 때는, "다리 위에서 발쪽으로 너무 강하게 몸을 굽힐 때는 다리의 근육을 점차적으로 깨어나게 하고 대퇴근을 사용하여 슬개골이 올라가는 느낌이 되도록 합니다." 무릎을 심하게 늘였던 그 대상 학생에게는 "무릎을 지나치게 늘이게 될 때는, 살짝만 늘여보도록 노력하고, 그 상태에서 대퇴근을 사용하면서 자세를 유지하세요"라고 메세지를 전하면서 지도한다. 학생 개인에게 특별 지도를 할 때에는, 그 학생에게 다가가서 직접적으로 도와주거나(관찰하기, 말로 메세지 전하기, 직접 도와주기, 보조 도구 전해주기), 좀 떨어진 곳에서는 학생

표 6.3 더 깊은 정교함을 위한 조언

타다사나(Tadasana) (산 자세)	"파다 반다를 유지하는 것은 허벅지 안쪽의 느낌을 깨우면서, 허벅지 안쪽을 약간 나선형으로 뒤로 돌리면서 거기에서부터 약간 좌골(엉덩이뼈) 쪽으로 서로 당기는 느낌이 들게 하고, 회음부에서 가볍고 일정하게 물라 반다(mula bandah)의 감각을 일깨우면서 척추를 사용하여 힘있게 골반을 바닥에서 일으켜, 심장의 중심이 확장되고 머리의 정수리를 통해서 늘어나는 느낌이 들게합니다."
우타나사나(Utanasana) (서서 앞으로 구부리기 자세)	"두 발을 땅에 단단히 고정시키고 두 다리의 반동 효과를 느끼면서, 좌골이 위로 늘여지는 듯한 느낌을 갖도록 합니다. 이제 치골을 최대로 뒤로 빼서 올리면서, 배꼽을 심장쪽으로 당기고, 심장이 땅에 닿는 기분으로 늘리도록 합니다."
우드바 무크하 스바나사나 (Urdhava Mukha Svanasana) (위로 머리를 드는 강아지 자세)	"위로 머리를 드는 강아지 체위로 숨을 들이쉬고, 척추를 당겨서 가슴쪽으로 당기고, 양쪽 어깨 날은 내리면서 뒤쪽 갈비뼈에 닿는 기분으로 하고 쇄골을 들어서 쭉 폅니다. 숨을 내쉴 때는 배에서 시작하여 엉덩이를 올리고 다시 아래로 머리를 내리는 강아지 체위로 돌아오면서 치골을 움직입니다."
아도 무크하 스바나사나 (Adho Mukha Svanasana) (아래로 머리를 내리는 강아지 자세)	"손바닥과 손가락을 단단하고 일정하게 내리누르면서, 두 다리 전체를 사용하여 허벅지 뼈의 윗부분을 강하게 눌러 척추를 통해 힘을 더욱 기르도록 합니다."
비라바드라사나 (Virabhadrasana) (전사 자세 1)	"발 뒤쪽의 바깥 부분을 단단하게 땅에 대고 있으면서, 골반이 가운데 오도록 하면서 다리 뒤쪽의 허벅지 안쪽을 나선형으로 해서 강하게 뒤로 돌립니다. 허리 아래쪽으로 강하게 받혀지는 느낌이 더욱 열릴 것이고, 척추를 통해서 의식적으로 늘이는 기분으로 호흡을 의식하면서 하십시오. 팔과 손가락을 위쪽으로 그리고 뒤쪽으로 강하게 스트레칭하면서, 아랫부분의 앞쪽 갈비뼈 부분을 이완시키면서 척추의 자연스런 culvature가 유지되도록 하십시오."
비라바드라사나 (Virabhadrasana) (전사 자세 2)	"어느 쪽 발도 움직이지 않으면서 매트가 따뜻한 꿀과 버터에 덮여 있다고 상상하십시오. 몸의 균형을 어떻게 유지하겠습니까? 발에 더욱 주의를 기울이십시오. 실상은 움직이지 않으면서 발을 상대쪽으로 당기는 힘있는 행동을 취할 수 있습니다. 이러한 동작은 다리의 안쪽근육을 완전하게 깨워주고, 거기에서부터 물라 반다(mula bandha)의 자연스럽고 완전한 깨어남을 느낄 수 있습니다. 에너지를 손가락과 정수리를 통해 내보내면서, 더 많은 공간을 만들어내어 척추과 심장 중심을 관통하면서 호흡을 하십시오."
아드하 찬드라사나 (Ardha Chandrasana) (변형된 반달 자세)	"마무리 과정을 탐색하면서, 현재의 상태를 유지하고 있든지, 왼쪽 엉덩이에 주의를 기울여서 오른쪽 엉덩이 쪽으로 회전시켜 봅니다. 왼쪽 손으로 왼족 발을 잡으려고 하면서 자세는 거의 움직이지 않게 합니다. 생각에 집중하면서, 허리 아랫쪽에 주의하면서 그 발을 다시 엉덩이에서 멀어지게 합니다. 엉덩이나 어깨에 유연성이 있거든, 손을 발에 대어 베카사나(개구리 자세, Bhekasana)를 취한 다음, 왼쪽 발을 왼쪽 엉덩이쪽으로 누릅니다. 왼쪽 손으로 왼쪽 엉덩이를 누를 수 있는지 실험해 보십시오. 그것이 쉽고 안정되게 느껴진다면, 두 손을 사용해서 그 발을 누를 수 있는지 실험해 보고 서있는 다리로는 균형을 유지합니다."
시르사사나 1(Sirsasana) (머리로 거꾸로 서기 자세)	"배를 잡지 않고, 숨을 내뱉을 때마다 가볍고, 약간씩 부드럽게 배를 움직이면서 골반과 척추를 통해 더욱 안정정이고 풍부한 감각을 느낀다. 이러한 각성, 안정감 및 풍부함을 유지하면서, 천천히 다리를 반쯤 낮추어서 바닥을 향하면서 움직이기 시작하면서 다리와 발의 톡 튀어나온 부분을 통해서 에너지가 흐르도록 합니다. 당기지 않고 안정감을 느끼는 정도로만 몸을 아래로 굽힙니다. 다리를 다시 천천히 당겨올리기 전에 숨을 5번씩 참고 자세를 지속하도록 합니다. 그러는 동안 정수리에서부터 척추와 발을 통해서 머리를 서서히 들어올립니다."

의 이름을 호명하며, 주어지는 조언이 특정 학생에만 해당된다는 점을 명확하게 해준다. 가장 좋은 것은 조용하게 해당 학생에게 개별적으로 조언을 넌지시 전달해주는 방법이다.

좀 오랜 동안 아사나 체위를 유지할 때에는 더욱 깊은 정교함(refinement)을 알려주기 위한 다양한 지도법을 선보일 수 있다. 7장에서는 아사나를 조정하는 학생들에게 특별한 방법들을 제시할 수 있다. 예를 들어서 체위를 약간 달리해보던지 부상이나 신체적인 한계를 완화하기 위해서 혹은 보다 어려운 변형 동작을 실험해 볼 때 보조도구를 사용할 수 있다. 여기 몇 가지 예들은 이미 깊은 단계로 들어갈 준비가 되어있는 각각의 학생들이 어떤 부분이 수정되어야 하는지 파악이 된 상태에서 적용할 수 있다.

아사나의 속도와 지속 시간(Pacing and holding Asanas)

하타 요가 수업에서는 올바르다고 여겨지는 정해진 속도가 존재하지 않는다. 마찬가지로 한 가지 아사나를 수행할 때 얼마나 오랫동안 그 자세를 취해야 하고 다음 단계로 넘어가는 중간 과정에 어느 정도의 시간을 안배해야 올바른 것인지 정답이 있는 것이 아니다. 하지만 요가의 수행에서 속도와 지속기간은 중요한 고려 사항이며 수업의 성격을 정해주는 요소로서 수업의 난이도를 결정한다. 우리가 궁극적으로 원하는 것은 요가 수행 과정을 통해서 내면적 스승을 만나는 개인적 여정을 창조하는 것이기는 하지만 속도와 지속 기간은 어떤 수업에서나 가장 중요하게 여겨지는 두 가지 요인이다.

수 년 전 쯤에 시간에 쫓기는 듯한 압박감을 느끼면서 단 한 시간 동안에 아쉬탕가 빈야사 수행 시리즈를 수행한 적이 있었다. 호흡 속도를 빠르게 하면서 보통 5번 숨쉬어야 하는데 그 횟수를 줄여서 아사나를 빨리 끝내버렸다. 내 경우, 보통 아쉬탕가 빈야사 아사나 시리즈를 끝까지 동작하는데 2시간 정도 걸리곤 했었다. 다음 날, 선생님이 속도에 대한 말씀을 하시더니 나에게 개인적으로 될 수 있는 한 가장 천천히 같은 동작을 수행해 보라고 권하셨다. 호흡을 길게 하고, 아사나 지속기간을 보통 때보다 훨씬 늘리면서 동일한 시리즈의 아사나 동작을 3시간에 걸쳐서 수행해 보았다. 두 가지를 다 경험해 보고나서 느껴진 차이점은 매우 엄청난 것이었다. 수행하면서 장난삼아 시도해 본 행동이 항상 똑같은 방식으로 수행했던 것보다 열린 마음과 직관적인 방법으로 몸을 사용해서 더 깊은 요가의 세계를 탐험할 수 있는 기회로 꽃피워진 것 같았다.

"속도"는 아사나 사이의 시간과 활동을 포함해서 요가 수업의 일시적인 흐름과 강도를 나타낸다. 아쉬탕가 빈야사와 같은 하타 요가 스타일에서는 수행의 특정한 체계에 의해서 부분적으로 속도를 허용한다. 아사나의 순서를 바꾸는 중간에는 한 번의 호흡을 할 수 있고, 대부분의 아사나는 한 세트에 지속 시간이 정확히 다섯 번의 호흡으로 이루어진다. 많은 아사나들은 빈야사의 순서로 연결되어 있는데, 앉은 자세에서 힘을 주면서 일어나 톨라사나(Tolasana)와 롤라사나(Lolasana) 그리고 차타랑가(Chataranga) 자세를 취하고 그 다음에 얼굴을 위로하는 강아지 동작 및 얼굴을 아래로 하는 강아지 동작으로 이어진다. 이후에는 앉아서 준비하는 동작으로 들어가던가 바로 다음 아사나 동작으로 들어간다.

이것은 매우 강도높은 수행으로서, 원래는 쉬지않고 우자이(ujjayi) 프라나야마에서 시작하여 아사나의 세트 동작들과 순서 사이의 동작을 이어가면서 마지막 사바사나(Savasana) 단계에서 휴식을 취하도록 되어있다. 회복을 위한 요가 수업에서는 깊은 이완과 동작의 완성에 중점을 두면서

90분에 5개나 6개의 정도의 아사나를 수행하도록 진행한다. 수업에서 어떤 속도를 따를 것인가를 결정할 때 고려해야 할 몇 가지 요인들이 있다.

- 기본 고려사항: 기본 요소에서부터 고려를 시작한다. 자리에 존재하기, 호흡을 유지하면서 머물기, 이완하기, 이러한 요소들이 완전한 상태를 유지할 수 있도록 천천히 수행한다. 초보 학생들이나 기초 수업에서는 더욱 느린 속도로 더 많은 시간을 탐색, 질문에 할애하여 학생들이 각각의 아사나에 대한 효과를 느낄 수 있도록 배려한다. 기초반의 학생들이 한번의 호흡에 보통 끝낼 수 있는 동작을 수행할 때, 두 번이나 그 이상의 호흡을 하면서 동작을 끝내도 상관없다. 입문 수업에서는 더욱 느린 속도로 진행하고, 중간 중간 이해했는지 확인하면서 자주 쉬는 시간을 갖고, 질문을 할 수 있는 분위기를 장려한다. 경험이 많은 학생들이나 흐름을 중시하는 수업의 경우 수업 진행을 좀 더 빠르게 할 수도 있다. 하지만 육체적으로 힘든 가운데 주의 집중을 높여주고, 호흡을 더 깊이 하고, 안정감과 편안함을 높이기 위해서는 충분히 속도를 줄여주어야 한다.
- 수업의 정의: 수업이 "수준 1 부드러운 흐름"으로 소개되어 있다면, 이것은 "수준 3 파워요가"라고 소개된 수업보다는 느린 속도로 진행되어야 할 것이다. 기초반일수록 전체적인 수업시간이 짧아지고 90분에서 2시간보다는, 1시간 정도가 적당하다.
- 학생의 능력: 경험이 많은 학생일수록, 아사나 순서 사이에 쉬는 시간이 없어지더라도, 점차적으로 안정된 속도를 유지하게 된다. 아주 상급 수준의 학생들이라 하더라도, 쉬고, 느끼고, 반성하고, 목적을 다시 상기시키고, 수행의 완전한 통합적인 감정을 느낄 수 있는 시간들을 제공하면서 수행에 깊게 몰입하는 시간이 있어야 한다. 지도자와 학생들이 동일하게 가지는 공통적인 오해는 빠른 속도가 더 어렵고 "상급" 단계라고 생각하는 것이다. 부드럽고 동작을 크게하는 우자이(ujjiayi) 프라나야마를 사용해서 천천히 의식적으로 움직이는 것이 최대한 빠른 속도로 진행되는 "요가로빅" 같은 수업에 비해서 사실상 육체적으로(정신적, 감정적으로도) 더욱 어려운 것이다. 모든 학생들에게 바로 아사나로 돌입하는 것보다 안정적으로 호흡하는 것이 더욱 중요하고, 안전하다고 격려해 주어야 하고, 또한 말이 아니라 호흡으로 움직일 수 있도록 하고, 안전하고 편안하게 다음 순서로 넘어갈 수 있도록 호흡을 많이, 충분하게 하라고 격려한다.
- 수업 주제: 여름의 하지날에 하트 오프닝 인텐시브(Heart Opening Intensive)를 지도하고 있다면, 쿼드(quads), 힙의 굴근, 척추 발기근 및 어깨 환상골을 열어가는 순서를 제공하면서 수업에서 학생들이 따뜻함을 유지할 수 있도록 분위기를 이끌어갈 수 있다. 겨울의 동지날 수업에서는 마음 열기에 집중하면서 더욱 느린 속도로 움직이면서 깊게 천천히 몸 속의 따뜻함보다도 더 깊이 몸을 풀어주면서 깊게 등구부리기 자세를 위해 몸이 풀어지도록 한다.
- 시간적 제약: 실내 운동 시설을 사용하는 요가 강좌에서는 1시간이 못되는 수업 시간을 제공하기도 한다. 이런 환경에서는 수행하는 아사나의 수를 줄이던지, 수업 진행 속도를 빠르게 해야 한다. 교실 밖에서도 자신들에게 알맞는 순서로 요가를 수행할 수 있도록, 학생들에게 "숙제"라는 이름의 과제를 내어주는 좋은 경우도 있다. 가르칠 수 있는 시간의 한계와 상관없이 지도자와 학생 모두에게 편한 속도로 수업을 진행하도록 한다. 어떤 경우라도 사바사나를

위해서 적어도 5분 정도 시간을 떼어놓는 것을 잊지 않도록 한다.

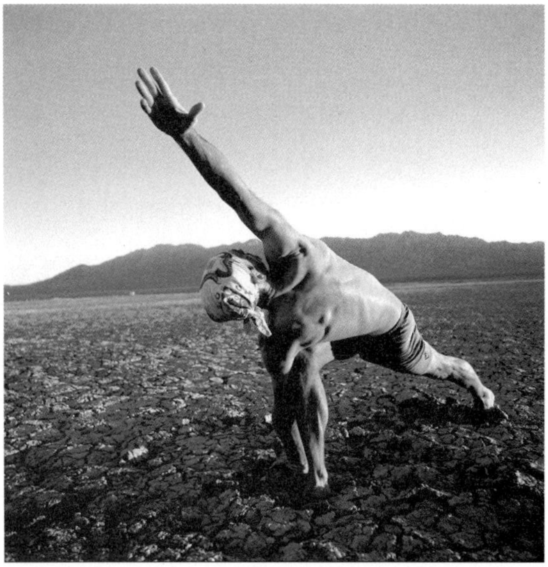

"지속 기간"이란 시간의 길이와 수행하는 아사나의 에너지 강도를 의미한다. 속도와 마찬가지고, 순간적인 지속기간은 아이엥가 요가와 같은 하타 요가 스타일에서는 지속 기간의 효과는 수행되는 아사나의 의도된 동작과 밀접하게 관련되어 있다. 지속 기간 자체도 중요한 의미를 가지지만 아사나를 지속하는 동안 실제로 학생이 무엇을 하는가는 더욱 중요하다. 또다른 중요한 변수는 아사나를 지속할 수 있는 힘을 어느 정도까지 가지고 있는가 하는 점이다. 따라서 힘을 기르는 것이 지속시간을 늘이는데 중요한 요소이다.

수동적 스트레칭은 그 이름이 의미하는 대로 몸은 휴식 상태로 두면서, 주로 중력의 영향을 이용하여, 근육의 스트레칭 감각기관을 "조용히 정돈"하며, 근육을 이완시켜 늘어나는 상태로 두는 것이다. 이러한 방법이 유연성을 길러주기는 하지만, 근육의 탄성에 장기적인 변화를 가져오지는 않는다. 정적인 스트레칭에 대한 과학적인 연구를 통해서 발견할 수 있는 점은 정적인 스트레칭을 통해서 유연성에 미치는 영향은 30초가 가장 긴 시간이며 60초 이상 지속하는 것은 유연성에 더이상의 효과가 없다라는 과학적인 증거가 있다는 사실이다. 그러나 정적인 스트레칭을 1분 이상 지속했을 때 다른 중요한 효과 역시 창출하지 못한다는 과학적인 증거는 찾아볼 수가 없다. 예를 들어서 신경 시스템을 진정시킨다는지 스트레칭 감각기관이 늘어난 자세에 더욱 익숙해진다든지 하는 다른 효과가 있을 수 있다.

일화를 통한 증거도 있는데 수천명의 학생들의 수행을 지도하고 관찰해 본 결과, 깊게 몸을 이완할수록 근육 및 수축성이 없는 부분들이 연결 티슈와 근막 겉면과 같은 오래 수동적인 지속 수행을 하면, 특별히 호흡과 의식적으로 느끼고, 시각화하고, 몸의 긴장을 풀수록 적극적인 스트레칭에서는 일단의 근육들이 일정하게 다양하게 수축하기 때문에 또다른 일단의 근육들이 이완하고 스트레치될 수 있다. 이것은 상호적 신경 분포의 원리인다. 이 원리는 반대편 길항근이 신경학적으로 방해를 받게되면, 주동근의 수축에 의해서 신경학적으로 방해받는 상대 근육이 수축한다. 예를 들어, 대퇴근을 적극적으로 수축하면, 파스치모타나사나(앉아서 앞으로 구부리기, Paschimottanasa)가 뒤넙다리근(슬괵근, hamstring)을 이완시키면서, 그 근육이 보다 쉽게 스트레칭한다. 이것을 반동의 힘으로 스트레칭을 유도하는 방법인 탄성(ballistic: 던지기 운동)이나 다이내믹 스트레칭과 혼동되어서는 안된다. 탄성 스트레칭은 스포츠와 체조에서 많이 쓰는 방법으로 우아하고, 유동적이며 물결과 같은 동작으로 아사나 마무리 동작에서 많이 사용되고, 특별히 플로우 스타일의 아사나 수행에도 많이 쓰여진다. 요가에서는 근육이 충분히 이완되지 않았을 때, 손과 발을 더 뻗는 자세를 취할 때 사용될 수 있다. 하지만 너무 과도하게 시행하면, 근육 경직과 기타 요가의 부상의 원인이 된다.

상당한 육체적 힘이 요구되는 아사나는 지속할 때에는 오래 지속할수록 힘을 기르게 되어 더욱 어려운 동작을 수행할 수 있는 능력이 된다. 스티라(Sthira), 숙함(Sukham), 아사남(Asanam)과 같은 아사나 원칙들을 학생들이 다 숙지할 수 있도록 지도한다면, 특정 아사나 동작을 지속하면서 힘을 기르기 위한 순서나 수업을 제공할 수도 있다. 주로 서서 팔로 균형잡는 아사나들과 기타 복부만을 중점적으로 사용하는 나바사나(보트 자세, Navasana)와 같은 자세들을 오랜 시간 수행하게 될 것이다. 요가에 대한 개인적인 목적들을 잊지 않도록 학생들을 격려하면서 지속 기간에 대해서 여러가지 실험을 통해서 학생들을 관찰하면서 언제쯤 한 아사나를 마무리하고, 다른 세트의 아사나로 도입할 것인지에 대한 타이밍을 결정할 수 있다. 일반적인 고려사항은 어떤 학생들이 오래 아사나를 지속한 후에 마무리를 하면서 종료하는 것에 서툴다면 본 수행을 시작한 목적이 원래 무엇이었는지 학생에게 그 중요성을 다시 상기시켜 주면서 남과 비교하여 결정하지 말고, 스스로 현재 느끼는 느낌을 가지고 계속 그 자세를 유지하던지 마무리를 하고 종료하든지 선택하게 한다. 서구 문화가 만연한 피트니트 센터에서는 "고통이 없으면 얻는 것도 없다"는 정신 자세를 일깨워 주는 것도 좋다.

아사나를 비교적 오랫동안 지속하는 것은 요가 수행에 깊에 몰입할 수 있는 기회를 제공한다. 아사나의 종류와 자신의 몸과 삶에서 무엇이 일어나고 있는 중인지에 따라서 의식적인 호흡과 미묘한 에너지의 움직임을 인식하면서, 오랫동안 동작을 지속한다는 것은 깊게 긴장을 풀어주고, 신체의 잠자고 있던 부분을 일깨워주며, 통찰력을 자극하여 자신의 수행과 인생에 내면적인 역동감을 불어넣어 준다. 오랫동안 아사나 동작을 지속하다보면 불편한 감정을 느낄 수가 있는데, 이 때야말로 학생들이 의식적인 개방성과 의지적인 결단력을 가지고 살아가는데 방해가 되는 장애물의 형태로 삶에 나타나는 패턴과 경향성을 새롭게 발견하는 기회가 될 수 있다. 자신에 무엇에 끌리고, 무엇에 저항하며, 무엇이 즐거운지 발견하고, 절망하고, 혼란스러운지 아사나를 통해서 경험하는 것은 더 깊은 자신을 더 명확하게 이해할 수 있는 각성의 기회가 될 수 있다. 하타 요가의 "타" 부분이 더 많아질수록, 수업에서 진정되고 통합되는 부분이 많아지고, 앞으로 구부리기, 힙 오프너, 트위스트, 살람바 시르사사나 1(머리들기 자세 1, Salamba Sirsasana 1), 사람바 살반가사나(어깨 대고 서기, Salamba Sarvangasana) 및 비파리타 카라니(기초 역위 자세, Viparita Karani)와 같은 보조 역위들을 아사나에서 수행할 때 놀라운 시간이 창조될 것이다.

특별히 초보 학생들과 함께 수업할 때는 호흡의 리듬에 따라서 여러번 아사나 순서에 몰입했다 빠져나왔다 하면서 더욱 역동적인 움직임을 제공한다. 역동적으로 움직이며 학생들이 점진적으로 아사나의 요구사항과 효과를 느끼게 되고 어떻게 호흡과 함께 몸을 움직이고 어떻게 몸과 마음을 이어주는 도구로서 호흡을 사용하는지 깨닫게 된다. 디니카차르(1995, 29) "다이나믹 수행"이라고 는 말하면서, "호흡을 신체의 특정한 부분에 들여보내고 그 효과의 강도를 높일 수 있는 더 많은 기회를 달라"고 했다. 그의 이러한 말은 숙달된 학생의 경우에 매우 유익함이 많은데, 경험 많은 사람들일수록 그런 가능성을 탐색하고 활용하기보다는, 정적인 수행을 하면서 체위를 고정하는데 주의를 집중하는 버릇이 있기 때문이다.

빈야사 플로우나 그의 많은 종류의 브랜드에서 보듯이 창조적인 플로우 수업에서는 지도자들이 학생들과 함께 다이나믹 속도와 다양한 지속 시간을 찾아 무한한 가능성을 실험하고 탐험하는 즐거운 시간을 가질 기회가 많이 있다. 땅과 연결하여 호흡의 흐름을 사용하면서, 몸 자체를 영혼이 표현으로 아사나의 호흡으로 표현한다. 이것을 "세 명의 친구: 중력, 호흡과 물결"이라고 반다 스카라벨리(Vanda Scaravelli: 1991, 24, 28)가 말하면서 "그것은 언제나 우리와 함께 있다"고 했다.

아사나를 천천히 끝내기(Transitioning out of Asanas)

아사나를 통해서 지도자와 학생들의 각성에 강력한 효과가 있다는 그 개념은 특별이 아사나가 자기 발견이나 자기 변화 과정의 한 부분이 아니라 달성하거나 얻어지는 그 무언가라는 개념으로 접근할 때 더욱 효과가 크다. 한가지 결과는 아사나를 시작할 때는 의도적으로 최선을 다해서 집중하여 가능한 몰입 상태로 들어가는데, 아사나를 끝내는 과정에서는 주의를 별로 집중하지 않게 된다. 한 일년 정도 학생들을 관찰하면서 느낀 바는, 많은 학생들이 아사나를 시작할 때나 지속하거나 몰입해서 있는 중에는 부상을 잘 당하지 않는 반면, 아사나를 끝내면서 더 많은 부상의 위험에 노출된다는 것이다. 데시카차르(Desikachar: 1995, 27)가 "나무에 올라가는 것이 다가 아니라, 우리는 다시 나무 밑으로 내려올 수 있어야 한다"고 말한 것이 생각난다.

학생들이 아사나를 잘 끝낼 수 있도록 지도할 때는, 먼저 지도자가 마무리 과정의 움직임에서 생길 수 있는 위험에 대해서 숙지한 후 학생들의 동작에서 적용할 수 있는 구체적인 신체적 행동을 알려주도록 한다. 아사나의 종류와 학생들에 따라서 위험의 정도가 달라지기 때문에 지도를 할 때에는 다양한 상황을 고려하여 맞춤형 지도가 되도록 해야한다. 대부분의 아사나 마무리 과정에서 아사나의 기본으로 다시 돌아가 각성의 시간을 다시 가지고 안정된 자세로 그라운딩한다는 느낌을 다시 회복해야 한다. 학생들이 척추와 기타 다치기 쉬운 관절들을 마음에 상기하도록 하고 지도자의 메세지에 귀를 기울이면서 아사나의 안정된 기초가 흔들리지 않도록 풀어주는 동작을 순차적으로 실행해 나가야 한다. 대부분의 아사나에서 이러한 관절은 특정한 에너지 기운에 집중하는 엄청난 노력을 기울이게 되면, 그 에너지가 운행하여 다치기 쉬운 관절들을 누를 수 있는 압력을 최소화한다. 예를 들어, 우티타 트리코나사나 자세에서 직립자세를 취할 때, 어떤 학생들은 등 아랫쪽과 목에 압력을 경험한다. 이러한 위험을 최소화시키는 조치를 취하려면, "숨을 다 내쉬고나서 뒷쪽 힙의 윗부분부터 발을 보다 단단하게 굳게 땅을 지지하도록 해야 한다. 강력한 에너지 반동을 유지하고, 숨을 들이마시면서 상체를 다시 세운다." 서서 체위를 취하는 다양한 아사나의 체위에서는 상체를 말 그대로 늘여서 앞으로 굽힌다. 복부 근육들은 자연스럽게 호흡 흐름이 나갈 때 움직이도록 강조하면서 그 이후에 전체 수업에서 호흡을 들이마시면서 복부를 약간만 사용하는 것을 유지하도록 한다.

아사나를 마무리하는 단계에서는 몸을 땅에서 멀어지게 하는 것 보다는 땅의 방향으로 움직이게 하는 경향이 있는데, 이런 상황에서는 몸을 제대로 조절하지 못하고 안정된 근육을 경직시키거나, 바닥에 넘어지는 위험이 생길 수 있다. 이런 위험은 서서 균형을 잡는 아사나와 팔의 균형을 잡는 아사나 그리고 역위 자세에서 발견된다. 수업에서 학생들의 숙련 정도에 따라서 이런 아사나를 수행하다가 어떻게 안전하게 마무리자세로 이동할 수 있는지 먼저 시범을 보여주어야 한다. 아사나 수행을 시작했으면, 몸을 풀어서 제자리에 두도록 지시하기 전에 몇 번의 호흡의 여유를 두고 먼저 마무리 단계로 넘어가는 신호를 학생들에게 명확하게 전달해야 한다. 역위 자세의 아사나를 풀어줄 때에는 갑자기 몸의 탄성으로 제자리에 돌아오지 않도록 한다. 이렇게되면 약간의 두통과 현기증을 유발할 수 있다.

모든 아사나의 마무리 동작에서, 학생들이 마무리 단계를 시작할 때 어떤 일들이 생기기 시작하는지 알 수 있도록 천천히 호흡을 의식하면서 점차적으로 풀어주는 이완 단계를 강조하는 것이 중요하다.

이것을 통해서 아사나를 지지하느라 왕성하게 활동했던 근육들이 점차적으로 이완되고, 근육을 풀어줌으로써 새롭게 활동을 시작한 근육들은 깨어나기 시작한다. 마무리 과정이 부드럽고, 적절하게 끝날 정도가 되면, 학생들은 아사나의 미묘 에너지 효과에 더욱 조율된 상태로 남아있다가, 더욱 충만한 에너지를 가지고 다음 단계의 아사나를 수행할 수 있게 된다.

아사나의 통합(The integration of Asana)

모든 요가의 수행은 보다 깊은 자기 변형으로의 이동이다. 이러한 움직임은 호흡이 이루어지는 순간, 각각의 아사나를 수행하는 순간, 각 순서마다 일어나며 모든 수행을 통해 이루어지고, 사람의 일생동안 지속되는 것이다. 이러한 자기 변형의 과정에서 일어나는 점진적이고, 간결하고, 안정적이고, 확장되는 각성을 더욱 계발하는 것은 끊임없이 사마스티히(Samasthihi)의 감각을 중심으로 선회한다. 사마스티히란 몸과 호흡과 마음과 영혼의 일체감이다. 이것을 통해 아사나 수행으로 요가 치킷사의 경지에 이르는다, 이 상태에서 육체는 새로와지고 인간의 전체 에너지적인 존재감이 새롭게 된다. 이것은 모든 수업의 중요한 요소이고 지도자로서 공간을 제공할 때라든지 아사나의 순서에서, 수업에서 학생들을 지도하면서 학생들이 이러한 변형과 통합이 자신의 몸에 실제적으로 느낄 수 있도록 도와주는 것이다. 요구되는 것이다. 여기에, 수업에서 아사나 수행의 통합을 증진시키는 다양한 방법론을 소개한다. 이 방법들을 통해서 각각의 수행을 통한 유익함을 극대화하며, 우리가 이미 다룬 내용들을 토대로 추가되어질 것이다.

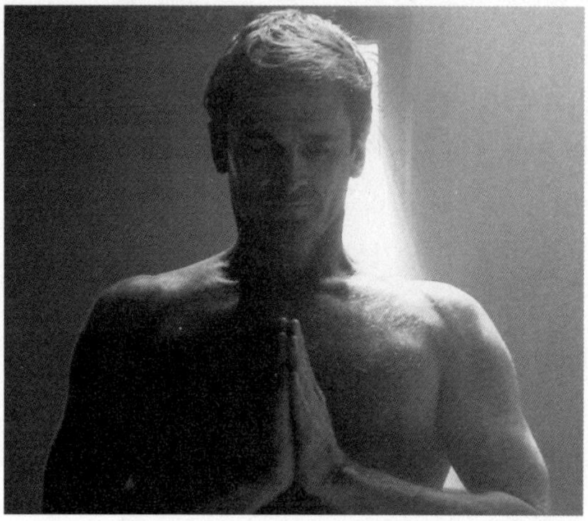

- *쉼을 위한 공간(creative space for test)*: 모든 수업의 도입 부분에서 학생들에게 그들의 기술적 능력을 거의 다 사용하면서 수업 내내 안정감과 편안함의 감각을 느끼는 것이 중요하다고 상기시킨다. 쉬어야 할 필요가 있을 때 쉴 수 있도록 허락할 뿐 아니라 그런 점을 장려하고 학생들이 다음 수행을 시작하기 전에 숨을 고르고 에너지를 정돈할 수 있는 분위기를 만들어준다. 강도높은 시리즈의 아사나를 수행하고 난 후에는 항상 쉴 수 있는 시간을 준다.
- *새로운 자기 평가를 위한 공간 창조(creative space for renewed self-assessment)*: 길건 짧건 수업을 진행하는 중에 학생들의 주의를 환기시켜 요가 수행에 관한 개인적인 목적들을 상기시키며, 지금 그들의 기분이 어떠한지, 그 목적에 얼마나 부합하며 수행하고 있는지, 사마스티의 감각을 느끼고 있는지 체크한 뒤, 아사나를 다시 시작한다.
- *프락티크리 아사나(Pratikriyasana*: Prati는 "에 대항하여(against)"의 의미이고 kr은 "하다"라는 의미)를 적용하여 아사나로 인한 긴장을 완화시키고, 몸의 균형을 바로잡는다(10장 참조).
- *에너지의 균형을 이루는 체계를 소개함(offer energetically balanced sequences)*: 수업을 계

획할 때, 해당 수업의 에너지적 균형을 달성하기 위해서 아사나의 순서를 결정할 때, 에너지 아크 및 물결을 고려하도록 한다.

- *사바사나(Savasana):* 5분이나 그 이상의 몇 분 동안 사바사나를 실행하는 것은 수행을 완전히 통합하고 완료하는게 절대적으로 필요하다. 가볍게 호흡을 하면서 바닥에 누워 중력에 싸여있음을 의식하면서 몸과 호흡과 마음이 완전이 정돈되도록 하는 것이 수행을 통합하는 가장 중요한 방법이다.
- *명상을 위한 공간 창조(creative space for meditation):* 전체적인 수행이 명상과 연결되어 있는 것이 이상적이지만 학생들은 지도자가 깊은 고요함 속으로 들어갈 수 있도록 공간을 창조해줄 때 쉽게 명상의 경험에 몰입할 수 있게 된다. 명상은 수업을 시작하면서 할 수 있고, 아사나를 진행하면서 또는 아사나 수행이 끝나갈 무렵에 할 수 있다(사바사나 전이나 후에).
- *매트 밖에서의 적용(moving off the mat):* 요가 수업의 매트에서 일어나면, 그 다음 빈야사가 시작되어 다음 단계를 위한 의식을 일깨우고 현존성을 느끼게 한 후에 세상으로 다시 나아간다. 학생들에게 자신이 어떻게 움직이는지, 어떻게 숨쉬는지, 어떻게 생각하고 느끼는지에 대해서 주의를 집중하라고 격려해 준다. 수업을 마칠 때는 잠깐의 반성의 시간을 가지고, 손바닥과 손가락을 모아 가슴과 이마에 대로 머리와 가슴을 이어주는 감각을 상징적으로 느껴보고 마음을 다잡은 후에 나머지 시간들을 위해 자리를 떠나도록 한다.

신체적인 신호 및 조종의 일반 원칙 (GENERAL PRINCIPLES IN GIVING PHYSICAL CUES AND ADJUSTMENTS)

터치(touch)의 역할은 많은 스타일과 하타 요가의 전통에 따라 매우 다양하다. 신체적인 신호는 다양한 유익을 가지고 있고 대부분의 치료 접근법의 중요한 기초가 된다. 바크람과 파워 요가를 제외한 거의 모든 크리슈나마차랴 계보(아쉬탕가 빈야사, 아이엥가, 빈야사 플로우)에서 광범위하게 사용된다. 정확하게 터치하는 것은 효과적으로 에너지적인 터치의 의미를 전달한다. 말로 하는 신호를 더욱 명화하게 하고, 학생들에게 지지의 느낌을 주고, 몸의 깨어나지 않은 부분을 일깨워주고 내부의 풍성함이나 이완을 계발하여 자극하고, 다양한 종류의 동작을 늘이는데 도움이 된다. 지도자로서 학생들의 전체적인 상황에 더욱 자각하게 되고 지도자와 학생간의 보다 신뢰하고 개방적인 연결의 감정을 창출한다.

신체적인 신호의 목적은 학생들이 수행을 더욱 깊도록 하기 위함이다. 더욱 기초를 확고하게 세우고, 몸을 안전하고 편안하게 유지하고 호흡을 깊이 의식하면서 깊은 이완을 격려한다. 학생들이 깊은 수행에 몰입할 수 있도록 집중하면서 지도자는 보다 명확한 목적의 구체적인 목정을 달성하도록 도움을 줄 수 있다.

사람을 터치하는 신체적인 친밀성은 도덕적이고 개인적인 고려사항을 정면에 동반한다. 손으로 터치하여 신호를 보내고 자세를 조정해야 하기 때문이다. 모든 사람은 각자 상이한 방법으로 신체적 친밀감을 경험한다. 어떤 사람이 편안함을 느꼈던 교정 방법이 어떤 사람에게는 공격으로 느껴질 수 있다. 어떤 날 한 학생이 기분좋게 받아들인 방식을 다른 날에는 같은 학생인데도 불구하고 다르게 받아들일 수 있다. 신체적 접촉에 대해서는 언제 어떤 상황에서도 괜찮을 것이다 라고 미리

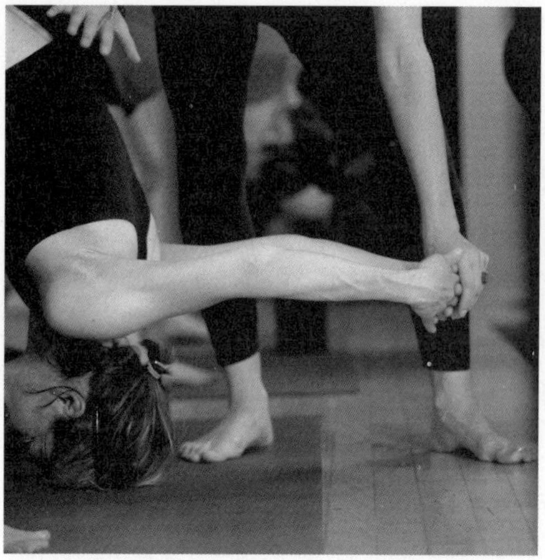

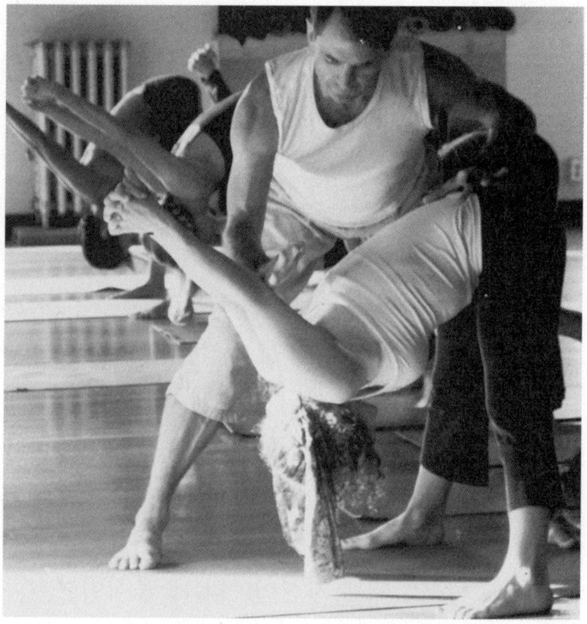

오른쪽 사진에서 보듯이 좀 더 몸쪽으로 자세를 취하면 관절 내 잠재된 긴장이 최소화된다.

단정하지 말고, 항상 터치하기 전에 학생에게 허락을 구하는 과정을 가져야 한다. 이미 오랫동안 지도를 해온 과거에 셀 수 없이 많은 교정 지도를 해왔던 학생에게도 매번 그렇게 해야 한다. 요가 지도자로서 우리가 해야 할 역할은 감정적으로, 신체적으로 학생들에게 안전한 공간이 만들어야 한다는 사실을 기억하면서 터치하기 전에 "터치해도 괜찮겠나요"하고 간단하게 물어보는 것이 중요하다.

야마스(Yamas)는 신체적 신호를 시작하기에 좋은 접근 방식으로서, 다치지 않게 하는 아힘사(Ahimsa)의 가치와, 진실이라는 사트야(Satya)를 공유하고 있다. 손을 사용하여 교정해줄 때, 아힘사를 존중해 주는 것은 지도자 자신이 알고 있는 것과 모르고 있는 것에 대한 자기 자신에게 진실함을 시작될 뿐 아니라, 터치를 하는 지도자의 의도에 대해서 진실함에서 시작된다. 아사나 수행 중인 학생에게 지금 어떤 상황이 벌어지고 있는지 이해하지 못한다면 그 지도자는 그 학생에게 신체적인 신호를 줄 수 있는 준비가 되어있지 않은 것이다. 신체적 신호를 주어야 하는 지도자의 의중이 명확해지고 아사나를 수행하는 학생을 관찰하고 관계된 지식과 기술에서 그 의도가 우러날 때, 학생의 수행을 깊은 단계에 이르게하는 올바른 신체적 신호가 되고, 더욱 효과적이 될 수 있다.

교정 지도를 할 때에는 지도자 자신의 안정과 편안함을 존중하는 것도 못지않게 중요하다. 안정되고 편안한 방법으로 자세를 취하면서 자신이 안정되고 편안하다는 느낌으로 교정에 들어갈 때 학생을 도와주면서 지도자가 다치지 않을 수 있다. 교정 지도를 할 때에는 특별히 아래쪽 등과 손목, 긴장되거나 부상의 위험이 높은 부위에 정신을 집중해야 한다. 교정 지도를 할 때마다, 고정된 위치에 움직이지 않고 서 있는 것 보다는 학생에게 최선을 다해서 도움을 주면서도 지도자 자신의 몸을 잘 지킬 수 있도록, 안전한 자세를 취하기 위해 몸을 다양하게 움직이는 것이 좋다. 학생의 신체 크기에 대한 지도자의 상대적인 신체 크기도 지도자가 어떤 자세를 취할 것인지 결정하는 중요한 요인이 된다. 학생에게 집중하면서 안정되고 편안한 자세로 지도가 가능한 좋은 자세로는 서있기, 무릎꿇기, 앉기 및 기타 자세들이 있다.

아파리그라하(Aparigraha)는 "잡지 않는다"라는 의미의 야마로서, 교정 지도를 하는 지도자의 목적에도 적용될 수 있을 뿐 아니라, 학생들이 억지로 아사나를 수행하는 것이 아니라 자연스럽게 마음을 열 수 있도록 하는데 적용될 수 있는 것이다. 때때로 지도자는 학생에게 아사나를 어떻게 소개할 것인가에 중점을 두기보다는 아사나에 깊게 몰입하기 위해 학생들이 무엇을 해야 할 것인가에 대한 틀에 박힌 선입견에 매이게 된다. 이것은 학생들에게 언어적 지시와 신체적 지시를 남용하면서 너무 몰아붙이는 결과를 낳기도 한다. 학생들 역시 이와 유사하게 자기 자신이 어느 정도까지 할 수 있을 것 같다는 자기만의 생각에 집착하여, 순간적으로 몸이 아직 준비되지 않은 상태에서 몸상태보다 강도가 높은 교정 지도를 요구하기도 한다. 이러한 경향을 극복하는 길은 지도자가 보다 큰 비전과 목적을 향해서 흔들리지 않고 나아가고 있는지, 또한 학생들을 잘 격려하여 "적게 가진 것이 더 많이 가진것이다"라는 격언을 인정하면서 아사나를 내면의 각성과 자아의 변혁을 성숙하게 하는 과정으로 잘 소화하고 있는지의 여부에 달려있다.

터치와 관련된 친밀의 속성은 또한 브라나차랴(Bramacharya)의 문제를 가지고 있는데, 이것은 야마에서 보통 "바른 에너지 사용"으로 번역되고, 문자적으로는 "성적인 억제"의 뜻이다. 에스더 마이어(Esther Myers)가 강조한대로, 성적인 감정은 학생들, 지도자들 양쪽에서 자연스럽게 생길 수 있고, 매력, 전이, 반사의 느낌을 고조시킬 수 있다. 마이어가 언급한 대로 "대부분의 요가 지도자들이 오늘날은 독신주의를 선택하지 않는 반면, 우리의 윤리적인 습관 지도자로서 학생들에 대하여 브라마차랴를 요구한다." 이러한 마음 자세를 가지고 있다면, 지도자 자신은 학생들 누구에게나 혼동되는 생각이나 감정에서 해방되어 명확하게 열정을 전달해주는 육체적인 에너지를 통해서 명료함을 전달해 줄 수 있다. 그런 생각이나 느낌이 지도자에게 일어나면, 그것은 자신이 멀리 물러가서 학생을 도와주려는 자신의 동기와 목적을 다시 점검해 봐야 한다. 지도자가 학생에게서 그러한 감정이 일어나는 것을 눈치채면 학생과 지도자 사이에 거리를 두고 지도자가 자신있게 전문가로서 학생에게 가르쳐 줄 수 있는 교정 지도만 해주고 개인적인 관심을 가지고 표현하지 않는다.

많은 사람들이 판단받으면서 살아가는 요즘 세상이기에 요가 수업에서 만큼은 학생들이 자신이 누구이든 있는 그대로 완전히 수용되는 느낌을 가지는 공간이 되어야 한다. 그러나 지도자로서, 우리들은 학생들에게 그들이 요가를 수행하는 현재의 모습을 바탕으로 가장 최선의 정직한 통찰력을 전달해 주어야할 책임이 있다. 어쩔수 없이 현재 학생들이 하고 있는 동작가운데 무언가 특이한 점이 있다 해도 그것으로부터 가치를 찾아야 하는 것도 그 책임의 한 부분이다. 예를 들어, 우시타 파르바코나사나(옆으로 각도벌리기 자세, Uttthita Parsvakonasana: extended side angle pose)에서, 학생의 무릎이 안으로 굽혀져서, 발뒤꿈치 위로 튀어나온다고 하면, 지도자로서 당신은 그 문제를 보고 그녀의 무릎을 발뒤꿈치 위 중심으로 다시 모아주어야하는 것이 좋다는 것에 대해서 잘 알고 있다. 하지만 이 문제에 대해서 "교정"의 측면에서 접근하지 말고, 현재 학생이 하고 있는 자세에 대한 긍정적인 부분을 말할 수 있는 말과 목소리를 사용하도록 노력해야 한다. 그러면서, 신체적인 지도가 필요한 단계에 있다는 상황을 넌지시 전달할 수 있다. 예를 들어, "좋습니다. 발을 더 단단히 바닥에 고정하면서 발을 좀더 앞으로 두면서 무릎을 발꿈치 위로 가도록 해보면서 그 자세가 어떤지 한번 느껴보세요, 그렇게 해야 더 안정된 자세가 되어 무릎에 좋을 것 같습니다"라고 말할 수 있다. 또는 그 학생에게 살짝 터치하는 신체적인 지도를 통해 무릎을 약간 바깥쪽으로 벌려서 발의 중심을 향하게 하도록 격려하면서 "좋습니다. 그런 호흡을 유지하세요"라고 간단하게 코멘트를 하면 된다.

수업에서 학생들을 바라보고 관찰하는 연습을 하면서 지도자로서의 경험이 더욱 풍부해지고, 학생들이 아사나를 수행하는 모습을 보면서 더욱 쉽게 전체 수업을 훑어볼 수 있다. 또한 어떤 학생이 처음에 받았던 개인적인 지도 시간을 통해서 어떻게 발전이 되었는지 알아차릴 수가 있다. 관찰을 통해서 언어적 지시를 주는 것은 서로가 알고 있거나 흔하게 실수가 일어나는 자세 교정의 문제를 상기시킬 때 유용하다. 어떤 아사나 과정이든지 학생들은 누구나 자신의 자세를 다듬어야하는 도움이 필요하다. 가장 우선적으로 교정을 해주어야 하는 학생들은, 관찰 도중에 삐거나 부상의 위험이 높아보이는 학생들이고, 그들에게 위험에 대해서 인지시켜야 한다. 곧바로 인지된 위험을 예방할 수 있는 중요한 자세 잡기 원칙과 수정 사항에 대해서 구체적으로 집중 지도한다. 터치를 해도 될지 허락을 구한 다음에 손으로 접촉하여 지도하면서 직접 연관되는 언어적 지시도 같이 제공한다. 아사나의 지속시간에 따라서(다양한 옵션이 있다) 다르기는 하지만, 충분히 해당하는 학생과 시간을 보냄으로써 그 학생이 새로운 체위를 전체 아사나에 충분히 통합할 수 있도록 한다.

위험해 보이는 자세를 교정하기 위한 자세잡기 원칙들을 가르친 후에는 호흡과 척추에 주의를 집중하면서 아사나의 동작 정교한(다듬기) 지도를 시작한다. 많은 학생들이 빨리 아사나를 마치고, 더 상급 단계로 올라가기 위해서 호흡과 척추의 통합 과정을 대충하고 지나가려고 한다. 명확하고, 열정적이고, 정곡을 찌르는 격려와 함께(시범을 보일 때에), 언어적, 신체적 지시를 사용하고 호흡을 완전하게 하면서 더욱 정교한 자세로 척추를 늘이는 목적에 부합하도록 학생들을 지도할 수가 있다. 이러한 정교한 방법을 학생들과 함께 개발하면서, 정교하게 효과를 얻기 위해서는, 기초 훈련을 대충하면서 넘어가는 지름길을 선택하는 대신 해당 학생이 아사나의 기초적인 바탕을 탄탄하게 유지할 수 있도록 중점을 두고 지도한다. 아사나의 기초 훈련과정에서 "장애물을 제거하는" 방법을 알려주지 않으면, 그것이 수행시에 버릇으로 굳어져서 장기적으로는 접질림이나 부상으로 연결될 수 있다.

다음의 일반적인 원칙들을 고려하여, 신체적인 지시나 교정 지도를 시행하도록 한다.

- 수업 중의 학생들에게 교정 지도를 시행하기 전에 지도자 훈련의 일환으로 경험이 많은 멘토 스승에게 직접 감독을 받으면서 손으로 접촉하는 교정 지도를 연습한다.
- 중력, 저항 및 자세에 따라 달라지는 주변 환경에서 지도자의 손길에 어떤 다양한 신체의 반응을 보이는지 느낄 수 있도록 배우도록 한다.
- 그라운딩 자세를 취하면서 지도자 자신의 안정성과 편안함에 주의를 기울여야 한다.
- 항상 터치해도 좋은 지의 여부에대한 허락을 구한다.
- 지도자가 어떻게 자기 것으로 소화한 언어적 신호를 사용할 것인지 생각해보고 신체적 터치를 사용하기 전에 효과를 얻기 위하여 시범을 보인다. 학생에게 손을 사용하여 가르치기 전에 말로한 지도에 대하여 어떤 반응을 보이는지 기회를 준다.
- 학생들 터치하기 전에 무엇때문에 어떤 신체적 지시를 하는지에 대해서 설명한다.
- 학생의 호흡, 안정성 및 편안함에 주의를 기울인다. 특별히 신체적 균형을 잡는 아사나의 경우에 지도자의 신체적 접촉이 학생의 아사나 기본 자세를 어떻게 방해할 수 있는지 주의해 준다.
- 지시를 주거나 교정 지도를 할 때는 특정한 선입견을 가진 결과에 집착하지 않고 명확하고 구체적이어야 한다. 학생들의 신체는 다양한 반응을 보이게 마련이다. 각자의 반응에 주의하며

개개인과의 상호 작용을 개발해 나가면서 느끼면서 고쳐가도록 한다.

- 교정 지도를 할 때는 언제나 "이것은 괜찮은가?"하는 질문을 한다.
- 다른 신체 부분으로 이동하고 긴장의 신호가 보이면, 학생의 신체가 어떻게 반응하는지 느끼도록 한다.
- 아사나 수행에 학생을 적응시키면서 터치가 정말 필요한 경우, 최소한의 접촉적인 지시를 하면서 최대한 가까이에서 지도한다. 즉, 손을 팔의 바깥쪽으로 돌린다든지 하는 심한 원심적인(distal) 교정은 하지 않도록 한다.
- 약한 관절, 장기나 부상이 있는 부분에는 압력을 가하지 않도록 한다.
- 주어진 체위에서 자연스럽게 잡을 수 있는 신체 부위을 찾는다.
- 학생에게서 치명적인 자세의 실수나 기타 불안정성을 유도하거나 잠정적인 접질림이 발견된다면, 해당 학생의 아사나 수행을 부분적으로 혹은 완전히 끝낼 수 있도록 한다.
- 학생과 함께 숨쉬고 신체적인 지시를 학생의 호흡에 함께 맞추도록 한다.
- 아사나의 기초에 대해서 주의를 집중하여, 강화시켜야 한다.
- 신체적 지시를 사용하며, 학생의 에너지 흐름이 어디로 흘러가는지 학생의 감각을 일깨워야 한다.
- 학생의 신체를 밀거나, 당기거나, 늘이거나, 선회시킬 때 주요 에너지의 흐름과 미묘한 흐름의 방향과 함께 움직여야 한다.
- 수업 중 많은 학생들에게 주의를 집중하면서 주요 에너지의 흐름과 미묘한 흐름에 따라 지도하는 자신이 무엇을 하고 있는지 집중하도록 한다.
- 많은 경험을 쌓음으로써 신체의 다른 부분을 사용하기 전에 우선, 핸즈 온 교정 기도를 편안하고 자신감있게 할 수 있도록 한다. 경험을 더욱 풍부하게 쌓고 전문적인 기술이 생기면, 다양한 방법을 사용해서 다양한 종류의 교정 지도를 시도해 본다.
- 신체적인 접촉을 점진적으로 해제함으로써, 특별히 서서 균형을 잡는 아사나 도중에 학생이 안정감을 느낄 수 있도록 한다.

초보 학생과 숙련된 학생이 함께 수련을 하던지, 학생들에게 충분한 공간을 허용하여 지도자의 개인적인 감독 없이 자유롭게 아사나를 실험해 볼 수 있게 한다. 초보 학생들은 기본 동작에도 생소함이나 우자이(ujjayi) 프라나야마나 및 모든 수업의 간단한 차이에도 긴장감을 느낄 수 있다. 초보 학생들을 대하는 가장 좋은 방법은 그들이 자유롭게 수행할 수 있는 분위기를 만들어 주는 것이다. 부상을 당할 위험성이 느껴지지 않는다면, 그들이 마음껏 수업에서 자신의 능력에 맞는 동작을 해보고 새로운 곳에서 새로운 방법으로 자신의 몸을 움직여 볼 수 있는 기회를 준다. 학생들이 보다 많은 경험을 쌓고, 개인적인 지도를 지도자로부터 받기 시작하면, 정기적으로 시간을 내어 일정한 기간동안 학생들이 수업에서 어떻게 수행하고 있는지 멀리서 주의깊게 관찰하면서, 한편으로는 개개인이 자신의 방식대로 실험할 수 있는 여지를 남겨둔다. 특별히 숙련된 학생들과 함께 수행을 할 때는 조심하면서 그저 신체가 어떻게 반응하고 어떠한지에만 주의를 기울이고, 도움을 요청하더라도 어렵고 적극적인 교정 지도는 피하는 것이 좋다. 수행을 해 나가면서, 여러가지 다양한 정보를 전달하는 손으로 터치하기 기술의 차이에 대해서 많이 배워나가게 될 것이다. 자세한 정보는 표 6.4와 132쪽에 터치의 종류와 속성에 대해서 잘 나와있다. 제7장에서, 우리는 특정한 신체적 지시와 모든 아사나에 대한 교정 자제들을 보게 될 것이며, 제7장에서는 지도자가 손, 팔, 발, 무릎, 힙 및 가슴을 사용할 수 있는 다양한 방법들의 예를 제시하고 있다.

수정, 변형 및 보조도구의 사용 (MODIFICATIONS, VARIATIONS, AND THE USE OF PROPS)

요가를 접하는 모든 사람들은 다소 독특하고 다양한 유전자와 신체 구조, 힘, 유연성, 목적과 기타 성격들을 가지고 아사나 수행을 통하여 발현한다. B.K.S. 아이엥가의 많은 하타요가에 대한 공헌 중에 한 가지는 그의 인간에 대한 다양성의 아름다운 면모를 인정하는 것이다. 이것은 아사나 수행 시에 모든 학생들이 똑같이 접근하고 즐길 수 있도록 하는 방법으로 다양한 옵션들을 학생들에게 수정된 형태의 아사나를 제공함으로 시작된다. 수정하지 않으면 본래 아사나의 체위에 접근할 수 없기 때문이다. 수정된 아사나 체위를 연습하면서 학생들은 완벽한 아사나의 유익을 전부다 체험하지는 못하지만 점차적으로 깊고, 완벽한 표현을 할 수 있는 동작으로 나갈수가 있다. 여기서는 다시 말하지만, 우리는 요가의 지혜를 유용성있게 적용하는 것, 이것은 얼마나 많은 진도를 나갔느냐가 중요한 것은 아니다.

스티라 숙함 아사남(안정감, 편안함, 의식적인 마음) 이라는 우리의 만트라를 다시 상기해보면

표 6.4 터치의 성격

성격	예
명확하게 함	아드호 무카 스바나사나(Adho Mukha Svanasana)를 수행할 때 수축 여부를 알아보기 위해서, 넙다리네갈레근(대퇴사두근, quadricep)의 근육을 터치한다. 또는 우르드바 아누라사나(Urdhva Dhanurasana) 동작에서 이완 여부를 알아보기 위해서, 큰볼기근(대둔근, gluteus maximus)의 위쪽 섬유질을 터치한다.
일깨움	에너지 라인을 정수리를 통해서 나가게 하기 위해, 타다사나(Tadasana)에서, 정수리 부분을 가볍게 터치한다. 숩다 파단거스타나마(Supta Padangusthasana)에서 다리에 힘을 주고 발꿈치를 단단하게 그라운딩하고, 다리와 뒤꿈치를 통해 힘을 주어 힘껏 늘이는 동작을 해준다.
안정화	아르다 챤드라사나(Ardha Chandrasana) 자세나 브르크사사나(Vrksasana) 자세를 취할 때 지도자의 힙을 학생의 힙에 살짝 지지해 주어, 학생이 다른 신체적 지시를 주는 지도자의 손을 사용해서 균형을 잡도록 한다.
강조	특정 동작을 격려해주는 약간 표면적인 지시 방법이다. 웃티타 프라스바코나사나에서 바깥쪽 늑골(rib cage) 쪽으로 돌리거나 늘여주라는 지시를 포함된다.
움직임	몸의 일부분에 상당한 움직임의 변화를 주어서 기초 신체정렬에 변화를 준다. 학생의 아래쪽 힙을 들거나 움직여서 척추를 비틀어 매트의 가운데 오게 하는 것 등을 포함시킨다.
그라운딩	몸의 일부분을 아래로 눌러서 아사나의 기초를 향상시킨다. 예를 들어, 학생의 힙 뼈를 파스치모사나사나(Paschimottanasana)로 일정하게 압력을 가해서 눌러준다.
편안함	배려하듯이 손을 학생의 어깨에 두면서, 접촉을 통해 지지감을 준다.

학생들의 수행을 탐색하고, 다듬으며, 심오하게 만들어주기 위해서 아사나를 수정하는 것의 효과성과 그 지혜를 더욱 깊게 음미해 볼 수 있다. 아사나의 자세를 조정함으로써 학생들이 도저히 맛볼 수 없었던 아사나의 유익한 점들을 누릴 수 있게 하기도 하고, 아사나의 기본적 형태를 뛰어넘어, 학생들에게 몸과 호흡과 마음의 상호작용을 경험하는 새롭고 다양한 방법들을 제공할 수 있다. 기본적인 아사나 자세를 통해 안정성과 편안함을 개발한 학생이라면 다양한 변형을 추구해 볼 수 있고, 안정성과 편안함을 잃지 않으면서도 더욱 난이도가 높은 아사나에 도전해 볼 수 있다. 호기심이나 모험심, 자기 자신과의 싸움에 대한 승부욕, 또는 기타의 동기들로 인해서 학생들은 미처 준비되지 못한 상태에서 변형 동작을 시험해보는 학생들도 있다. 지도자가 하는 역할 중에는 학생의 준비 상태에 따라서 언제 어떠한 변형 동작을 시작할 수 있는지 학생들에게 조언을 주는 역할도 있다.

B.K.S. 아이엥거(2001, 164)는 몸을 늘리고, 강하게 하고, 이완시키고 신체정렬을 향상시키는 어떠한 물체라도 보조 도구가 될 수 있다고 정의하였다. 따라서 보조도구나 학생들을 지지해주는 지도자의 몸까지 포함할 수 있다. 보조도구란 또한 요가 매트도 포함하는데, 매트의 목적은 첫 번째로, 뼈가 바닥에 아프게 부딪히는 것을 예방하고, 두 번째로 몸을 지지하는 부위가 미끄러지지 않게 도와주는 역할을 한다. 보조도구로 흔히 생각할 수 있는 것은 블록, 지지대, 담요, 끈, 벽면, 의자, 샌드백과 눈가리개 등이 있다. 하지만 지도자가 생각할 수 있는 범위 내에서 다른 물건들도 보조도구로 사용될 수 있을 것이다. 제5장에서 소개되었고, 기본 설명이 제공되었듯이 보조도구와 그 특정 사용법은 제7장에서 매우 자세하게 다루어질 것이다. 아사나의 수정 동작을 적용하게 되면, 아사나를 더욱 쉽게 접근하게 되고, 수행 중의 보조도구의 사용은 보다 줄어들게 되면서, 점차 보조도구에게서 벗어나 완전히 몸으로만 아사나를 수행하는 경지로 점점 발전하게 된다.

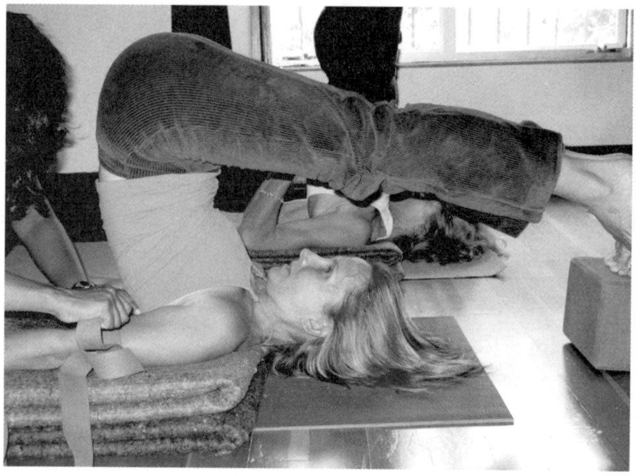

Props help students find stability and ease.

모든 것을 함께 통합하기
(BRINGING IT ALL TOGETHER)

요가 지도의 기술과 과학은 요가 철학과 역사, 미묘 에너지와 인간 해부학의 이론과 모델, 실제적인 현실의 세팅과 상황, 학생들의 필요성과 목적, 지도자 자신의 가치관과 목적, 명확하고 효과적인 지도를 위한 교육 원칙과 실제적인 방법론과 같은 다양한 출처를 통해 이루어진다. 요가를 지도하는 즐거움 중의 하나는 이러한 요소들을 창의적으로 조합하여 학생들이 그들의 내면의 스승을 발견하고 잘 순종하도록 도와주는 것이다. 이제 아사나, 프라나야마와 명상을 지도하는 자세한 내용으로 들어가게 되는데, 지금까지 배운 넓고 깊은 고대의 지혜와 현대의 통찰력을 바탕으로 지도자로서 우리는 우리의 지식과 기술을 계속 계발하고 다듬어 나가야 할 것이다.

제 7 장

아사나 지도법
TEACHING ASANAS

대부분의 학생들에게 가장 어필되는 아사나(체위법)의 매력은 신체적, 감정적인 치유와 스트레스의 경감, 체력과 유연성을 증진시킬 수 있다는 점이다. 아사나 수행을 통해 최소한 이런 목적들은 달성될 수가 있다. 6장에서 이미 보았듯이 아사나를 진정으로 수행하는 것은 안정감과 편안함과 주의집중성을 계발하여 각각의 아사나 수행이 우리 마음의 본성과 우리의 감정적 상태를 볼 수 있는 다양한 창의 역할을 할 수 있도록 한다. 완전히 몰입할 수 있고, 적정한 선에서의 개방성을 키우기 위해서 아사나는 더욱 순수한 신체적 수행으로 마음을 다스리고, 감정을 정돈하며 영혼의 존재감각을 느낄 수 있는 도구가 되어야 한다. 지도자로서 우리는 최선을 다해서 학생들이 아사나의 여정을 잘 완수할 수 있도록 모든 수행에서 이러한 요인들을 잘 격려하고 각각의 학생들의 독특성을 인정하고 아사나를 지속적으로 개발시켜, 요가의 동작이 발전할수록 새로운 형태와 변형을 더욱 자주 소개할 수 있도록 해야한다. 본서에서는 크리슈나마차랴 주류의 전통의 계보를 따르는 기초 아사나를 강조하면서 다양하게 묘사하고 가르치게 될 것이다. 크리슈나마차랴는 현재 서구 사회에서 90% 가량을 차지하고 있는 계보이다. 기타 수많은 책들이 아사나에 대한 훌륭한 설명들을 제공하고 있으며 열렬하게 다소 반복적인 느낌이 들 정도로 아사나의 유익, 위험, 금기 사항, 변형, 미묘 에너지의 측면 및 기타 요소들을 나열해주고 있다. 이러한 내용들을 본 책에서 다시 반복하기보다는 특별히 개별적 아사나와 역동적인 동작을 하는데 있어서 학생들을 지도하는 부분에 중점을 두고, 지도자의 주요 관심 사항들에 대해서 다루어 보고자 한다. 이전 장에서 제시된 기초 자료를 바탕으로 시각적 주의 집중, 지시할 내용, 교정 지도를 하는 방법 및 수정 사항을 지도하는 법과 각각의 학생들에게 적합한 변형 내용들 중 어디에 중점을 둘지 다루어 볼 것이다.

각각의 아사나는 아사나의 계열로 분류된다. 스탠딩, 몸통, 팔균형 잡기, 등 구부리기, 트위스트, 앞으로 구부리기, 힙 오프너와 역위 등이 있다. 많은 아사나들이 중복해서 몇 개의 분류에 들어있는 경우도 있다. 그런 경우에는 주요 효과나 동작에 의해서 분류된다.

수르야 나마스카라(Surya Namaskara)는 여러 계열에서 온 것인데 역동적인 움직임의 독특한 혼합 계열로 자세하게 다루어지고 있다. 각각의 계열에서 공통적인 요소를 제시한 다음 개별적인 아사나를 보면 된다. 아사나를 다양한 학생들에게 가르치는 자세한 시각적 지도가 필요하다면

www.markstephensyoga.com/teaching.htmal에 108개의 비디오를 조회하여 볼 수 있다.

수르야 나마스카라: 해맞이 자세
(SURYA NAMASKARA: THE SUN SALUTATIONS)

해맞이 자세는 요가 수행을 시작하는 훌륭한 방법이다. 수정 동작과 변형 동작들을 사용하면, 거의 누구나가 이 동작을 수행할 수 있다. 소그룹 수업에서는, 누구나 다같이 함께 호흡하고 움직일 수 있기 대문에 협동 정신을 기르는데 도움이 된다. 이 동작은 몸 전체를 따뜻하게 하고, 일깨워주고, 근육을 부드럽게 하고, 관절을 열어주며 신경과 순환기를 자극하고, 미묘 에너지의 경로를 자극하여 의식적인 자각과 호흡, 몸과 마음과 영혼을 하나로 만들어주는 움직임을 개시한다. 해맞이 자세의 변형과 적용 방법은 매우 다양하다. 제니타 스텐하우스의 책 '선 요가(Sun Yoga: 2001)'에 보면, 해맞이 자세에 대해서 25가지의 변형 동작을 설명하고 있다. 여기에서는 세 가지 형태를 집중적으로 설명하고자 한다.

표 7.1A 12개의 수르야 나마스카라(해맞이 자세) 시리즈

아사나(체위법)	해맞이 자세 형태
1. 타다아사나(Tadasana) (산 자세)	전통 자세 A, B
2. 우르드바 핫스타사나(Urdjva Hastasana) (위로 향한 인사)	전통 자세 A
3. 웃타나사나(Uttanasana) (서서 앞으로 구부리기)	전통 자세 A, B
4. 아르다 웃타나사나(Ardha Uttanasana) (반쯤 서서 앞으로 구부리기)	전통 자세 A, B
5. 안자네이아사나(Anjaneyasana) (낮게 런지(lunge)하기]	전통 자세
6. 팔라카사나(Phalakasana) (널판지 자세)	전통 자세 (A/B 옵션)
7. 차타랑가 단다사나(Chataranga Dandasana: 4가지 막대 자세	A,B
8. 살람바사나 B(Salabhasana) (메뚜기 또는 "작은 코브라")	전통 자세 (A/B 옵션)
9. 웃카타사나(Utkatasana) (의자 자세)	B
10. 우르드바 무카 스바나사나(Urdhva Mukha Svanasana) (위로 향한 강아지 자세)	A, B
11. 아드호 무카 스바나사나(Adho Mukha Svanasana) (아래로 향한 강아지 자세)	전통 자세 A, B
12. 버라바드라사나 1(Virabhadrasana) (전사 1 자세)	B

전통적 수르야 나마스카라(Classical Surya Namaskara)

전통적 해맞이 자세는 어떠한 하타 요가 수행이든지 시작하는데 훌륭한 방법이다. 이러한 아사나의 통합된 시리즈는 아사나 수행시에 여러가지 본질적 신체적 속성을 하나씩 순차적으로 강조한다.

- 타다아사나/사마스티에서의 뿌리박기, 신전 및 마음의 평정
- 우르드바 하스타사나에서 척추의 통합과 늘이기
- 웃타나사나(서서 앞으로 구부리기)에서 등쪽을 천천히 스트레칭하기
- 아르다 웃타나사나(서서 앞으로 구부리기)에서 척추를 그라운딩하여 늘이고 마음 일깨우기
- 안자니야사나에서 힙 굴근, 넙다리네갈래근(대퇴사두근, quadriceps femoris) 및 어깨 환상골을 늘여서 일깨우기
- 팔라카사나(널판지 자세)에서 팔, 어깨, 몸통 중심 및 다리의 힘을 강화하기
- 살라바사나 B(메뚜기 자세 B)의 수정된 자세에서 척추기립근과 힙 신근을 강화하기
- 아도 무카 스바나사나(아래로 향한 강아지 자세)에서 몸 전체의 체력을 강화하고 스트레칭하기

전통적인 해맞이 자세는 다음의 아사나를 통해서 물 흐르듯이 움직이고, 각각의 동작은 숨을 쉬다가 자연스럽게 멈출 수 있는 한도 내에서 지속해준다.

표 7.1B 전통적 해맞이 자세에서의 호흡과 움직임

들이마시기	내쉬기
1. 팔을 쭉 밖으로 뻗어서 사마스티(산처럼 굳건히 서 있는 자세)에서 손들어 올린 하스타사나(산자세)를 취한다.	2. 앞으로 구부려 아래로 향하면서 웃타나사나 자세를 취한다.
3. 척추와 마음의 중심을 앞쪽으로 늘이면서 아르다 웃타나사나(서서 앞으로 구부리기) 자세를 취한다.	4. 오른발을 뒤에 대고, 무릎을 바닥 아래에 대면서 발가락도 뒤로 한다.
5. 상체와 팔을 위로 올려서 안자니야사나 자세를 취한다.	6. 손바닥을 모아 바닥을 향해 백조 다이빙 자세를 취한다.
7. 널판지 자세로 뒤로 물러선다.	8. 천천히 무릎을 올리면서, 가슴, 턱을 순서대로 바닥에서 떼어낸다.
9. 손바닥을 바닥에 대고, 가슴을 올려서 메뚜기 자세 B를 한다(두 발을 바닥에 고정시키고).	10. 사지를 모두 바닥에 강하게 고정시키고 몸을 위로 세운 다음, 아래로 향한 강아지 자세를 취한다.
11. 오른발을 앞으로 대고, 안자니야사나 자세를 취한다.	12. 손바닥을 모아 바닥을 향해 백조 다이빙자세를 취한다.
13. 척추와 마음의 중심을 앞쪽으로 늘이면서 아르다 웃타나사나(서서 앞으로 구부리기) 자세를 취한다.	14. 웃타나사나로 서서 앞으로 구부린다.
15. 위로 손들어 올린 산자세로 백조 다이빙을 한다.	16. 두 손바닥을 다시 심장쪽으로 모아서 나마스테 자세를 취하면서 몸을 위로 늘이듯이 한다.

타다아사나(산 자세)에서 우르드바 하스타사나(위로 손들어 올린 산자세)

- 타다아사나/사마스티 자세로 선 다음, 두 손바닥을 모으고 안잘리 무드라 자세를 취한다.
- 타다아사나의 자세한 지도법은 아래의 "서서 하는 아사나(체위법)" 부분을 참고한다.
- 파다 반다를 강조하면서 학생들이 발을 바닥의 어느 위치에 두던지, 서있는 아사나의 자세에서 에너지 넘치는 태도를 유지하도록 격려해야 한다.

- 타다아사나에서 우르드바 하스타사나로 이동하면서 골반의 힘을 빼고(약간 앞쪽으로 기울려고 함), 아래쪽 정면 갈비뼈 부분을 이완하고, 피부를 지나서 척추를 편안하게 유지한다. 척추에서 안정감과 편안함을 계발하는 동시에 어깨 굴곡부에서 요추에서 골반에 이르는 연결 자세의 통합이 잘 이루어질 수 있도록 감각을 일깨운다.
- 우르드바 하스타사나 자세에서 시선을 위쪽으로 향하지 않고 앞을 보도록 지도함으로써 목의 부상을 예방할 수 있다.

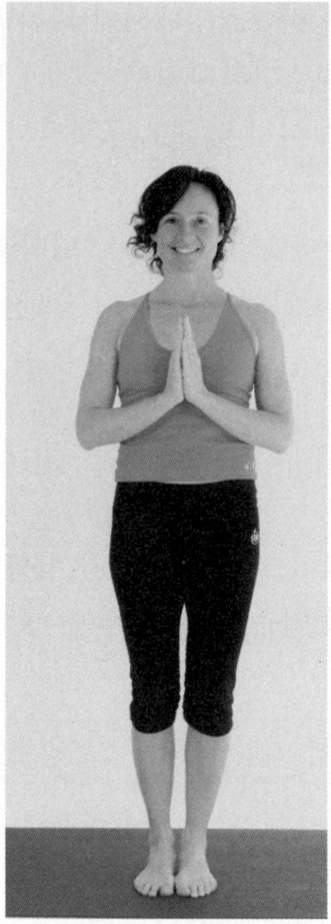
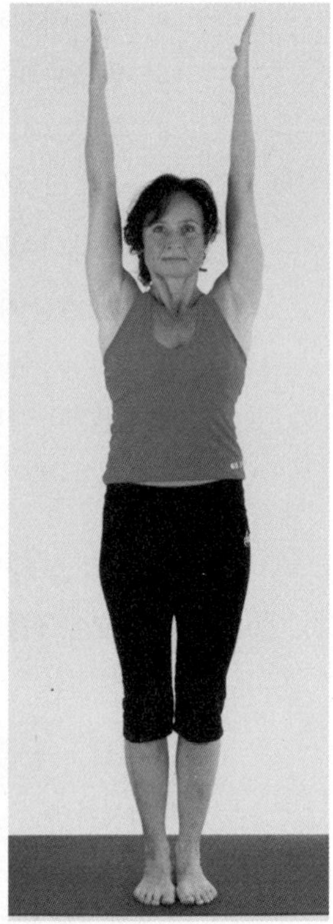

사마스티(Samasthihi)(왼쪽); 우드라 하스타사나(Urdhva Hastasana)(오른쪽)

우르드바 하스타사나에서 웃타나사나
(서서 상체 앞으로 구부리기 자세)

- 무릎을 굽혀서 뒤넙다리근(슬괵근, hamstrings)과 등 아래쪽의 스트레스를 감소시켜 준다.
- 학생들의 뒤넙다리근과 등 아래쪽이 편안하게 풀렸으면, 집중적으로 발을 움직이고, 다리를 단단하게 하고, 무릎을 펴고, 종아리를 이완시키고, 종지뼈를 들리게 하고, 척추를 늘이고, 어깨를 아랫쪽으로 당겨서 스트레칭하고, 가슴의 중앙을 활짝 펴도록 한다.
- 대부분의 학생들이 균형을 유지하고, 앞으로 넘어지는 것을 막으려고 몸을 앞으로 구부리는 동안 엉덩이는 뒤로 빼는 경향이 있다. 앞으로 몸을 구부릴 때 다리를 점차적으로 곧게 펼 수 있도록 격려하면서 몸의 무게를 앞으로 실어 발꿈치쪽으로 향하게 하는데, 뒤꿈치는 단단하게 바닥에 고정시킨다.
- *팔/어깨 옵션 1:* "백조 다이빙"은 등아래쪽과 뒤넙다리근에 매우 쉽고 심장 중추를 활짝 여는데 도움을 주고 어깨 환상골을 활짝 열게 해준다. 어깨 부분이 불안정한 학생들은 이 방법을 피하도록 한다.
- *팔/어깨 옵션 2:* 앞으로 구부려서 손바닥을 아래로 내려서 중앙을 지나서 안잘리 무드라를 지나서 심장 중추의 감각을 더욱 일깨운다. 허리 아래쪽과 뒤넙다리근에 상대적으로 무리를 덜 주지만 가슴 부분이 내려오려는 경향이 있다.
- *팔/어깨 옵션 3:* 팔을 완전히 머리 위로 뻗어서 몸을 앞으로 구부려 아래를 향하게 하는데, 이 옵션은 등 아래쪽과, 다리 및 중심에 상당한 힘을 요구한다. 이 부분에 힘이 없으면, 이 구부리는 동작은 등 아래쪽과 뒤넙다리근의 접질림을 야기할 수도 있다.

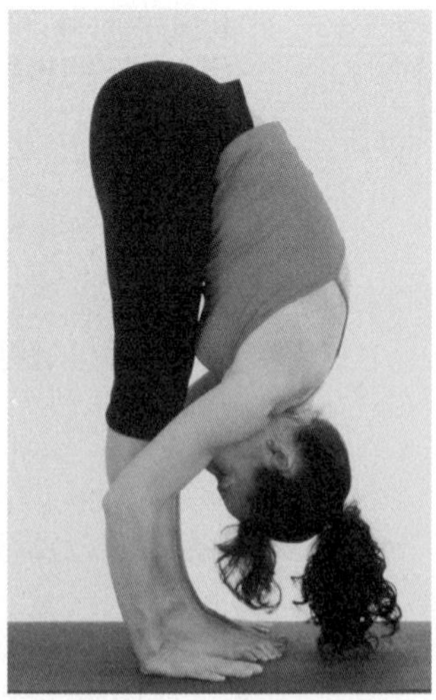

우타나사나(Uttanasana)

웃타나사나에서 아르다 웃타나사나 (등 펴주기 자세)

- 척추를 늘이고, 어깨의 양날을 등보다 낮추고, 심장 중추를 지나서 더 늘여준다.
- 무릎을 굽혀서 손가락 끝에 오게하고, 손을 정강이 높이까지 둔다.
- 이러한 옵션들은 척추를 완전히 펴는데 도움을 준다. 학생들이 뒤넙다리근과 힙 부분에 유연성이 발달하게 되면, 발을 바닥에 굳게 대고, 다리에 힘을 주어서, 척추를 충분히 늘일 수 있도록 안정된 기초 자세를 계발하도록 한다.

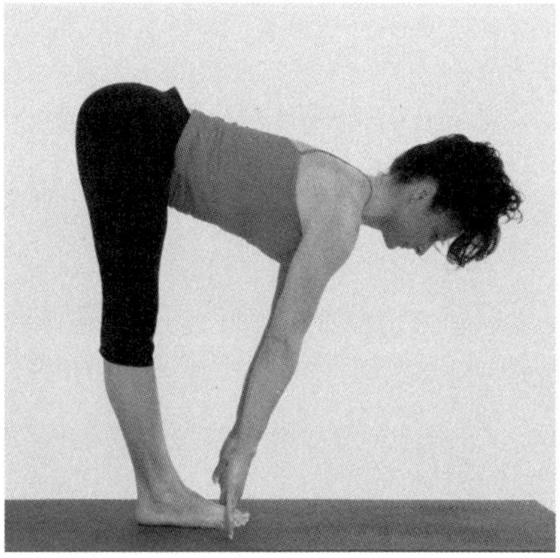

아르다 웃타나사나(Ardha Uttanasana)

아르다 웃타나사나에서 안쟈네야사나 (앉은 초승달 자세)

- 초승달 자세는 오른발을 뒤로 빼고 무릎을 바닥으로 향하게 하면서, 척추를 늘여주고. 심장 중추를 활짝 펴준다.
- 무릎이 약해서 바닥에 닿을 때 압력을 느끼는 학생들을 바닥에 닿는 무릎 부분에 패드를 착용하도록 한다.
- 처음 안쟈네야사나 동작을 할 때, 본 아사나의 다양한 동작들을 다음과 같이 나누어서 지도한 후에 통합해서 할 수 있도록 한다.
- 앞쪽 다리를 부분적으로 곧게 펴고 손을 힙에 대고 약간 골반을 뒤쪽으로 조이도록 하면서 골반 위치를 안정되게 잡는다.
- 천천히 앞쪽의 무릎을 앞으로 내밀면서, 깊게 런지 자세를 취한다. 엉덩이의 굴근을 스트레치하면서 골반의 균형 잡기를 계발해준다.
- 가장 깊은 런지 자세에서 위로 아래로 약간씩의 반동을 천천히 주면서 스트레칭을 하다가, 천천히 엉덩이와 엉덩관절 부분을 더 깊이 스트레칭 해준다.

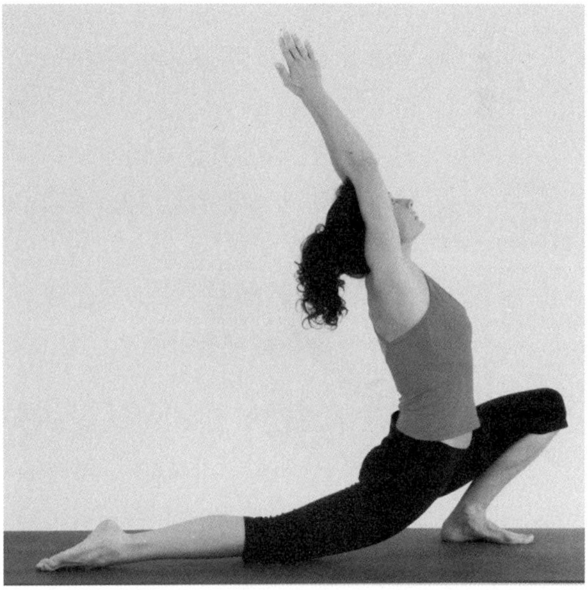

안쟈네야사나(Anjaneysana)

- 완전한 런지 상태에 돌입한 후에는, 학생들의 팔을 양 옆으로 내리게 한 다음 손바닥을 바깥쪽으로 돌려서 두 팔을 뒤로 회전하듯이 올려서 머리 위로 모아준다.
- 두 팔을 머리 위로 올렸을 때, 잠시 학생들에게 아래쪽을 보도록 하고, 골반의 균형을 잡으면서 아래쪽 앞 갈비뼈를 부드럽게한 다음 두 팔을 좀 더 뒤쪽으로 당기되, 앞쪽 하복부 갈비뼈가 튀어나오지 않도록 한다.
- 두 팔을 어깨 넓이도 벌린 상태에서, 머리와 같은 높이에 둔다. 팔꿈치를 곧게 편 상태에서 손바닥을 천천히 올려, 옆구리, 가슴, 등과 팔과 손가락의 높이로 올리다가 두 손바닥을 맞대로 서로 누른다. 목에 무리가 가지 않는 범위에서 엄지손가락을 응시해준다.
- 해맞이 자세를 통해서 물흐르듯이 학생들에세 초승달 자세를 취하면서 호흡을 들이마시도록

한다. 그 다음에 백조 다이빙 자세로 손바닥을 바닥에 대면서 숨을 내쉰다.

안자네야사나(앉은 초승달 자세)에서 팔라카사나(널판지 자세)로

- 초승달 자세에서 널판지 자세로 넘어가도록 한다.
- 이 순서로 넘어갈 때, 처음에는 널판지 자세에서 호흡을 몇 번 지속하는 동안 기초 정렬 원칙과 힘이 넘치는 동작을 취하면서 자세를 유지하도록 한다.
- 많은 학생들은 널판지 자세를 취할 때, 완성된 아사나 자세에서 몸을 편안하게 지지하기 위하여, 팔과, 어깨, 중심 및 요추 부분에 점진적으로 필요한 힘을 기를 수 있기 때문에 무릎을 바닥에 두면 잇점이 더욱 많다.

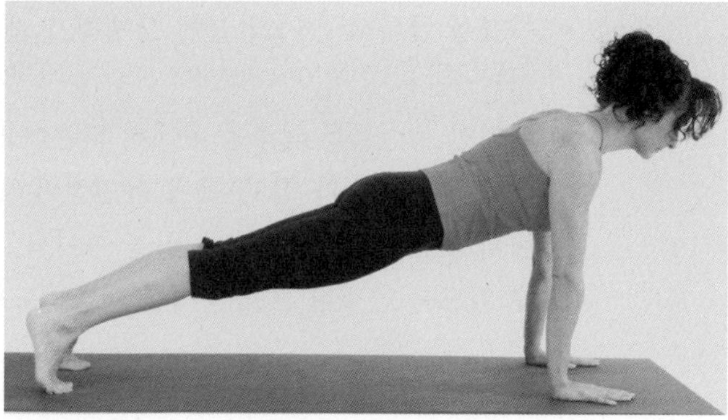

팔라카사나

- 널판지 자세를 사용하여 나중에 차타랑가 단나사나에서 다룰 "단다사나(막대 자세)"의 특징들을 가르칠 수 있다. 다리에 힘주기, 발꿈치로 등에 압력을 가하기, 부드러운 허리치기, 허벅지 안쪽을 약간 위로 돌리기, 꼬리뼈와 치골은 약간 뒤로 당기기, 몸의 가운데 부분을 처짐을 막기 위해서 배에 약간 힘을 주기, 어깨의 양뼈를 등뒤로 늘여서, 아래쪽 끝을 약간 등쪽 갈비뼈로 당겨서, 흉골을 앞으로 당기면서, 목 뒤를 길게 늘린다(목이 괜찮으면 약간 앞쪽으로 시선을 두어도 좋다). 이 동작을 조금 빠르게 진행할 수 있다. 이것은 나중에 차타랑사 단나사나에서 등장할 내용이다.

팔라카사나(널판지 자세)에서 살람바사나(메뚜기 자세) B로

- 널판지 자세에서 시작하여, 차례로 무릎, 가슴, 턱을 바닥으로 가져가면서(아쉬탕가 프라남) 숨을 내쉬고, 숨을 들이쉬면서 수정된 살라바사나 동작(메뚜기 동작) B에 돌입하면서, 힙과 발을 바닥에 단단히 고정시키고, 힘차게 다리와 발로 등을 펴면서, 허벅지 안쪽을 당겨서 올리고, 꼬리뼈를 발뒤꿈치쪽으로 누르듯이 압력을 가한다.
- 학생들이 다리를 힘있게 사용하는 동안, 어깨 아래로 둔 손에 힘을 가하고, 양 어깨뼈를 등보다 낮추면서 목을 편안하게 유지시키기 위해서 약간 아래쪽을 보면서, 가슴을 든다.
- 메뚜기 자세 B의 상대적인 강도는 힘있게 손바닥을 밖으로 미는 느낌을 만들면서.보다 강하게 바닥에 대고 있으면 강도를 높일 수 있다. 이렇게 하면, 어깨뼈를

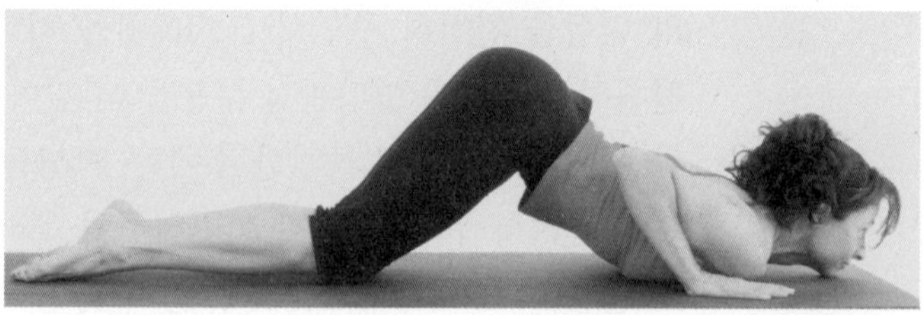

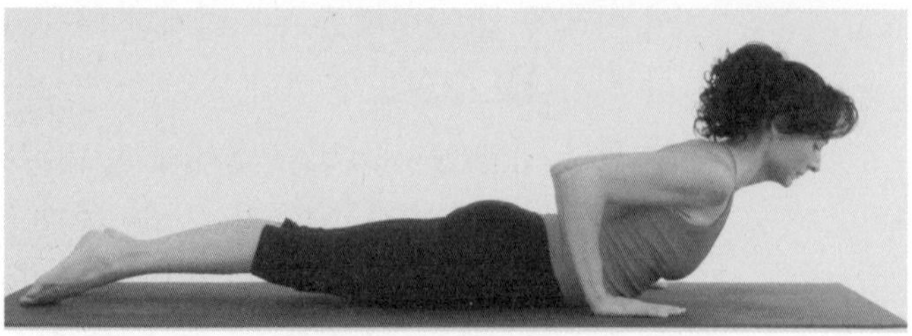

아쉬탕가 프라남(위); 살람바사나(메뚜기 자세) B (아래)

더욱 낮추게 되고 가슴을 넓힐 수 있다.

- 힘있게 손바닥을 다시 당겨서 부드럽게 등을 더욱 굽힐 수 있다. 이 때에 여전히 다리에 힘을 주면서 힙을 바닥에 꼭 닿도록 하고, 꼬리뼈는 발뒤꿈치를 향하며, 강하게 호흡한다.
- 메뚜기 자세 B와 부장가사나(코브라 자세, Bhujangasana)를 구분하는 것은 매우 중요하다. 코브라 자세는 등 구부리기의 순서의 한 부분으로서 행해지는 깊은 등 구부리기 자세이며, 해맞이 자세의 자연스러운 흐름에서 나온 것이 아니다. 숨을 들이마시면서 바로 본격적인 코브라 자세로 들어가면, 숨을 내쉴 때는 안전하게 주의를 집중해서 힘을 더할 수 있는 상태를 계속 코브라 자세로 유지할 수가 없다. 메뚜기 자세 B에서 배를 계속 바닥에 대고 있는 것은 안전하고 부드러운 등 구부리기의 방법이며, 유연한 흐름이 있는 움직임을 연결해서 등쪽의 근육을 발달시킨다.

살라바사나(메뚜기 자세) B에서 아드호 무카 스바나사나(아래로 향한 강아지 자세)로

- 메뚜기 자세 B에서 아래로 향한 강아지 자세로 이동할 때에는, 양 손과 양 무릎(all fours) 자세로 두 손과 무릎에 힘을 주는 자세를 제시하면서 시범을 보인다. 아드호 무카 스바나사나에 사용되는 손과 팔 그리고 골반의 기초 자세를 가르치기 위해서 모든 수업 시 학생이 양 팔다리 자세를 취하도록 하면, 이 자세가 살라바사나(메뚜기) B에서 아드호 무카 스바나사나로 이동하는 가장 쉬운 자세가 된다. 양 손과 두 다리에 힘을 주어서 발가락을 구부려 바닥에 밀어내면서 힙을 위로 들어올려 등도 함께 올리면서 다리를 곧게 편다.
- 이 방법은 요추가 불편한 학생들이 쓰면 좋다.
- 팔과 어깨와 몸통 중심에 충분한 힘과 안정성이 있는 건강한 학생들은 한번에 한 발을 내밀면서 곧바로 힙과 등을 함께 올리면서 아드호 무카 스바나사나로 돌입할 수 있고, 두 발의 발가락을 동시에 밀면서 곧바로 자세를 취할 수 있다(난이도가 높음.)

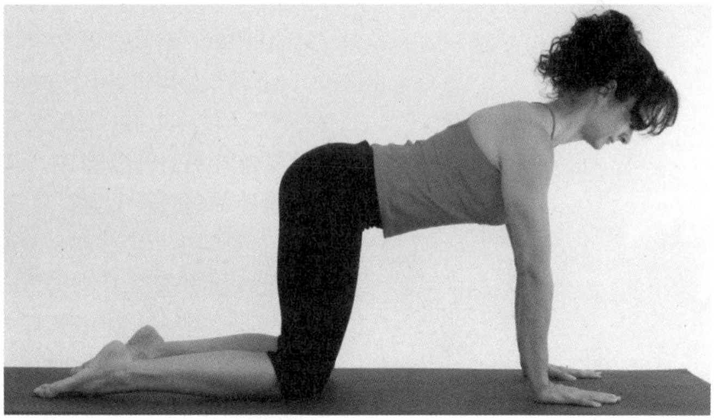

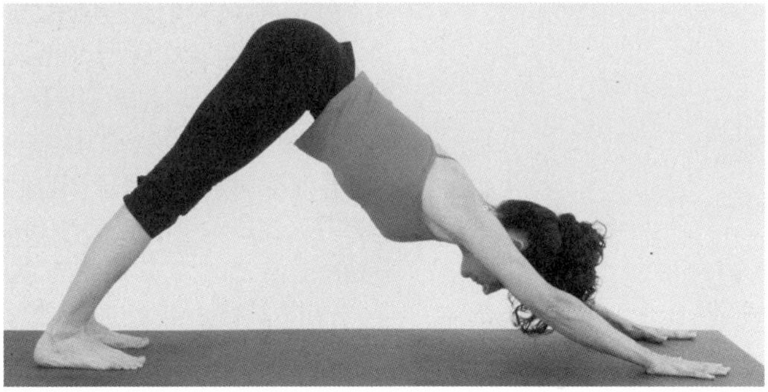

양 손과 양 무릎(all fours) 자세 (위); 아드호 무카 스바나사나(아래)

- 초보자 일수록, 몸이 뻣뻣하고 약한 학생들 일수록 아드호 무카 스바나사나의 완벽한 동작을 안전하게 할 준비가 미처 되지 못한 경우가 많다. 양 팔다리 자세를 유지하면서 준비 동작을 지속하거나 두 손을 벽에 의지하면서 적당한 자세를 실험해 볼 수 있다.

아드호 무카 스바나사나 주안점

아사나 수행의 기본 원칙을 따르면서, 바닥에서부터 몸을 일으켜 아드호 무카 스바나사나 자세를 완전하게 잡는 방법을 지도할 수 있다. 가장 접질림이나 부상이 쉽게 일어나는 손목, 어깨, 슬괵근과 같은 부분부터 시작한다. 손에서부터 시작되는 상체와 발부터 시작되는 하체 부분을 차례로 다룰 것이다. 아드호 무카 스바나사나 자세는 뿌리박기와 확장하기의 원칙을 학습하고 구체화할 수 있는 훌륭한 아사나이다. 학생들에게 손바닥 전체와 손가락 전체를 사용해서 단단히 바탕을 지탱하고, 약지의 관절을 주의깊게 사용해서 바닥에 고정할 때 손목 관절 압박의 균형을 찾을 수 있도록 한다. 이러한 자리잡기 동작은 팔의 윗부분에서부터 시작되어야 한다. 학생들에게 손목, 팔꿈치 및 어깨 관절을 자연스럽게 늘이는 이러한 뿌리박기 동작의 "반동" 효과를 느껴보도록 한다. 손가락은 가능하면 쫙 펴도록 하고, 엄지손가락만 최대로 벌린 넓이는 3분의 2 정도만 벌려서 엄지와 검지 사이의 손바닥 부분의 인대를 보호한다. 일반적으로 양 가운데 손가락 두 개가 서로 평행을 이루도록 하고, 어깨와 나란히 위치하도록 한다. 학생의 팔이 서로 평행한지 확인하면 되는데, 팔이 평행하면서 손이 어깨와 나란히 위치한다는 것을 알려준다. 어깨와 손목의 서로 연결되는 위치로 어깨가 올바르게 바깥쪽으로 돌려져 있는지 알 수 있다. 소원근과 극하근(infraspinatus) (이 두 근육은 네 개의 주요 회전근개(rotator cuff) 근육들 중 두 개)를 활성화하고, 강화하며 등뼈 쪽으로 단단히 견갑골을 당기면서 어깨관절을 안정화시키고, 등 위 쪽을 가로질러 공간을 만들어서 목을 보다 쉽게 이완시킬 수 있게 한다. 학생이 만약 팔을 곧게 펴는데 어려움이 있다면, 손을 약간 바깥쪽으로 돌려보라고 하면서 이 자세 저 자세를 취해본다. 학생이 팔꿈치를 지나치게 늘이는 경향이 있다면, 손바닥을 약간 안쪽으로 돌리게 한다.

뻣뻣하고 약한 어깨는 아드호 무카 스바나사나 수행 시, 목과, 등, 팔꿈치, 손목 및 어깨에 특별히 부상의 위험이 있을 수 있다. 어떠한 경우에든지, 이 아사나를 수행할 때는 조금만 노력하면 힘과 유연성을 길러주고 어깨를 최대한으로 벌려서 깊고, 더욱 균형잡힌 힘을 길러줄 수 있다. 어깨뼈는 척추로부터 어깨 뼈를 바깥쪽으로 늘이는 동안 등 갈비뼈를 밀면서 균형을 잡는다. 바깥쪽으로 어깨를 돌리면, 손바닥 안쪽은 들리는 결과를 낳는다. 팔뚝을 안으로 돌리면 반대의 현상이 일어난다.

뿌리박기와 확장하기의 원칙은 동일하게 하체에도 적용된다. 발꿈치를 바닥에 고정시키면 발 밑의 안쪽이 위로 들리고 이것은 파다 반다(Pada Bandha)의 한 가지 현상이기도 하다. 이것은 제4장에서 언급한 대로, 물라 반다(Mula Bandha)의 깨어남을 위한 자극에 도움을 준다. 발은 엉덩이 넓이로 벌려 두고, 양 발의 양쪽 끝 부분은 서로 평행을 이루어야 한다. 허벅지에 힘을 주고 대퇴골의 윗부분을 다시 강하게 눌러주는 것이 (손바닥으로 힘주어 뿌리박기)와 더불어 본 아사나에서 척추를 늘이는데, 가장 중요한 동작이다. 허벅지에 힘을 주는 동안, 학생들에게 허벅지 안쪽을 약간 비틀어 천골의 압력을 약간 줄여주고, 그러면서 치골을 위로 당기면서 꼬리뼈는 뒤로 약간 아래로 향한다. 본 아사나를 처음에 몇 번 시도해보면, 기분이 좋아지고 몸 전체가 두 다리로 "자전거"를 타는 것처럼 열리면서, 엉덩이를 한번씩 실룩거리는 것처럼 움직일 수 있고, 몸의 양 사이드를 최대한 늘이면서 움직이면, 슬와근, 허리, 어깨, 발목과 발을 다양하게 쓸 수 있다.

매우 유연한 학생들은 아드호 무카 스바나사나 동작을 하면서 무릎을 지나치게 펴는 경향이 있다. 무릎을 약간만 굽히도록 지도한다. 힙이나 슬와근이 단단한 학생들은 다리를 곧게 펴는 것이 어렵고, 고통스럽고 불가능하기도 하다. 그런 학생들은 두 발을 좀 더 벌려서 골반의 위치를 앞으로 두는 것이 좀 쉽도록 하고, 자연스런 요추의 곡선을 편안하게 한다. 본 아사나를 수행하는 동안 무릎을 조금 굽혀도 상관이 없다는 사실을 인지시키고, 점차적으로 슬와근과 힙 신근의 유연성을 길러나갈 수 있도록 한다.

일정하게 훈련을 거듭하면서, 목 부분이 충분히 강해지고 부드러워져서 팔 윗쪽 사이로 머리를 지지할 수 있도록 한다. 팔이 귀와 나란히 놓아지도록 한다. 충분히 힘이 길러지면, 학생들에게 목을 이완시키고 머리를 가만히 놓아주도록 한다. 숨을 내쉴 때마다, 학생들이 약간씩 자연스럽게 복근의 움직임을 느낄 수 있다. 숨을 들이마시는 동안에도, 배를 잡거나 누르지 않고, 가볍고 자연스럽게 복근의 움직임을 느낄 수 있도록 격려한다. 학생들이 지속적으로 균형잡힌 ujjayi 프라나야마의 상태를 유지하도록 하며, 뿌리박기와 확장하기, 시선 고정하기 그리고 안정성과 편안함을 계발할 수 있도록 한다.

아드호 무카 스바나사나(위로 향하는 강아지 자세)에서 안제니야사나로

- 숨을 내쉬고 난 후에는, 왼발을 바닥에 내리면서, 발가락은 뒤로 당기면서, 오른발을 앞으로 내밀라고 지시한다. 그런 다음 안제니야사나로 돌입하면서 숨을 들이마신다.
- 숨을 내쉬면서, 두 손을 바닥을 향해 백조 다이빙 자세로 하는데, 손바닥 사이를 어깨 넓이만큼 벌린다. 그 다음 숨을 들이마시면서, 척추와 심장 중심을 아드하 웃타나사나로 앞으로 늘이면서, 왼발을 앞으로 내밀어 오른발 옆에 두고, 웃타나사나 자세로 숨을 내쉬면서 몸을 굽힌다.
- 숨을 들이마신 다음에는, 백조 다이빙 자세를 위로 향하게 하여, 우르바 하스타사나를 하도록 한다. 그리고나서, 숨을 내쉬면서 손바닥, 심장, 사마스티로 차례대로 마무리한다. 이 과정에서 슬와근이나 허리에 압력을 줄이기 위해서 무릎을 굽혀도 된다고 격려한다.

수르야 나마스카라 A (해맞이 자세)

수르야 나마스카라 A는 전통적인 해맞이 자세인 사마스티, 우르드바 하스타사나, 웃타나사나와 아르드하 웃타나사나와 시작과 끝이 같다. 기존의 해맞이 자세에 4개의 새로운 요소를 소개하였다. 차타랑가 단다사나(사지 막대 자세), 우르드바 무카 스바나사나(위로 향하는 강아지 자세), "플로팅"과 아드호 무카 스바나사나 다섯 번이나 그 이상의 호흡으로 지속한다. 콤비네이션으로, 이러한 새로운 요소들은 보다 높은 난이도의 순서와 전통적 형태보다는 타파스(tapas) 중심으로 하게 된다.

아드하 웃타나사나에 이르기까지는 전통적인 해맞이 자세와 같은 순서로 지도한다. 첫번째 수르야 나마스카라 A를 지도할 때는, 전체 수업을 아드하 웃사나사나에서 팔라카사나(널판지 자세)로 물러서게 한다. 전통적 수르야 나사스카라를 설명하기 전에, 앞서 언급한 대로, 팔라카사나의 다양한 특징에 대해서 설명한다. 차타랑가 단다사나로 돌입하기 전에 팔라카사나의 단다(지팡이 또는 막대기 자세)의 특징을 강조하는 것이 중요하다. 팔라카사나에서 차타랑가로 동작 바꾸기를 지도할 때, 다음과 같은 5가지의 힘이 필요한 동작들을 강조한다. (1) 다리에 힘주기(허벅지에 힘을 주고, 허벅지 안쪽을 돌려서 올리기) (2) 뒤꿈치를 뒤로 누르기 (3) 몸통 중심부에

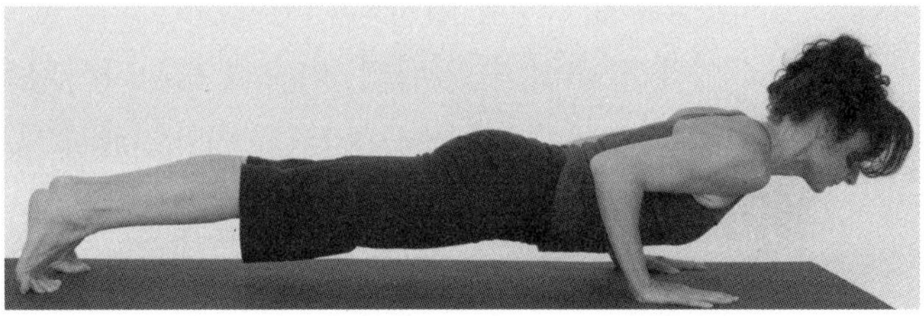

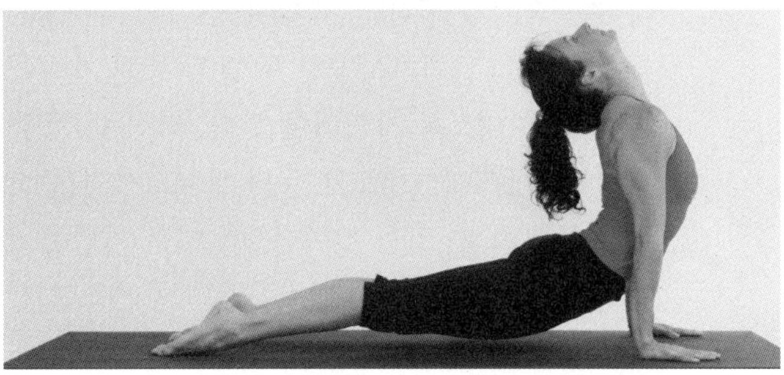

차타랑가 단다사나 (위); 우르드바 무카 스바나사나 (아래)

힘주기(숨을 내쉬면서 배를 약간 당겨서 척추쪽으로) (4) 어깨뼈를 등 아래로 내리고, (5) 흉골을 수평으로 유지한다. 차타랑가 다단사의 대안으로 수르야 나마스카라 C를 옵션으로 제시하면서 시범을 보여주는데, 이 동작은 "무릎, 가슴, 턱"을 다같이 바닥에 거의 닿게끔 내려주는 것이다. 학생들의 무릎, 가슴과 턱이 아래로 내려오면, 우르드바 무카 스바나사나(위를 향한 강아지 자세)를 고집하지 말고, 살람바사나 B동작을 그대로 유지하도록 격려한다. 팔꿈치가 굽혀지면 한쪽으로 쏠리거나, 양팔을 벌려 철퍼덕하는 일 없이, 어깨 바로 뒤에 팔꿈치를 바짝 댄다.

몸 전체를 낮추면서 손바닥 전체를 사용하여 바닥을 강하게 누르도록 하고, 두 검지 손가락의 관절을 의지해서 균형을 잡도록 합니다. 이렇게 하면 손목에 가해지는 압력을 조절할 수 있고, 부상의 위험이 있는 관절에 반복적으로 가해지는 스트레스의 유발을 줄일 수 있다. 시선은 아래쪽을 향하게 하여 목의 자연스러운 곡선을 살리고, 수행이 진행되면서 목에 안정성과 편안함이 생기면 시선을 아래쪽으로 윗쪽으로 옮겨 수평을 바라보게 한다. 해맞이 자세의 흐르는 듯한 특징은 때때로 흐느적거리는 (잠재적인 부상의 위험성을 높이는) 자세의 차타랑가 단다사나로 이어지거나, 그러면서 아사나의 기본 자세가 완전히 없어져버리는 위험도 있다. 학생들에게 차타랑가 단다사나도 엄연한 아사나 동작의 하나로서, 우르드바 무카 스바나사나로 동작을 바꾸기 시작하면서 호흡을 들이쉬고 내쉬는 그 과정에서 생기는 잠깐동안의 자연스런 정지상태에서 반드시 수행되어야 하는 아사나임을 상기시킨다. 차타랑가 동작으로 바꾸는 것을 지도할 때에, 어깨의 앞쪽이 반드시 팔꿈치의 높이보다 내려와야 하고, 어깨뼈는 등보다 낮추면서 더욱 강하게 바닥을 지지하고, 등뼈 부분은 반동으로 더 내려오면서 안정성을 향상시킨다. 이것이 우르드바 무카 스바나사나(위로 향한 강아지 자세)로 이동하는 중요한 준비과정이고, 자세한 내용은 다음과 같다. 차타랑가 자세에서 어깨가 팔꿈치보다 더 내려오게 되면, 강한 압박이 어깨 관절의 바깥쪽에 가해진다. 차타랑가 자세는 또한 가슴이 내려오게 되어서 우르드바 무카 스바나사나의 자세로 변형할 때, 어깨가 귀쪽으로 당겨져 올라오면서 목에 불필요한 압박이 가해지게 되고 심장 중심이 확장되게 된다. 차타랑가 동작 시에 팔꿈치 아래로 어깨를 내리는 동작을 위한 근력이 약한 학생들이 있다면, 강아지 자세로 이동하는 동안 무릎을 바닥에 대고 있으라고 지시할 수 있다.

학생들이 근력을 점차로 키워나가면서 널판지 자세에서 차타랑카 자세로 안정되고, 편안하게 몸을 아래로 내릴 수 있다면, 아드하 웃타나사나에서 바로 차타랑가 단다사나(또는 바닥으로) 떠 있도록 할 수 있는 더욱 유동적인 동작을 선보일 수 있다. 많은 학생들이 팔라카사나로 다시 점프해서 돌아가는 것을 배워왔는데 두 가지 이유에서 문제가 있다. 첫 번째로 요추를 진동하는 충격을 줄 수 있고, 두 번째로는 차타랑가로 이동할 때 호흡의 동시적인 연결이 끊어진다(뒤로 점프할 때 내쉬는 숨이 완전히 끊기기 때문이다). 아드하 웃타나사나에서 떠 있는 동작을 지도할 때는, 학생들에게 숨을 들이마시면서 두 팔을 통해 가슴을 앞으로 당기면서, 무릎을 깊이 굽혀 손바닥을 완전히 바닥에 대도록 지도해야 한다. 점점 이 동작을 간결하게 수행하도록 격려한다. 시간이 지나고, 수행이 거듭되면, 아드호 무카 브르크사나(손으로 물구나무서기)로 떠 있도록 하면서 바로 차타랑가로 돌입할 수 있을 것이다. 떠 있는 기법을 소개할 때는 아드하 웃타나사나를 몇 번의 호흡동안 지속하고, 그동안 대부분이 어떻게 자연스럽게 숨을 내쉴 때 움직이는지 집중하고, 매우 가볍게 하는 우디야나 반다를 자극한다.

우르드바 무카 스바나사나(위를 향한 강아지 자세)는 매우 강도높고 강력한 깨어남을 불러일으키는 등 구부리기 자세의 아사나이다. 앞서 언급한 차타랑가 단다사나의 자세의 특징들로 이루어진 자세이다. 허리 통증이 있거나, 팔, 어깨 및 다리의 힘이 충분하지 않아서 손과 발로 온 몸을 지탱할 수 없는 신체 조건에 있는 학생들에게는 항상 대안적으로, 살람바사나 B의 옵션을 제공한다. 우르드바 무카 스바나사나를 처음에 배울 때는, 먼저 살람바사나 B를 연습하는 것이 도움이 되는데, 이 동작은 허리를 강화시키고 본 아사나에서 중요하게 여겨지는, 다리에 힘주기를 익히게 한다. 다리에 힘을 주고, 바른 자세를 유지하는 것을 강조해야 하는데, 발등을 뒷쪽으로 당겨주면서, 바닥을 강하게 누르도록 하고, 동시에 다리는 힘을 주어 허벅지 안쪽을 돌리면서 조여주듯이 한다. 발등에 힘을 주어 바닥에 누르듯이 하고 발가락 역시 뒤로 곧바로 당기듯이 늘이는 감각으로 움직인다. 발등을 아래로 더욱 힘주어 고정시키면, 다리에도 더욱 쉽게 힘이 가해질 수 있다. 발을 기본으로 바닥에 그렇게 둔 상태에서 골반을 발목에서 멀어지듯이, 앞쪽으로 더 당기면서 꼬리뼈를 뒤꿈치쪽으로 누르면서, 골반의 무게로 허리에 압력을 가하는 동안 힙은 부드럽게 유지한다. 이 때, 엉덩이 근육을 조이지 않도록 한다, 조이게 되면 대퇴골이 바깥으로 돌려지게 되어서 천골과 장골관절에 압력을 주게 된다.

손으로 단단하게 바닥을 지탱하면서, 가슴을 들어주면서, 심장 중심에서 등을 굽히는 동작에 집중하며, 등이 움직이는 감각을 느껴보도록 하면서 학생들이 아사나를 완전히 표현할 수 있도록 지도한다. 검지의 관절을 단단히 바닥에 고정시키면, 손 전체와 손목 관절에 균형 감각을 가져오게 되어, 손목의 접질림 위험을 줄여줄 수 있다. 손에 균형잡힌 힘을 주어서 팔을 늘이면서 가슴을 넓히면, 등을 더욱 깊게 구부릴 수 있으면서 척추를 늘이는데 중요한 역할을 한다. 우르드바 무카 스바나사나에서는 손목은 어깨 바로 밑에 나란히 두어야 한다. 손목이 어깨 앞으로 나오면, 학생들이 허리에 지나친 압박감을 느끼게 되고, 손목이 어깨보다 밑으로 내려가 있으면, 손목이 과도하게 늘어남을 경험한다. 손목과 어깨의 상대적인 위치를 결정하는 요소는 차타랑가 동작에서 강아지 자세로 옮겨갈 때의 발의 움직임이다. 발가락 끝을 고정시켜서 굴리듯이 밀어내면서 힙과 어깨를 안쪽으로 이동시키고, 팔을 곧게 펴서 어깨를 훨씬 뒤쪽으로 젖히는 동안 발을 뒤로 쫙 펴도록 한다. 모든 학생들에게 다 바른 방법은 아니다. 대신에, 팔의 길이나 다리, 발 및 상체의 길이와, 얼마나 등이 젖혀지는가에 따른 각 학생의 몸의 독특한 구조에 따라서, 발가락을 돌려서 밀기와 발을 뒤로 쫙 펴기 등을 알아서 조절해서 가르친다. 허리, 손목 및 우르두바 무카 스바나사나의 모든 통합의 효과를 강조하면서 대안들을 소개한다.

학생들에게 등을 구부려 뒤로 젖히면서 척추를 의식적으로 바로세우면서 어깨의 양끝을 안으로 당기면서 위로 올리는 감각을 느끼도록 한다. 어깨가 약한 학생들은 어깨가 처지는 경향이 있다. 어깨가 처지게 되면, 목의 근육이 긴장되고, 심장 중추에 가까워지고, 호흡을 제대로 할 수 없으며 등이 심하게 내려가게 된다. 이런 학생들에게는 손목이 허락하는 한, 손으로 더욱 힘을 주어 바닥을 지지하게 하여, 어깨를 귀로부터 멀리 떨어질 수 있게 한다. 머리는 높이 들고, 수행을 통해서 아사나의 마지막 동작을 편안하고 안정적이게 하면서 머리를 뒤로 젖힌다. 손바닥으로 강하게 바닥을 밀어내면서, 학생들이 힘을 주어 손바닥을 돌리면서 심장 중추에 걸쳐 더욱 공간을 만들어서 척추를 당겨 심장 중추의 가까이 오도록 하여 등을 더욱 깊게 구부릴 수 있도록 한다.

우르드바 무카 스바나사나에서 아드호 무카 스바나사나로 이동하는 것은 숨을 내쉬면서 시작된다. 숨을 최고로 들이마시면서 우르두바 무카 스바나사나를 충만하게 느낀후에, 학생들에게 복부가 자연스럽게 숨을 내쉬면서 움직이는 것을 느끼도록 지시하고, 복부 중심을 살짝 움직여서 힙을 위로 들리게한다. 아드호 무카 스바나사나에서 골반의 위치를 바르게 잡기 위하여, 힙을 위 · 아래로 약간씩 움직여 치골의 감각을 느끼도록 한다. 이 동작을 지속하면서 두 발의 발가락을 동시에 좌 · 우로 약간씩 밀어내면서 흔든다. 초보자나 발가락이나 발이 약한 사람은 한 발을 먼저 내민 후에 다른 발을 앞으로 움직일 수 있다. 자세를 바꾸는 과정에서 팔은 곧게 펴면서 힘을 주지만, 너무 늘이지 않도록 하며, 어깨뼈는 돌리면서 양 옆으로 넓게 벌려서 척추로부터 멀어지게 한다. 동작의 변화 과정이 벅차게 느껴지거나 초보자인 학생들은 무릎을 바닥에 대고 발가락을 무릎 밑에 둔 다음에 아드호 무카 스바나사나 동작을 할 수 있다. 어깨가 강하고 안정된 경험이 많은 학생들은 차타랑가 동작에서 등을 낮추다가 아드호 무카 스바나사나에서 등을 압박하는 자세를 통해서 근력을 더욱 강화할 수 있다.

아드호 무카 스바나사나에서 아르다 웃타나사나로 동작을 바꿀 때는, 발을 앞쪽으로 걸어서 움직이던지 발을 두 손으로 들어서 움직인다. 초보 학생들이나 허리, 손목이 약한 학생들은 걸어서 움직일 것을 권한다. 들어올리는 기법을 소개하는 가장 좋은 방법은 다리를 사용해서 뛰어오르는 것과, 팔과 어깨를 강화하고 안정성을 높이고, 발을 아드호 무카 스바나사나에서 시작했던 지점에 착지하는 것을 연습하면서 시작한다. 이런 연습을 여러번 하다보면 다리를 바닥에서 점프하자마자, 완전히 곧게 펴면서, 어깨를 손목 위로 올리고, 힙을 어깨 위에 올리고 다리는 바닥과 평행을 이루도록 하여 허리를 구부리고 발을 뻗는 자세를 목표로 한다. 손바닥으로 바닥에 굳게 지탱하고 팔에 힘을 주면서 서있는 자세가 매우 쉽고 가볍게 느껴질 것이다. 발을 바닥에서 떼기 전에 숨을 완전히 내쉬면서 아주 가벼운 우디야나 반다를 계발하면, 더욱 가벼운 기분을 느끼게 된다. 이 동작을 여러번 연습하는 동안, 학생들에게 다시 한번, 숨을 들이마시면서 가장 높이 다리를 들어 점프해 보도록 한다. 이번에는 다리를 손에 가장 가까운 곳으로 착지시키도록 하는데, 상체는 이미 앞쪽으로 전진해 있고, 척추는 최고로 숨을 들이마실 때에 아르다 웃타나사나의 자세에서 척추는 늘린 상태이다.

숨을 내쉬면서 수르야 나마스카라 A나 B의 웃타나사나 동작으로 갈 때에는, 학생들을 격려하여 손등을 숨을 내쉬는 동안 바닥에 대도록 한다. 이 동작은 차타랑가 — 강아지 위로 오는 자세 — 강아지 밑으로 오는 자세 — 플로팅 동작들을 이어서 하는 동안 일어날 수 있는 손목의 긴장을 완화하는 동작이다. 손가락을 모아서 약한 주먹을 쥐고 손목의 뒷부분을 더욱 스트레칭할 수 있다. 여기에서부터, 사마스티로가는 방법은 전통적 해맞이 자세에서 동일하다. 시간이 지날수록 5단계의 연결되는 수르야 나마스카라 A 사이클을 수행하면서 힘을 기르도록 한다.

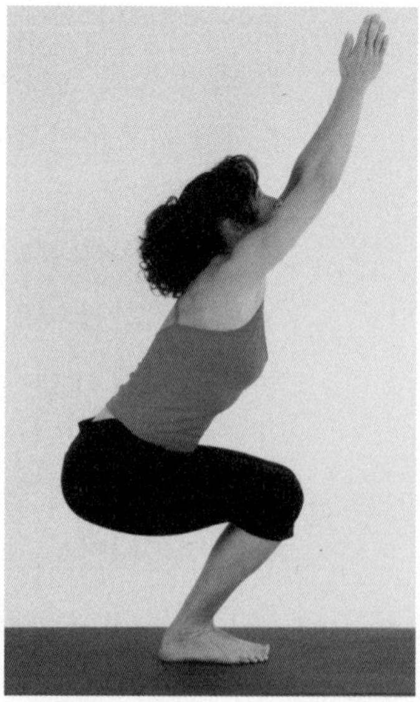
웃카타사나

수르야 나마스카라 B (해맞이 자세 B)

수르야 나마스카라 B에서는 해맞이 자세의 계열에 두 가지 아사나를 더 소개하는데, 웃카타사나(의자 자세)와 비라바드라사나 1(전사 1 자세) 자세가 그것이다. 순서는 처음에 사마스티로 시작해서 웃카타사나(의자 자세)로 부드럽게 이동하면서 시작된다. 처음에 웃카타사나를 지도할 때, 학생들에게 두 손을 샅(groin) 사이에 넣고, 허벅지의 윗부분을 뒤꿈치로 밀고, 골반을 앞 · 뒤로 몇 번 움직이면서 척추가 골반의 어디에서 자연스럽게 시작되는지 찾아낸다. 골반의 바른 위치를 유지하면서, 두 팔을 양 옆으로 내리도록 지시하면서, 손바닥을 강하게 뻗고, 가슴을 최대한 펴서, 두 어깨뼈를 아래로 당겨서 등뼈까지 닿게 한다. 수업에서 전체 학생들에게 팔을 뻗어 숨을 들이마시게 하고, 머리 위로 올리면서, 어깨를 바닥에 닿도록 한다. 학생들은 팔을 어깨넓이만큼 두고 시선은 약간 아랫쪽을 응시하거나 목을 편안하게 하면서 수평을 바라보도록 한다. 팔을 곧게 뻗을 경우에는, 손바닥으로 두 손을 모아서 엄지손가락을 응시한다. 수업에서 전체와 함께 사마스티에서 웃카타사나로, 또 다시 사마스티로 돌아가는 연습을 여러번 하면서 호흡과 동작의 연결을 강조한다. 이 때 파다 반다에서 물라 반다를 적용하며, 뿌리 박기와 확장하기를 척추와 팔을 통해 느낄 수 있도록 한다. 수르야 나마스카라 B의 일정한 흐름에 따라 웃카타사나에서 웃카타사나로 이동할 때, 다리를 곧게 벌리고 백조 다이빙을 앞쪽에서 아래쪽을 향하여 시행한다. 웃카타사나에서 시작하여 동일한 순서를 따르고, 수르야 나마스카라 A에서 시작하여 아드호 무카 스바나사나로 수행한다.

아드호 무카 스바나사나에서 비라바드라사나 1 자세로 진행하는 데에는 두 가지 기법이 있다. 전통적인 아쉬탕가 빈야사 요가에서는, 왼쪽 뒤꿈치를 반쯤 안으로 굽혀서 바닥을 지지하고 오른발을 앞으로 내민다. 대부분의 빈야사 플로우 수업에서는 오른쪽 다리를 먼저 뒤로 뻰 후, 숨을 들이마시면서 들어올리고, 숨을 내쉬면서 발을 앞으로 빼서 오른 손 옆으로 둔다. 어떤 방법을 선택하든지, 먼저 지도해야 할 부분은 비라바드라사나 1보다는 마쉬타 찬드라사나(초승달 자세)이다. 하이 런지 자세를 소개하고 힙 굽힘근과 사타구니 부위를 부드럽게 깨우는 공간을 제공하려면 무릎과 뒤꿈치를 연결하는 중요한 정렬 원칙을 학생들이 반드시 이해하도록 한다. 비라바드라사나 1이나 아쉬타 찬드라사나(초승달 자세)을 좀더 심도있게 준비하려면, 학생들에게 먼저 손가락을 높이 올려서 어깨뼈를 등 뒤로 당기고, 흉골을 앞으로 내밀어 등뼈가 쭉 늘어나면서 목 주면에 더욱 편안한 공간이 생성되도록 한다.

비라바드라사나 1이나 아쉬타 찬드라사나 자세에서, 상체는 수직으로 곧바로 세우면서 앞쪽 다리를 끝까지 쭉 뻗도록 하고, 양 손은 힙에 두게 하면서 골반을 중립 위치에 두도록 한다. 이 때, 뒤쪽 다리 역시 곧게 펴서 힘을 주도록 한다. 아쉬타 찬드라사나를 시작한 후에는, 그 다음 동작으로 뒤꿈치를 안쪽으로 당겨서 바닥을 힘껏 지지하도록 하여 비라바드가사나 I을 위한 기초 자세를 확립한다. 파다 반다를 적용하면서 뒤쪽 골반을 앞쪽으로 돌리면서 뒤쪽 다리의 안쪽 허벅지를 뒤로 돌리면서 골반 위치로 오게한

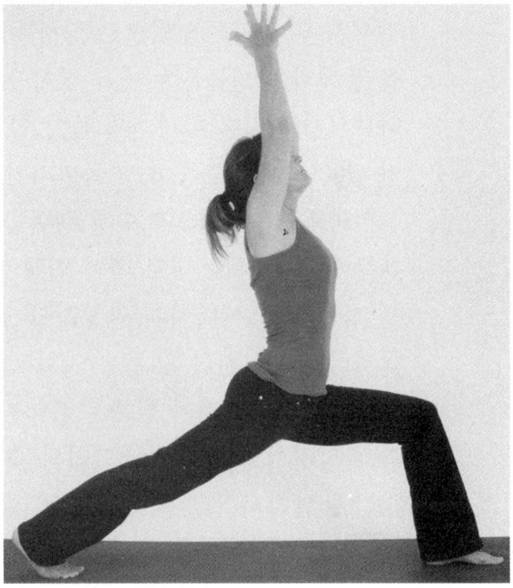

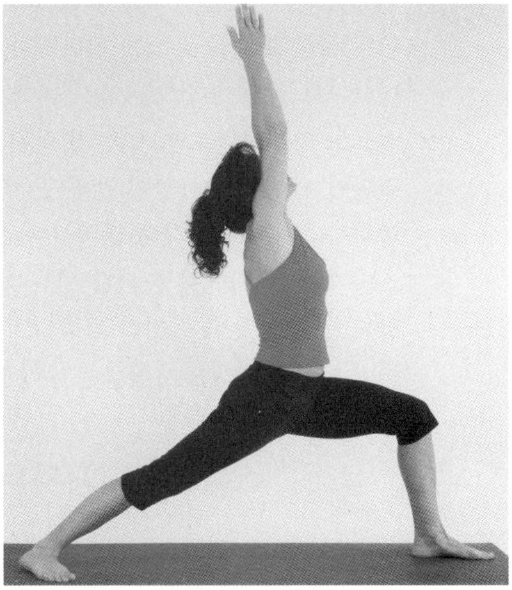

마쉬타 찬드라사나 (위); 비라바드라사나 1 (아래)

다. 양 손은 여전히 힙에 두면서, 학생들에게 가능한 골반의 중립성을 유지하도록 하여 힙과 앞쪽 허벅지 사이에 공간을 확보한다. 그러면서 천천히 앞쪽 다리를 구부리면서 의식적으로 무릎을 새끼발가락이 있는 쪽으로 구부린다. 이 때, 앞쪽 무릎이 발꿈치 너머로 옆으로 넘어가지 않도록 주의한다. 대신에 앞쪽으로는 ACL에 압력을 가하면서 좀더 구부릴 수 있다. 앞쪽 무릎을 구부려 비라바드라사나 I의 자세를 취할 때에, 학생이 무릎 뒤쪽이나 허리에 압력을 느끼면, 다시 뒤로 런지하여 다음에 무릎을 굽힐 때는 좀더 약하게 구부리도록 한다. 아쉬타 찬드라사나 자세에서 뒤꿈치는 똑바로 약간 들어올리는데, 이렇게 하면 무릎 뒤쪽과 허리의 압력을 줄이거나 제거할 수 있다. 두 아사나를 모두 수행할 때에, 높은 런지 자세를 취할 때는 양 팔을 옆으로 내리고, 손바닥을 밖을 향하도록 하여 어깨관절 부분에서 양 팔이 돌려지는 느낌을 가지도록 한다. 그런 다음, 양 팔을 밖으로 뻗어서 머리 위로 올리는데, 이 때, 어깨뼈는 아래쪽으로 단단히 내려오게하여 등뼈와 맞닿도록 한다. 수업에서 전체 학생들에게 잠시 아래를 보면서, 앞쪽의 하복부 갈비뼈가 살짝 들어가도록 지시한 후 시선은 앞쪽으로 향하며 두 팔은 뒤쪽을 향하게 하는 자세를 유지하도록 한다. 이런 동작을 통해서 학생들은 어깨를 많이 굴절시키면서 등뼈는 중립적인 자세로 스트레칭할 수 있고, 물구나무서기와 같은 아사나에 몸이 쉽게 적응하도록 하는 유익을 준다. 손바닥을 머리 위로 올릴 때는 양 팔을 곧게 펴도록 하고 목까지만 올라와도 상관없다. 시선은 엄지손가락의 끝쪽을 보도록 한다.

비라바드라사나 I의 수행 경험을 심화시키기 위하여, 발을 안정적으로 그라운딩시키고, 종아리 부분에 힘을 주로 뒤로 빼어 뒤꿈치로 바닥을 단단하게 디디고, 양쪽 발에 파다 반다와 물라 반다를 적용하여, 에너지의 안정적인 흐름이 등뼈를 타고 올라와, 심장 중추를 거쳐서 손가락을 통해 빠져나가도록 한다. 호흡은 안정적이고 일정해야 하며, 시선은 부드럽고 마음을 열도록 한다. 비라바드라사나 I은 여러 갈래로 흩어지는 에너지 라인을 지도하는데 매우 훌륭한 자세로서, 뿌리박기와 확장하기의 관계와 스티라와 숙함의 균형을 지도하는데도 유용한다. 비라바드라사나 I에서 차타랑가 단다사나로 진행할 때에, 학생들의 움직임이 단순하고, 물 흐르듯이 호흡과 연결되도록 한다. 많은 학생들을 관찰하면서, 특별히 경험 많은 초보자들이 처음부터 발을 바닥으로부터 들어올리면서, 차타랑가 자세를 하면서도 계속 발을 들고있는 것을 보게된다. 이런 점은 차타랑가 단다사나의 근본 토대를 흔드는 행위이다. 두손과 두발로 서는 자세를 통합하는 것이 우르드바 무카 스바나사나로 균형을 잡으면서 이동하기 위해서 두손과 한발로 서는 변형자세로 변질된 것이다. 반복적으로 수행하다보면, 이런 변질된 동작으로 말미암아 천장관절의 균형이 무너져서 만성적인 허리 질환이 발생할 가능성이 생긴다. 비라바드라사나 I을 반대 방향에서 반복한 후에, 아드호 무카 스바나사나에서 아르다 웃타나사나로 진행하고, 웃타나사나에서 웃카타사나로 진행한 후 다시 사마스티 자세로 가면서 순서를 완료한다. 그 다음 순서에서는 수업에서 학생들이 지속적으로 호흡과 함께 물 흐르듯이 이러한 아사나의 순서를 따르도록 한다. 시간이 지남에 따라 학생들이 5번의 수르야 나마스카라 B 사이클을 수행할 수 있을 정도로 훈련을 격려한다.

서서하는 아사나 (STANDING ASANAS)

서서하는 아사나(체위법)는 다른 모든 아사나들의 기초가 되는 강력한 기초 학습으로 바닥에 닿는 자세이다. 학생들은 두 발로 바닥을 지탱하며 안정된 기반을 형성함으로써, 다리와 골반, 척추,

팔과 머리를 관통하여 지탱하며 서있는 느낌이 무엇인지 경험하기 시작한다. 학생들은 또한 발 부분에 파다 반다를 적용함으로써, 탄력성있는 안정된 기반이 생성된다는 사실을 발견한다. 서서하는 아사나를 수행하면서 스티라와 숙함의 결합을 통해, 학생들은 사마스티를 발견하기 시작하면서 몸과 호흡과 마음과 정신을 연결하는 동일한 감각에 대한 자각과 인식을 불러일으킨다. 이러한 내적으로 평온한 감각에 몰입하면서 학생들은 존재 가치를 느끼면서 얼마나 단단히 땅에 뿌리박고 서있는가에 달려있다는 구체적인 깨달음을 얻게 된다. 그럼으로써, 풍요롭고 편안함과 즐거움을 가지고 요가 수행과 일상 생활을 영위해 나갈 수 있게 된다.

서서하는 아사나는 대퇴부를 바깥쪽으로 돌리는가, 안쪽으로 돌리는가에 따라서 두 가지 범주로 나뉜다. 대퇴부를 바깥쪽으로 돌리는 서서하는 아사나는 일반적으로 안쪽의 사타구니과 허벅지를 스트레치하고, 바깥의 회선근(rotator)과 외전근(abductor)을 강화시킨다. 안쪽으로 돌리는 서서하는 아사나는 일반적으로 외전근과 안쪽 회선근을 강화시키면서 바깥 회선근과 외전근을 스트레칭해준다. 서서 균형을 유지하는 아사나는 지지하고 있는 전체적인 다리와 골반 환상골을 강화하며, 넘어지고자 하는 본능적 공포를 다루어 훈련해보는 기회를 제공해준다. 이 모든 것을 종합해 본다면, 서서하는 아사나는 우리에게 수행의 통합에 대하여 가르쳐준다. 발이 어떻게 다리, 골반, 척추, 심장 중심, 머리와 팔과 연결되는지 발견하면서. 궁극적으로는 어떻게 호흡과 정신에 연결되는지 배울 수 있다. 서서하는 아사나의 지도는, 사마스티로부터 시작된다. 바닥에서 일어나는 것부터 지도하는데, 다음과 같은 방법으로 지도한다.

발과 발목

- 파다 반다에 대하여 지도하고, 각 발의 앞, 뒤, 옆과 바깥 사이에 골고루 몸무게를 실어 균형을 잡는 중요성을 가르치도록 한다.

다리와 골반

- 파다 반다를 시행하면서, 허벅지를 약간 안쪽으로 돌리면서 대퇴사두근을 수축해준다. 좌골사이의 공간을 넓히면서 골반의 중앙자리를 찾기 쉽도록 안쪽으로 돌리기를 강조하면서, 허벅지를 뒤쪽으로 누룬다.
- 대부분의 학생들이 골반을 뒤쪽으로 빼는 경향이 있음을 알려준다. 이런 자세는 요추를 압박하고 허리 디스크의 위험을 동반함으로, 힙의 굴근, 신근 및 복부 중심을 열면서 강화시키는 운동을 통해 학생들이 보다 안정되게 골반을 바른 위치로 잡을 수 있도록 한다.
- 학생들이 파다 반다와 물라 반다사이의 연결을 느끼도록 하면서, 아사나 수행을 하는 동안 내내 물라 반다를 유지할 수 있도록 격려해준다.

척추와 상체

- 근육의 불균형이 심각하거나, 척추만곡이나 척추후만증과 같은 병리학적 상태가 아니라면, 골반을 중립상태에 둘 때에, 대부분의 학생들이 척추가 자연스럽게 굽어지는 것을 경험하도록 한다(뉴트럴 익스텐션).
- 숨을 완전히 내쉴때, 가볍게 복부가 움직이는 느낌을 가지도록 학생들을 지도한다. 이렇게 함으로써 허리 척추를 안정시키고 늘여줄 수 있다는 것을 강조하고, 복부는 부드럽고 안정되도

록 지도한다.

- 늑골의 밑 가장자리를 들어올리도록 유도함으로써 골반의 위쪽 가장자리로부터 멀리 들어올리도록 해서, 척추를 더욱더 늘이도록 한다. 늑골이 더욱 자연스럽게 몸 안쪽으로 부드럽게 들어오도록 지도한다.

어깨와 심장 중추

- 어깨를 살짝 아래로 내리면서 등뼈에 닿도록 하면서, 흉골을 위로 올리면서 양 옆으로 펴준다. 어깨의 자세를 고정하고 목을 편안하게 하면서 심장 중추에 더욱 집중하도록 한다.
- 어깨를 귀쪽으로 올리면서 쇄골을 넓힌 다음, 어깨를 다시 아래로 내리되, 등뼈의 아래쪽과 중간의 흉골 부분의 올바른 자세를 잃지 않도록 극의해 지도한다.

목과 머리

- 학생들의 어깨와 귀가 나란하게 위치하였는지 확인시키고, 목과 머리의 자세를 다듬은 후 턱을 아주 약간만 앞으로 내밀어서 내려주면서 목구멍을 통해서 들리듯이 목의 뒤쪽을 스트레칭해준다.
- 마지막으로, 정수리 부분이 하늘을 향해서 트이는 기분을 가지도록 지시한다.

서서하는 아사나 — 바깥쪽으로 허벅지 돌리기
[Standing Asanas — Externally Rotated Femur(s)]

브르크사사나(나무 자세, Vrksasana)

주요 위험 요소

무릎: 굽힌 무릎의 굴절작용이 일어나거나, 근육이 지나치게 늘어나거나, 지지하는 무릎에 압력이 가해질 수 있다.

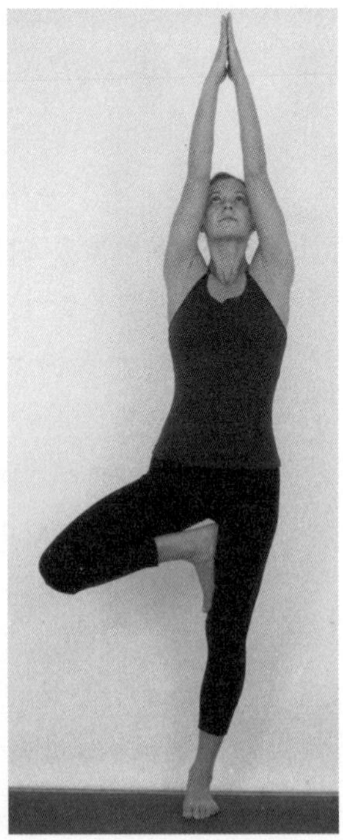

아사나 지도법

타다사나에서 시작하도록 한다. 벽을 지지대로 사용한다. 들려진 다리의 뒤꿈치는, 서있는 다리의 대퇴 내측 근육에 두어야 하지만, 힘이 든다면 서있는 무릎의 종아리 내측 또는 내측 복사뼈 부분에 두어도 된다. 양 손은 엉덩이에 두거나 가슴에 둔다. 양 측의 힙이 균형을 이루게 하고, 골반 중립 자세를 유지하며, 들려진 다리를 외전(abduction)시킨다.

주의와 강조해야 할 부분

서있는 다리의 안정감과 무릎 위쪽으로 놓여진 다리의 뒤꿈치의 안정감, 힙의 균형, 골반의 중립자세, 중립 자세일 때의 등뼈, 시선 고정하기, 일정한 호흡, 천천히 마무리하기.

우티사 하스타 파당거스트하사나 B(한다리 엄지발가락 잡고 옆으로 들어올리기 자세, Utthita Hasta Padangusthasana B)

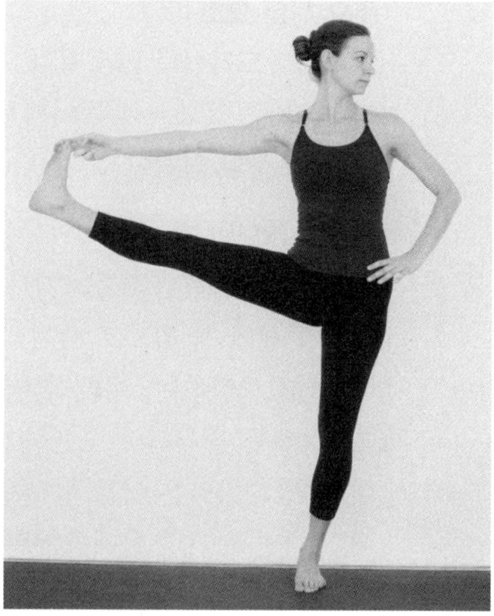

주요 위험 요소

서서 지지하는 다리의 안정성, 들려진 다리쪽의 뒤넙다리근(슬괵근, hamstrings) 안정성, 허리의 안정성

아사나 지도법

벽을 지지대로 사용한다. 우티사 하스타 파당거스트 하사나 A로 시작한 다음 브르크사사나로 이어지도록 한다. 옆으로 올리는 다리보다는, 서서 지지하는 다리에 더욱 신경을 쓰고, 양쪽 힙의 균형을 잡으며 골반 중립을 잘 유지하도록 한다. 다른 대안이 있다면, 옆으로 올리는 다리의 발에 끈을 매고 이용할 수도 있고, 그 쪽 다리의 무릎을 끌어안아 허벅지를 외전시킬 때도 무릎을 굽힌 상태에서 외전하도록 한다.

주의와 강조해야 할 부분

서있는 다리로는 단단히 바닥에 기초 자세를 취하고, 서 있을 때 사용되는 힙과, 척추를 통해서 더욱 여유롭게 서 있을 수 있도록 하며, 바닥에 닿아서 얻는 기운을 정수리를 통해 배출한다. 가슴을 쫙 펴고 어깨 너머로 들려진 다리의 반대편을 응시하면서, 들려진 다리를 외전하면서 스트레칭 한다. 호흡을 일정하게 유지하며 시선을 고정한다.

비라바드라사나 II(전사 자세, Virabhadrsana II)

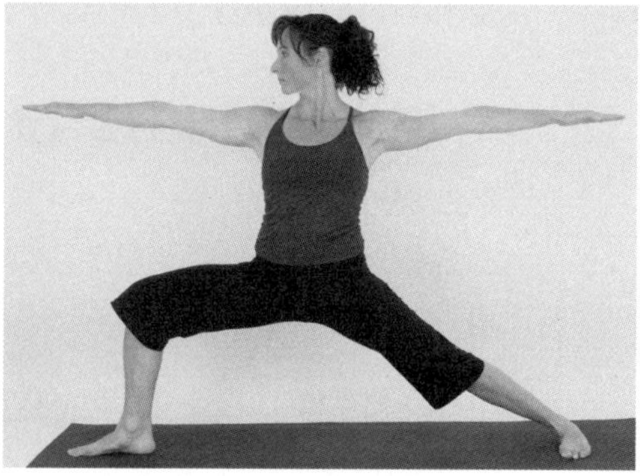

주요 위험 요소

앞쪽 무릎의 자세가 비뚤어질 수 있고, 뒤쪽 무릎이 지나치게 늘어나면 위험하고, 부딪힐 경우, 어깨가 위험할 수 있고, 골반위치가 중립 상태가 아니면 허리에 위험이 올 수 있다.

아사나 지도법

발을 넓게 벌리고 프라사리타 자세로 서서 시작한 다음, 오른발을 바깥으로 돌리고 왼발을 약간 안으로 돌리면서 천천히 오른쪽 무릎을 굽히면서, 무릎이 발 뒤꿈치이상 앞으로 가면, 발가락을 움직여서 좀 더 발을 앞으로 움직여 다리 사이가 좀 더 벌어지도록 한다. 비라바드라사나 1로 시작한다면, 반대편 힙을 뒤로 돌리는 동안 앞쪽 무릎이 벌려지지 않고 곧게 위치하도록 한다.

주의와 강조해야 할 부분

앞쪽 다리의 무릎이 발 뒤꿈치와 나란하게 위치하도록 한다(무릎이 뒤꿈치 앞으로 구부러지는 경향이 있다). 앞쪽 좌골이 아래로 당겨지도록 한다. 힙의 높이, 골반 중립 자세를 유지한다. 다리 뒤쪽에 힘을 주어, 아치형으로 들리게 한다, 어깨를 뒤로 빼서 내린다. 에너지는 척추를 타고 위로 올라가서 심장을 통과하여 손가락으로 나가게 한다. 발에 힘을 주면서 마무리 동작을 한다.

우티사 파르스바코나사나(옆구리 확장 자세, Utthita Parsvakonasana)

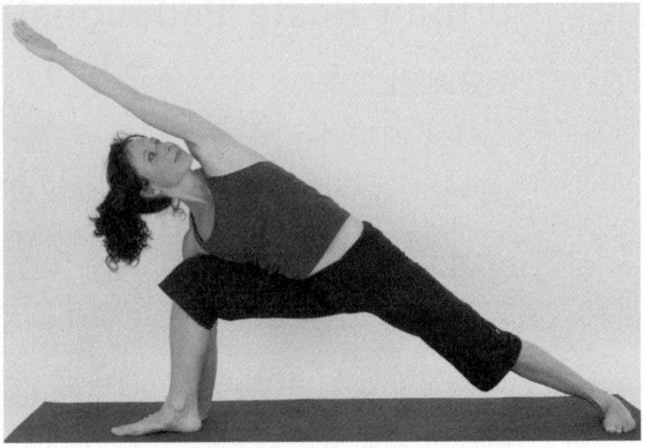

주요 위험 요소

비라바드라사나 II와 같다. 위쪽을 바라볼 때, 목에 무리가 갈 수 있고, 위쪽 어깨가 불안정하거나 힘을 주게 되면, 부상의 위험이 있다.

아사나 지도법

비라바드라사나 II를 하면서, 발은 바닥에 빠르게 닿고 오른팔을 쭉 옆으로 뻗는데, 처음에는 팔꿈치를 무릎에 놓고 시작하여, 아래쪽 어깨를 등 아래쪽으로 내리고, 상체를 돌리면서 오픈하고 왼쪽 팔은 다리 위로 쫙 내린다. 손바닥은 위를 향하게 하며 팔이 바깥으로 돌려지도록 하고, 팔을 버리위로 뻗는다. 시간이 지나면 손가락 아래쪽과 손바닥을 블록에 놓거나, 앞쪽 발의 안쪽이 있는 바닥에 놓는다. 시간이 지나면 발의 바깥쪽에 둔다.

주의와 강조해야 할 부분

상체를 오픈하면서 돌리면서 척추가 옆으로 굽혀지는 것을 최소화한다. 땅에 바닥에 닿은 뒤쪽 발을 통해 뻗어진 손의 손가락까지 강력한 에너지 라인이 형성되어 있다. 팔꿈치를 누르거나, 어깨를 무릎에 대고 균일하게 눌러주어 무릎의 자세를 잘 잡고 상체가 돌려질 때 지렛대역할을 할 수 있도록 한다. 시선은 위쪽의 손가락을 바라보거나 목을 편안하게 하여 정면 앞을 바라보거나 바닥을 바라보도록 한다.

우티타 트리코나사나(삼각형 자세, Utthita Trikonasana)

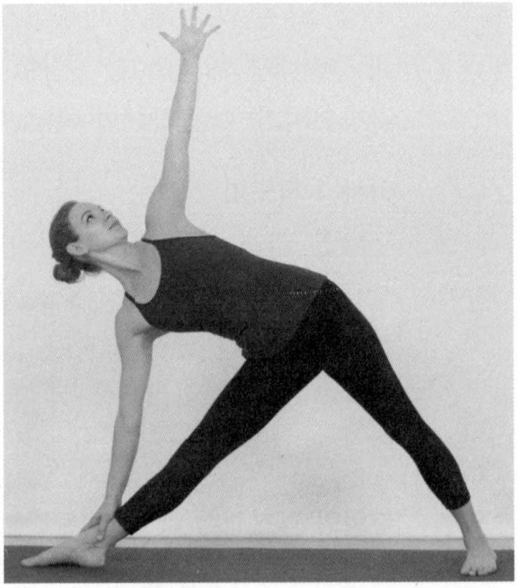

주요 위험 요소

목을 주의해야 하고, 뒤쪽 무릎이 지나치게 늘어나면 위험하며, 허리를 주의해야 한다.

아사나 지도법

발을 다리 길이만큼 벌려 시작하면서, 오른발을 직각으로 밖으로 돌리고, 왼발은 약간 안쪽으로 돌린다. 오른쪽 좌골을 왼쪽으로 밀면서 엉덩이를 왼쪽으로 가게 하고, 동시에 오른쪽으로는 척추와 팔을 최대한 늘여서 손이 오른쪽 다리의 아랫부분이나 발목까지 닿게한다. 목 부분에 부담을 덜기 위해서 시선을 아래로 향하게 할 수도 있다. 처음에는 손을 다리의 정강이까지만 오도록 하고, 점진적으로 이완의 난이도를 조절한다.

주의와 강조해야 할 부분

무릎을 지나치게 늘리지 않으면서, 다리를 곧게 힘을 주어 편다. 앞쪽으로 오는 다리의 슬개골을 들어서 앞쪽을 향하게 한다. 척추가 옆으로 굽혀지는 것을 최소화한다. 상체는 옆 벽으로 향하면서 다리 바로 위쪽으로 정렬되게 한다. 목을 길게 편다. 심장 중추로부터 양쪽 팔과 손가락을 통해서 에너지가 빠져나가도록 한다.

아르다 챤드라사나(반달 자세, Ardha Chandrasana)

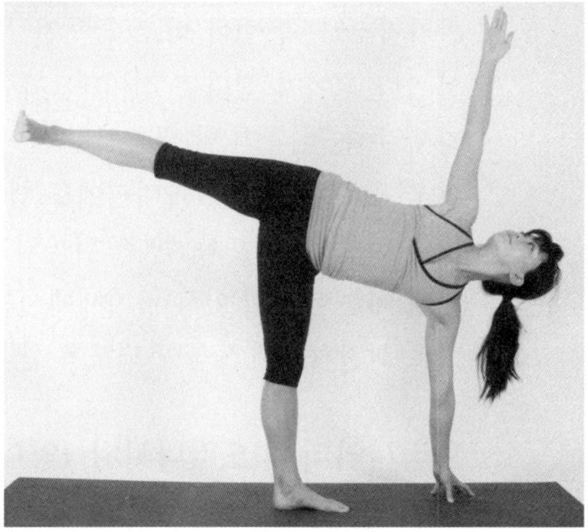

주요 위험 요소

자세가 불안정하거나 지나치게 늘어나면, 지지하는 무릎에 부상의 위험이 생긴다. 힙의 윗부분이 앞쪽으로 돌아가면, 지지하는 힙에 무리가 간다. 목을 주의해야 한다.

아사나 지도법

균형을 잡기 위해 벽면을 사용한다. 앞 무릎을 굽히면서 우티타 트리코나사나에서부터 단계를 변형해 나간다. 앞쪽 발 앞에 1피트 정도 되는 위치에 손가락을 둔다(바닥이나 블록 이용). 앞 발과 바닥에 닿은 손이 적절하게 균형이 잡힐 때까지 뒤의 발을 앞쪽 발에 가까이 이동한 다음, 뒤쪽의 힙이 완전히 들려서 열릴때까지 앞쪽의 발을 천천히 펴주기 시작한다.

주의와 강조해야 할 부분

동작을 변형하는 동안 힙이 바깥쪽으로 돌려지는 것을 유지한다. 지지하는 발은 안으로 굽지않도록 한다. 뒤쪽 다리를 들면서 힙 뒤쪽으로 일직선으로 펴서 늘여준다. 에너지는 배에서 시작하여 다리와 척추를 통해서 방사되고, 심장 중추에서 손가락을 통해 빠져나간다.

서서하는 아사나—안으로 움직이는 대퇴골
[Standing Asanas—Internally Rotated Femur(s)]

수르야 나마스카라 섹션을 보면 다음과 같은 안쪽으로 회전되는 서서하는 아사나의 종류로는, 타다사나/사마스티, 웃카타사나, 안자니야사나, 아쉬타 찬드라사나, 비라바드라사나 1가 포함된다.

파리브르타 파르바코나사나(회전하고 옆구리 확장 자세, Parivrtta Parsvakonasana)

주요 위험 요소

뒤쪽 다리의 무릎과 발목, 앞쪽 무릎, 허리 및 목에 무리가 갈 수 있다.

아사나 지도법

아쉬타 찬드라사나 자세에서 오른발을 앞으로 내밀면서 시작하거나, 좀더 높은 난이도를 원한다면, 비라바드라사나 1에서 시작한다. 힙 부분에 안정성을 더하기 위해 왼손을 왼쪽 힙위에 둘 수 있다. 본 자세에서 강조해야 할 부분은 앞쪽 무릎을 발 뒤꿈치와 나란히 위치시키는 것이다. 오른쪽 팔을 위로 일직선으로 쫙 펴서 상체의 오른쪽 부분을 늘이도록 하고, 그 자세에서 상체를 앞으로도 이완하면서 왼쪽으로 회전시킨다. 이 때 왼쪽 팔꿈치는 "기도하는" 자세로 오른쪽 무릎에 둔다. 학생의 회전 유연성 능력이 탁월하고 힙이 완전히 열려있다면, 어깨를 무릎쪽으로 끌어당겨 손이 왼쪽 발의 바깥 바닥에 닿도록 한다. 마지막으로, 왼쪽 팔을 머리 위로 이완하면서 상체가 왼쪽으로 회전하는 동안 팔을 바깥으로 회전시킨다.

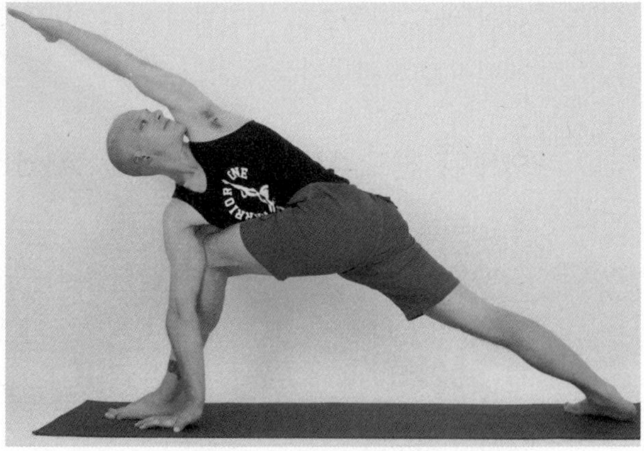

주의와 강조해야 할 부분

강조할 점은 앞쪽 발의 뒤꿈치위에 바로 앞쪽 무릎이 나란히 오는 것과 비라바드라사나 1에서와 마찬가지로 왼쪽 힙이 바로 굽혀진 무릎뒤에 이어져서 연결되어야 한다는 점이다. 아쉬타 찬드라사나 자세일 때, 뒤쪽의 발 뒤꿈치를 들어주면 준비 동작이 더욱 쉬워진다. 뒤쪽다리에도 힘을 잘 주어서 역할을 다할 수 있도록 한다. 뒤쪽의 발 뒤꿈치를 바닥에 대는 완전한 아사나 자세에서는, 발의 바깥부분을 바닥에 단단히 닿도록 하여 같은 쪽 힙을 앞으로 회전하는데 도움이 되도록 한다.

프라사리타 파도라나사나 (양다리 벌려 상체 굴절 자세, Prasarita Padottanasana) A, B, C, D

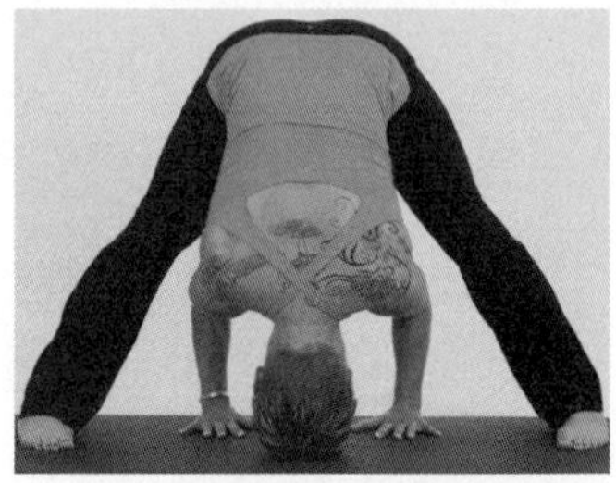

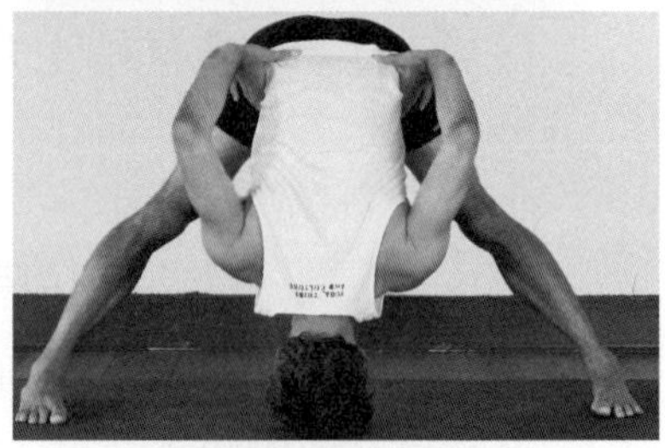

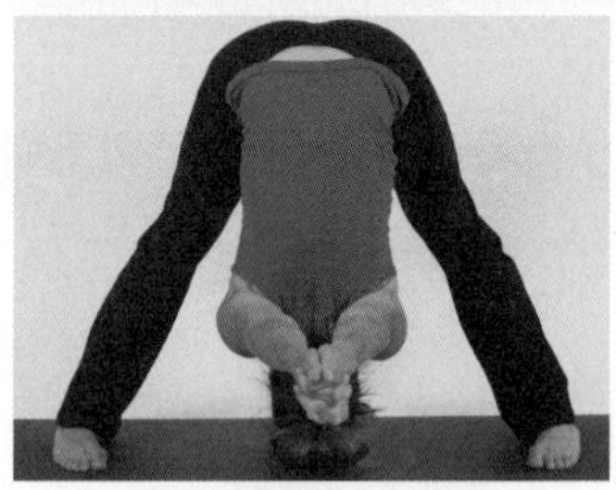

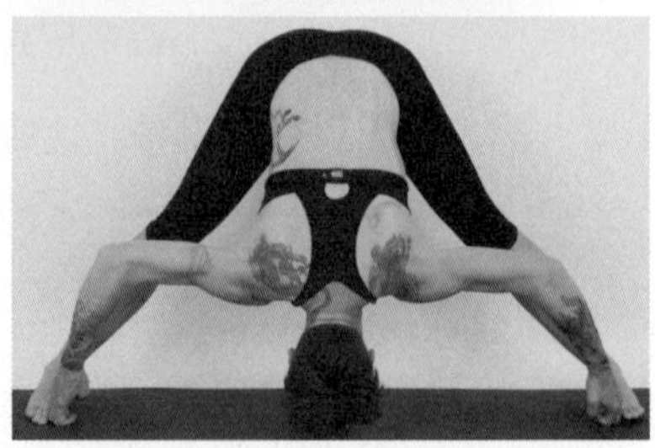

프라사리타 파도라나사나 A, B, C, D (위에서 아래로)

주요 위험 요소

C 변형 동작에서 슬와근과 허리, 어깨에 무리가 갈 수 있다.

아사나 지도법

다리 하나의 길이만큼 양 발을 벌리는 것으로 시작하는데, 양쪽 발의 바깥쪽이 서로 평행하도록 한다. 무릎을 굽혀서 슬와근과 허리에 긴장을 덜 주게 할수도 있다. A 변형 동작에서는, 손목을 바닥에 대고 팔꿈치 뒤로 밀면서, 손은 앞으로 밀려가고 척추는 이완되면서 어깨가 뒤늑골 쪽으로 당겨져 내려가는 느낌을 가질 수 있도록 한다. B동작에서는 팔꿈치를 서로 붙이듯이 하여 가슴이 벌려지도록 하면서, 골반이 전방으로 회전이 잘 될 수 있도록 두 손을 힙에 올려둔다. C동작에서는, 어깨를 깊숙히 아래로 고정시키면서 뒤늑골 쪽으로 당겨지도록 하고, 두 팔을 머리 위로 이완하고 가슴까지 확장되도록 한다(어깨가 너무 경직되어 있다면, 두 손에 끈을 사용한다). D변형 동작에서는 파다 반다를 새롭게 적용하면서 엄지 발가락들을 꽉 잡고 위로 잡아당기는데, 이 때 팔꿈치를 서로 반대 방향으로 밀어내듯이 스트레칭하면서 어깨뼈를 등 아래로 끌어내린다.

주의와 강조해야 할 부분

다리에 힘을 주고 쫙 펴도록 한다. 대퇴골을 약간 안쪽으로 회전하여 골반이 앞쪽으로 쉽게 회전되도록 하고, 치골을 뒤쪽 위로 당기면서 배꼽과 흉골을 바닥 쪽으로 이완한다. 몸의 무게가 발꿈치의 앞쪽으로 쏠리게 하고 뒤꿈치 앞쪽으로 바닥에 닿고, 힙이 뒤꿈치 바로 위에 나란히 위치하도록 하며, 목을 이완한다.

파르스보타나사나 (앞뒤 다리 벌려 양손 뒤에 모아 상체 전굴 자세, Parsvottanasana)

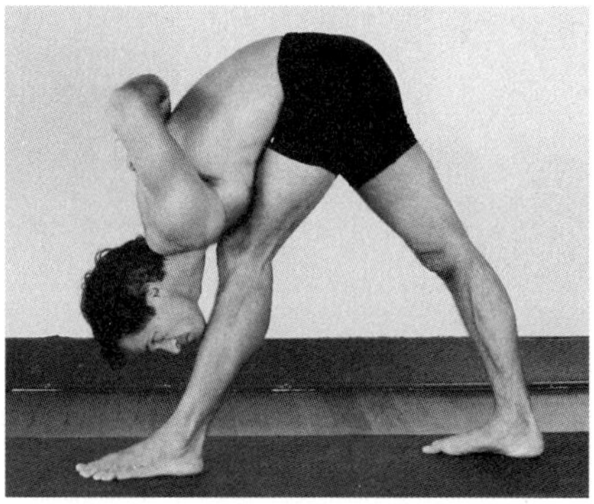

주요 위험 요소

손바닥을 바깥으로 해서 기도하듯이 손을 모으면, 뒤넙다리근과 허리, 손목 및 팔꿈치에 부상의 위험이 있다.

아사나 지도법

프라사리타 선 자세에서 시작하되, 처음에는 두 발을 다리 하나의 길이만큼 벌린 다음에 두 발을 십여 센티미터 간격으로 모아준다. 두 손은 힙에 두고, 오른발을 90° 바깥으로 돌린 다음, 왼발을 들어서 바닥에 다시 놓는데 다소 오른발과 평행을 이루게 하되 왼쪽의 서혜부 샅부분이 약간 당기도록 하면서 힙이 매트 앞 부분과 나란히 되도록 한다. 팔을 바깥쪽으로 쫙 편 다음, 손바닥을 바깥으로 해서 기도하듯이 손을 모으거나 두 손을 깍지낀다. 다리와 발을 이용해 뿌리박기를 하고, 척추를 통해서 일어나며, 심장 중추를 열어준 다음 천천히 골반을 앞쪽으로 회전하여 흉골을 앞으로 펴면서 마지막으로 발가락까지 펴도록 한다. 대안적 자세는 두 손을 벽에 대고 하던지, 의자나 블록에 두 손을 아래로 두는 것이다.

주의와 강조해야 할 부분

손바닥을 바깥으로 해서 기도하듯이 손을 모으는 자세가 (손목이나 팔꿈치를 깍지끼는 자세) 중요하다. 두 다리는 힘을 주어 쫙 펴야한다. 오른쪽 다리와 발에 힘을주고, 오른쪽 힙은 뒤로 당기고, 발 뒤꿈치를 바닥에 단단히 고정하고, 뒤쪽 다리의 허벅지를 안쪽으로 회전하여 힙이 균일한 위치를 보이도록 한다. 골반을 앞쪽으로 회전하고, 배꼽과 흉골을 바닥쪽으로 이완하면서 치골을 뒤쪽 위로 당긴다.

파르브르타 트리코나사나(앞뒤 다리 벌려 상체 회전 자세, Parivrtta Trikonasana)

주요 위험 요소

슬와근, 허리 및 목

아사나 지도법

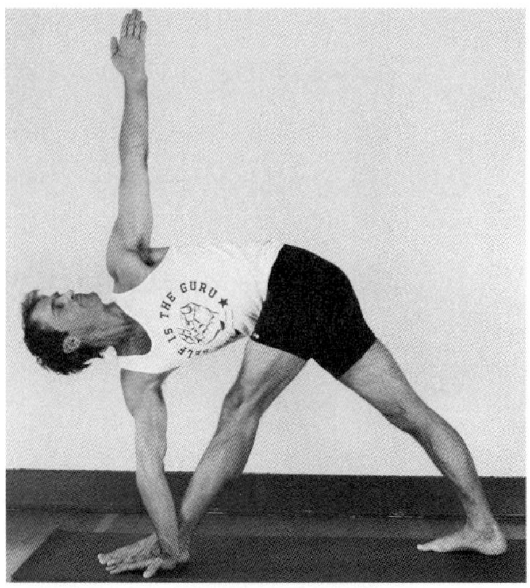

대부분의 학생들은 손을 바닥에 닿도록 할 때나, 상체를 오른쪽으로 최대한 기울일 때 힙을 움직여서 동작하려고 하는데, 그렇게 되면 흉추가 아니라, 허리를 비트는 결과를 낳기 쉽다. 따라서 학생들에게 손을 바닥에 닿고 상체를 최대로 기울이는 동작 자체보다는 힙과 다리의 안정적인 자세를 잡는 것에 더욱 신경을 쓸 수 있도록 지도한다. 시작할 때는, 왼쪽 손가락을 블록이나 벽이나 의자 위에 높이 올려놓고, 오른손은 힙 위에 올려놓아 힙을 뒤로 움직이거나 상체를 돌리면서 오픈할 때 도와줄 수 있도록 한다. 오른팔을 위로 올려서 늘일 때에는, 어깨 위를 지나 뒤쪽으로 쭉 펼 수 있도록 한다. 목이 경직되어 있다면, 시선을 밑이나 정면을 봐준다.

주의와 강조해야 할 부분

파르스보타나사나에서 다리와 힙은 동일하게 똑바로 서있는 자세를 취한다. 오른쪽 다리를 앞으로 내밀면서, 오른손을 오른쪽 힙에 놓아 힙의 자세를 잡고 왼팔을 위로 뻗으면서 골반을 앞으로 회전하고, 오른손을 오른발의 안쪽(나중에는 바깥쪽)의 바닥(또는 블록, 의자) 두고, 상체를 오른쪽으로 회전하면서 열어준다. 그러면서 다리와 힙의 자세를 지속적으로 유지한다. 어깨뼈는 등보다 더 내려오게 당겨주면서, 에너지는 심장 중추에서 팔과 손가락을 통해서 방사되게 한다.

비라바드라사나 III (전사 자세 III, Virabhadrasana)

주요 위험 요소

지지하는 다리의 슬와근과 무릎, 허리 및 어깨와 목.

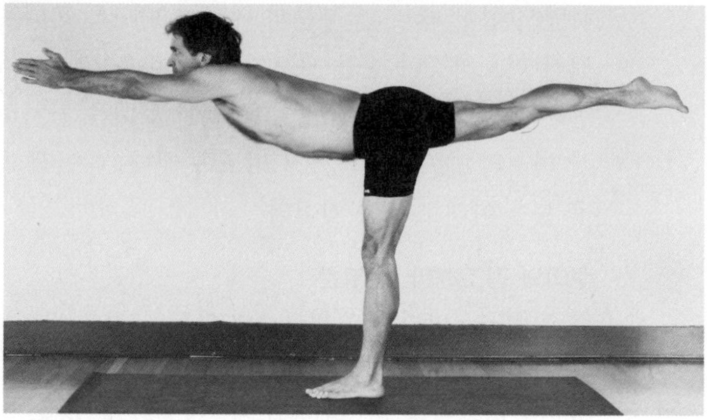

아사나 지도법

본 아사나 자세는 손을 벽에 대고 시작하면 쉽게 배울 수 있다. 아쉬타 찬드라사나에서 시작해서 여러가지로 변형시키는 방법을 실험해 볼 수 있다. 앞쪽의 발과 다리를 살짝 앞으로 움직였다가, 뒤로 물러나면서 아쉬타 찬드라사나 자세로 돌아오고, 마지막으로 무게 중심을 앞쪽 발에 유지하면서 뒤쪽 다리는 들어올리면서 마지막으로 힙의 높이에 오도록 유지하면서 앞쪽 다리는 지속적으로 힘을 주어 곧게 편다. 좀 더 쉬운 동작은 두 팔을 내려 몸의 측면에 두면 허리에 무리가 덜 갈 수 있고, 비행기 동작처럼 두 팔을 양 옆으로 벌리면 균형잡기에 좀 더 유리하다. 지지하는 다리의 무릎을 고정시키지(lock) 않도록 한다.

주의와 강조해야 할 부분

서있는 다리의 허벅지 부분에 힘을 주어야 하고, 발목을 안정감있게 유지하며 무릎뼈는 앞쪽으로 돌출해야 한다. 힙의 높이를 일정하게 유지하고 들려진 다리의 대퇴골은 안쪽으로 회전한다. 상체의 측면과 가슴을 따라 근육을 늘여준다. 완전한 아사나 동작에서는 팔을 앞으로 뻗어서, 마지막으로 손바닥을 서로 모은 상태에서 엄지손가락을 응시하도록 한다.

파리브르타 아르다 찬드라사나(한다리 들고 상체 회전 자세, Parivrtta Ardha Chandrasana)

주요 위험 요소

지지하는 다리의 슬와근과 무릎, 허리 및 어깨와 목.

아사나 지도법

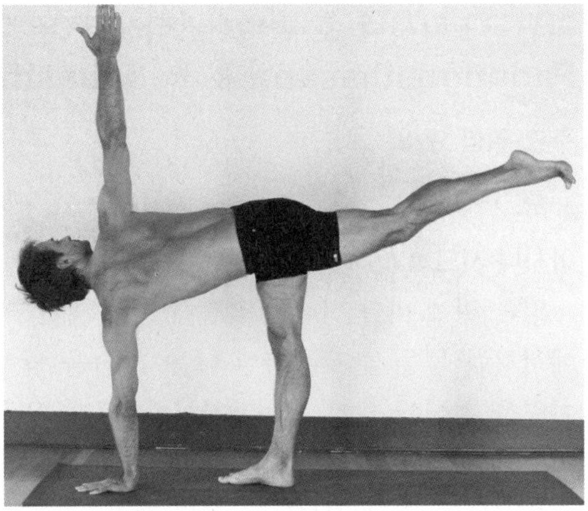

파리브르타 트리코나사나와 마찬가지로 대부분의 학생들이 완벽한 회전 자세를 구현하고 있다는 느낌을 가지기 위해서 다리와 힙의 안정적인 자세를 잃어버리는 경향이 있다. 힙의 높이를 그대로 유지하면서 들려진 뒤쪽 다리에 힘을 준 다음에 그 자세를 유지하면서 회전 자체를 진행할 것을 지시한다. 파리브르타 트리코나사나와 마찬가지로, 오른팔을 위로 올려서 늘일 때에는, 어깨 위를 지나 뒤쪽으로 쭉 펼 수 있도록 지도한다. 목이 경직되어 있다면, 시선을 밑으로 봐준다.

주의와 강조해야 할 부분

비라바드라사나 III에서 다리와 힙은 동일하게 똑바로 서있는 자세를 취한다. 오른쪽 다리로 서 있으면서, 왼손(처음에는 손가락)을 왼쪽 어깨 바로 밑에 놓아둔 블록이나 바닥에 둔다. 오른손은 파리브르타 트리코나사나에서 제시한 것처럼, 오른쪽 힙에 놓는다. 상체를 오른쪽으로 회전하면서 가슴을 열어 마지막으로 오른팔을 위로 뻗는다.

가루다사나(독수리 자세, Garudasana)

주요 위험 요소

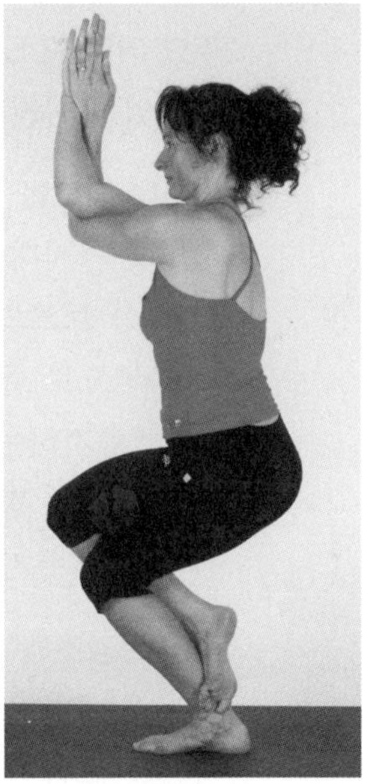

인대에 무리가 갈 경우, 무릎에 부상의 위험이 있으며, 어깨에 힘이 가해지면 부상의 위험이 있다.

아사나 지도법

벽을 지지대로 사용한다. 단계별로 지도한다. 무릎을 약간 굽히고 팔꿈치를 아래로 굽힌 상태에서 팔을 뻗고 가슴을 활짝 연다. 오른쪽 발목을 왼쪽 무릎에 엇갈리게 놓고 위로 든다. 이 상태에서 오른쪽 무릎의 안정된 자세를 주기 위해 오른발을 굽힌다. 가능하면 무릎을 왼쪽 무릎에 엇갈리게 놓고, 당기면서 오른발이 왼쪽 발목이나 종아리 뒤에 걸리도록 한다. 팔을 뻗은 다음 왼쪽 팔꿈치를 오른쪽 팔꿈치에 엇갈리게 하고, 팔뚝을 위로 올리고 손바닥을 모은다(또는 오른쪽 엄지손가락을 깍지낀다). 호흡과 시선을 안정되게 유지한다.

주의와 강조해야 할 부분

어깨를 사용해서 팔꿈치를 올리게 되는데, 이 때 어깨뼈는 뒤로 당기면서 내리고, 양손은 얼굴에서 멀어지게 하면서 앞쪽으로 지그시 압박을 가하면서 내민다. 팔꿈치와 손바닥을 모아서 힘있게 누르면서 양 어깨뼈 사이를 깊게 이완한다. 척추와 가슴을 들어올리면서 무릎을 더욱 깊숙이 굽힌다.

파단구스타사나 & 파다하스타사나 (두 다리 모아 상체 전굴 자세, Padangusthasana & Padahasthasana)

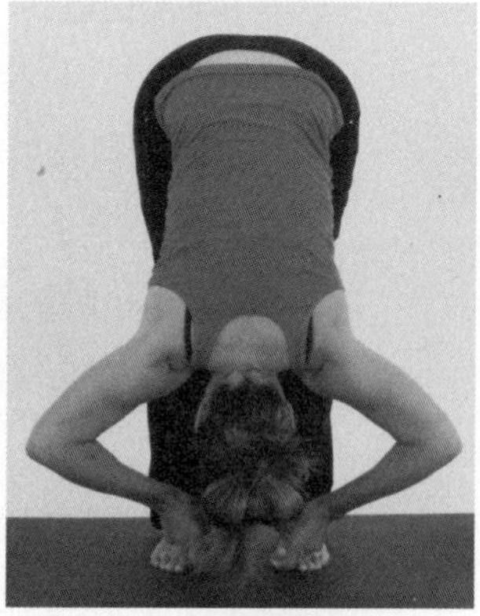

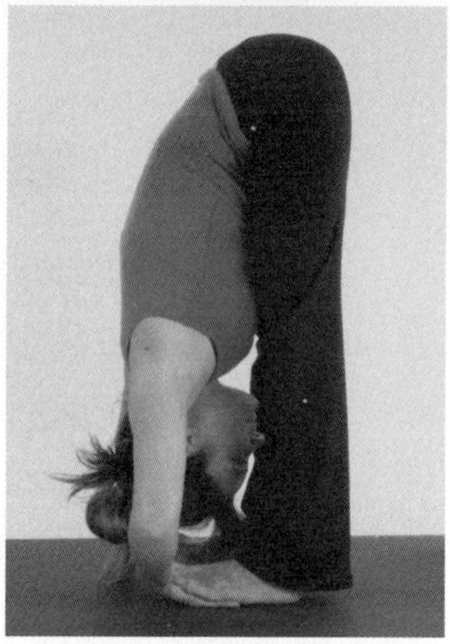

주요 위험 요소

슬와근과 허리

아사나 지도법

양쪽 발에 바다 반다를 적용하면서, 파단구스타사나를 위해서 웃타나사나에서처럼 몸을 앞으로 굽힌 다음, 가슴을 앞쪽으로 스트레칭하면서 엄지 발가락을 걸어서 위로 잡아당긴다. 그런 다음, 아래로 굽혀서 팔꿈치를 서로 밀면서 이완하고 어깨뼈를 등 아래쪽으로 내린다. 파다하스타사나 자세를 위해서는, 같은 지시를 사용하되 손바닥을 발 아래에 두도록 하고, 발가락을 손목에, 손가락을 뒤꿈치에 대도록 한다.

주의와 강조해야 할 부분

웃타나사나 자세로 시작한다. 다리를 통해서 에너지를 방사하면서 발을 단단하게 바닥에 닿게 하고 다리에 힘을 준다. 대퇴골을 안쪽으로 회전하면서 치골을 뒤쪽 뒤로 최대로 당겨준다. 그리고 흉골을 바닥으로 향하게 하면서 이완한다. 뒤꿈치로 바닥에 닿으면서 무게 중심을 앞으로 가져가도록 한다. 다리에 힘을 주고 움직이면서 척추를 이완한다.

웃티타 하스타 파단구스타사나 A (한다리 서서 엄지발가락 잡고 앞으로 당기기 자세, Utthita Hasta Padangusthasana A)

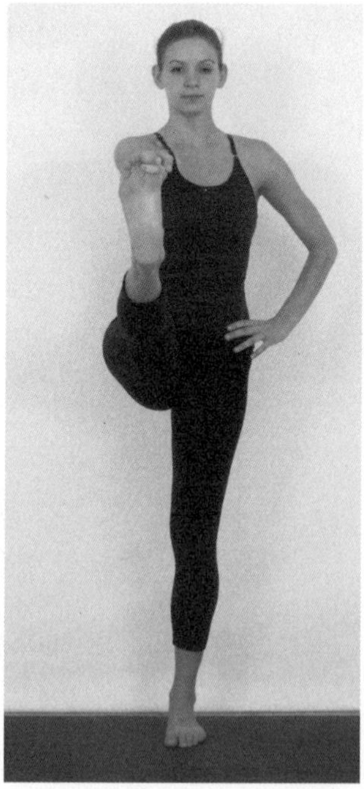

주요 위험 요소

서있는 다리의 안정성, 들린 다리의 슬와근 및 허리.

아사나 지도법

벽을 지지대로 사용한다. 웃티타 하스타 파단구스타사나 A 자세에서 시작한 다음 브르크사사나 자세를 취한다. 학생들에게 강조할 점은 다리를 완전히 측면으로 들어올리는 것 보다 다리와 힙의 높이를 유지하고, 골반 중립성을 잘 유지하는 것이 더욱 중요하다는 것이다. 들려진 다리의 발에 끈을 이용해서 하는 방법도 있고, 무릎을 고정시켜 허벅지를 외전시킬 때 계속 굽혀진 상태를 유지할 수도 있다.

주의와 강조해야 할 부분

서있는 다리를 통해 아래로 바닥에 닿고, 지지하는 힙, 척추를 통해서 에너지를 느끼면서 정수리를 통해 빠져나가도록 한다. 가슴을 활짝 열고 들려진 다리의 반대편을 어깨넘어로 응시하면서 다리를 외전하면서 밖으로 이완한다. 호흡과 시선을 안정시킨다.

아르다 바드하 파드못타나사나(전굴자세에서 등뒤로 엄지발가락 잡기 자세, Ardha Baddha Padmottanasana)

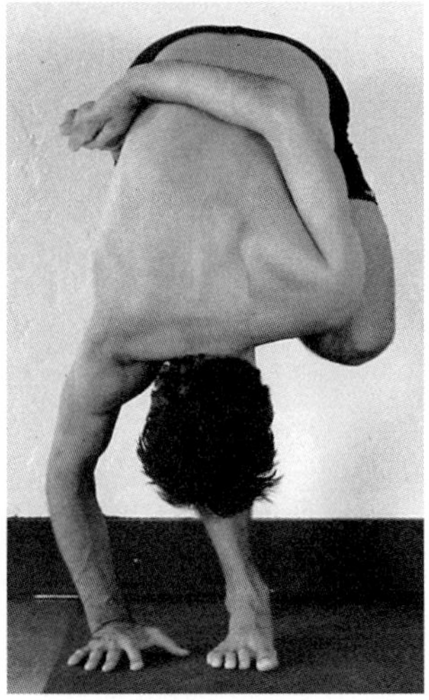

주요 위험 요소

연꽃 자세를 취하는 다리의 무릎, 서있는 다리의 안정성, 슬와근 및 허리

아사나 지도법

타다사나에서 시작하여 오른쪽 무릎을 올리고, 무릎 아래의 다리를 약간 흔들어주듯이 하다가, 오른쪽 발 뒤꿈치를 왼쪽 힙쪽으로 당긴다(ASIS). 오른쪽 안쪽 서혜부 부분을 통해 힘을 빼면서 오른쪽 무릎이 연꽃의 반쪽 모양의 자세를 취하면서 아래로 내려올 수 있게 한다. 오른손을 등 뒤로 덜려서 연꽃 자세의 발을 꽉 잡는다. 왼쪽 팔을 위로 곧게 올려서 편 다음, 천천히 앞으로 굽혀 아래를 향하게 하는데 웃타나사나 자세를 취한다. 숨을 들이마시면서 아르다 웃타나사나 자세를 취하면서, 들어올린 다음 숨을 내쉬면서 다시 아래로 굽혀서 5에서 8번까지의 호흡을 참는다. 일어나면서 숨을 들이마시면서 몸을 들어 아르다 자세를 취하고 숨을 내쉬면서 복부가 척추쪽으로 붙는듯한 느낌을 가지도록 한다. 지지감을 의지하면서 숨을 다시 들이마쉬면서 서있기 자세를 유지한다.

주의와 강조해야 할 부분

서있는 다리는 힘을 주어 안정감있게 한 다음, 무릎을 굽혀서 슬와근과 허리 부분에 무리가 가지 않도록 한다. 연꽃 자세를 취하는 다리에 신경을 많이 써야 하는데, 특별히 앞으로 굽힐 때 조심한다. 이 때 무릎이 비틀어질 수 있는 위험성이 높기 때문이다.

세련된 몸통 (CORE REFINEMENT)

피트니스 세계에서 널리 알려진 생각 중에, 가장 이상적인 복근이 "식스 팩 복근"이라고 하는 것이다. 이 복근은 4장에서 다루어진 복부 중추 근육중에서 가장 눈에 잘 띄는 부분이다. 그렇지만 이 부분이 지나치게 계발되고, 경직되면, 이러한 직근(rectus) 복부 근육은 경직성과 척추 문제의 근원이 되고, 잘 계발된 중추 부위에서 찾아볼 수 있는, 부드럽고 편안한 면이나, 자연스럽고 우아한 모습, 편하고 안정적인 모습이 사라지게 된다. 아나 포레스트(Anna Forrest)가 오래전부터 강조해온 말대로, 우리 모두는 감정적으로나 육체적으로나 경직되어 있거나, 긴장된 것이 부드러워지기를 원한다. 이것은 우리의 깊은 내면의 염려를 꽁꽁 싸매는 것이 아니라, 깊이 풀어놓을 수 있기 때문이다. 학생들에게 강조해야 할 점은 요가란 공간을 크게 창조하는 것이고, 우리가 지향하는 것은 복부 부분을 강하지만, 부드럽게 계발시키는 것이며 깨달음을 내면으로 깊게 젖어들게 하면서 밖으로는 에너지를 계속 방사하는 것을 배워야한다는 것이다. 몸통 부분의 근력이 강화되고, 열리고, 계발되면, 바로 그 부분이 균형, 안정성, 편안함과 가벼움의 근원이 된다.

몸통 부분에 대해 보다 폭넓은 관점을 가지고, 학생들에게 발의 가운데 아치부분에서 시작하여 다리를 타고 쭉 올라가서, 골반 부위에 이르다가, 척추를 타고 계속 올라가 정수리를 통해서 나가는 시각적 이미지를 제시해준다. 전반적인 아사나 수행 과정을 통해서 학생들이 활발하게 이러한 확장된 몸통쪽으로 에너지를 흡수하고, 공간을 만들어내기 위해 그 에너지를 방사해 나가게 할 수 있도록 격려한다. 이러한 에너지의 감수성을 깨우기 위해서는 중요한 에너지 동작인 파다 반다와 물라 반다를 참고한다. 이러한 동작 전체는 세련된 몸통의 핵심에 있는 근육들을 강화하고 계발하는 것을 도와주며, 더욱 자세한 몸통 아사나 수행을 더욱 쉽고 간단하게 접근할 수 있도록 한다.

여기에서 우리는 골반과 척추에 연결된 상체의 아랫부분을 지지하는 앞쪽 부분의 근육을 강화하는 아사나에 집중하려고 한다(아사나를 시작하거나 마무리할 때의 백밴드의 수축 및 다양한 역동적인 움직임은 근육들을 더욱 강화시키면서, 몸의 뒤쪽 부분으로부터 지지감을 준다). 이러한 아사나들은 임신중인 학생들에게는 금기 동작이며, 허리 부분(요추)이 건강한 학생들만이 조심스럽게 수행할 수 있다.

자타라 파리바르타나사나(누워 양다리 위로 들기 자세, Jathara Parivartanasana)

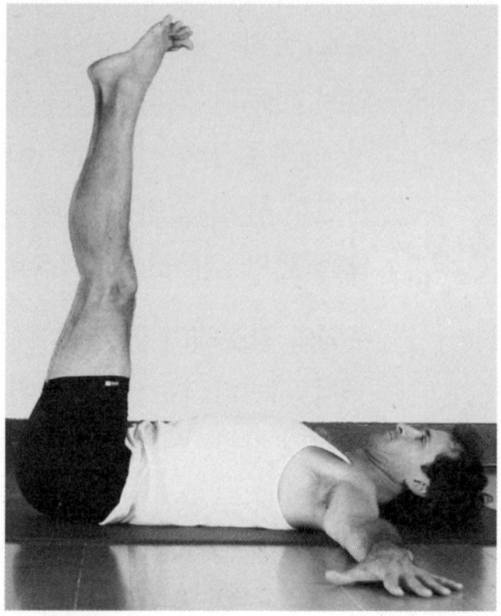

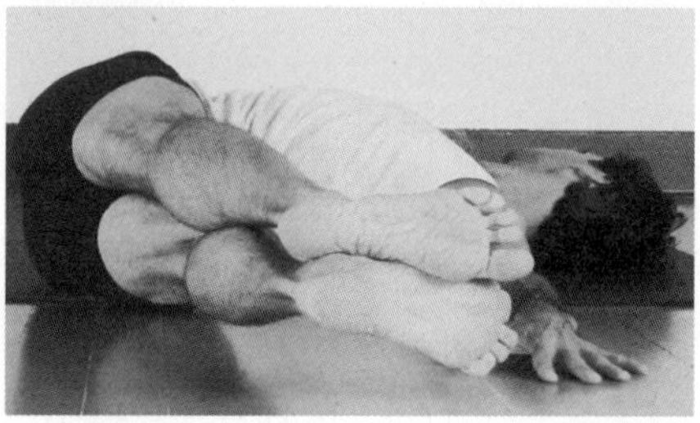

주요 위험 요소

허리(요추) 및 목.

아사나 지도법

본 아사나의 기본 형태는 헬드 트위스트(Held Twist: Supta Parivartanasana)나 복부 코어 강화 동작으로 시작한다. 팔을 바깥으로 십자가처럼 펴면서, 손바닥은 아래로 지그시 힘을 주어 내린다. 번갈아가면서 다리를(또는 무릎을 굽혀서) 앞뒤로 움직이거나, 좌 · 우로 움직인다. 이 때 시선은 다리의 반대편을 향해 움직여야 하고 무릎이나 다리는 바닥에 닿지 않아야 한다. 숨을 들이마시면서, 다리를 펴고, 숨을 내쉬면서 다리를 다시 몸통 중심으로 올린다.

주의와 강조해야 할 부분

다리를 움직이면서 어깨와 손바닥을 아래로 힘을주어 누른다. 허리(요추) 부분이 편안함을 느끼는 선에서 회전을 실시한다.

요가 자전거 자세(Yogic bicycles)

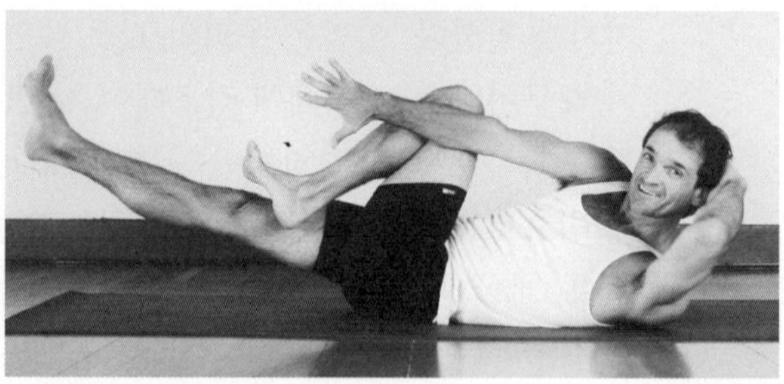

주요 위험 요소

허리(요추)

아사나 지도법

아파나사나에서 시작하는데, 손가락으로 두 손을 깍지 끼어 머리 뒤에 둔다. 숨을 내쉬면서, 상체를 말아 올리듯이 하면서 양 팔꿈치를 무릎을 향해서 당긴다. 이 때, 오른쪽 다리를 1피트 정도 바닥에서 떨어진 채 힘을 주어 곧게 펴고 동시에 오른팔을 오른쪽 다리 위로 이완한다. 오른팔을 왼쪽 무릎과 엇갈리게 놓고 팔꿈치를 당기면서 숨을 완전히 내쉰다. 숨을 들이마시면서 릴리스 다운하면서, 무릎을 들어 가슴으로 당기고 머리와 팔꿈치는 바닥을 향한다. 반대편도 같은 동작을 하고, 한 동작에 1분에서 3분까지 지속한다.

주의와 강조해야 할 부분

복부를 통해서 낮은 자세로, 깊고 넓게 천천히 움직이면서 동작을 지속하도록 강조한다. 동작을 몇 번 했느냐가 중요한 것이 아니라 천천히 안정적으로 동작하는 것이 더 중요하다는 점을 알려준다. 호흡과 함께 동작해야 한다.

골반 들기 자세 (Pelvic tilts)

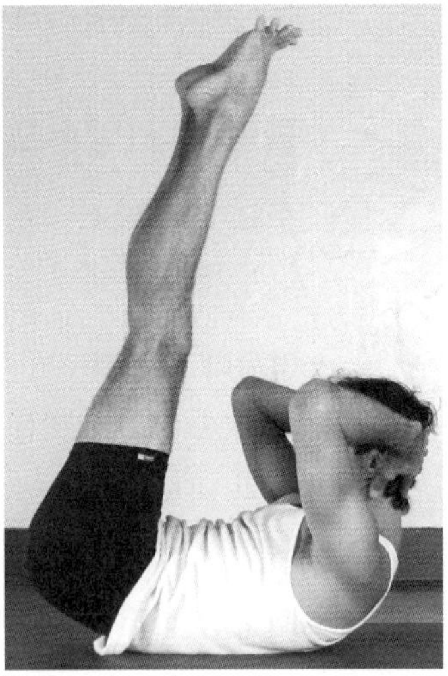

주요 위험 요소

허리(요추)과 목.

아사나 지도법

아파나사나에서 시작하여, 양 다리를 위로 쫙 펴고, 손가락을 서로 깍지껴서 두 손을 보아 머리에 댄다. 두 다리를 수직으로 유지하면서 숨을 내쉴 때, 팔꿈치를 무릎쪽으로 당기되 다리의 자세가 바뀌지 않도록 한다. 등의 윗부분과 어깨를 들린 상태를 유지하며 숨을 내쉴 때마다, 매우 천천히, 부드럽게 꼬리뼈를 말아올리듯이 하고 숨을 내쉴 때는 휴식 후 내린다. 5번에서 25번 정도 반복한다.

주의와 강조해야 할 부분

학생들은 꼬리뼈를 들어올리는 동작을 강조하기 쉽다. 펠빅 틸트를 너무 세게 하려고 하기 보다는 천천히 부드럽게 동작하는 것을 상기시킨다. 팔꿈치를 당겨주는 것보다는 다리를 수직으로 유지하는 것을 더욱 강조한다.

파리푸르나 나바사나 & 아르다 나바사나 (보트 자세, Paripurna Navasana and Ardha Navasana)

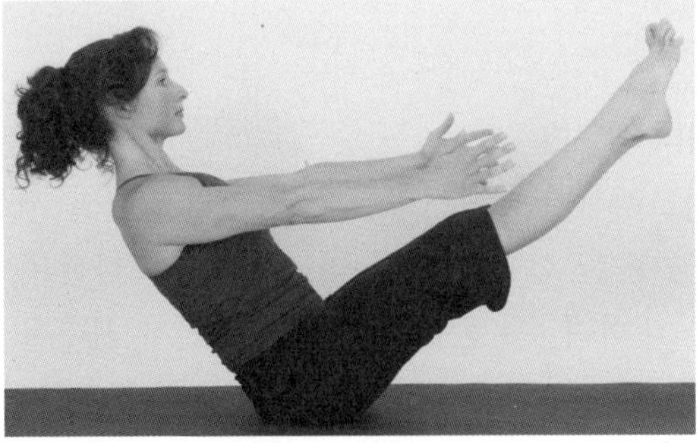

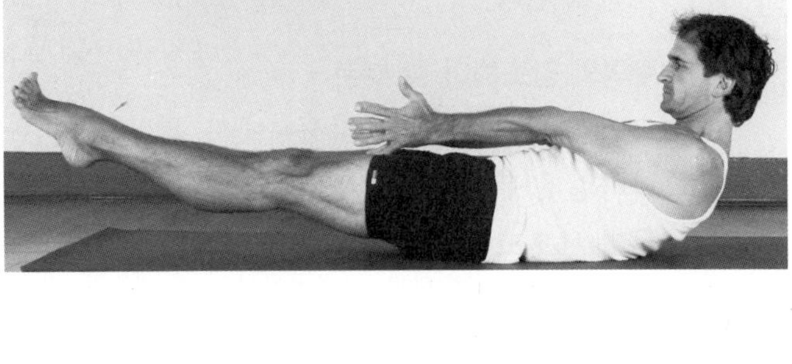

주요 위험 요소

허리(요추)와 사타구니(서혜부분)

아사나 지도법

단다사나 자세에서 시작하여, 한쪽 뒤꿈치를 뒤로 힙쪽으로 밀고, 뒤꿈치가 같은 쪽의 힙아래 가게 하여 무릎을 고정하면서 반듯이 앉은 자세로, 골반이 앞쪽으로 회전하는 것을 받혀준다. 다음에 다른 쪽 뒤꿈치를 당겨와 힙 아래 두어, 양쪽 무릎을 힙 아래 고정시킨다. 이때 약간 뒤쪽으로 기댄다. 무게 중심을 좌골의 앞쪽으로 유지하며, 천천히 발을 바닥에서 들어올리고 마지막으로는 다리를 쫙 펴서 발가락의 높이를 눈의 높이에 오도록 든다. 척추는 완전히 눕히지 않는다. 점차적으로 손의 잡는 힘을 빼고 마지막으로 팔을 앞으로 이완한다.

주의와 강조해야 할 부분

척추와 넓은 심장 중추와 관련있는 골반 중립성을 강조한다. 다리를 뻗을 수 있다면, 발의 볼들을 바깥으로 누르고 발가락을 쫙 뻗어서 허벅지를 안으로 스파이럴한다. 아르다 나바사나를 위해서 허리를 바닥 쪽으로 이완하고, 손바닥을 가슴으로 모아 안잘리 무드라 자세(기도하는 자세)를 취하고, 무릎은 안으로 굽히거나 다리를 쫙 펴서 1피트 정도 바닥에서 뜨게 한다. 더욱 난이도를 높이려면 카팔라바티 프라나야마를 추가한다.

톨라사나(양손으로 둔부들기 자세, Tolasana)

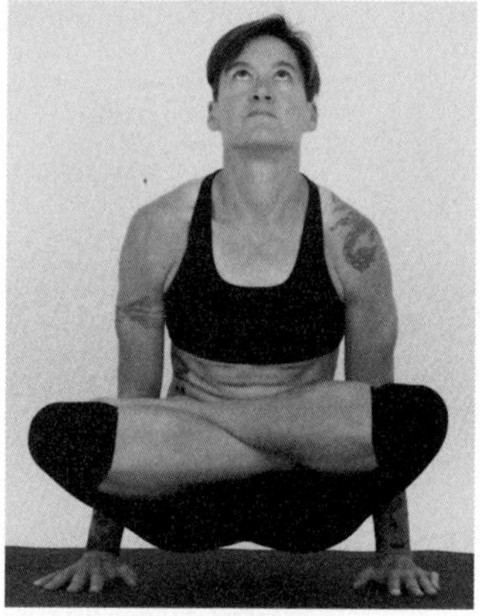

주요 위험 요소

무릎과 손목

아사나 지도법

파드마사나 또는 숙하사나(가부좌를 튼 자세)로 시작한다. 양 손을 힙 옆의 바닥에 둔다. 시선은 위를 향하여 보고 숨을 내쉬면서 양 손을 바닥에 대고 힘을 주어 바닥을 떠서 몸이 들리도록 한다(노력이라도 해본다!). 호흡을 하면서 자세를 유지한다.

주의와 강조해야 할 부분

바닥에서 수직으로 위로 올라가는데 집중한다. 강도를 더하려면, 카팔라바시 프라나마마를 실시한다.

롤라사나(양무릎 접어서 양손으로 들기 자세, Lolasana)

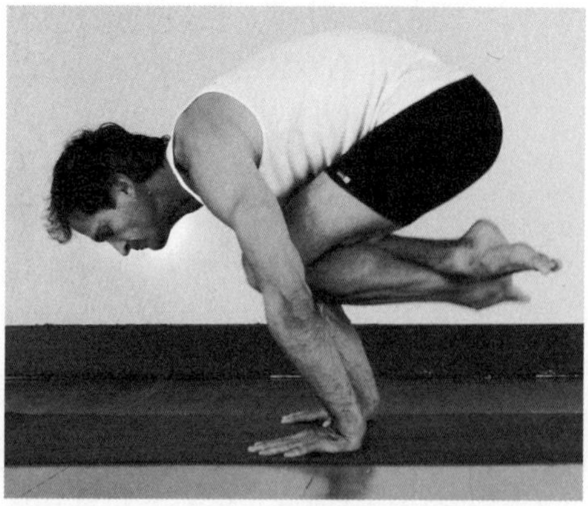

주요 위험 요소

손목

아사나 지도법

바즈라사나에서 시작한다. 양쪽의 발목을 서로 엇갈리게 하고 양 손을 허벅지 옆의 바닥에 둔다. 시선은 위로 향하면서 숨을 내쉬며, 두 손을 아래로 누그면서 척추를 아치형으로 굽힌다. 무릎은 가슴쪽으로 끌어당기고 뒤꿈치는 꼬리뼈 쪽으로 향하게 한다.

주의와 강조해야 할 부분

연습을 할 때는 단다사나에서 톨라사나, 롤라사나를 거쳐 차타랑가 단다사나로 물 흐르듯이 연결하여 연습한다. 고급 단계인 경우에 롤라사나에서 아드호 무카 브르크사사나로 변형해도 된다.

팔의 균형 (ARM BALANCES)

손을 사용해서 전체 몸의 균형을 잡는 것은 완전한 정신 집중을 요구하며 학생들로 하여금 아사나 수행 시 깊은 다라나의 경지를 느끼도록 한다. 팔로 균형을 잡는 것은 또한 깊게 내재된, 완벽하게 자연스럽게 생겨나는 넘어짐의 공포를 느끼게 한다. 이 공포는 자아와 적어도 자기 자신의 통제력을 나타내고자 하는 욕구와 매우 밀접하게 연결되어 있다. 자신감과 겸손함을 계발하는데 팔로 균형을 잡는 동작이야말로 가장 최고의 아사나 동작이다 (Sparrowe 2003). 대부분의 학생들이 적어도 몇 개의 팔 균형 동작은 매우 어렵다고 느끼기 때문에, 이런 아사나는 유머 감각과 즐거운 마음으로 수행 자체를 실험해 볼 수 있는 놀라운 기회가 된다. 모든 아사나와 마찬가지로, 인내와 연습이야 말로 이 동작을 더욱 쉽고 지속적으로 할 수 있게하고, 인내하지 못하면 예외없이 절망하거나 부상을 초래하게 된다.

학생들은 반드시 팔라카사나, 차타랑가 단다사나 및 아드호 무카 스바나사나를 적어도 1년간을 수행하여 손목, 팔과 어깨의 힘을 길러 양손에 무게를 더 실을 수 있도록 준비시킨다. 손목은 모든 팔균형 잡기 동작에서 가장 위험요소가 높은 부분이다. 터널 증후군처럼 갑자기 손목에 통증을 느끼는 경우에는 팔균형 동작만 있는 자세를 취해서는 안된다. 약한 통증을 느끼는 경우라 할지라도 손목에 가하는 압력을 최소화하고, 고통이 사라질때까지 손목 지지대를 착용한다. 팔균형 동작을 전체 수행 동작에 군데 군데 삽입하든지, 아니면 아사나의 한 종류로 분류하여 한꺼번에 가르치든지, 11장에 나와있는 손목 치료 운동을 실행하도록 한다. 바닥에 손바닥을 평평하게 둘 때나, 전박을 접질림이나 고통없이 바닥에 수직으로 세울 때에는 손목이 충분히 늘어날 수 있도록 한다. 약하고, 불안정한 타박상을 입은 어깨를 가진 학생들은 11장에서 다루어진 건강한 어깨만들기 프로그램을 실행하도록 하며, 어깨의 보호대는 아드호 무카 스바나사나를 고통없이 2분 동안 유지할 수 있는 충분한 안정성과 유연성을 개발할 때까지 지속한다. 이후에 더욱 강도 높은 어깨 근육을 사용하는 팔균형 프로그램을 실행할 수 있다. 어깨가 완전하게 굴절되지 않으며 아드호 무카 브르크사사나나 핀차 마유라사나를 시행할 때에, 척추가 바나나 모양으로 휘어지는 중요 요인이 또한 될 수 있다.

손목, 팔 및 어깨의 힘과 안정성에 따라서, 팔균형을 잡는데는 복부의 코어 근육이 요구됨을 알아야 한다. 10장에서 다루어진대로, 팔균형 동작 이전에 복부 운동을 하면 학생들은 중추로부터 들려지고 방사되는 느낌을 더욱 창출할 수 잇다. 그러나 팔균형 잡기는 또한 중추 부분에 부드러움을 요구하며, 주의를 끄는 자세를 요구하지 않는다. 이렇게 활발한 동작와 중추를 통과하며 퍼지는 것 사이에 균형을 찾는 것이 손으로 몸의 균형을 잡는데 중요한 열쇠중의 하나이다. 이것은 아드호 무카 브르크사사나에서 더욱 명확하게 나타나는데, 강한 중추 근육인 몸의 중추를 안정화하지만, 경직된 코어 근육은 특별히 요근(psoas)이나 복직근들은 힙과 척추가 완전히 늘어나는 것을 제한한다. 이것은 학생의 척추가 바나나 모양으로 휘어지는 것을 더욱 악화시킨다.

팔균형 잡기를 소개할 때에는, 각각의 아사나 수행 마무리 부분에 다루어진 간단한 준비 동작으로 시작한다. 학생들에게 두세번 정도 각각의 팔균형 동작을 연습해 보는 기회를 주도록 한다. 한번씩 시도해 볼 때마다 어떤 일이 일어나는지 주의깊게 관찰해 보도록 한다. 어디에서 무게감을 느끼는가? 시선이 어디에 두는가? 호흡의 흐름은 어떤가? 어떤 계기로 아사나를 마무리하게 되는가? 무엇을 생각하는가? 어떤 느낌인가? 학생들이 아사나를 수행할 때마다 어떤 일이 일어나는지 주시해 보도록 격려하면서, 점차적으로 동작을 다듬어가면서 아사나를 보다 단순하고, 안정적이고 재미있게 만들어갈 수 있게 한다.

바카사나 (두루미 자세, Bakasana)

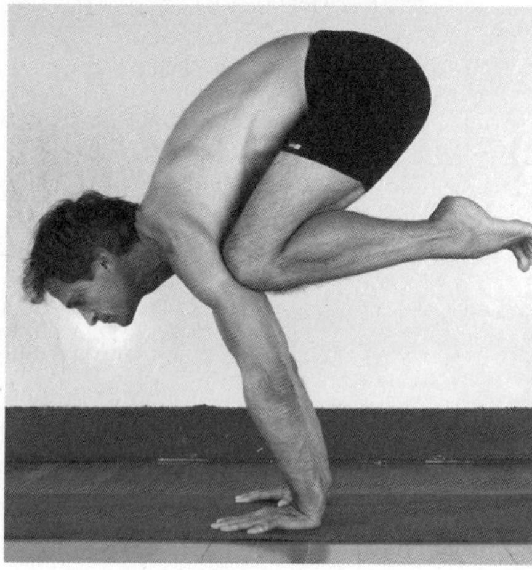

주요 위험 요소

손목과 어깨

아사나 지도법

학생들이 스쿼트 자세(squat)를 취하게 하고 양쪽 무릎 사이를 벌린 후, 양 발 뒤꿈치를 들어올린다. 양 팔은 가능한 앞으로 늘여서 이완하고 척추, 어깨, 팔을 이어서 이완한다. 그런 다음, 팔꿈치를 정강이 바깥으로 당긴 다음, 양 손을 어깨 밑으로 밀어 넣어서, 무릎을 가능한한 팔과 어깨 높이만큼 오도록 한다. 무릎을 팔과 어깨쪽으로 꽉 잡아당기면서, 복부를 가능하면 힙의 높이에 맞추어 들어 올리면서, 양손과 발에 단단히 압박을 가한다. 앞으로 기대듯이 하여 무게 중심을 더욱 손으로 가게한 다음, 왼발과 오른발을 번갈아 사용하여, 바닥에서 리프팅하는 시도를 해보다가 마지막에는 양쪽 발을 함께 당겨 엉덩이쪽으로 들어올리고, 양 팔은 쭉 편다. 공포심을 줄이기 위해서 얼굴 밑 쪽으로는 담요를 여러장 포개놓는다.

주의와 강조해야 할 부분

손바닥은 계속 뿌리박기 자세로 지탱하며, 숨을 내쉴 때마다 복부를 척추쪽으로 새롭게 들어올리고, 그 동안 치골을 뒤쪽 위로 당긴다. 시선은 일정하게 머리 바로 아랫 부분의 지점을 응시한다. 이 자세가 안정되면 차타랑사 단다사나 자세로 곧바로 떠 있도록 해서 이동한다. 떠 있는 동작을 할 때에는 흉골이 수평선을 향해 이동하는 느낌으로 한다. 양손으로 더욱 굳건하게 뿌리박기하고, 숨을 내쉴 때에는 다리를 곧바로 뒤로 뻗고 팔꿈치는 차타랑카 자세를 위해 굽히도록 한다.

파르스바 바카사나 (옆으로 한 두루미 자세, Parsva Bakasana)

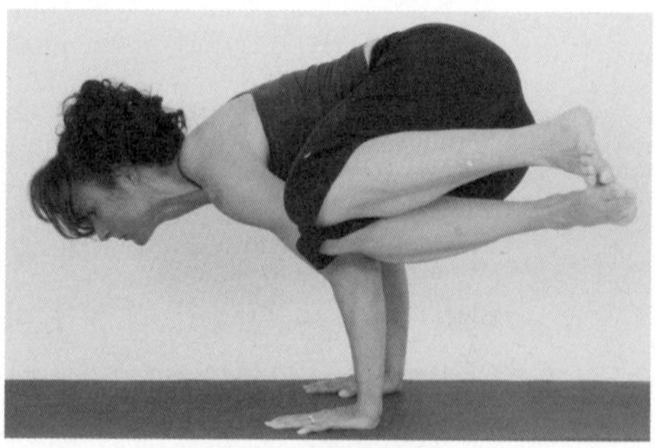

주요 위험 요소

손목, 어깨, 허리(요추) 및 목.

아사나 지도법

바카사나를 위해서는 스쿼트 자세를 취한다음 손가락을 바닥에 대고 힘을 주어 높이 몸을 들린다. 다리는 반만 곧게 뻗고, 상체를 비틀고, 양쪽 무릎은 왼쪽으로 움직이고 다시 스쿼트 자세로 돌아간다. 그런 다음 왼쪽 팔을 위로 뻗고 무릎을 뒤로 빼서 누르고 왼쪽 팔을 오른쪽 무릎에 엇갈려서 닿게 한다(복부를 위로 당기고 허벅지에 엇갈리게 한다). 그런 다음 왼손을 바닥에 놓고 양 손을 차타랑가 단다사나 자세처럼 위치시킨다. 양 손으로 바닥에 뿌리박기 한 후에 흉골을 들고, 발가락을 조금씩 앞으로 움직이면서 몸무게를 완전하게 양손에 전가시킨다. 흉골이 앞쪽으로 이동하면서 팔꿈치를 굽히고 발목을 모아 바닥에서 들어올린다.

주의와 강조해야 할 부분

손바닥은 계속 뿌리박기 자세로 지탱하며, 팔꿈치는 어깨와 나란히 두고 무릎은 나란히 모으고, 호흡과 시선을 일정하게 유지한다. 이 자세가 안정되면 드위 또는 에카 파다 코운디야사나 자세로 변형한다.

드위 파다 카운디냐사나(Dwi Pada Koundinyasana)

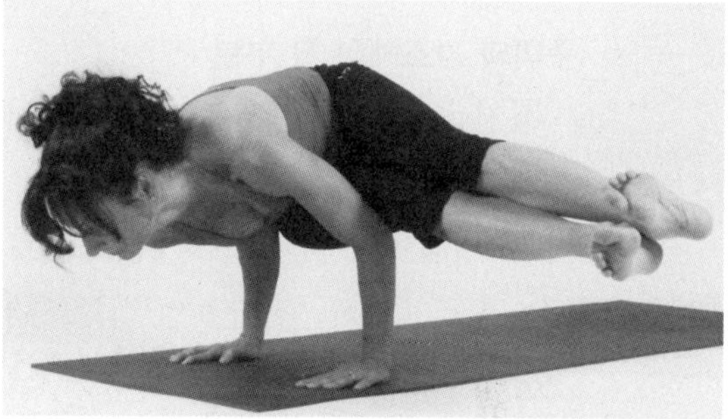

주요 위험 요소

손목, 어깨, 허리와 목 부분

아사나 지도법

파르스바 바카사나 자세에서 시작하여, 양쪽 무릎과 발목들을 모으면서, 두 다리를 양쪽 측면으로 쭉 이완한다.

주의와 강조해야 할 부분

손바닥을 통해서 뿌리박기를 하고, 팔꿈치는 어깨와 나란히 두고, 무릎을 나란히 모으고, 호흡과 시선은 안정되게 유지한다. 발가락들을 쫙 펴면서, 발꿈치를 통해서 강하게 누른다. 이 자세가 안정되면 에카 파다 카운디냐사나 자세로 전환한다.

부자피다사나(Bhujapidasana)

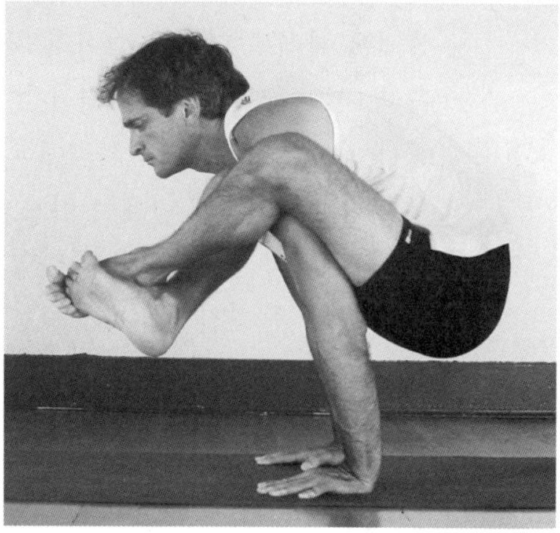

주요 위험 요소

손목, 어깨 및 허리(요추).

아사나 지도법

아드호 무카 스바나사나 자세에서 시작하여, 개구리 앉는 자세로 팔을 양 손 주변에 둔다. 손목과 손바닥을 뿌리박기 한 자세에서 양 손을 최대한 뒤로 뺀다. 무릎은 어깨와 닿도록 한다. 무릎을 팔 위쪽과 어깨로 강하게 당기면서 힙을 살짝 바닥쪽으로 내리면서 발을 바닥에서 떼어놓는다. 그런 다음 발목을 서로 엇갈리게 위치시킨다.

주의와 강조해야 할 부분

무릎이 어깨에 위치해 있을 때, 발 뒤꿈치를 엉덩이쪽으로 당기고, 정수리 부분을 바닥쪽으로 당긴다. 백 업 자세로 전환하기 전에 숨을 5번이나 그 이상 참고 있는다.

팃티바사나 (Tittibhasana)

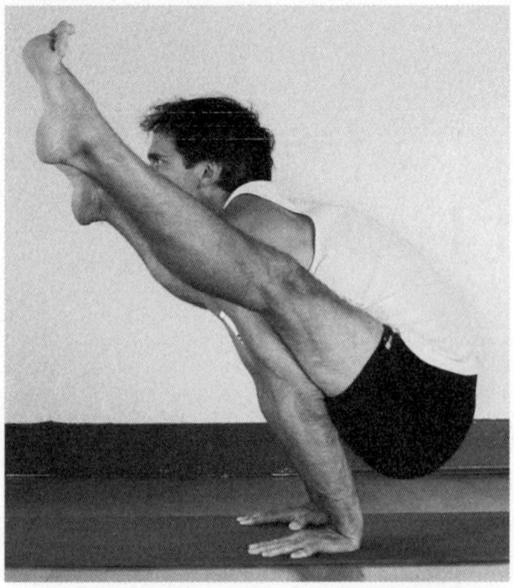

주요 위험 요소

손목, 어깨, 지나치게 늘어나는 경우는 팔꿈치에 부상의 위험이 있다. 허리(요추), 슬와근.

아사나 지도법

부자피다사나(Bhujapidasana) 자세로부터 시작하여, 천천히 다리를 곧바로 펴고, 이 때, 발가락을 펼치고 발꿈치를 통해서 에너지를 방사한다.

주의와 강조해야 할 부분

검지 손가락의 관절부분을 통해서 단단하게 뿌리박기 하면서 손목에 특별한 주의를 기울인다. 중급 정도의 실력을 가진 학생들을 바카사나로 전환할 수도 있다. 이 때 발꿈치는 바깥으로, 뒤로, 위로 당기면서 힙을 들어올린다.

아드호 무카 브르크사사나 (Adho Mukha Vrksasana)

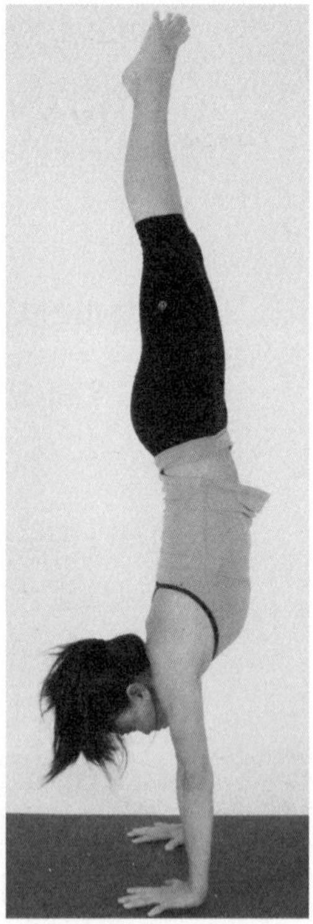

주요 위험 요소

손목과 어깨.

아사나 지도법

벽을 사용해서 다음과 같은 세가지 단계로 본 자세에 들어가도록 한다. 첫 번째 단계는 (아래로 향하는 강아지 자세)와 같은 L자형 자세인데, 두 손을 벽에 대고 발을 바닥에 댄 상태로, 번갈아가면서 한쪽 다리를 위로 쳐드는데, 그 동안 상체는 아래로 향하는 강아지 자세와 동일한 자세를 취한다. 두 번째 단계는 양 손을 어깨아래에 가게 하면서, 바닥에 두는 L자형 자세로서 이 때, 첫 번째 단계에서 양 손을 기대었던 위치에 양 발을 두고, 번갈아가면서 한쪽 다리를 곧게 펴서 올린다. 세 번째 단계는 아드호 무카 스바나사나로서 양 손가락을 벽에서 5인치 정도 거리를 둔다. 한쪽 다리를 뒤로 뺀다음 올리는데, 계속 힘을 준 상태로 곧게 편다. 들려진 다리를 위쪽으로 스윙하면서 다른쪽 다리로 힘차게 바닥을 차고 올린다. 다리를 힘차게 차고 올리는 그 순간에, 그 다리에 힘을 주어 곧게 편 다음 머리 위에 있던 다른 다리도 당겨서 위로 올린다.

주의와 강조해야 할 부분

아드호 무카 스바나사나 자세에서는 양 손에 힘을 주어 바닥에 단단히 고정시키면서, 먼저 발의 관절을 구부린 상태에서, 다리와 뒤꿈치를 곧게 뻗은 다음, 발꿈치를 단단히 바닥에 고정시킨다. 몸통의 복근 부분을 길게 깊숙히 당기면서 어깨뼈를 활짝 펴고 아래로 향하는 강아지 자세로 마무리한다. 이 때 복부는 상체와 골반을 지지하는데 사용하고, 늑골을 피부와 멀어지게 하고, 꼬리뼈와 치골을 위로 당겨주면서, 물라 반다를 적용하고 대퇴골을 안쪽으로 돌려주면서 호흡한다.

핀차 마유라사나 (Pincha Mayurasana)

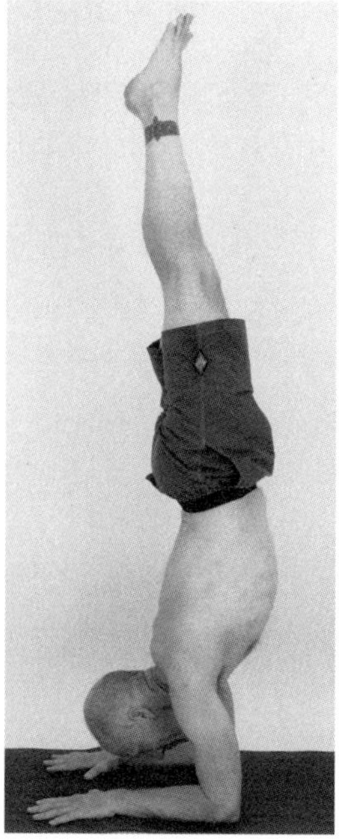

주요 위험 요소

손목, 어깨, 허리(요추) 및 목

아사나 지도법

아드호 무카 브르크사사나를 소개하면서 설명한 것과 동일한 단계가 적용되는데, 다른 점이 있다면 전완 부분을 벽이나 바닥에 놓는다는 것이다. 전완 부분이 부적절하게 벌어지면, 검지와 팔꿈치 바로 위에 끈을 매서 그 사이에 블록을 두도록 한다. 제 3단계에서는, 어깨를 최대한 손목으로부터 멀리 떨어지도록 한다. 이 자세에서 다리를 앞뒤로 흔들면서 머리 위로 올리고, 본 자세를 유지한다.

주의와 강조해야 할 부분

핀차 마유라사나에서는 손바닥과 팔꿈치를 단단히 누른 상태로, 어깨를 손목에서 최대한 멀리 떨어지게 당기면서 꼬리뼈는 발과 천장을 향하게 한다. 대퇴골은 안쪽으로 회전시킨다.

아스타바크라사나 (Astavakrasana)

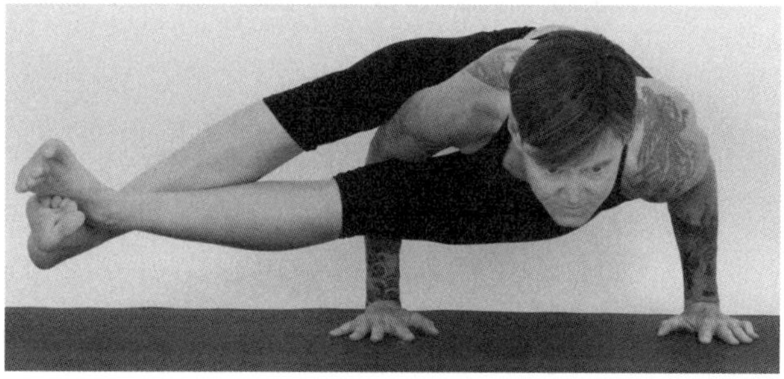

주요 위험 요소

손목, 어깨, 허리(요추)와 목.

아사나 지도법

단다사나 자세에서 오른발을 안으로 밀어넣고, 무릎을 꽉 끼게하여, 지지대로 해서 골반을 앞쪽으로 회전시키고 척추를 늘인다. 그런 다음 첫 번째는 오른발을 걸고 가슴 앞으로 그림 8처럼 돌린다. 두 번째는 팔꿈치 사이의 오른쪽 아래 다리를 살살 흔들면서, 오른발을 굽혀주고 "살살 흔들어 주기"한다. 세 번째는, 오른쪽 손바닥을 오른쪽 힙에 대고, 왼쪽 손바닥은 왼쪽 힙에 대면서, 오른쪽 팔을 앞으로 쭉 뻗으면서, 오른쪽 무릎을 오른쪽 어깨쪽으로 당긴다. 네 번째로는 왼쪽 다리를 바닥에서 들어올린 다음, 숨을 내쉬면서 양 손을 이용해서 힙을 바닥 위로 들어올립니다. 다섯 번째로, 오른쪽 발목을 왼쪽의 발목에 엇갈리게 하여, 다리를 왼쪽으로 곧게 이완한다. 여섯 번째로, 팔꿈치를 굽히되 어깨가 팔꿈치의 높이에 다다들 때까지 굽힌다.

주의와 강조해야 할 부분

손바닥으로 단단히 뿌리박기 하고, 힙을 들어올리면서, 발꿈치로 단단하게 바닥에 고정하고, 무릎을 서로 마주대고 당기고, 흉골을 앞쪽으로 당기면서 시선을 아래로(목을 향하면 쉽다) 또는 수평으로 응시한다. 에카 파다 카운디냐사나로 변형하는 것을 다음과 같이 시도해본다. 첫 번째로 팔을 곧게 펴고, 두 번째로 힙을 들어올리며 세 번째로 발을 서로 풀어주고, 네 번재로 왼발과 다리를 뒤쪽의 양팔 사이로 뺀다. 다섯 번째로 다리를 지그재그로 펴준다. 그 상태에서 차타랑가로 바꾼다.

에카 파다 카운디냐사나 (Eka Pada Koundinyasana)

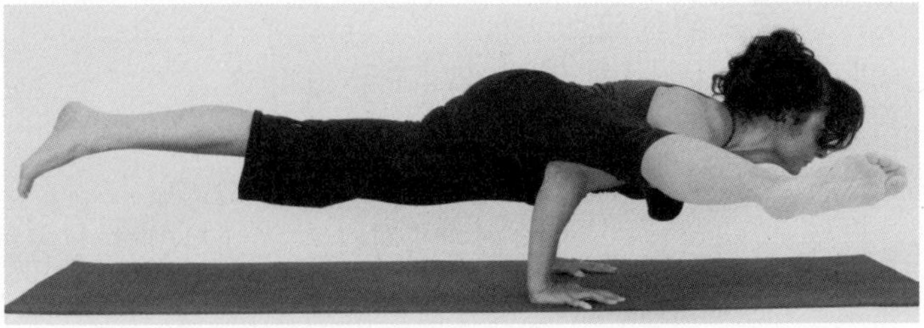

주요 위험 요소

손목, 어깨, 슬와근, 허리(요추), 서혜부

아사나 지도법

파르스바 바차사나 자세에서부터 다리를 지그재그로 벌리면서, 다리의 윗부분을 뒤로 늘인다. 그동안 가슴을 앞쪽으로 캔틸레버하면서 균형을 잡는다.

주의와 강조해야 할 부분

발꿈치를 바닥에 단단히 고정시키고 다리에 힘을 준다. 정면을 응시한다. 차타랑가로 떠 있을 때 숨을 내쉬면서 가벼운 우디야나 반다를 사용한다.

갈라바사나 (Galavasana)

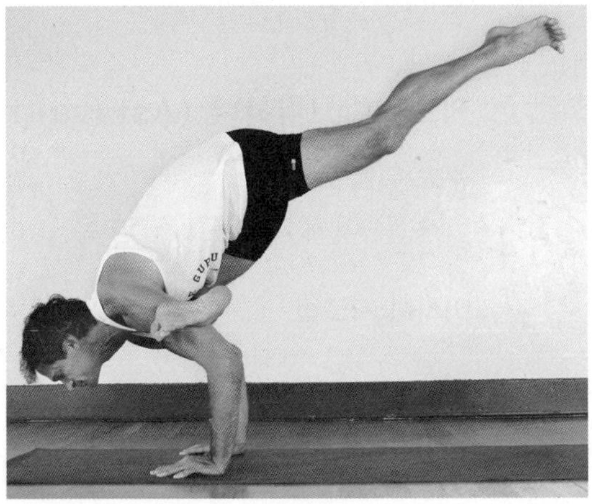

주요 위험 요소

손목, 어깨, 무릎 및 엇갈린 다리의 힙, 허리(요추)

아사나 지도법

다음과 같은 단계로 지도한다. 첫번째로 타다사나 자세에서 무릎을 굽힌 다음, 오른쪽 발목을 들어서 왼쪽 무릎에 엇갈리게 하고, 오른발을 강하게 구부린다. 두번째로 손바닥을 심장 중추에 모은다. 세번째로 손바닥을 어깨 아래로해서 바닥에 두고, 굽힌 오른발을 왼쪽 어깨에 건다. 이 때, 왼쪽 무릎은 왼쪽 어깨에 둔다. 네번째로 손바닥을 누르면서 몸의 중심이 앞쪽으로 가도록 한다. 다섯번째로 왼쪽 다리를 뒤로 해서 위로 올린다.

주의와 강조해야 할 부분

양 손으로 뿌리박기하는 동안 흉골을 앞쪽으로 당기고, 이완한 왼쪽 다리를 밖으로 쫙 뻗는다. 차타랑가로 떠 있던지 시르사사나 2로 전환한다. 이 것은 반대편 방향의 아사나로 전환하기 위한 준비과정이다.

웃타나 프라시타사나 (Uttana Prasithasana)

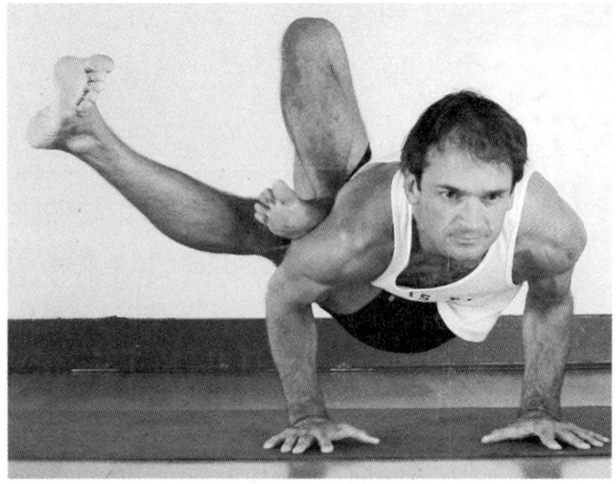

주요 위험 요소

손목, 로우 레그 힙, 어깨, 허리(요측)

아사나 지도법

갈라바사나 준비의 2단계 자세를 취한 다음 첫 번째로 왼손을 사용하여 왼쪽 무릎의 오른쪽 발목을 안정화시킨다. 두 번째로 오른쪽 상체를 사용하여, 오른팔을 위로 쭉 늘여서 스트레칭한다. 세 번째로 상체를 비틀고 오른쪽 팔꿈치를 왼쪽 아치로 끌어당긴고, 손바닥을 서로 모아서 회전을 지지한다. 네 번째로 오른쪽 어깨를 아치로 당기고, 오른손을 왼쪽 발목의 바깥 바닥에 내려놓는다. 다섯 번째로, 왼손을 오른쪽 손과 어깨 넓이로 거리를 두면서 바닥에 둔다. 여섯 번째로 팔꿈치를 구부리면서, 무게중심을 왼쪽으로 싣고, 왼쪽 다리를 왼쪽으로 이완하고 바닥으로부터 들어올리고, 가슴을 앞으로 내민다.

주의와 강조해야 할 부분

학생들의 양 어깨의 높이가 서로 같게끔 한다. 이완하는 다리를 통해서 에너지가 방사된다. 차타랑가로 플로팅한다.

바시스타사나 (Vasisthasana)

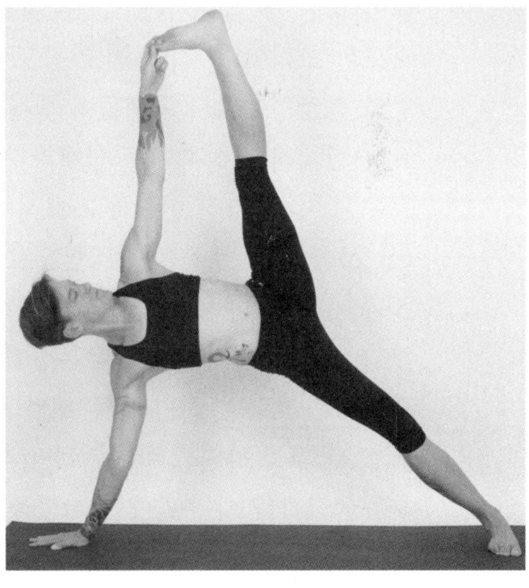

주요 위험 요소

손목, 바닥에 지지한 팔쪽의 어깨, 들어올린 다리의 슬와근, 목

아사나 지도법

팔라카사나 자세에서 시작하여, 오른손을 오른쪽 힙쪽으로 당기면서, 왼발의 바깥 부분을 끌어당긴다. 오른쪽 발목을 왼쪽 발목위에 두면서, 양쪽 발을 구부리고, 아래쪽 힙을 위로 누른다. 왼손을 사용하여 왼쪽 어깨로 뿌리박기하면서 오른발을 왼쪽 안쪽의 허벅지 위로 들어올리면서(브르크사사나처럼) 아니면 왼쪽 엄지 발가락을 걸고 왼쪽 다리를 위로 쭉 올린다.

주의와 강조해야 할 부분

왼손과 왼발의 바깥 부분을 굳게 뿌리박기 한다. 오른쪽 무릎과 다리를 들어올릴 때, 오른쪽 힙이 앞쪽이나 뒷쪽으로 움직이지 않도록 한다. 엄지발가락을 응시하면서, 벽쪽을 응시하거나 아래의 바닥을 응시한다.

우르드바 쿡쿠타사나 (Urdhva Kukkutasana)

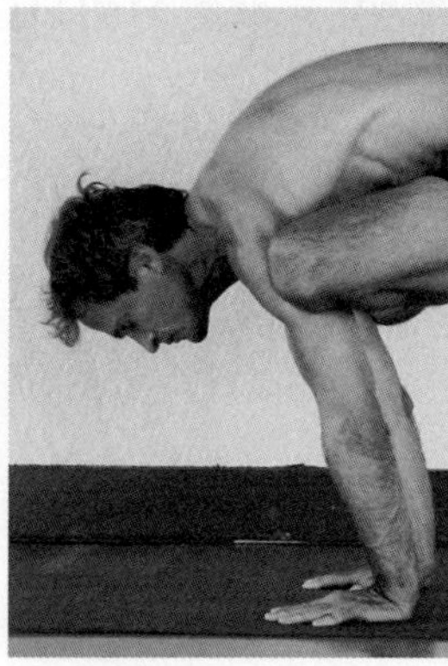

주요 위험 요소

손목, 어깨, 무릎, 허리와 목

아사나 지도법

두 가지 지도 방법이 있는데, 첫 번째 방법은 파드마사나에서 시작한다. 무릎으로 서있는 자세에서 양 손으로 바닥을 지지하고 있다가, 숨을 내쉬면서 양 손을 지지한 채로 무릎을 팔쪽 위로 들어올린다. 두 번째 방법은 시르사사나 II 자세에서 시작하는데, 다리를 파드마사나 자세로 굽혀 주고, 양쪽 무릎을 어깨 높이로 낮추면서 양 손을 누르면서 팔을 쭉 편다.

주의와 강조해야 할 부분

파다 반다, 물라 반다와 가벼운 우디야나 반다를 유지한다. 시선은 똑바로 아래를 향한다. 차타랑가 시르사사나 II 자세로 전환한다(이들 자세로부터, 파르스바 바카사나에서 비트는 자세를 취하여 파르스바 쿡쿠타사나 자세를 실험해본다).

등 굽히기 (BACKBENDS)

특별히 심장 중추, 복부, 서혜부 부위를 사용하여, 몸의 앞쪽 전체 모든 신체 부위를 깊숙히 이완해야 하는 등 굽히기는 학생들에게 열광적인 반응을 불러일으킨다. 이러한 열정은 억제하지 않는 과도한 노력이나, 겁을 먹고 중도에 포기하는 두 가지 상반된 양상을 보이는데, 이러한 상반된 감정의 불균형속에서 학생들이 형평성을 계발할 수 있는 또다른 기회가 될 수 있다. 등 굽히기의 주요한 신체적 달성목표는 신체의 전면에 걸친 모든 부위를 완전한 호흡과 에너지의 움직임에 열어두는 것이지, 가장 현란하고 화려한 자세로 등을 많이 굽히는데 있지 않다. 본 수행을 통해서 마음(심장)을 여는 부분을 강조함으로써 등 굽히기 수행을 하면서 적절한 선을 유지하는데 알맞은 노력을 기울이게 하고, 학생들이 끝까지 완성하는 느낌을 가지면서 자기 자신에 대한 열정을 느끼게 하고, 아파리가라하로서의 본성적인 내면의 조화감에 자신을 열고, 판단보다는 평가하는 정신을 강화하는 호흡을 하면서, 존재의 치유감을 느끼게 한다. 또한 학생들에게 끝없는 변화의 과정으로서 모든 것을 하나로 이어주는 접착제와도 같은 가슴의 순수한 사랑을 인식할 수 있도록 한다.

등굽히기를 시행할 때는 가슴을 여는 것에 중점을 두면서, 너무 완벽한 자세를 지향하는 것이 아니라, 성취의 수행이 아닌, 평정성의 수행, 달성이 아닌 자유를 위한 정화의 수행을 지향한다. 등 굽히기에 있어, 여러가지 다양한 측면을 살펴보면서 학생들의 수행이 안전하게 이루어질 수 있도록 한다.

- *허벅지를 안쪽으로 회전하기.* 이 동작은 타다사나 자세에서 허벅지 사이에 블록을 사용하여 효과적으로 가르치고 느끼게 할 수 있다. 세투 반다 사르방가사나에서는 블록을 뒤로 당기거나 (탄다사나), 아래로 당긴다(세투 반다 사르방가사나). 파다 반다를 적용하여 이 동작을 더

욱 강화한다.

- *엉덩이를 너무 조이지 않도록 한다.* 대신에 대둔근(gluteus maximus)의 위 (보다 수평적인) 섬유들을 부드럽게 한다. 이 부분은 수축시에 바깥으로 회전하고 허벅지를 외전시키게 된다. 이 때 척추의 기초인 천골과 장골 관절(sacroiliac joint)의 압력을 풀어주게 된다.
- *뒤로 펠빅 틸트하기:* 이 동작은 경추(lumber spine: 허리 등뼈)를 더욱 늘여주는 동작으로 하부 추간판 연골(intervertebral disk: 흔히 디스크라 부름)의 압력을 줄여주고, 등굽힘 동작을 척추 위까지 함께할 수 있게 도와준다. 학생들에게 전면 아래쪽의 갈비뼈 방향으로, 전상장골극(anterior superior iliac spine:ASIS)를 굽히도록 지시한다.
- *척추를 사용해서 보다 강도높은 척추 확장과 늘이기.* 척추 부위를 따라 이완한 뒤에, 척추를 가능한한 길게 늘여서 확장한다.
- *집중적으로 흉추(thoracic spine:가슴 등뼈)를 사용하여 등 굽히기.* 척추에 붙어있는 갈비뼈들과 근육들은 척추과의 구조와 연결되어 있어서 척추의 늘임과 확장에 제한을 주고, 요추와 경추 부분이 지나치게 굽어지게 한다.
- *경추의 확장.* 경추가 중립적 위치를 유지하도록 하면서, 흉추(thoracic spine: 가슴 등뼈)를 사용하여 등을 최대로 굽힌 후에야 경추를 늘이도록 한다.
- *어깨뼈의 아래끝을 안쪽으로 당기면서 심장 위로 당기기.* 이렇게 함으로써 등굽힘 상태에서 흉추의 사용이 극대화되고 심장 중추가 더욱 열린다.
- *흉골을 위로 들기.* 이 동작은 심장 중추에 더 깊은 확장을 가져온다.
- *호흡을 안정되고 부드럽게 유지하기.* 심장을 통해서 긴장되는 부위로 에너지가 이동하듯이 호흡한다.

이러한 기술적인 요인들이 등굽힘 동작의 수축, 당기기, 지지하기 동작에 적용되고 이러한 각각의 동작들은 저마다 중요한 차이점과 움직임이 있다.

- *수축하는 등굽히기:* 등근육 〔특별히 척추 기립근과 다열근(spinal erectors, multifidi)〕은 중력을 극복하기 위해서(살람바사나 A에서 위로 들리는 것과 같이) 안쪽으로 수축한다.
- *당기면서 등굽히기:* 신체의 전면에 있는 근육들은 중력을 극복하기 위해서 중심을 벗어나 수축한다(등을 굽혀 우수트라사나로 도입할 때).
- *지지하는 등굽히기:* 팔과 다리를 움직이지 않는 물체(바닥, 벽이나 다른 신체 부위)에 대고 압력을 가하여 신체의 앞부분을 이완한다(우르드바 다누라사나).

이러한 등 굽히기 동작의 분류를 통해서, 상완부(humerus)는 신전되거나(살람바사나 A, 우스트라사나, 또는 세투 반다 사르방가사나), 아니면 굴절된다(살람바사나 C, 카포타사나 또는 비파리타 단다사나). 이러한 자세들을 여러 부위를 사용하게 되고, 어깨 부분을 통해서 자세를 풀어준다(이러한 동작들과 연관된 순서는 10장을 참조)

- *어깨를 늘여주는 등굽히기:* 팔을 늘여주기 위해서는, 대흉근(pectoralis major)과 소흉근(pectoralis minor)을 이완하는 동안, 견갑골이 마름근(능형근, rhomboid), 아래쪽 등세모근(lower trapezius), 전거근(앞톱니근, serratus anterior)의 적용으로 안정화된 상태여야 한다.

- *어깨를 굽히는 등굽히기:* 어깨 굽히기는 마름근(능형근, rhomboid), 넓은 등근(latissimi dorsi), 및 대흉근(pectoralis major)과 삼두근(tricep)을 이완해야 한다.

살람바사나 A, B, C (메뚜기 자세, Salabhasana A, B, and C)

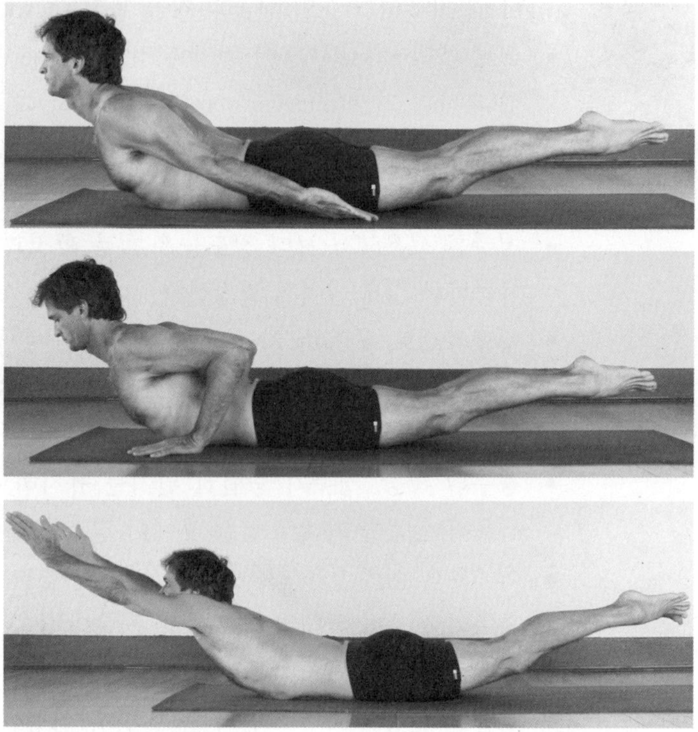

살람바사나A, B, 그리고 C

주요 위험 요소

허리(요추), 목 및 C 자세에서는 어깨

아사나 지도법

수르야 나마스카라 B 자세를 참조하면 된다. 이 자세는 세 가지 아사나의 기본 요소가 된다.

주의와 강조해야 할 부분

A 자세의 변형으로서, 손등을 단단히 바닥에 두고 지탱해주면서, 가슴을 들어올리고 가슴 등뼈는 심장을 향해 앞으로 당겨준다. C 변형 자세에서는, 어깨뼈를 등뼈에 대고 깊숙히 내리면서, 아드호 무카 스바나사나에서 처럼 넓게 바깥으로 스파이럴한다.

나라비랄라사나 (스핑크스 자세, Naraviralasana)

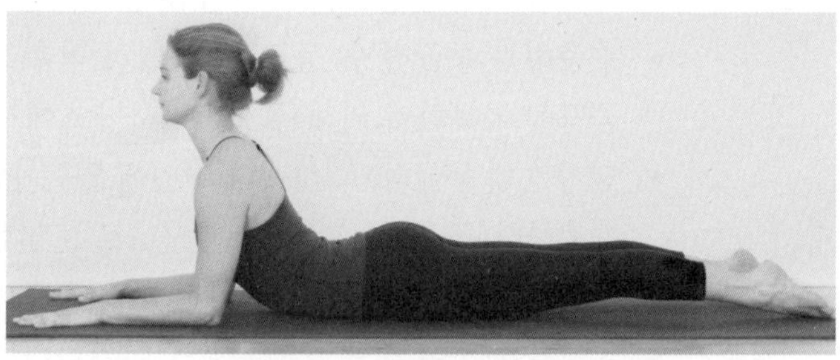

주요 위험 요소

허리(요추)와 목

아사나 지도법

납작 엎드려서 누운 다음 앞팔로 지탱하여 가슴을 일으키는데, 이 때 팔꿈치는 어깨 바로 밑에 오게하고, 두 앞팔과 손은 앞으로 뻗어 양쪽이 평행하도록 한다. 다리의 움직임도 함께 작용하는데 살람바사나 준비 동작과 마찬가지로 힙과 발로 뿌리박기하고 허벅지 안쪽은 안쪽으로 힘주어 돌린다. 엉치 등뼈(sacrum)를 발 뒤꿈치로 향하듯이 압박한다. 앞팔을 사용해서 뿌리박기 할 때에는 에너지가 등과 안쪽으로 당겨지듯이 하고, 어깨뼈를 낮추면서 가슴을 확장하고 등뼈는 앞으로 당겨서 심장으로 향하듯이 스트레칭한다. 시간이 흐르면, 머리를 들고 정면을 응시한다.

주의와 강조해야 할 부분

이 동작은 보기와는 다르게 허리와 목을 자극하는 깊은 등 굽히기 동작이다. 다리의 움직임을 적극적으로 시행 하고 뒤쪽으로 골반을 뒤로 해줌으로써 허리의 공간을 유지할 수 있다.

부장가사나(코브라 자세, Bhujangasana)

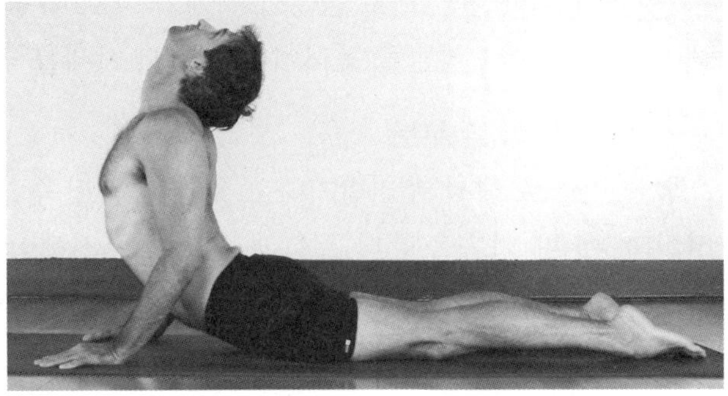

주요 위험 요소

허리(요추), 지나친 이완은 목에 무리를 줄 수 있다.

아사나 지도법

앞팔을 바닥에 대고 납작 엎드린 다음, 손바닥을 어깨 옆의 바닥에 대고, 어깨뼈를 등 뒤로 내려주듯이 당긴다. 살람바사나의 자세에서처럼 다리에도 힘을 주며, 허벅지 안쪽을 아래의 방향으로 돌리듯이 움직이면서 꼬리뼈는 발 뒤꿈치를 향하여 당겨주듯이 압박한다. 가슴은 가능한한 높이 일으키되 손은 사용하지 않으며, 가슴을 일으킨 후, 양 손으로 바닥을 압박한다. 숨을 들이킬 때마다 가슴을 약간씩 높이 들어주며 숨을 내쉬면서 자세를 유지하고 등뼈는 심장을 향해 앞으로 당겨준다. 이런 방식으로 지속하면서 호흡을 한번씩 할 때마다 편안한 상태에서 더욱 깊숙히 등을 굽혀준다.

주의와 강조해야 할 부분

손바닥을 바닥에 대어 압박할 때는 에너지가 두손을 통해 나가도록 한다(실제적으로 움직이는 것은 아니다). 이 때, 팔꿈치가 약간 안쪽으로 당겨주는 듯한 느낌을 가지게 하고, 가슴은 확장되며 어깨뼈의 아래끝부분은 심장을 향해서 당겨주듯이 이완한다.

우르드바 무카 스바나사나(위로 향한 강아지 자세, Urdhva Mukha Svanasana)

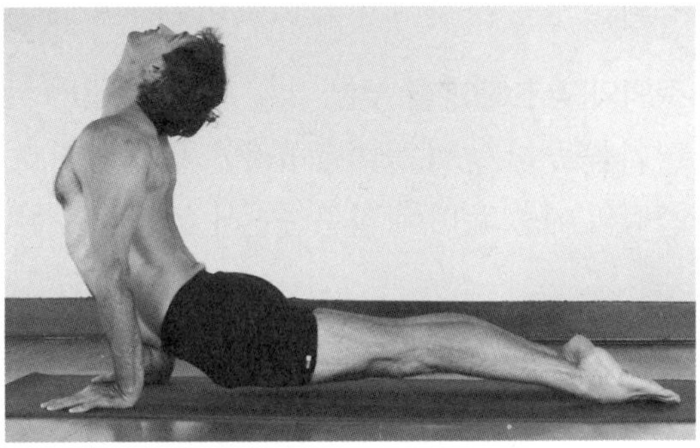

자세한 설명은 수르야 나마스카라를 참조하도록 한다.

베카사나(개구리 자세, Bhekasana)

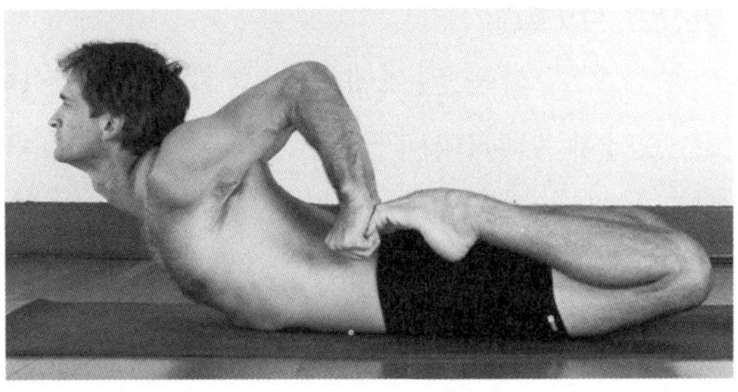

주요 위험 요소

무릎, 허리(요추), 어깨와 목

아사나 지도법

살람바사나 자세에서 시작한다. 앞팔을 바닥에 두고 팔꿈치는 어깨 아래에 둔다(스핑크스 자세). 한번에 한 방향으로 실험해 본다. 처음에는 오른발을 오른손에 걸고 오른발 뒤꿈치를 오른쪽 힙의 바깥으로 당긴다. 이렇게 하면서, 팔꿈치를 높이 올려보기도 하고 손가락을 발가락과 같은 방향을 가리키게 하면서 손을 발에 두기도 한다. 오른쪽 어깨를 앞으로 돌려서 어깨가 매트 앞쪽으로 쫙 펴서 돌출되게 한다. 충분히 몸이 유연해졌다면, 양손과 양발을 동시에 사용해서 자세를 취해본다.

주의와 강조해야 할 부분

힙을 아래로 해서 뿌리박기하고 꼬리뼈를 뒷쪽으로 향하게 하여 압박하면서, 발을 바닥에 고정시킨다. 이 때 가슴을 든다(무릎과 허리를 조심해야 한다). 어깨뼈를 등 아래로 당기면서 어깨뼈의 아래끝을 심장을 향해서 이완한다. 정면을 응시하거나 목에 부담을 줄이려면 아래쪽을 응시해도 된다.

다누라사나 (Dhanurasana)

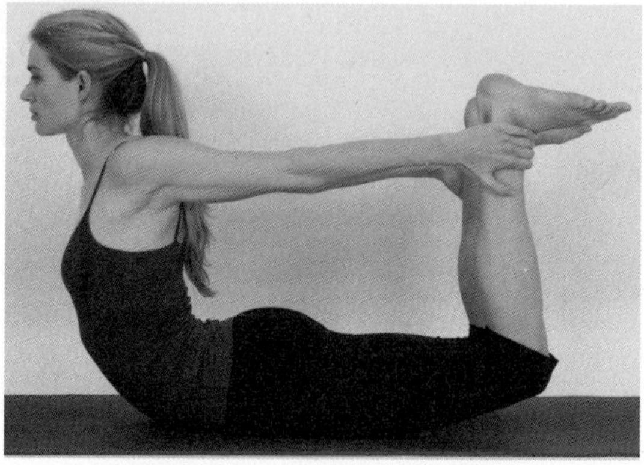

주요 위험 요소

허리(요추), 무릎, 지나치게 이완하면 목에 무리가 갈 수 있다. 어깨.

아사나 지도법

납작 엎드려서 누운 후, 무릎을 굽혀서 두 손을 뒤로 하여 발목을 잡을 수 있게 한다. 파다 반다를 활발히 시행할 수 있도록 발을 구부리고 무릎을 안정시킨다. 힙으로 뿌리박기하면서 발목을 당기면서 가슴과 서로 연결되어 균형을 잡도록 하고 다리도 바닥에서 들어온린다. 이 때, 꼬리뼈는 뒤로 향하여 압박하고 등뼈는 심장을 향해서 앞으로 이완하며 쇄골까지 이완하도록 한다.

주의와 강조해야 할 부분

가슴을 더 높이 들어올리려면 몸을 앞뒤로 허벅지까지 흔들리도록 한 다음, 발을 위로 확 올린다. 중앙의 가슴 등뼈에 집중하면서 등을 구부린다. 목이 안정되면, 머리를 발쪽으로 향해 이완한다.

우스트라사나(낙타 자세, Ustrasana)

주요 위험 요소

허리(요추)와 목.

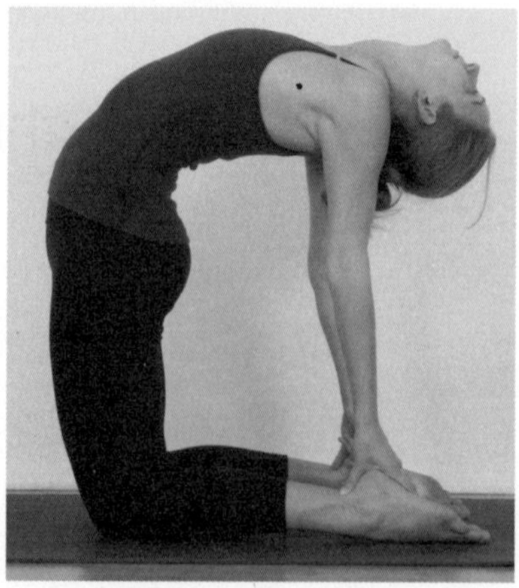

아사나 지도법

무릎으로 서는 자세에서 시작하는데, 발가락은 무릎 밑에 오므리고 있어야 한다(아니면 더 깊숙이 등을 구부리기 위해 발을 쫙 편다). 무릎과 힙을 멀리 떨어뜨리고, 양 손을 힙에 두고 꼬리뼈를 아래로 압박한다. 힙은 앞으로 밀어내듯이 하면서 그 반동으로 흉골이 들려지게 하고, 등뼈가 심장쪽으로 들려지는 기분을 가지도록 한다. 다리와 발로 뿌리박기하며 힙은 앞쪽으로, 꼬리뼈는 아래를 향해 압박하며, 이 때 양 손은 발 뒤꿈치나 발목(아니면 블록)쪽으로 당긴다.

주의와 강조해야 할 부분

힙에서 무릎쪽으로 힘을 가하며, 어깨에서 양 손으로 힘을 가하고, 쭉 발까지 내려오게 한다. 이렇게 지렛대 포인트를 사용하여 가슴 등뼈가 더욱 깊숙히 굽혀지도록 한다. 이 때, 꼬리뼈는 아래를 향해 압박하며 흉골은 하늘을 향해서 쫙 펴서 들리도록 한다.

라그후 바즈라사나 (Laghu Vajrasana)

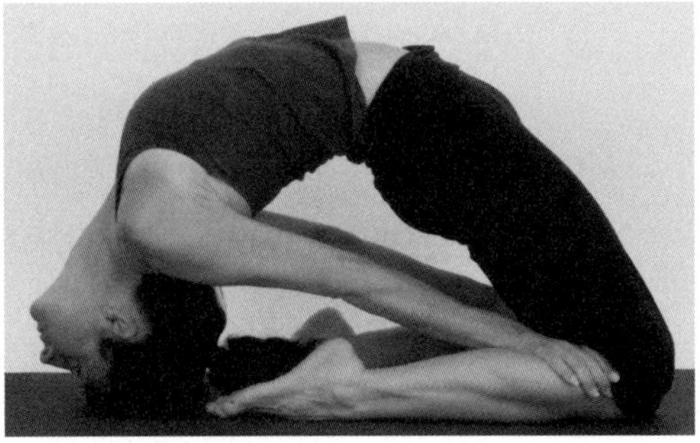

주요 위험 요소

허리(요추), 사타구니, 무릎과 목.

아사나 지도법

우스트라사나의 모든 요소를 유지하면서 양 손을 앞으로 당기거나 무릎쪽으로 가져온다. 숨을 들이쉬면서, 뒤쪽으로 이완하면서, 머리를 할수 있는 능력내에서 바닥쪽으로 당기고, 숨을 내쉬면서 편안하게 등을 우스트라사나의 자세로 위로 올린다. 5번 반복하면서 마지막으로 등을 내릴때까지 숨을 5번에서 8번정도 쉬도록 한다.

주의와 강조해야 할 부분

등뼈를 늘이면서 발과 무릎을 굳게 뿌리박기하고, 허리와 목의 공간의 여유로움과 편안함에 주의를 기울인다. 흉골을 위로 올리면서 호흡을 일정하게 유지한다. 마음의 눈을 사용하여 응시한다.

카포타사나(학 자세, Kapotasana)

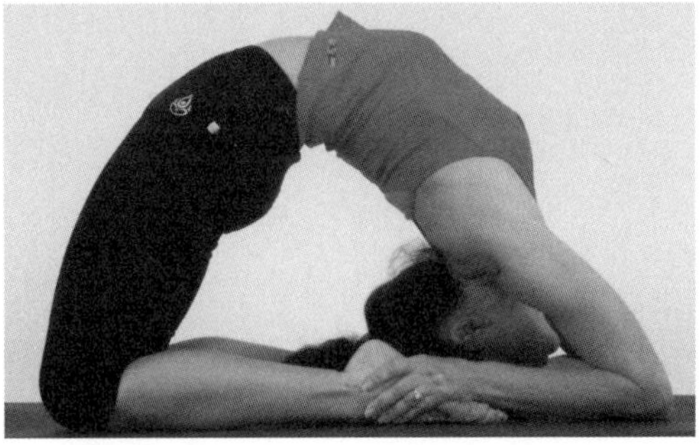

주요 위험 요소

허리(요추), 목과 어깨.

아사나 지도법

무릎으로 서서 시작하며 손바닥을 가슴에 함께 모은다. 우스트라사나에서처럼 뿌리박기하고 확장하되, 천천히 라그후 바즈라사나를 수행하는 것처럼 천천히 뒤로 이완한다. 머리의 정수리 부분을 바닥게 당긴다. 팔꿈치를 바닥에 대어, 양 손으로 발을 잘을 수 있도록(결국에는 무릎에 걸리도록) 한다. 5번에서 8번 사이의 숨을 쉰 후에 손바닥을 팔꿈치가 놓이 바닥에 대고, 팔을 펴서 5번에서 8번 사이의 숨을 쉰다. 숨을 들이마시면서 일어난다.

주의와 강조해야 할 부분

팔꿈치, 발과 무릎으로 단단하게 뿌리박기를 유지해야 한다. 허리 부분의 공간의 여유로움과 편안함을 유지하면서 전체 몸의 앞부분이 전체적으로 이완되게 한다.

숩타 비라사나(누운 영웅 자세, Supta Virasana)

주요 위험 요소

허리(요추), 무릎, 목 부분을 늘일 때 위험.

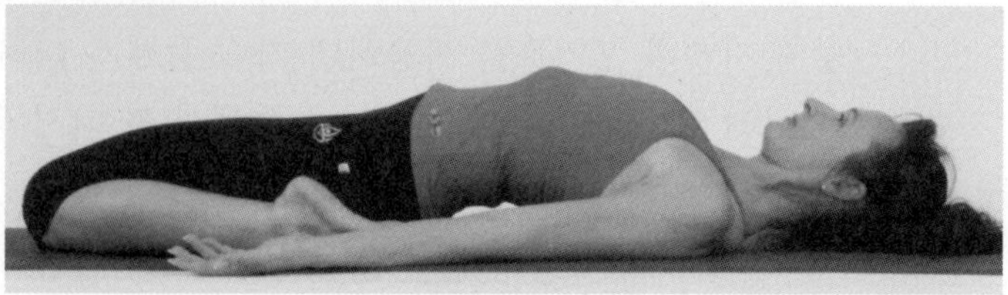

아사나 지도법

비라사나 자세에서 시작하여 다음과 같은 단계를 거친다. 1단계로 양 손을 힙 뒤에 몇 인치 떨어져서 둔다. 꼬리뼈를 압박하면서 살짝 힙을 들어올린 다음, 가슴을 들어올리고 확장하는 동안에는 다시 앉는 자세를 취한다. 2단계로 팔꿈치로 지지하면서, 1단계를 반복한다. 세번째 단계로 등으로 기대어 1단계를 다시 반복한다.

주의와 강조해야 할 부분

무릎을 바닥에 대어 지속적으로 힘을 가한다. 허벅지 안쪽을 안쪽으로 힘을주어 돌리듯이 하고, 꼬리뼈를 당기면서 압박한다. 강도를 높이려면 한쪽 무릎을 같은 쪽의 어깨 안쪽으로 당긴다. 팔을 머리 위로 당겨서 팔꿈치가 서로 닿게 하는 동작도 실험해 본다.

세투 반다 사르방가사나(다리 자세, Setu Bandha Sarvangasana)

주요 위험 요소

허리(요추), 목과 무릎.

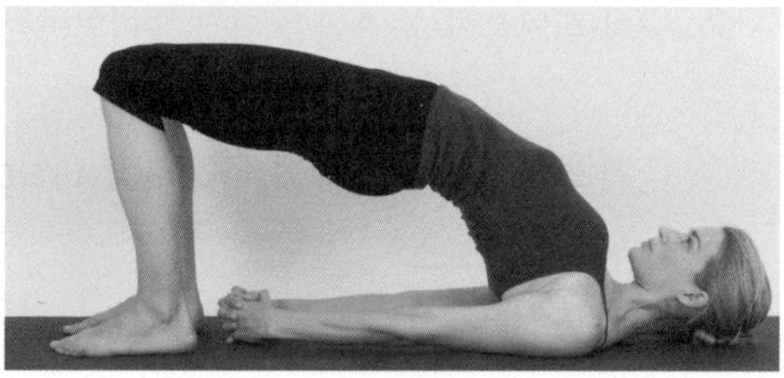

아사나 지도법

등뼈를 바닥에 대고 누워서, 양쪽 발을 엉덩이에 가까이 밀어넣는다. 양 발은 힙의 넓이만큼 벌리고 평행이 되게 한다. 숨내쉬기를 끝내면서, 허리로 바닥을 누르고 꼬리뼈를 말아올린다. 숨을 들이쉬면서 강한 바다 반다를 시행하면서 발을 통해 바닥을 힘껏 누르면서 힘주어 들어올리는데, 안쪽 허벅지는 아래쪽으로 말아 돌리듯이 스파이럴링하고, 꼬리뼈는 허리에 공간을 만들어 주면서 압박을 가한다. 등밑의 손가락은 서로 깍지끼고 어깨는 약간 바닥쪽으로 내리면서 이완해 주고 목에 가해지는 힘을 충분히 완충하도록 한다.

주의와 강조해야 할 부분

파다 반다를 유지하고 허벅지 안쪽의 인터널 회전을 유지하면서, 힙을 올릴 때는 발에 힘을 더욱 단단히 주어 바닥을 지탱한다. 어깨, 팔꿈치, 손목을 사용하여 바닥을 지탱하는데, 어깨뼈의 끝을 심장쪽으로 당기듯이 하며, 흉골을 턱쪽으로 들어올리고 등 윗쪽과 쇄골을 넓게 이완한다. 마무리할 때는, 뒤꿈치를 들고, 팔을 머리 위로 뻗고, 천천히 등뼈를 바닥으로 내린다.

우르드바 다누라사나(아치 자세, Urdhva Dhanurasana)

주요 위험 요소

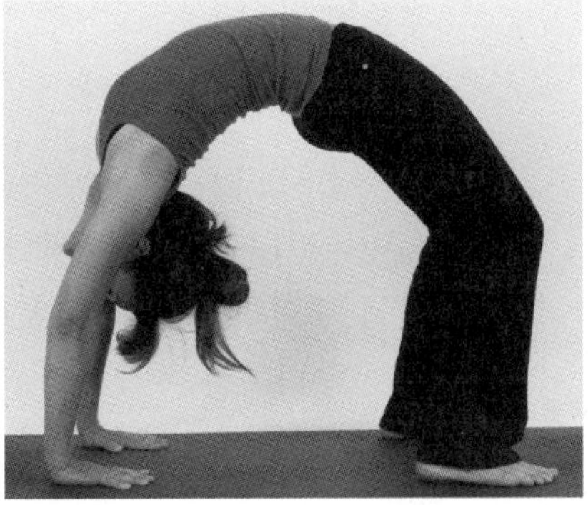

허리(요추), 손목, 어깨, 목 및 서혜부. 본 아사나를 수행하는 학생이 팔을 똑바로 펴지 못하는데도 억지로 그 자세를 취할 때, 이완할 때 사용되는 근육을 경직시키므로 손목과 어깨에 무리가 갈 수 있다.

아사나 지도법

세타 반다 사르방가사나 자세로 시작하는데, 발을 힙에 가까이 두면서 시작한다. 손바닥은 어깨와 나란히 하여 바닥에 둔다. 어깨를 바깥으로 돌려서 팔꿈치 끝이 수직으로 바라보게 한다. 이렇게 할 수 없으며 양 손을 약간만 서로 벌려서 손가락 끝이 약간 밖으로 돌려서 좀 더 쉽게 바깥쪽으로 돌릴 수 있게 한다. 마치 손바닥을 밀어서 어깨뼈 중심으로 보내고 등뼈에까지 닿는 기분이 되게 한다. 숨을 들이마시면서 정수리를 아래로 향해서 누르듯이하고, 힙은 바닥에서 들어 팔꿈치와 어깨의 위치를 다시 잡는다. 숨을 내쉬면서 팔을 곧게 하면서 바닥에 힘을 준다.

주의와 강조해야 할 부분

파다 반다를 유지하면서, 다리에 힘을 주어 작용하고, 허벅지 안쪽을 안쪽으로 회전하고 골반의 앞으로 회전한다. 손을 사용하여, 일정하게 두 손을 사용하여, 압박을 가하면서 힘주어 팔을 회전하고 등 윗쪽과 가슴을 확장시킨다. 시간이 가면, 양 손을 발 방향으로 움직이면서 아사나 동작을 심화시킨다. 손목이 접질럿거나 팔꿈치가 약간 굽어져 있으면, 양 손을 벽면에 세워둔 블록 세트에 45° 로 둔다.

비파리타 단다사나(Viparita Dandasana)

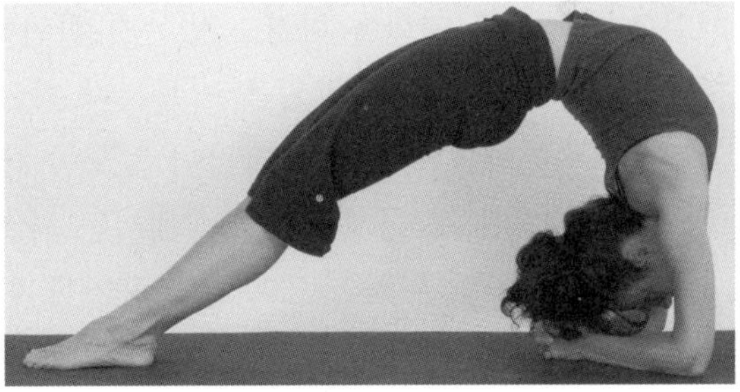

주요 위험 요소

허리, 어깨와 목

아사나 지도법

우르드바 다누라사나 준비 동작으로 시작하는데, 이 때 정수리는 바닥에 두며 팔꿈치를 어깨 넓이로 벌려서 바닥에 두고, 시르사사나 1에서처럼 머리 위에서 손가락을 깍지낀다. 팔의 앞쪽을 이용해서 바닥에 단단히 자세를 고정시키고 머리를 바닥에서 든 다음, 다리를 곧게 편다. 두 발을 함께 모으고 다리와 발을 통해서 에너지가 나가도록 한다.

주의와 강조해야 할 부분

앞팔과 발로 뿌리박기 하면서, 허벅지 안쪽을 강하게 회전하고 꼬리뼈를 뒤꿈치를 향해 압박하고 가슴을 활짝 연다.

에카 파다 비파리타 단다사나 (Eka Pada Viparita Dandasana)

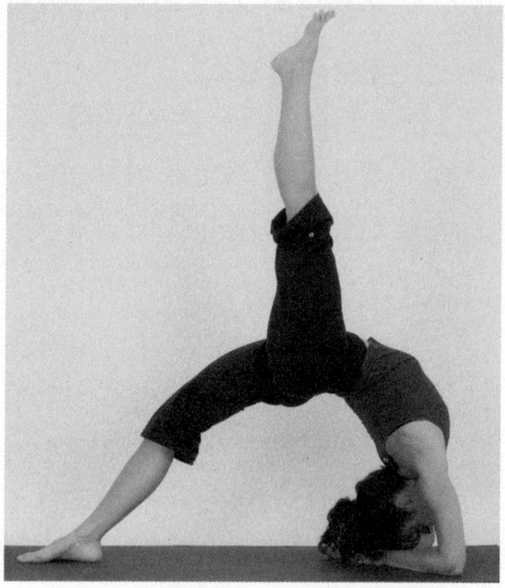

주요 위험 요소

허리(요추), 어깨와 목

아사나 지도법

비파리타 단다사나에 자세에서 시작하는데, 왼발로 바닥을 더욱 단단하게 지지한다. 천천히 오른쪽 무릎을 곧게 편 다음 오른쪽 다리를 수직으로 곧게 뻗어보도록 노력한다.

주의와 강조해야 할 부분

지지하는 발로 안정되게 균형을 유지하고 지지하는 다리를 안쪽으로 힘주어 회전하는 것이 안정성을 달성하는데 가장 중요하다.

에카 바다 라즈 카포타사나(Eka Pada Raj Kapotasana)

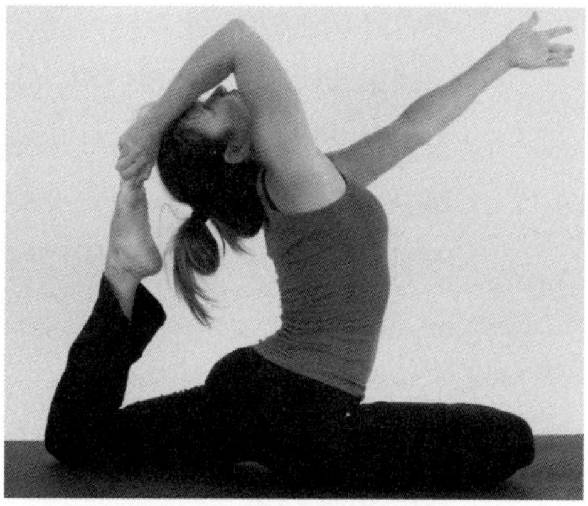

주요 위험 요소

앞쪽 무릎, 허리(요추)

아사나 지도법

아드호 무카 스바나사나 자세에서 시작하는데, 왼쪽 힙과 다리를 바닥에 내려 놓으면서, 오른쪽 무릎을 오른손의 바깥에 둔다. 왼쪽의 좌골을 필요한만큼 높혀서 지지하는데 사용하는데, 다음과 같은 점을 주의한다. 첫 번째로 좌골이 단단하게 지지 역할을 다하고 있는지 확인하고, 두 번째로 양 힙 부위가 동일하게 균형을 이루는지 확인하며, 세 번째로 오른쪽 무릎의 안쪽으로 압박감이 없도록 확인한다. 힙 오프너 자세를 실험해 보면서, 앞쪽으로 구부려 본다. 등을 구부리는 자세에서는 좌골로 그라운딩하고 힙을 양쪽으로 균일하게 균형을 잡고 왼쪽 발을 왼손으로 잡으며 발 뒤꿈치를 힙쪽으로 당기던지, 팔꿈치를 발 주변으로 당기고 오른팔을 머리 위로 해서 손을 잡던지, 양 팔을 머리 위로 당겨서 발을 잡고 정수리를 발의 아치 부분에 닿도록 한다.

주의와 강조해야 할 부분

양쪽 힙 부위의 균형을 잡고 바닥에 닿는 자세를 유지하는 것이 본 아사나에서는 가장 중요한 부분이다. 허리와 앞쪽 무릎을 보호할 수 있기 때문이다. 등 구부리기 자세에서는 굽힌 다리의 힙을 앞쪽으로 회전하면서 곧게 편 다리를 안쪽으로 말듯이 돌림으로써 척추의 압박을 줄여준다. 꼬리뼈를 아래로 압박하여 가슴을 올리고, 팔꿈치를 서로 잡아 당기면서 어깨뼈의 아래끝이 심장을 향해 들리는 기분이 들도록 한다. 이때 심장(가슴) 부위는 하늘을 향해서 올려주고 활짝 펴도록 한다.

나타라자사나 (Natarajasana)

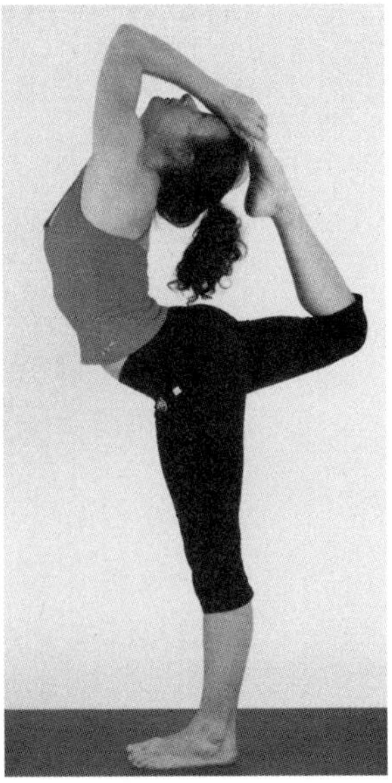

주요 위험 요소

허리, 뒤넙다리근(슬괵근, hamstrings)과 서있는 다리의 무릎, 불안정하거나, 부딪힘이 생기는 경우에 어깨의 위험이 높다.

아사나 지도법

타다사나 자세에서 시작하는데, 오른쪽 무릎을 굽혀서 오른발이 오른쪽 힙쪽으로 당겨지게 한다. 오른손으로 오른발을 잡아서 오른쪽 팔꿈치를 안쪽과 위쪽으로 돌리는데, 이 때, 오른쪽 다리를 힙으로부터 뒤쪽과 위쪽으로 이완한다. 왼팔을 머리 위로 올리고, 왼쪽 팔꿈치를 구부리면서 오른발을 잡는다.

주의와 강조해야 할 부분

서있는 발의 파다 반다를 유지하면서 발과 발목 관절을 안정시킨다. 서있는 다리를 곧게 펴고 힘을 주는데, 이 때 서있는 다리를 가만히 고정시키도록 의식을 모은다. 골반의 높이가 서로 균형을 이루어 등뼈가 완전히 늘어나도록 한다. 꼬리뼈를 뒤쪽 아래로 압박하면서 가슴을 확장하고 어깨뼈의 아래끝을 앞으로 누르듯이 하고, 심장 중추가 열리도록 한다. 이 자세가 안정되고 편안해지면, 정수리를 발의 아치 부위에 닿게 하고 팔꿈치는 서로 모은다. 호흡하라!

푸르느보타나사나 (Pursvottanasana)

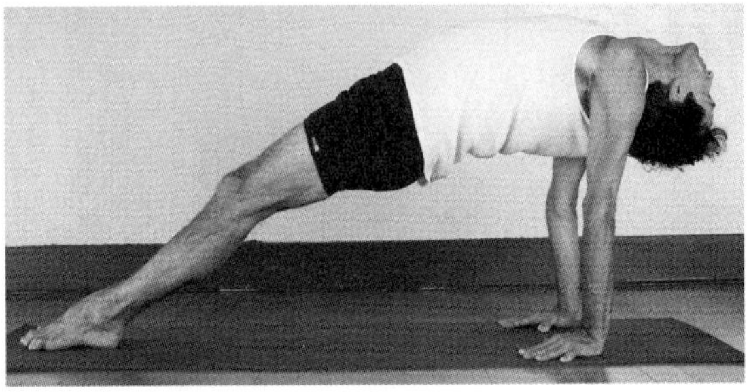

주요 위험 요소

손목, 허리(요추)와 목

아사나 지도법

단다사나에서 시작하는데, 양 손은 힙에서 1피트 가량 떨어진 바닥에 두고, 이 때, 손가락 끝은 힙을 향해서 앞쪽을 가리키게 한다. 숨을 들이마시면서, 양 손과 발에 힘을 주어 힙을 가능한 한 높이까지 들어올린다. 대안 자세로서, 발을 힙에 더욱 가까이 두면서 힙을 들어올려도 된다(테이블 탑 자세).

주의와 강조해야 할 부분

발꿈치를 단단히 바닥에 고정시키도록 하고, 허벅지를 안쪽으로 말듯이 회전하며, 꼬리뼈를 뒤꿈치쪽으로 향하게 하여 압박하고, 어깨뼈 아래끝을 가슴쪽으로 누르면서 가슴을 확장한다. 머리를 뒤로 내리면서 목을 보호하도록 한다.

맏스야사나(물고기 자세, Matsyasana)

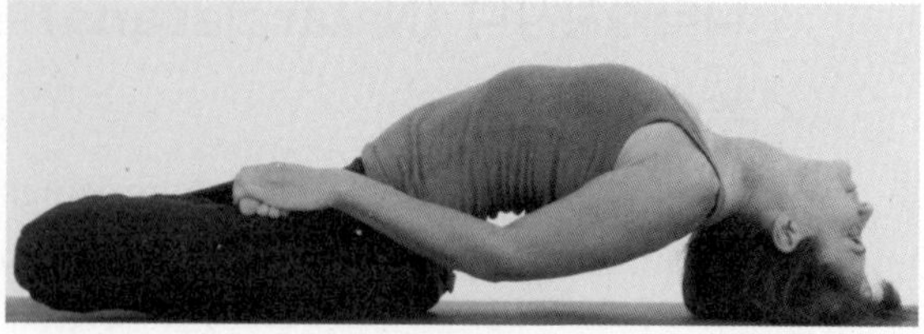

주요 위험 요소

무릎과 목.

아사나 지도법

펀다사나 자세에서 시작하는데, 천천히 등뼈를 바닥에 닿게하면서 발을 꽉 잡고, 당기듯이 하면서 그 반동으로 가슴을 위로 올리고 정수리를 바닥에 닿게 한다.

주의와 강조해야 할 부분

무릎을 바닥에 꿇어서 누르고 발을 당기면서 등뼈의 아치가 더욱 구부러지게 한다. 바로 웃티타 파다사나로 전환할 수 있다.

웃티타 파다사나 (Uttana Padasana)

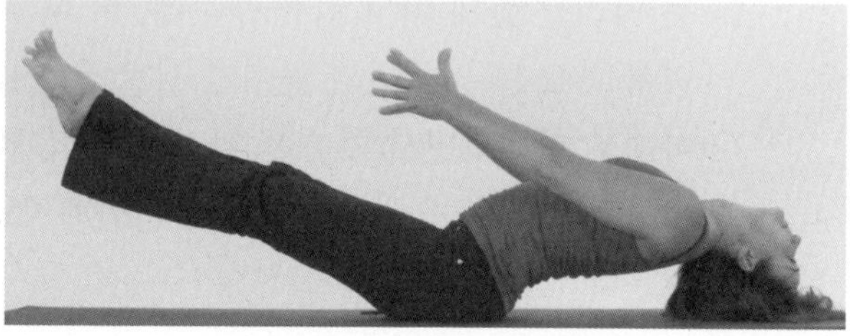

주요 위험 요소

목, 허리(요추)

아사나 지도법

등뼈를 바닥에 대고 누워서, 손가락을 약간 엉덩이 아래에 두고, 팔꿈치로 힘을 주어 가슴을 위로 올리면서, 팔꿈치로 지탱한다. 머리를 뒤로 젖히면서 내려놓을 때 매우 조심해야 한다. 전체 아사나 과정을 위해서는, 다리를 약 1피트 정도 바닥에서 들고, 힘을 주어 곧게 펴서 이완하고, 정수리를 바닥에 내려 놓으며 손바닥은 다리 위로 모아서, 편 다리와 각도가 평행하게 되도록 한다.

주의와 강조해야 할 부분

허벅지는 안쪽으로 회전하고, 꼬리뼈는 뒤꿈치쪽으로 향하여 압박하고 어깨뼈의 아래끝이 가슴을 향하게 한다. 에너지는 팔과 손가락을 통하여 흘러나가도록 하고 코끝을 응시한다.

세투 반다사나 (Setu Bandhasana)

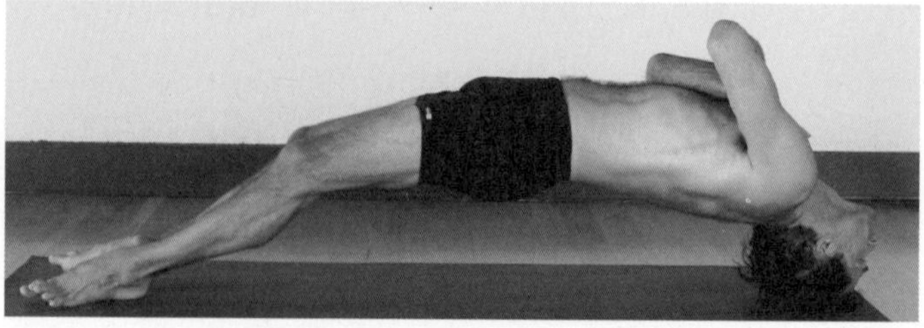

주요 위험 요소

목과 허리(요추)

아사나 지도법

등뼈를 바닥에 대고 누워서 힙과의 거리 3분의 1이 되는 위치에 발을 힙쪽으로 밀어넣고, 뒤꿈치를 서로 당겨서 발모양이 찰리체플린의 벌려진 다리 자세가 되도록하고, 팔꿈치로 지탱하여 뿌리박기한다. 이 때, 등뼈는 구부러지고 가슴을 쫙 펴서 이완한다. 숨을 들이마시면서 바닥을 지지하는 발에 더욱 힘을 가하여 힙을 바닥에서 올리고 정수리가 바닥에 닿도록 한다. 목이 편안하고 안정성이 느껴지면 팔을 엇갈려서 가슴에 올려 놓는다.

주의와 강조해야 할 부분

목에 절대로 통증이나 짜릿한 자극이 없어야한다. 이 자세는 학생들 가운데 상당한 체력과, 안정성, 목에 유연성이 있는 학생에게만 시도한다. 마무리할 때는 첫번째로 팔꿈치를 바닥에 내려놓도록 한다.

앉아서 척추 비틀기 (SEATED AND SUPINE TWISTS)

비틀기 자세는 기분좋게 몸의 중심부분을 뚫고 들어가서, 내부의 장기(특히 신장과 간)를 자극하고 기를 북돋우어 준다. 또한 등뼈에 유연성과 자유롭게 움직이는 느낌을 주며 가슴과 어깨, 목과 힙을 열리게 하는 효과가 있다. 등뼈 비틀기를 활발하게 시행하면(자타라 파리바르타나사나와 같은) 복부의 외복사근을 강화한다. 이 근육은 다양한 아사나 자세에서 회전 동작(파르스바코나사나 또는 아스타바크라사나)과 연관된 매우 중요한 근육이다. 규칙적으로 비틀기 동작을 시행하면 등뼈의 부드러운 조직들의 정상적인 길이와 탄력성을 유지하는데 도움을 주며, 척추 디스크와 등뼈의 단면 관절들의 건강을 지키며 등뼈의 자연스런 동작 범위를 회복시켜 준다. 아름다운 시적 표현에 모순이 있는 것처럼 우리는 몸을 매듭 모양처럼 더 많이 비틀고, 비틀수록, 몸 속에 뭉치고 쌓인 육체적, 정신적인 긴장이 쉽게 풀어지는 것을 발견한다. 10장에서 다룬 내용처럼, 비틀기 자세는 심한 등 굽히기와 앞으로 구부리기 동작 후에 등뼈를 정상으로 돌아오게 하는데 매우 탁월한 효과가 있다. 다음과 같은 일반적인 지침을 적용하며 학생들에게 회전을 지도하도록 한다.

- 깊게 호흡하고, 밑으로 뿌리박기하면서 늘여주는 것이 회전 자세를 심도있게 하는 주요 요소이다.
- 회전을 할 때에는, 등뼈가 자연스럽게 서로 당겨지게 되고, 흉곽과 폐를 누르면서 숨을 완전히 들이쉬면서, 천천이 숨을 내뱉는 것이 더욱 어려워진다. 뿌리박기와 확장하기를 강조하기도 하지만, 깊이 숨을 들이마시고, 천천히 숨을 내뱉는 것을 더욱 강조한다.
- 다른 아사나 동작과 마찬가지로, 특별히 앉아서 회전을 하는 자세에서는 이완을 잘 하기 위해서는 뿌리박기를 잘한다. 앉아서 하는 비틀기 자세를 취할 때, 학생들에게 좌골과 골반을 사용해서 단단히 깊게 뿌리박는 연습을 많이 시킨다. 이를 통해서 허리의 길이와 안정감을 유지할 수 있다.
- 아르다 맛시엔드라사나(Ardha Matsyendrasana)에서 한 발을 바닥에 두면, 그 발로 지지하는 것처럼 바닥을 꽉 누르고 있도록 지시한다. 이것은 뿌리박기와 확장하기의 관계를 강조하는 것이다.
- 앉아있는 자세나, 등을 바닥에 대고 반듯이 누워있는 자세에서, 학생들에게 숨을 들이마실 때마다 등뼈를 사용해서 이완하도록 한다. 숨이 내쉴 때에 더욱 깊게 회전할 수 있는 공간이 확보된다.
- 학생들이 이런 과정들을 보다 역동적으로 연습할 수 있도록 격려한다. 숨을 들이마실 때마다 회전 자세를 약간 풀어주는데, 이렇게 함으로써 이완을 좀 더 편하게 할 수 있고, 그 다음 숨을 내쉴 때에 더 깊게 회전을 할 수 있다. 이런 방식으로 회전 자세를 완전히 이완할 때까지

지속한다.

- 앉은 자세가 균형이 맞지 않은 상태에서 회전을 하는 학생이 있다면, 좌골의 균형을 잡도록 하고, 골반은 중립 상태로 두도록 지시한다. 좌골과 회전하는 쪽의 골반 한쪽은 뒤쪽으로 당겨주는데, 회전을 허리 등뼈 쪽으로 당겨서 하면 더 깊게 회전을 할 수 있을 것 같은 착각을 해서 골반이 뒤로 구부정하게 되기 쉽다.
- 반듯이 누운 자세에서 회전을 할 때는, 학생들에게 한쪽 무릎을 반대편 바닥에 완전히 닿게 하는 것보다는, 양 어깨를 바닥에 잘 대고 있는 것에 더 신경을 쓰도록 한다. 이렇게 하면 허리보다는 가슴 등뼈 쪽으로 회전 자세를 유지할 수 있다.
- 목은 균형잡힌 상태로 들어올리고, 편안함을 느낄 때 회전을 한다. 양 어깨뼈는 아래 등뼈에 닿게 하고 쇄골을 곧게 편 상태에서 목을 돌리는 것이 보다 공간감을 주고 편안함을 준다.
- 모든 회전 동작에서, 움직임은 중간의 가슴 등뼈에서 움직임이 시작되도록 하고, 거기에서부터 위쪽으로 혹은 아래쪽으로 회전 동작을 한다.
- 회전의 반동 동작을 할 때는 주의를 잘 기울이고 편안하게 한다(예를 들어, 마리치아사나 C에서는 팔꿈치나 어깨를 무릎에 대고 누룬다).
- 양 쪽을 동일하게 회전한다. 자리를 높게하는 보조 도구 위에 앉아 있다면, 보조 도구의 높이가 양쪽 좌골에 동일하게 적용되도록 한다. 그렇게 함으로써 좌골을 밑으로 당기는 어려운 동작에서도 똑같은 힘으로 진행될 수 있다.

아르다 맡시엔드라사나(Ardha Matsyendrasana)

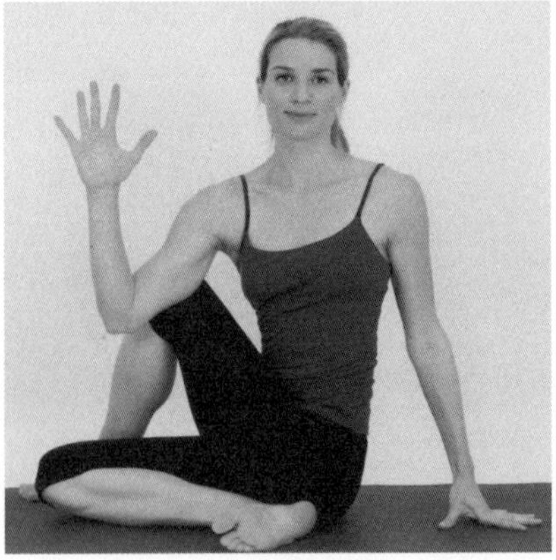

주요 위험 요소

허리(요추), 무릎과 목

아사나 지도법

단다사나 자세에서 시작하는데, 발을 반쯤 몸쪽으로 당겨서 오른발 뒤꿈치를 뒤로 빼어 왼쪽 힙의 바깥쪽 아래로 오게 한 다음, 바닥에 있던 왼발을 오른쪽 무릎의 바깥쪽에 놓는다. 양손으로 무릎을 잡고, 그 반동으로 골반을 앞쪽으로 회전하며 좌골과 왼발을 사용하여 누르면서 등뼈를 이완한다. 오른팔을 높이 들어서 이완하면서 등뼈와 어깨도 같이 이완한 다음, 상체를 왼쪽으로 회전하는데, 오른쪽 팔꿈치나 어깨를 왼쪽 무릎에 걸리게 해서, 그 반동으로 회전을 한다. 오른팔을 왼쪽 다리의 아랫부분 바깥에 두어도 되고 왼쪽 발의 안쪽을 잡아도 된다.

주의와 강조해야 할 부분

좌골을 단단히 바닥에 고정시키고 오른발로 바닥을 지탱하는 것처럼 아래로 누른다. 숨을 들이마실 때마다, 회전 자세를 약간 풀어주면서 등뼈를 좀더 쉽게 늘일 수 있도록 하고, 숨을 내쉴 때는 회전을 좀 더 깊숙히 하도록 한다. 어깨뼈는 등 밑으로 당겨서 내려오게 하고, 심장 중추의 공간을 확보하고 일정하게 호흡한다. 왼쪽을 응시한다. 상급 수준의 학생들은 에카 파다 코운디냐사나 B에서 차타랑가로 진행할 수 있다.

마리츠야사나 C (Marichyasana C)

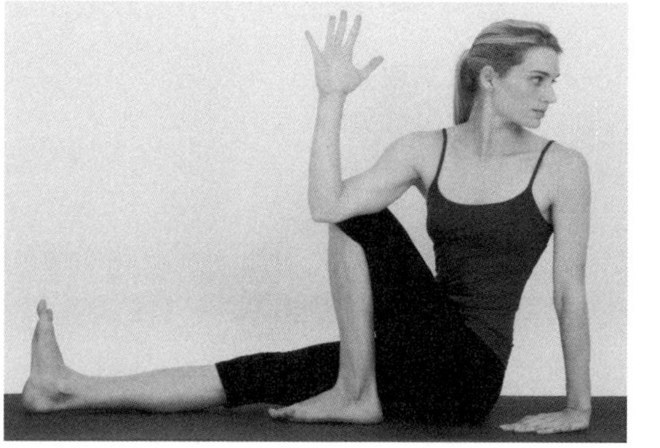

주요 위험 요소

허리, 목과 굽혀진 다리.

아사나 지도법

단다사나 자세에서 시작하는데, 오른쪽 뒤꿈치는 오른쪽 좌골에 가져오고 무릎은 구부린다. 오른손은 오른쪽 힙 옆의 바닥에 둔다. 등뼈와 왼쪽 어깨와 팔을 사용하여 위로 이완한 다음 상체를 오른쪽으로 회전하고, 어깨와 왼쪽 팔꿈치를 오른쪽 무릎에 엇갈리게 당긴다. 무릎을 사용하여 반동을 이용해서 회전한다. 유연성이 뛰어나다면, 왼팔을 오른쪽 허벅지와 정강이를 감싸면서 내밀어 등 뒤의 오른쪽 손목을 잡는다.

주의와 강조해야 할 부분

좌골을 사용해서 바닥에 닿고, 왼쪽 다리에 강하게 힘을 주면서 이완한다. 숨을 들이마실 때마다, 회전 자세를 약간 완화하면서, 등뼈를 좀더 쉽게 늘일 수 있도록 하고, 숨을 내쉴 때는 회전을 좀 더 깊숙이 하도록 한다. 어깨뼈는 등 밑으로 당겨서 내려오게 하고, 심장 중추의 공간을 확보하고 일정하게 호흡한다. 왼쪽을 응시한다. 고급 학생들은 에카 파다 바카사나 자세에서 차타랑가로 전환할 수 있다.

바라드바즈라사나 (Bharadvajrasana)

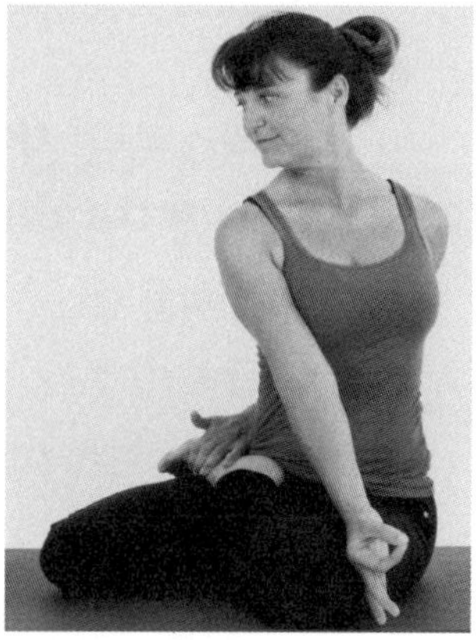

주요 위험 요소

무릎, 허리와 목.

아사나 지도법

A형 자세: 단다사나 자세에서 시작하는데, 왼쪽으로 기울면서 양쪽 무릎을 구부려 양쪽 뒤꿈치를 오른쪽 뒤로 당겨서, 왼쪽 발목이 오른쪽 허벅지 밑으로 오게한다.

B형 자세: A형 자세에서 시작하는데, 다른점은 오른쪽 뒤꿈치를 비라사나 자세처럼 오른쪽 힙에 가까이 두고, 왼쪽 발을 연꽃 반쪽 모양으로 두는 것이다. 왼쪽으로 회전하면서 왼손은 등 뒤에 놓고 옷자락을 붙잡던지, 오른쪽 허벅지 안쪽에 닿던지 연골 자세 발에 닿도록 한다. 이 때, 오른손으로는 왼쪽 무릎을 잡는다. B형에서는, 왼쪽 손바닥을 왼쪽 무릎 아래의 바닥에 두고 손바닥 끝이 왼쪽 뒤꿈치를 향하게 한다.

주의와 강조해야 할 부분

좌골을 사용하여 뿌리박기 하고, 숨을 들이마실 때마다 등뼈를 늘인다. 손으로 무릎을 잡다 그 반동으로 숨을 내쉴 때마다 회전을 한다. 윗쪽 등뼈는 심장을 향해서 앞으로 당기는 느낌이 들도록 하고, 어깨뼈는 등 아래로 당기고 쇄골은 활짝 펴면서 이완한다. 상체를 왼쪽으로 회전할 때에는 머리를 오른쪽으로 돌리고, 턱을 약간 아래로 내려서 오른쪽 어깨를 보도록 한다.

숩타 파리바르사나사나 (Supta Parivartanasana)

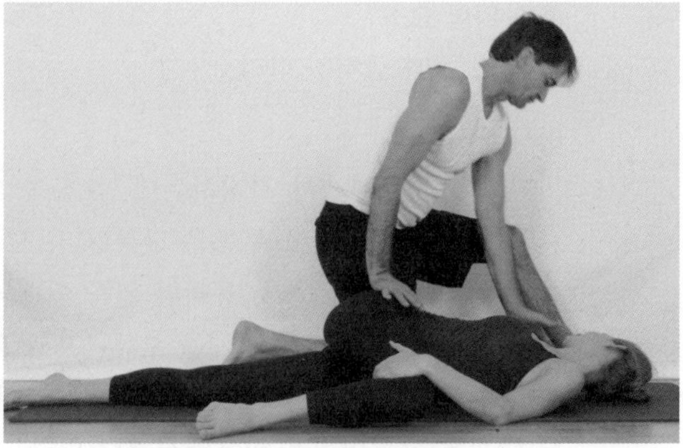

주요 위험 요소

허리와 목.

아사나 지도법

본 아사나의 기본 형태는 정지해서 회전 자세와 자타라 파리바르타나사나와 같은 복부 코어 근육 강화 동작이다. 누워서 회전 자세에서는 아파나사나에서처럼 반듯이 누워서 무릎을 가슴쪽으로 당기고, 팔을 뻗으면서 손바닥을 아래로 한다. 오른손 위를 응시하면서, 무릎을 왼쪽에 둔다. 번갈아 가면서, 왼쪽 다리를 바닥에 대고 쭉 뻗은 상태로 있으면서 오른쪽 다리를 가로질러 가도록 한다. 복부 중심을 강화하기 위하여, 무릎을 앞뒤로 혹은 좌우로 움직이거나 (다리를 쭉 펴서), 반대편 방향을 응시하고, 무릎이나 다리가 바닥에 닿지 않도록 한다. 복부 코어 강화를 위한 수행에서는, 어깨와 손바닥을 단단히 바닥에 대고 누르면서, 이 때, 다리를 움직이고, 숨을 들이마시면서 다리를 위로 들고, 숨을 내쉬면서 다시 다리를 중앙에 위치시킨다.

주의와 강조해야 할 부분

무릎을 굽히는 자세는 허리에 편안하게 작용한다. 누워서 회전하는 자세에서는, 학생들에게 무릎을 바닥에 닿게하는 것보다는 어깨를 바닥에 닿게 하는 것에 더 주의를 집중해서 관심을 가지도록 한다. 허리를 회전하는 것이 아니라 가슴 등뼈를 회전하기 때문이다.

파리브르타 자누 시르사사나 (Privrtta Janu Sirsasana)

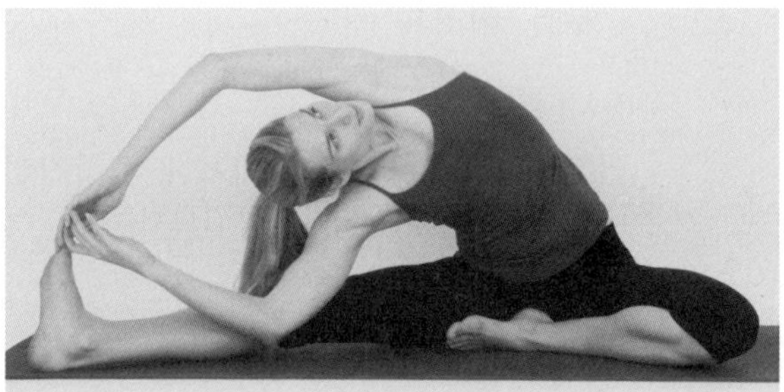

주요 위험 요소

굽혀진 무릎, 허리, 이완하는 다리의 뒤넙다리근 (슬괵근, hamstrings), 목과 어깨

아사나 지도법

단다사나 자세에서 시작하는데, 오른쪽 다리를 우파비스타 코나사나에서처럼 늘여주고, 왼쪽 발꿈치를 바다 코나사나에서처럼 당겨준다. 좌골을 사용하여 바닥에 닿고, 똑바로 등을 늘이면서 앉는 자세를 취하고, 오른쪽 허벅지에 힘을 주어 단단히 하고, 왼쪽으로 회전하고, 오른쪽으로 상체를 굽힌다. 다음과 같은 단계로 동작한다. 첫 번째로, 오른쪽 팔꿈치를 오른쪽 무릎에 가게하고, 왼쪽 팔을 왼쪽 힙쪽으로 외전하면서 아래로 내린 다음, 왼팔을 머리 위로 뻗는다. 두 번째로, 오른쪽 팔꿈치나 어깨를 바닥에 대고, 여전히 상체를 활짝 열면서 회전한다. 왼팔을 머리 위로 뻗으면서 오른발을 잡는다.

주의와 강조해야 할 부분

목을 위로 향하는 자세에 문제가 있다면, 머리를 아래로 숙이거나 오른손으로 머리를 받쳐주면

된다. 측면으로 굽히기하는 동안, 등뼈를 늘이는데 주의를 집중한다. 옆으로 이완하는 자세이지 앞으로 굽히는 자세가 아니다. 양손으로 오른발을 잡는 것이 편하게 느껴지면, 오른손을 사용하여 왼쪽 허벅지를 바깥 아래로 누르면서 이완을 더욱 심화한다.

전굴 동작(앞으로 굽히기)과 골반 이완 (FORWARD BENDS AND HIP OPENERS)

이 부분에서는 서있는 자세가 아닌 상태에서 앞으로 굽히기와 골반을 이완하는 동작을 살펴보겠다. 이 두 동작은 서로 다른 영역으로 구분되고 있다. 하지만, 모든 전굴 동작은 골반의 안쪽이나 주변에 있는 근육을 당겨주기 때문에, 대부분의 골반 이완은 등뼈의 구부러짐과 관련되어 있다[예를 들어, 고무카사나(소의 얼굴 자세, GomUkhasana)와 바다 코나사나(묶인각 자세, Baddha Konasana)]. 어떤 골반 이완 동작들은 등뼈를 중립 상태로 두거나 늘이는 상태에서 시작한다. 중립상태의 자세는 회전자세로 인디언 현인의 이름(바라드바즈라사나, Bharadbajrasana)과 숩타 비라사나(누운 영웅자세, Supta Virasana) 자세이다. 따라서 전굴 동작과 골반 이완 동작 각각에 중요한 요소들을 강조하는 동시에 두 아사나 동작들을 함께 살펴보는 것도 의미가 있다. 어떤 아사나 동작들을 좀더 전굴 자세에 가깝거나, 골반 이완 자세에 가깝기도 하기 때문에, 우리는 처음에 이 두 자세를 섞어서 하기 전에 각각의 특징에 대해서 따로 살펴보는 시간을 잠시 가지고자 한다.

전굴 자세는 우리를 삶의 신비하고 역동적인 내면의 세계로 이끌어주는 깊고 고요한 동작이다. 전통적인 전굴 자세는 라식 파스치모타나사나(전굴자세, Paschimottanasana)인데 산스크리트어를 번역하자면 "서쪽으로 이완하는 자세"이고, 떠오르는 해를 바라보면서 하는 동작이지만 해지는 것을 상징하는 수행이기도 하다. 발라사나(아기자세, Balasana)와 같은 전굴 동작들은 깊은 휴식의 자세인데, 이런 자세를 취함으로서 태아의 자세로 돌아가 9개월 동안의 성장과정을 통해 자라나고 자신을 보호하는 듯한 느낌을 가지게 된다. 골반과 복부의 기관들을 자극하면서, 몸을 굽힐 때의 미묘한 에너지 작용으로 로우 차크라에 집중되게 되고, 때때로 몸 속에 깊이 내재되어 있는 기본 감정들을 들어낸다. 앞으로 몸을 굽혀서 적어도 몇 분동안 지속하면, 그 순간에 호흡의 흐름을 고르게 하여 학생들이 이러한 감정들을 안전하게 발견해 볼 수 있도록 한다.

앞으로 몸을 구부릴 때, 우리 몸의 가장 약한 등쪽으로 이완하고 밖으로 드러내게 되는데, 이것들은 우리가 직접 육안으로는 볼 수 없는 것이다. 라구 바즈라사나(천둥자세, Laghu Vajrasana) 자세를 할 때처럼 등을 잘 알지 못하는 곳으로 내려놓을 때 공포가 증가되었듯이, 앞으로 구부릴 때도 등쪽의 근육들을 그냥 그 상태로 두는 경향이 있다. 완전한 전굴 자세를 취하기 위해서는 전체 연결된 근육의 사슬들을 편안하게 해주어야 하는데, 근육 미연결 사슬은 발의 족저근막(plantar fascia)에서부터 시작하여, 아킬레스 건, 장딴지근(비복근, gastrocnemius), 및 다리 아래쪽의 가자미근(soleus)과 뒤넙다리근 및 등과 허벅지 안쪽에 있는 모음근(내전근, adductor)들과, 큰볼기근(대둔근, gluteus maximus), 골반 뒤쪽과 허리쪽에 있는 궁둥구멍근(이상근, piriformis)과 허리네모근(요방형근, quadratus lumborum)을 포함하며, 전체 등을 가로지르는 근육들[주로 척추기립근과 뭇갈래근(다열근, multifidi)]을 포함한다(Aldous 2004, 65). 이 모든 근육들을 풀기 위해서는 등쪽을 점진적으로 이완해 주어야 하므로 인내심이 요구되며 앞으로 구부릴 때에는 천천히 부드럽게 굽혀야 이완 효과가 일어난다. 너무 급하고 빠르게 동작을 시행하면, 뒤넙다리근과 허리에 부상의 위험이 있다. 디스크 부상 경험이 있는 학생들은 매우 조심해서 전굴 동작을 시행해야 하며 허리 이완보다는 뒤넙다리근과 둔부 이완에 집중하여 아사나를 수행한다[단다사나(좌식 막대자세, 및 숩파 파당구스타사나(누워서 한쪽 엄지발가락 잡고 다리 이완하기, Supta Padangusthasana)]. 다음과 같이 전굴 동작을 지도한다.

- 앞으로 구부리기 전에 호흡에 신경을 써서 자각하면서 호흡을 통해서 전체 등뼈에 에너지를 전달하고 등뼈를 이완하고 늘이는데 집중한다.
- 모든 좌식 전굴 동작에서는 좌골을 사용하여 뿌리박기하는 것이 기본 동작이다. 이 자세는 단다사나(좌식 막대자세)에서 가장 잘 나타나는데, 좌골을 사용하여 뿌리 박기 자세를 취하면 자연스럽게 에너지 라인을 일깨워 등뼈를 통해 에너지가 이동하여 다리로 나갈 수 있도록 한다. 이렇게 하면 안전하고 깊숙한 전굴 동작을 잘 할 수 있는 기본이 형성된 것이다.
- 단다사나(좌식 막대자세) 앉아있는 학생들의 자세를 평가한다. 골반 중립성이 이루어지지 않았다면(천골을 약간 앞쪽으로 당기면서), 그리고 단단한 보조 도구를 사용해서 충분한 높이가 있는 자리에 앉게 되면, 골반중립성을 쉽게 이룰 수 있고, 그 자세로 등뼈를 쉽게 늘일 수 있다.
- 등뼈를 균형있게 최대로 늘이면서 골반을 앞쪽으로 회전하면서 앞으로 구부리기를 시작하고 극대화한다. 많은 학생들에게 있어, 이 과정은 대부분의 좌식 전굴 자세에서 똑바로 앉아있는 자세로 이해된다.
- 아파나사나(골반을 바닥에 닿고 양무릎 끌어앉기, Apabasana)와 숩파 파당구스타사나(누워서 한쪽 엄지발가락 잡고 다리 이완하기)와 같은 등뼈 전굴 자세는 허리와 뒤넙다리근에 가장 부담이 없는 자세이다.
- 한쪽 다리나 양쪽 다리를 곧게 펴는 좌식 전굴 자세에서는 [단다사나(좌식 막대자세)와 파스치못타나사나(좌식 전굴자세)와 같은], 다리를 바닥쪽으로 당기는 동안 허벅지 안쪽을 안으로 회전하면 골반의 앞쪽 회전이 쉬워지고 허리에 필요한 공간을 확보할 수 있다.
- 대부분의 서서하는 아사나와 전굴 자세에서는 골반 안이나, 골반 주변에 있는 근육들을 이완하는 반면, 순수한 골반 이완의 자세는 좌식 자세를 취하거나, 반듯이 누워있는 자세를 취하거나 납작 엎드린 자세를 취한다. 안정되고 개방된 상태에서, 힙 부위는 세상에 움직이는 우리 몸에서 가장 중요한 부분이다. 의자에 편안하게 앉아있을 때나, 가장 강도높은 운동을 할 때에도 우리의 몸의 기관 중에서 가장 긴장하고, 굳어지는 부분은 힙 부위이다. 따라서 동작범위는 그다지 넓지는 않지만, 허리 부위를 경직시킬 수도 있다. 둔부의 부위를 이완하는 것은 편안하게 앉아서 명상할 때 뿐 아니라, 등굽히기 동작과 전굴동작을 안전하고 깊숙하게 수행하게 하는 가장 중요한 요인이다. 우리는 힙부위와 연관된 각각의 근육들에 대한 균형잡힌 수행을 실행함으로써, 힙부위의 건강한 움직임을 개발하고 유지할 수 있다. 이런 수행이 성공적으로 이루어지면 입식, 등굽히기, 전굴 자세의 아사나를 할 때에 다양한 장점들이 나타난다.
- *둔부 굴곡근:* 엉덩허리근(장요근, iliopsoas)과 넙다리곧은근(대퇴직근, rectus femoris)과 같은 주요 둔부 굴절들이 단단해지면, 골반은 앞쪽으로 회전하게끔 당겨지고, 허리는 척추전만증(lordosis)으로 발전될 수 있다. 둔부 굴절이 경직되어 있으면, 등을 구부릴 때에도 무리가 생긴다. 안자니야사나(낮은 런지자세)와 비라바드라사나(전사자세)와 같은 입식 아사나들은 이러

한 근육들을 이완하는데 매우 효과적이다. 따라서 숩파 비라사나(누운 영웅자세)와 에카 파다 라즈 카포타사나(왕비둘기자세) 준비과정과 전통적인 둔부 이완 동작들도 매우 효과적이다.

- *둔부 신전근:* 경직된 둔부 신전은 좌골을 모두 뒤쪽으로 끌어당기고 허리를 납작하게 하고, 가슴 등뼈에 척추후만증(kyphosis)을 야기할 수 있다. 경직된 둔부 신전은 특별히 뒤넙다리근과 로우 큰볼기근(대둔근, gluteus maximus) 섬유 부분의 전굴 동작을 제한한다. 이 근육들을 다리를 곧게 앞으로 구부리는 자세에서 가장 이완이 잘 된다.
- *힙 벌림근(외전근, abductor):* 경직된 벌림근(특히, 둔근)은 서서하는 런지(lunge) 아사나에서 앞쪽 다리를 보기싫게 벌어지게 하며(약한 외전근과 함께), 가루다사나(독수리자세) 및 고무카사나(소의 얼굴 자세)에서 무릎을 서로 교차하는 동작을 시도하는 학생들의 천적이기도 하고, 엉덩엉치관절(천장관절, sacroiliac joint)에 가하는 압력의 근원이기도 하다. 다시 말하지만, 힙 벌림근의 경직으로 말미암아 동작의 범위에 제한이 생기는 아사나들 대부분이, 둔부 벌림근을 이완하는 동작을 포함하고 있다. 특별히 고무카사나(소의 얼굴 자세)가 그렇다.
- *둔부 모음근(내전근, adductor):* 경직된 모음근은(약한 벌림근과 함께) 서서하는 런지(lunge) 아사나에서 앞쪽 다리를 안쪽으로 보기싫게 벌어지게 하며, 다양한 입식 동작에서 다리를 벌리는 것에 어려움을 가져오고, 팔균형 잡기와 좌식 아사나 동작에도 제한을 준다(상대적으로 짧은 대퇴부 머리부분과 엉덩넙다리인대(장골대퇴인대, iliofemoral ligament) 부분이 또한 동작 범위에 제한을 가져와 원인을 둔부 모음근의 경직이라고 보고 있다). 웁파비스타 코나사나(박쥐자세)와 바다 코나사나(묶인 각자세)는 둔부 모음근을 열어주는 전통적인 아사나들이다.
- *내회전근(internal rotator):* 내회전근이 경직되면 타다사나(산 자세)에서 서있을 때 다리가 서로 벌어지며 파드마사나(연꽃 자세)와 비라바드라사나 II(전사자세 II)로 이완할 때 제한이 있다. 둔부 모음근과 밀접한 관련이 있는, 우파비스타 코나사나(박쥐 자세)와 바다 코나사나(묶인 각자세)는 이러한 근육들을 이완하는데 효과적이다.
- *외회전근(external rotator):* 몸에서 가장 강력한 근육인 큰볼기근은 대퇴부에서 대표적인 외회전근이다. 이것이 경직되거나 과용되면(많은 무용수들이 이 경우에 해당한다), 무릎과 발이 바깥으로 휘는 경향이 있어서 많은 입식 아사나에서 올바르지 못한 자세를 가지게 되며, 엉덩엉치관절(천장관절)에 가하는 압력의 근원이기도 하다. 고무카사나와 자타라 파리바르타나사나 자세는 효과적으로 이러한 근육들을 이완한다.

아파나사나 [무릎가슴대기(바람 소멸자세), Apanasana]

주요 위험 요소

허리와 사타구니

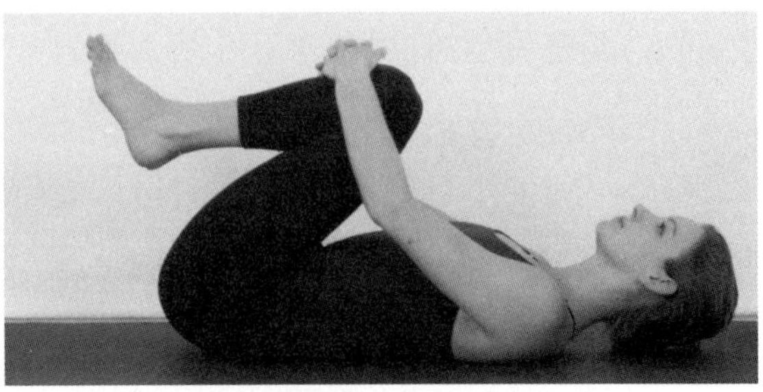

아사나 지도법

등을 대고 누워서 무릎을 부드럽게 가슴쪽으로 당긴다. 숨을 들이마시면서, 무릎을 살짝 가슴으로부터 떨어지게 한다. 숨을 내쉬면서, 다시 무릎을 안아서 당긴다.

주의와 강조해야 할 부분

보기에는 간단해 보이지만, 그래도 학생들에게 허리 부분에 무리를 가하지 않도록 지도한다. 옆으로 흔들흔들 움직여 보거나, 허리에 긴장을 풀어주는 방법을 실험해 보면서 무릎을 돌려보기도 한다.

발라사나 (아기 자세, Balasana)

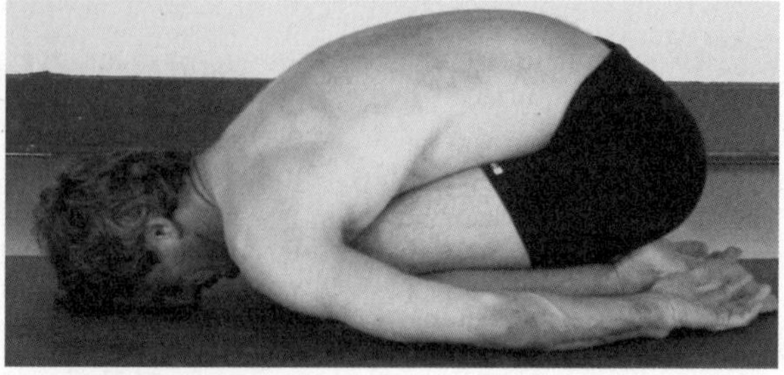

주요 위험 요소

허리와 무릎

아사나 지도법

사지를 오므린 상태에서 둔부를 뒤로 쭉 빼어 뒤꿈치 위로 둔부가 오도록 한다. 양 팔은 다리 옆의 바닥에 늘어뜨린다. 이 때 무릎을 넓게 벌리면 둔부 부위가 쉽고 편안하게 허리의 압박을 완화할 수 있다. 무릎의 압박을 줄이려면 둔부 밑에 담요를 깔아둔다.

주의와 강조해야 할 부분

둔부가 뒤꿈치보다 조금이라도 높이 있으면, 둔부 밑에 담요를 깔도록 한다. 가장 편안함을 주는 아사나의 자세 중의 하나로서, 발라사나는 휴식과 내면의 고요함을 가져다준다. 완전한 내려놓는 마음과 깊은 내면의 휴식을 경험하면서 학생들이 호흡에 집중할 수 있도록 격려한다.

숩타 바당거스타사나 (비스듬히 내려가는 엄지발가락 자세, Supta Padangusthasana)

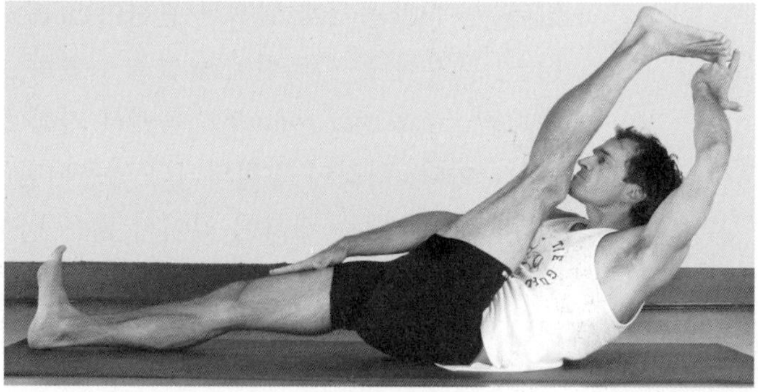

주요 위험 요소

뒤넙다리근(슬괵근, hamstrings)

아사나 지도법

등을 바닥에 대고 누워 발을 안으로 당긴다. 오른 발을 잡아서 오른 다리를 위로 곧게 편다(필요하면 끈을 사용한다). 바닥에 있는 왼쪽 다리는 곧게 펴도록 자세를 잡는다. 이 때, 왼쪽 허벅지는 안으로 회전하면서 뒤꿈치를 바닥에 꾹 누른다. 무릎과 발가락은 위를 향하게 한다. 숨을 내쉬면서, 두 다리를 곧게 펴서 힘을 주면서, 턱을 정강이 쪽으로 가져온다.

주의와 강조해야 할 부분

치골을 복부로부터 들어올리는 동시에, 반대다리 치골 부위를 앞쪽 아래로 회전한다. 등을 바닥에 내려놓으면서 B형 변형 동작으로 전환한다. 이 때, 머리를 왼쪽으로 돌리고 천천히 왼쪽 다리를 왼쪽으로 외전하면서 이완한다.

아난다 발라사나(행복한 애기 자세, Ananda Balasana)

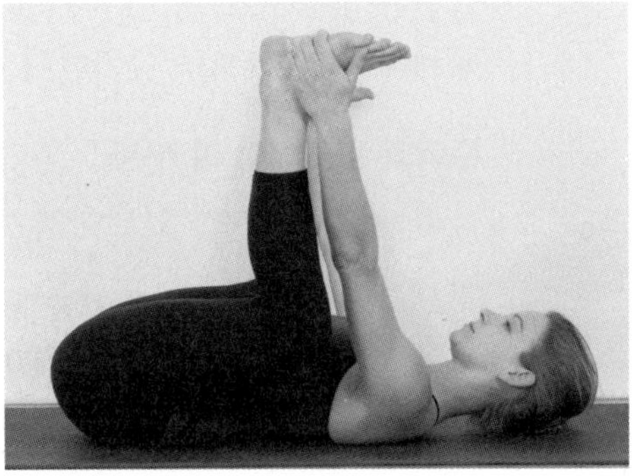

주요 위험 요소

허리와 안쪽 서혜부

아사나 지도법

아파나사나 자세에서 시작하는데, 발을 잡은 상태에서 천골을 바닥에 대고 있으면서 양쪽 무릎을 바닥쪽으로 당긴다. 발뒤꿈치는 무릎과 나란히 위치하게 한다.

주의와 강조해야 할 부분

근육이 경직된 학생들은 윗쪽 등을 들거나 골반을 바닥에서 들어올린 후에야 발을 잡을 수 있을 것이다. 그런 학생들에게는 계속 무릎을 굽힐 것을 격려해준다.

단다사나(막대 자세, Dandasana)

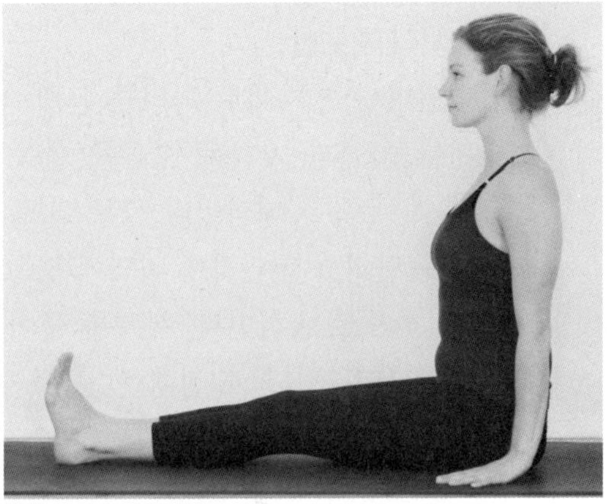

주요 위험 요소

뒤넙다리근과 허리

아사나 지도법

이 자세는 모든 좌식 전굴 동작의 기초가 되는 아사나 자세이다. 모든 전굴 자세의 주요 동작은 좌골을 사용하여 단단하게 바닥에 뿌리박는 동작이다. 좌골옆으로 살을 밀어내지 않도록 한다. 그렇게 되면 가장 취약한 부분에 뒤넙다리근 연결부위가 과다하게 노출되게 된다. 다리를 앞으로 뻗어서 곧게 허리를 펴서 앉고 골반은 중립 위치에 둔다. 천골이 뒤로 기울어지면, 골반 중립성을 이루고 등뼈가 곧바로 늘어나게 하기 위해서 지지대 위에 앉는다.

주의와 강조해야 할 부분

좌골을 이용하여 뿌리박기하고, 발을 구부리고, 무릎을 지나치게 늘이지 않으면서 허벅지에 힘을 주고, 허벅지는 안으로 회전하면서, 치골은 아래로 당기고 천골을 약간 안으로 당긴다. 등뼈는 늘이고, 어깨뼈는 등 아래로 내리고, 손바닥으로 바닥에 뿌리박기하고, 가슴을 벌리고, 머리는 하늘을 향한다.

파스치모타나사나(앉아서 앞으로 구부리기, Paschimottanasana)

주요 위험 요소

뒤넙다리근과 허리

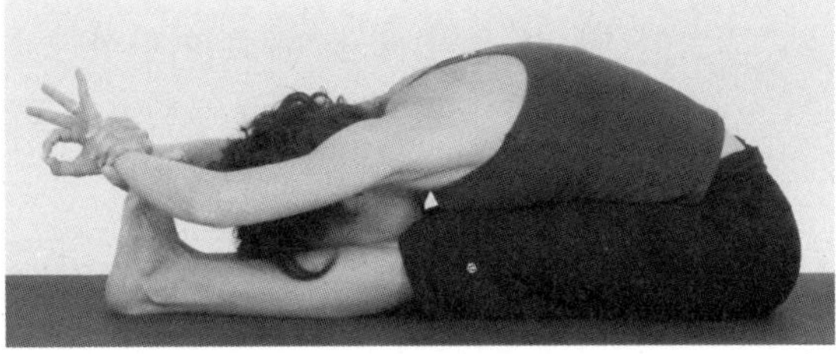

아사나 지도법

단다사나 자세로 허리를 곧게 펴고 앉아 두 손은 가능한한 발을 향해 쭉 뻗되 등뼈를 굽히지 않도록 한다.

발을 잡아서 (발 주변의 끈을 잡아도 된다), 다리를 곧게 펴는 반동으로 사용하고, 등뼈를 늘이고 골반은 앞쪽으로 회전한다. 골반을 앞쪽으로 회전하면서, 상체를 다리위로 굽혀 앞쪽으로 당긴다. 어깨뼈는 등 아래로 당기면서 팔꿈치를 서로 양옆으로 밀쳐내듯이 이완한다.

주의와 강조해야 할 부분

좌골을 사용해서 단단하게 바닥에 닿고 유지한다. 숨을 들이마실 때마다, 등뼈를 늘여준다. 숨을 내쉴 때마다, 상체를 앞으로 내민다. 얼굴을 다리에 닿게하는데에 너무 신경을 쓰지 않도록 하고, 심장 중추를 위로 당기게 하는데 더욱 집중한다. 다리에 힘을 지속적으로 주고, 천천히 참을성있게 몸의 등부분을 편안히 하도록 한다.

자누 시르사사나 (머리를 무릎에 붙인 구부린 자세, Janu Sirsasana)

주요 위험 요소

뒤넙다리근과 허리와 굽힌 다리

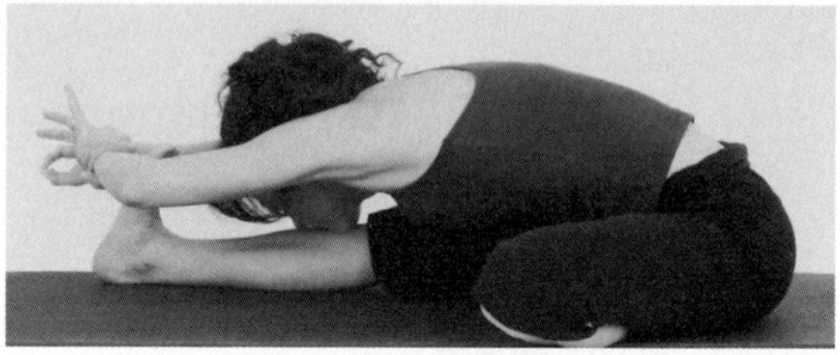

아사나 지도법

단다사나 자세로 허리를 곧게 펴고 앉아, 왼쪽 뒤꿈치를 골반과 가까운 오른쪽 안쪽 허벅지에 당기는데, 이 때 무릎은 바닥이나 블록 위에 둔다. 좌골을 사용해서 균일하고 단단하게 바닥에 닿고 유지하면서, 흉골을 내밀듯이 상체를 약간 오른발 쪽으로 돌린다. 앞으로 굽히면서, 복부를 들어올리면서 약간 오른쪽 허벅지로 당기는 동안 좌식 전굴자세(파스치모타나사나)로 진행한다.

주의와 강조해야 할 부분

좌골을 사용해서 단단하게 그라운딩을 새롭게 하고, 왼쪽 넙다리네갈래근(대퇴사두근, quadriceps)을 단단하게 한다. 숨을 들이마실 때마다, 가슴을 약간 들어주면서, 등뼈를 더욱 늘여준다. 숨을 내쉴 때마다, 아사나 자세를 더욱 깊고 안정되게 시행한다.

마리츠야사나 A (한쪽다리 무릎 세워 상체전굴 자세, Marichyasana A)

주요 위험 요소

뒤넙다리근과 허리

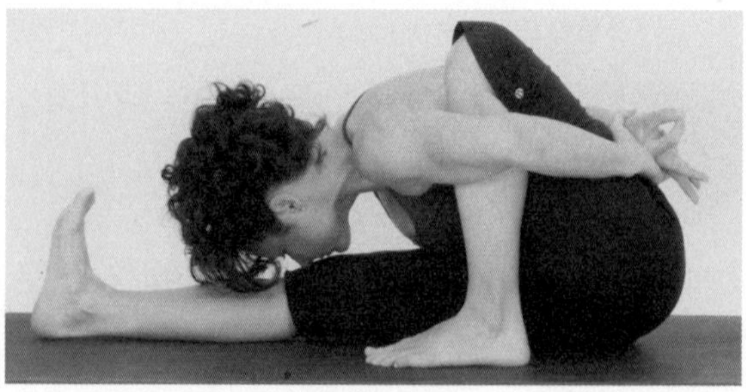

아사나 지도법

단다사나 자세로 허리를 곧게 펴고 앉아, 오른쪽 뒤꿈치를 오른쪽 좌골안으로 당긴다. 왼손을 왼쪽 둔부 옆의 바닥에 두고 상체를 약간 왼쪽으로 기울이는데, 이 때, 오른쪽 팔을 위로 이완한다. 둔부를 중심으로, 천천히 상체와 오른쪽 팔을 앞으로 이완하고 오른팔을 낮게 오른쪽 정강이를 감싼다. 이 때, 왼손을 등뒤로 당겨서 오른쪽 손목을 잡는다. 숨을 들이마시면서, 등뼈와 가슴을 들어올리고, 숨을 내쉬면서 앞으로 구부린다.

주의와 강조해야 할 부분

좌골을 사용해서 단단하게 바닥에 닿고 유지하면서 왼쪽 넙다리네갈래근을 단단하게 한다. 오른발을 서서 바닥을 지탱하는 것처럼 단단하게 바닥에 고정시킨다. 숨을 들이마실 때마다, 가슴을 약간 들어주면서, 등뼈를 더욱 늘여준다. 숨을 내쉴 때마다, 아사나 자세를 더욱 깊고 안정되게 시행한다.

우파비스타 코나사나(박쥐 자세, Upavista Konasana)

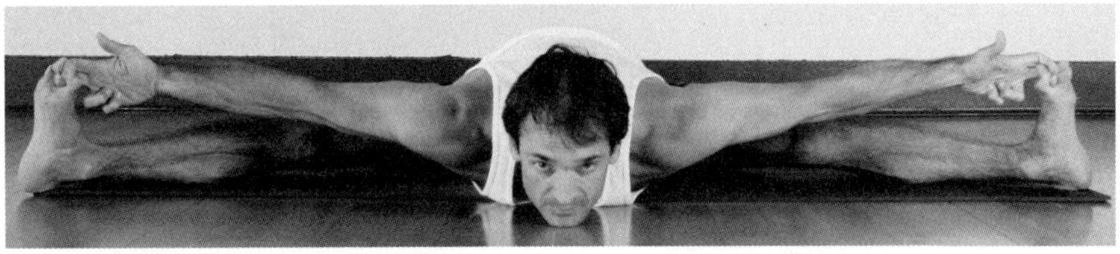

주요 위험 요소

뒤넙다리근과 허리

아사나 지도법

단다사나 자세로 허리를 곧게 펴고 앉아 시작하는데, 양쪽 다리를 외전하면서 바깥으로 벌려준다. 골반의 중립성을 위해서 보조 도구가 필요할 수도 있다. 발가락과 무릎뼈는 수직으로 위를 향하게 하고, 허벅지에 힘을 주고, 등뼈를 늘이면서 심장 중추를 양옆으로 쫙 편다. 양 손은 둔부 뒤쪽의 바닥을 단단히 눌러, 골반이 앞으로 회전하도록 돕는다. 양 손을 바닥에서 떼어 좌골을 사용해서 똑바르게 앉을 수 있으면, 양 팔을 앞으로 뻗어서 바닥에 있는 양 손을 사용하여 상체를 앞으로 당길 수 있도록 한다.

주의와 강조해야 할 부분

좌골을 지속적으로 뿌리박기하고, 다리에 힘을 주며, 무뻐를 위로 향하게 하고, 골반의 앞쪽을 회전하면서, 호흡의 흐름을 타고, 몸을 앞으로 기울인다. 마지막 동작에서는 가슴을 바닥에 대고 양 손으로 양 발을 잡는다. 완전히 몸을 굽히는 것보다는 등뼈를 길게 이완하고 심장을 여는 과정에 더욱 집중하도록 한다. 시선은 아래를 향하거나, 수평을 응시한다.

쿠르마사나(거북이 자세, Kurmasana)

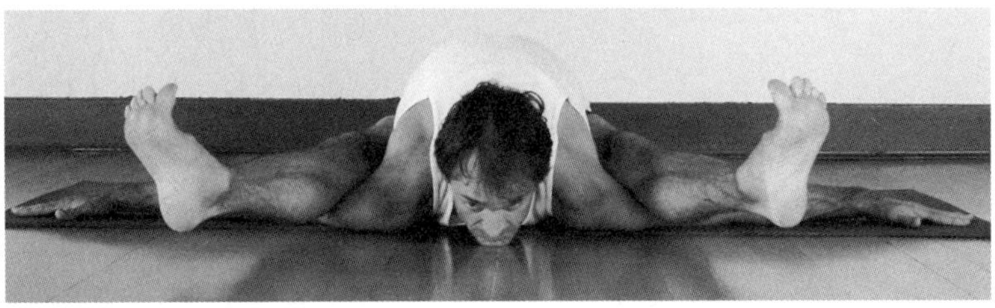

주요 위험 요소

뒤넙다리근, 허리와 어깨

아사나 지도법

아사나 도입 단계

박쥐 자세(우파비스타 코나사나)에서 시작하는데, 양쪽 다리를 약간 서로 모아주고, 무릎을 들어서 팔을 무릎쪽으로 이완하여 뻗을 수 있는 공간을 만들어준다. 양쪽 다리를 서로 가까이 모아주면서, 마지막 동작에서 어깨 방향으로 당겨준다. 좌골을 사용하여 바닥에 닿고 유지하면서, 양쪽 다리를 누르면서 이완해주고, 발가락들은 쫙 펴고, 시선은 앞쪽 수평선을 응시한다.

주의와 강조해야 할 부분

좌골을 사용하여 바닥에 닿고 유지하면서, 다리와 등뼈를 이완하는데 집중한다. 마지막 동작에서는 두 다리를 위로 해서 양다리 밑에 십자가 모양으로 하고, 드위 파다 시르사사나두발쿤디나아자세(두발쿤디나아 자세)에서 처럼 위로 압박을 가하면서 팃티바사나(반딧불 자세), 바카사나(학자세) 및 차타랑가 단다사나(네발 달린 막대자세)로 전환한다.

하누마나사나(원숭이 자세, Hanumanasana)

주요 위험 요소

뒤넙다리근, 서혜부과 허리

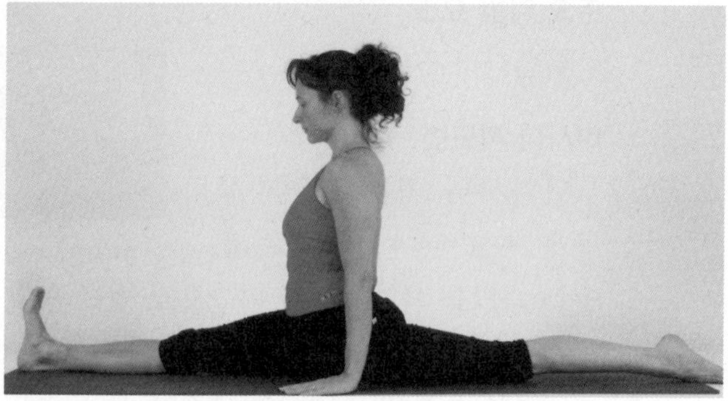

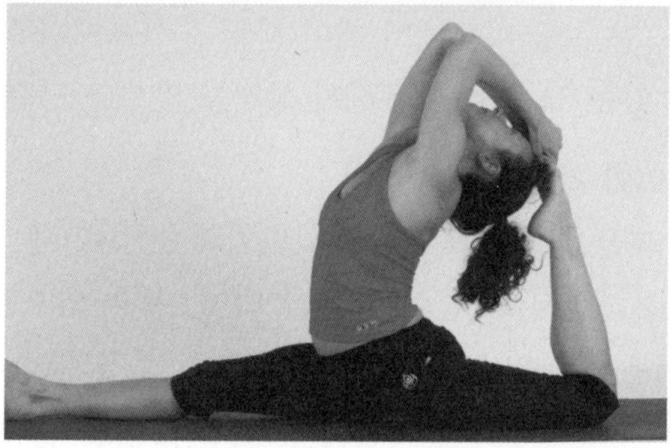

아사나 지도법

낮은 안자니야사나(런지자세)에서 시작하는데, 양 손을 바닥에 대고 둔부를 무릎 뒤쪽의 위로 이동하는데, 이 때, 앞쪽 다리를 곧게 편다. 이 상태로 1분에서 2분 동안 유지한다. 둔부를 매트의 앞쪽 부분와 일정하게 유지하면서, 천천히 앞쪽 다리의 뒤꿈치를 앞으로 밀어당기는데, 이 때 뒤쪽 다리를 이완한다. 대부분의 학생들이 본 아사나를 완벽하게 수행하는 것이 어려기 때문에 블록을 사용하는데, 앞쪽 다리의 좌골 아래에 두던지, 손으로 지지하기 위해 양쪽의 둔부에 둔다. 앞쪽 다리의 좌골을 단단하게 바닥에 닿고 유지하는 동안 둔부를 매트의 앞쪽과 평행으로 자리잡는 것이 중요한데, 등뼈의 이완을 위한 균형적인 기초가 될 수 있고, 허리에 무리가 가는 것을 줄여줄 수 있다.

주의와 강조해야 할 부분

등뼈를 똑바로 세워서 앉아있는 자세가 편안해지면, 앞쪽 발을 더욱 구부리게하고, 넙다리네갈래근을 사용하면서 뒤넙다리근을 이완한다. 둔부가 매트의 앞과 평행을 이루게 되면, 뒤쪽 다리가 더욱 쉽게 힙에서 등쪽으로 곧게 뻗을 수 있게 된다. 특별히 등 굽히기 변형동작을 실험해 보면서, 뒤쪽 다리가 안쪽으로 회전되는 것을 강조하도록 한다.

바다 코나사나(묶인 각자세, Baddha Konasana)

주요 위험 요소

무릎과 허리.

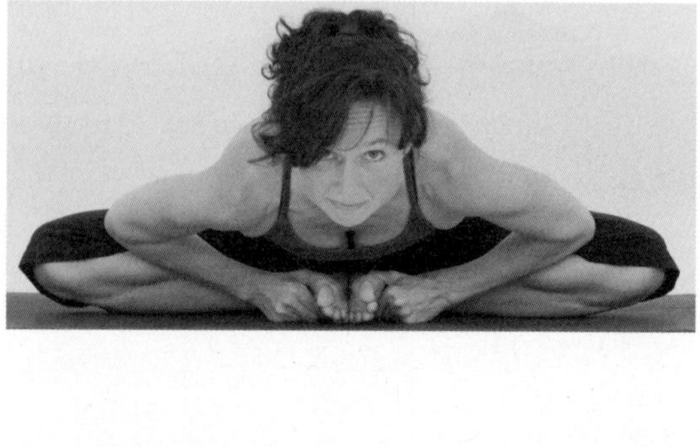

아사나 지도법

웁파비스타 코나사나(박쥐 자세)를 위한 준비 동작에서 시작하는데, 무릎을 굽힌 다음 양 발을 모은다. 무릎 밑에 블록을 갖다놓으면 무릎에 무리를 줄일 수 있다. 양 손을 둔부 뒤의 바닥에 두고 강하게 누르면서, 골반을 앞으로 회전할 수 있게 한다. 양 손을 바닥에서 뗀 채로 좌골을 사용해서 똑바로 허리를 펴고 앉을 수 있다면 양 발을 서로 걸어서 책처럼 펼 수 있고, 뒤꿈치는 서로 밀어준다. 이 때, 무릎은 바닥을 향해 밖으로 이완한다. 골반은 앞으로 회전하면서 심장 중추를 평행하게 끌어당긴다. 변형 동작으로서, 학생들에게 팔을 완전히 앞으로 뻗으라고 하고, 손바닥을 아래로 압박하는 동작을 실험하게 한다. 이런 변형 동작을 사용하면, 그 반동으로 심장 중추를 들어올릴 수 있고, 등뼈를 이완할 수 있고 둔부를 더욱 깊에 앞으로 회전할 수 있다.

주의와 강조해야 할 부분

좌골을 사용하여 지속적으로 바닥에 뿌리박기하고 뒤꿈치는 서로 밀어주면, 어깨뼈는 등쪽을 향해 아래로 당기고, 심장 중추를 열고 호흡을 깊게 하면서 힙에서 시작하여 몸을 앞으로 굽히면서 등뼈를 늘여준다. 팔꿈치를 사용하여 허벅지를 다시 압박하고, 무릎을 밖으로 뺀 다음 가슴을 앞으로 내민다. 배꼽을 발가락 쪽으로 당기는 느낌을 가지게 하고, 천골을 평행하게 한다. 이 동작을 시행할 때, 학생들이 등을 너무 동그랗게 만들지 않도록 하여 허리와 목의 가능한 부상의 위험을 줄인다. 학생들이 무릎 안쪽이나 서혜부에 통증을 호소하면, 무릎에 블록을 놓아두도록 지도한다.

비라사나 (영웅 자세, Virasana)

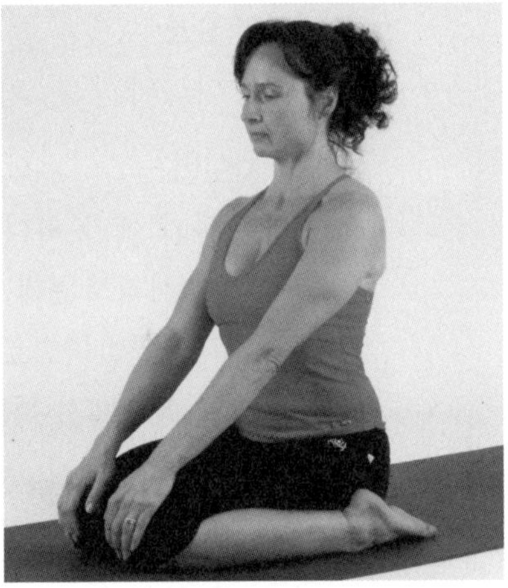

주요 위험 요소

무릎, 발목과 허리.

아사나 지도법

발을 뒤로 뻗은 상태에서 무릎으로 서면서, 엄지손가락으로 무릎 뒤의 종아리 근육 가운데를 누른다. 종아리 근육의 중앙을 따라 양 엄지를 슬라이딩해서 내려오면서, 종아리 중앙쯤에서는 중앙에서부터 늘이고, 이 때 좌골을 뒤꿈치 사이의 (블록이나 지지대 위의) 바닥으로 당긴다. 무릎을 꽉 잡고, 좌골을 사용해서 뿌리박기하고, 허벅지 안쪽을 안으로 회전하고 골반을 앞쪽으로 회전하면서 중립 위치를 잡아간다. 이 때, 등뼈를 세워 똑바로 앉고, 어깨뼈를 등 아래로 내리고, 가슴을 활짝 편다.

주의와 강조해야 할 부분

좌골을 사용하여 지속적으로 뿌리박기하고, 숨을 내쉴 때마다 회음부를 살짝 들어주면서 에너지가 등뼈를 타로 위로 올라오는 동안 물라 반다를 계발한다. 머리를 등뼈 위로 올려두고 호흡은 깊고 안정적으로 한다. 모든 호흡(프라나야마) 수행에 있어서 탁월한 아사나 동작이다.

티리앙 무카 에카 파다 파스치못타나사나 (한다리를 구부리고 이완 자세 Tiriang Mukha Eka Pada Paschimottanasana)

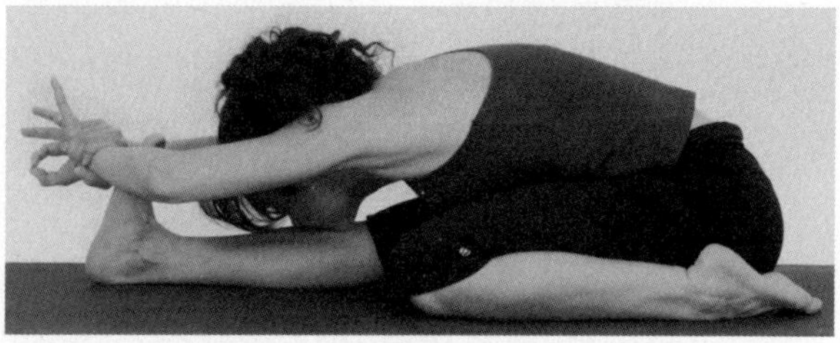

주요 위험 요소

허리, 굽힌 무릎, 이완한 다리의 뒤넙다리근

아사나 지도법

단다사나 자세에서 시작하는데, 오른쪽 다리를 영웅자세(비라사나)로 굽힌다. 좌골을 사용하여 양쪽에 동일한 힘을 주며 뿌리박기 자세를 취한다. 자누 시르사사나 자세를 취하기 위해서 앞으로 구부린다.

주의와 강조해야 할 부분

오른쪽의 좌골을 보다 굳건히 뿌리박기 하도록 하는데, 오른쪽 허벅지 안쪽을 안으로 회전하고 이 때, 앞으로 구부리는 기본 부위로서, 골반을 앞쪽으로 회전한다.

크로운차사나 (백호 자세, Krounchasana)

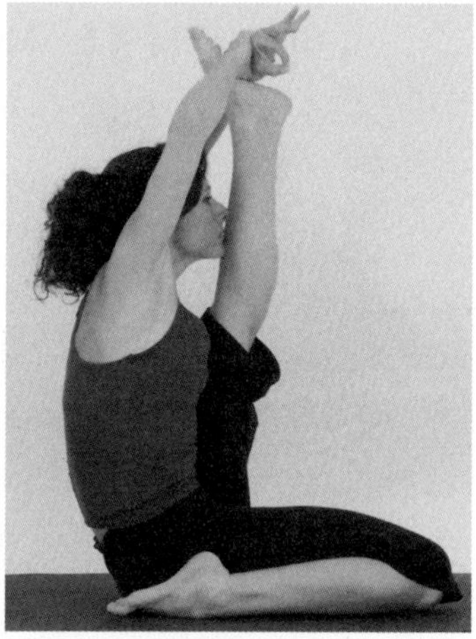

주요 위험 요소

굽혀진 다리의 무릎, 펴진 다리의 뒤넙다리근과 허리

아사나 지도법

티리앙 무카 에카 파다 파스치모타나사나의 준비 자세로 등을 펴고 앉은 자세에서 시작하는데, 왼쪽 발을 양손으로 잡고, 왼쪽 다리를 위로 올리고, 천추를 왼발쪽으로 당긴다. 필요하다면, 끈으로 왼발주위를 둘러 다리를 올린 상태에서 똑바로 펴는데 사용한다.

주의와 강조해야 할 부분

골반을 앞쪽으로 회전하는데 더욱 정신을 집중하고, 등뼈를 늘이고 가슴을 들어올림으로써, 자세가 흐트러져서 슬럼파사나 자세가 되려고 하는 경향을 극복한다. 치골을 턱 방향으로 늘여서 당기면서, 어깨를 귀 아래로 힘을 주어 내린다.

고무카사나(소 얼굴 자세, Gomukhasana)

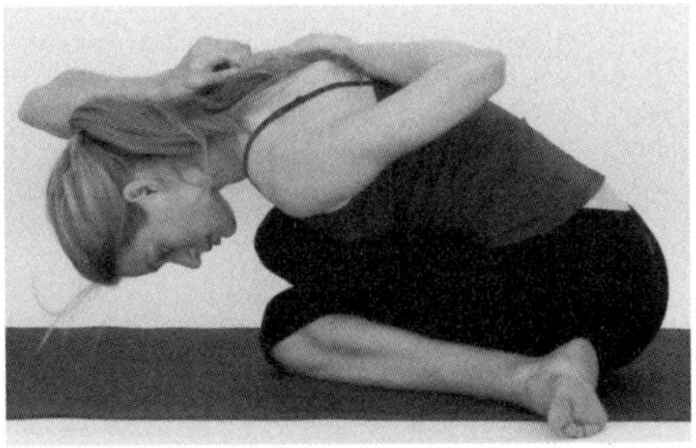

주요 위험 요소

무릎, 어깨와 허리

아사나 지도법

아르다 맏시엔드라사나 자세를 준비하고 나서, 무릎의 위쪽을 들어서 무릎 아래쪽의 위로 크로싱하는데, 이 때 아래 다리의 뒤꿈치가 반대편 힙에 닿게 한다. 무릎을 완전히 교차하는 것이 불가능하다면, 온몸을 구부려서 크로싱시킨다. 다시 자리에 앉기 전에 좌골 밑에 블록을 놓는다. 오른쪽 무릎이 반대편 무릎의 위에 있다면, 왼팔을 머리 위로 들어서 팔꿈치를 굽혀 손을 등뒤로 내리고, 오른팔은 뒤로 당여서 왼쪽 손가락을 마주잡도록 한다(필요하면 끈을 사용한다). 좌골을 사용하여 뿌리박기하고, 숨을 들이마시면서 등뼈과 가슴을 들어올린다. 숨을 내쉬면서 앞으로 구부린다.

주의와 강조해야 할 부분

모든 좌식 전굴 자세에서는 등뼈를 늘이고 앞으로 구부리는 동안 죄골을 이용해서 바닥에 닿고 유지한다. 무릎, 허리와 어깨를 민감하게 다루도록 한다. 심장 중추를 열어두고 호흡을 일정하게 유지한다. 방향을 바꾸는 방법은 여러가지가 있는데, 단순하게 다리를 서로 반대방향으로 바꿔서 교차하거나, 360° 돌리거나, 머리로 서기 II(살람바 시르사사나 II)에서 압박을 가하거나 다리를 머리 위로 다시 교차해 보는 방법 등이 있다.

아르다 바다 파드마 파스치모탄타나사나(반으로 접힌 연꽃자세, Ardha Baddha Padma Paschimottanasana)

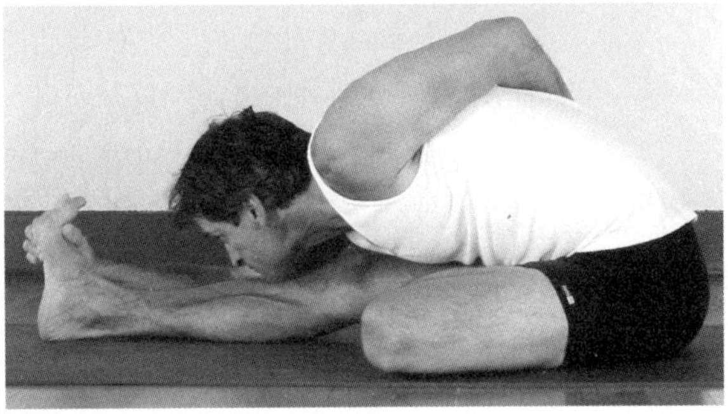

주요 위험 요소

굽힌 무릎, 허리, 펴진 다리의 뒤넙다리근.

아사나 지도법

단다사나의 자세에서 시작하는데, 한쪽 다리를 당겨서 연꽃-반쪽의 자세를 취한다. 팔을 측면에서 등뒤로 돌려서 연꽃 자세를 취한 발을 잡는다. 좌골을 사용하여 뿌리 박기 자세를 취하면서 펴진 다리에 힘을 주고, 안쪽으로 회전한다. 숨을 들이마시면서, 등뼈와 심장 중추를 들어올리고, 숨을 내쉬면서 앞으로 구부린다.

주의와 강조해야 할 부분

만약 굽혀진 무릎을 바닥에 고정시키기 어렵다면, 힙이 열릴 때까지 똑바로 앉아있는 자세를 지속하도록 학생들을 격려한다. 비균형적인 동작 가운데 균형감각을 찾도록 지시한다.

파드마사나(Padmasana)

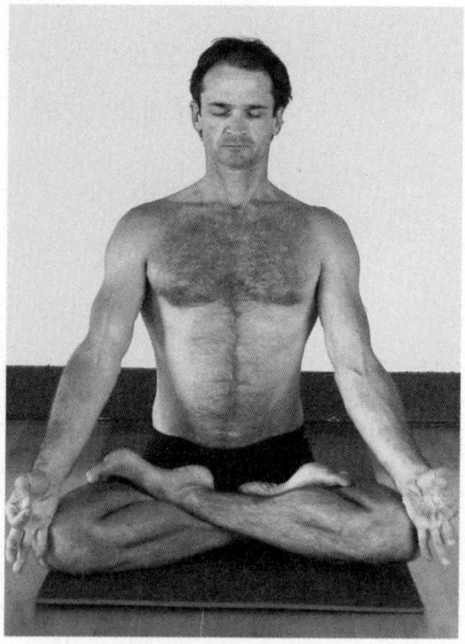

주요 위험 요소

무릎, 둔부와 서혜부

아사나 지도법

힙을 편안하게 하면서 파드마사나(연꽃 자세) 취하는데, 절대로 무릎에 무리를 가하지 않는다. 좌골을 사용하여 바닥에 닿고 유지하면서, 똑바로 허리를 펴고 앉는다. 단순한 가부좌를 튼 자세에서 오른쪽 뒤꿈치를 잡아서 왼쪽 힙쪽으로 당긴다. 오른쪽 힙과 허벅지 안쪽, 서혜부를 이완시키면서, 허벅지를 바깥으로 회전시키면서 오른쪽 무릎을 바닥쪽으로 편안하게 한다. 다른쪽 다리도 같은 방법으로 진행한다.

주의와 강조해야 할 부분

좌골을 사용하여 바닥에 닿고 유지한다. 골반의 중립성을 유지한다. 등뼈의 중립적인 이완을 유지하면서 심장 중추의 공간을 확보한다. 억지로 무릎을 바닥에 누르지 않는다. 양 손을 무릎에 얹고, 시선은 코끝을 향하거나 바닥의 한 지점을 응시하도록 한다.

바다 파드마사나(묶인 연꽃 자세, Baddha Padmasana)

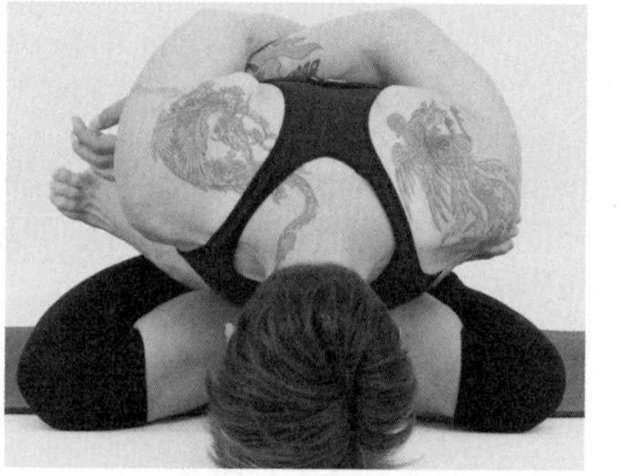

주요 위험 요소

무릎, 어깨와 허리.

아사나 지도법

파드마사나 자세에서 시작하는데, 양 팔을 등 뒤에 대고 발을 잡는다. 발을 잡기가 어려우면, 팔꿈치나 앞팔을 잡는다. 숨을 들이마시면서, 등뼈를 펴고, 숨을 내쉬면서 앞으로 구부린다.

주의와 강조해야 할 부분

천천히 10번 호흡하면서 자세를 유지하는데, 이 때 본 아사나를 사용하며 호흡을 고르게하고 더욱 깊고 조용한 내면의 세계로 들어간다.

아르카나 단다사나(한발 뻗고 한발 뒤로 당기기 자세, Arkana dandasana)

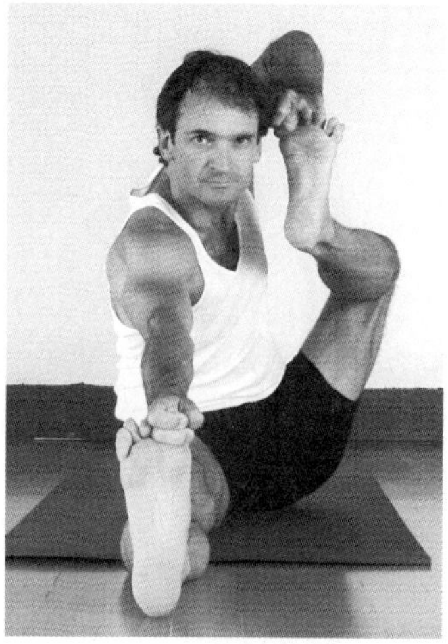

주요 위험 요소

허리.

아사나 지도법

한쪽 발을 좌골쪽에 가까이 당기면서 마리챠사나 A동작을 준비하면서, 좌골을 사용하여 뿌리박기 동작을 하고 등뼈를 들어올리면서 양쪽의 엄지발가락을 잡는다. 천천히 굽혀진 다리의 발을 들어올리고 다시 귀쪽으로 당긴다.

주의와 강조해야 할 부분

단다사나 요소들을 강조한다. 힘을 주어 곧게 펴는 다리, 골반의 앞쪽 회전, 등뼈 늘이기, 심장중추 열기와 일정한 호흡을 포함한다.

에카 파다 시르사사나에서 차코라사나 빈야사 (한발 머리 뒤로 자세에서 한발 가슴 앞으로 당긴 자세 Eka Pada Sirsasans To Chakorasana Vinyasa)

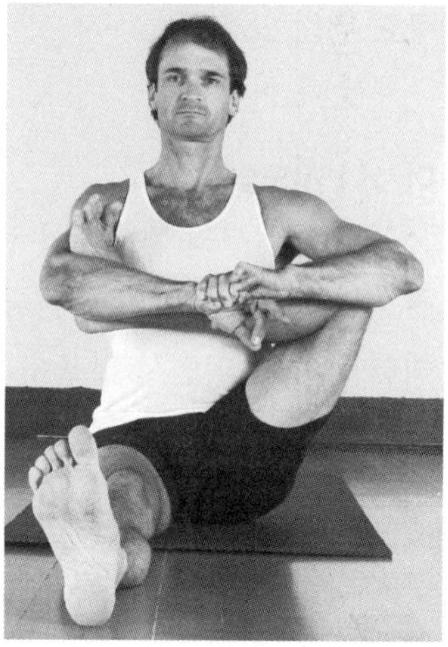

에카 파다 시르사사나

주요 위험 요소

굽혀진 다리의 무릎, 허리, 목, 앞으로 구부릴 때의 뒤넙다리근.

아사나 지도법

단다사나 자세에서 시작한다. 오른발을 안쪽으로 밀고 무릎을 잡아서 그 반동으로 골반을 앞쪽으로 회전하고 등뼈를 늘여준다. 오른 다리의 아랫부분을 오른쪽 어깨 쪽으로 당겨서 등과 교차시키기 전에, 아스타바크라사나(8각 자세)에서 설명한 세 가지 준비동작 단계를 먼저 하도록 한다. 똑바로 앉아서 두 손바닥을 기도하는 안잘리 무드라(두 손을 가슴에 두는 자세)를 취한 다음, 자누 시르사사나(머리를 무릎까지 붙인 전굴 자세)에서 설명한 대로 몸을 앞으로 구부린다. 상체를 다시 세운 다음 양손을 바닥에 지탱하고 양 팔을 힘을 주어 곧게 펴서 둔부를 바닥에서 들어올리고, 이완한 다리를 턱으로 당겨 올리면서 양손으로 차코라사나(힘의 중심자세)로 전환한다.

주의와 강조해야 할 부분

무리하게 본 아사나 동작을 하게 되면 오른쪽 무릎, 목과 허리에 무리가 갈 수 있다. 무릎의 안정성을 유지하려면 오른발을 강하게 구부리고 있어야 한다. 상체를 들어올리면서 등뼈를 늘여주고, 쇄골을 쫙 펴서 골반 이완이 깊게 이루어지게 한다. 바깥으로 들어올리면서 차코라사나 자세로 전환하고, 차타랑가 단다사나(4발 이용 막대 자세)로 떠오르기도 한다.

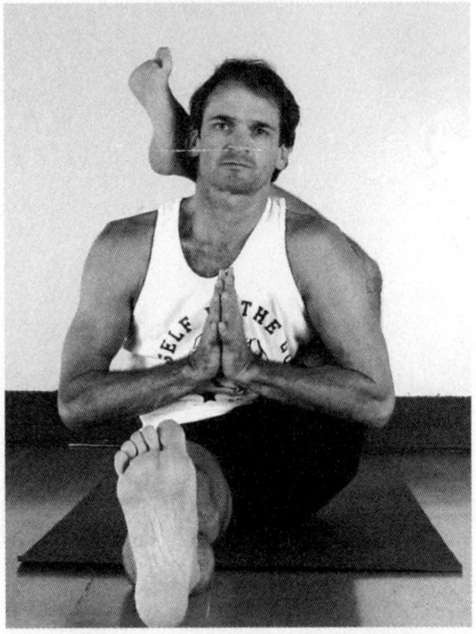
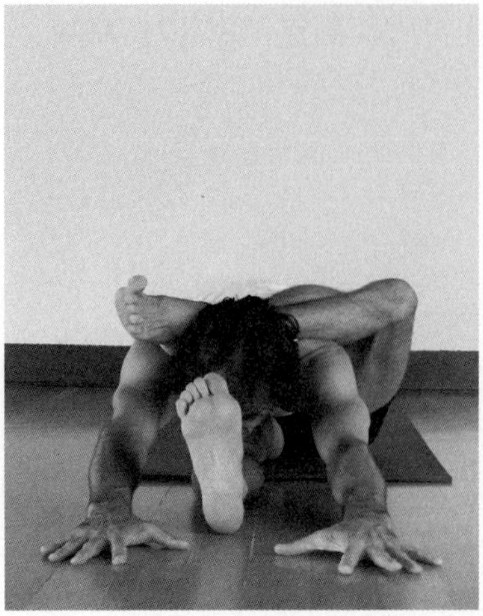
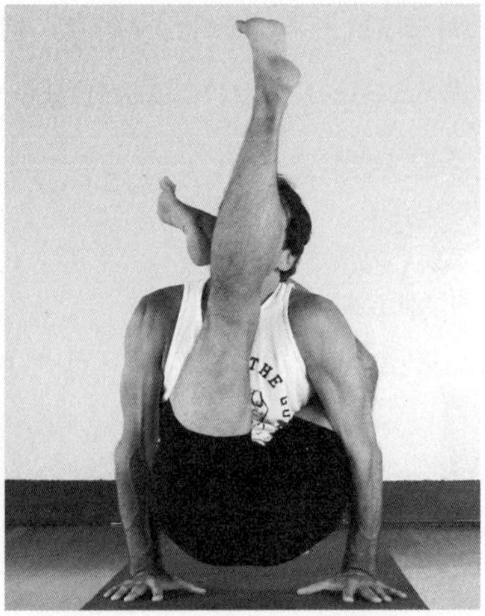

에카 파다 시르사사나 A, 에카 파다 시르사사나 B, 차코라사나 (왼쪽에서 오른쪽)

에그니스트엠바사나(쌍비둘기 자세, Angistambhasan)

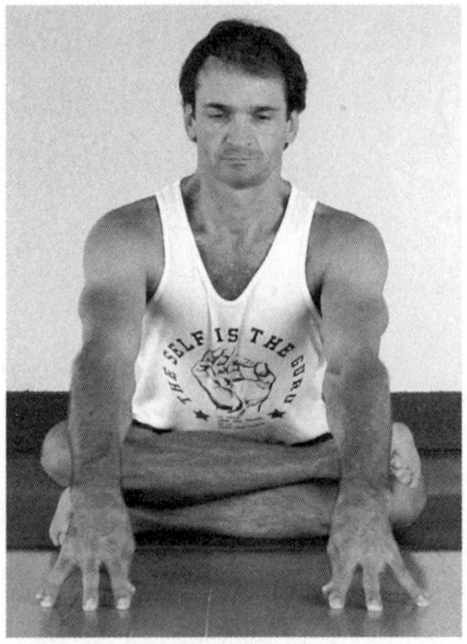
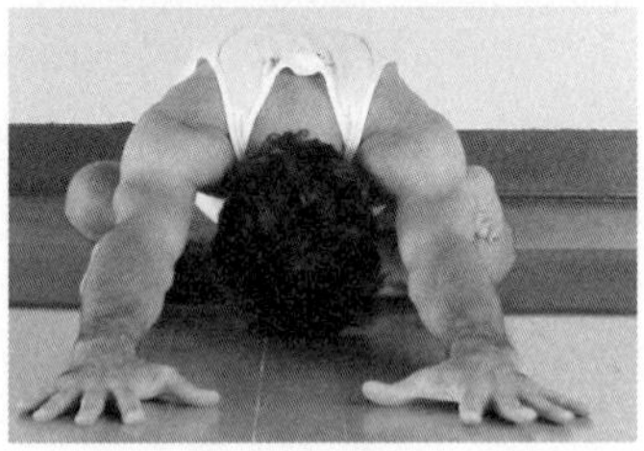

주요 위험 요소

무릎과 허리

아사나 지도법

간단한 가부좌 자세에서 시작하는데, 양 손을 힙 뒤의 바닥에 두고 정강이를 평행하게 하기 위해 뒤꿈치를 앞으로 밀면서 등을 뒤로 기대듯이 한다. 허리를 높이 펴면서 앉을수록, 골반이 점차적으로 앞으로 회전된다. 손으로 지탱하지 않고 똑바로 앉을 수 있게 되면 정강이를 땔나무처럼, 무릎과 발목이 각각 다른 쪽의 무릎 위에 올라가도록 놓아둔다. 앞으로 구부린다.

주의와 강조해야 할 부분

무릎 주위의 근육과 인대가 작용하는 동안 발을 강하게 구부리면서, 무릎을 보호하고 둔부 이완을 강조한다.

역 자세 (INVERSIONS)

우리가 물구나무서기를 한다면, 세상이 거꾸로 보인다. 가장 간단한 동작을 한 것 뿐인데도, 중력과 반대로 작용하는 모든 것들이 반대로 보이고 익숙하지 않아 혼동스러움을 경험한다. 이렇게 관점을 바꾸고, 신경근육적인 인식의 전환을 통해서 세상에서의 우리의 존재감에 대한 감각을 더욱 확장할 수 있고, 동시에 몸에 작용하는 중력의 효과를 뒤집을 수 있다. 두뇌는 영양을 공급하는 혈로 가득차게 되고, 마음은 맑아지고, 신경은 잠잠해지며, 모든 것이 조용하게 깨어나고, 명상으로 부드럽게 진행될 수 있다. 연습을 많이 하면, 처음에는 매우 어려워 보이는 역 자세화라 할지라도(물구나무서기 자세), 반대 자세인 타다사나(산 자세) 만큼 안정되게 할 수 있고 한번에 몇 분씩이라도 물구나무서기 동작을 지속할 수 있게 된다. 살람바 시르사사나(머리로 서기)나 살람바 사르방가사나(어깨로 지지해서 서기) 자세를 연습하면서, 학생들은 보다 세밀한 근육 조절법을 계발하게 되고, 이것을 통해서 다양한 아사나 자세에 안정성과 편안함을 더할 수 있다. 예를 들어, 아드호 무카 브르크사사나(양손바닥으로 서기)와 같은 자세를 시작하거나 마무리할 때 물 흐르듯이 부드럽게 수행할 수 있다.

역 자세와 월경

여성의 경우, 월경이 시작되면 완전한 역 자세를 수행할 수 있는지의 여부에 대해서는 결론이 나지 않고 있다. 어떤 학파에서는 역 자세가 월경의 흐름을 거꾸로 하기 때문에, 역류 월경이나 자궁내막증이 생길 수 있다고 주장한다. 하지만 의학적으로는 역 자세로 인해서 역류월경이나 자연스런 혈의 흐름이 터지는 일은 없다고 본다. 그런 증거가 있다고 한다면, 아드호 무카 스바나사나(아래로 보는 강아지 자세) 역시 월경 시에는 금지되어야 하는 동작이고, 심지어 배를 대고 엎드리고, 등을 대고 누워있는 자세 역시 자궁과 질이 중력과 반대로 작용하기 때문에 논쟁의 대상이 될 가능성도 있다. 월경과 중력에 관한 연구로서 NASA 의학 부서에 연구한 결과를 보면, 무중력 상태에서도 여성들의 월경흐름에는 별 차이가 발견되지 않았다. 따라서 그것은 중력과 관련이 있는 것이 아니라 질 안쪽의 근육 수축과 관련이 있는 것이라고 한다. 오랫동안 요가 지도자로 활동한 바바라 베나흐(Barbara Benagh, 2003)는 "월경 기간에 역 자세를 피해야 한다는 결론을 내린 연구나 실험 결과는 없다. 월경은 각 사람에 따라 다르게 작용하고, 순환에 따라서도 다르게 작용한다. 각자 자기 자신의 결정에 책임을 지는 것이 좋다는 것이 개인적인 견해이다"라고 이런 질문을 던진 학생들에게 답한 적이 있다.[5]

역 자세를 시행할 때 신체적인 위험이 가장 높은 부위는 바로 목이다(전도된 비파리타 카라니에서는 적용되지 않음). 이러한 신체적인 위험을 줄이기 위해서 역 자세를 준비할 때에는 학생들에게 명확한 방법으로 지도해 주는 것이 매우 중요하다. 경부 등뼈에 문제가 있는 학생들은 목에 무리가 가는 아사나 수행을 피하는 것이 좋다. 여기에서는 다른 역위 자세를 설명하기 전에, 두 가지 가장 흔히 배우는 살람바 시르사사나 I(머리와 팔꿈치로 서기)와 살람바 사르방가사(어깨로 서기 자세)나 역 자세를 준비하는 과정을 살펴보고자 한다.

살람바 시르사사나 I(머리와 팔꿈치로 서기):

- 본 아사나를 처음 수행하는 학생이 있다면, 벽을 이용해서 연습하도록 한다.
- 두 가지 기본적인 뿌리박기 동작을 가르친다. 팔의 앞쪽과 정수리 부분인데, 양 팔을 팔꿈치 어깨 넓이로 벌린 상태에서 시작한다.
- 무릎과 팔의 앞쪽을 바닥에 대면서 시작한다. 손가락을 깍지낀 상태로, 손바닥을 완전히 펼쳐서 손가락이 완전히 풀어지도록 한다. 이렇게 하면 손목의 측면에서 팔꿈치까지 단단하게 뿌리박기 동작을 할 수 있다.
- 정수리 부분이 바닥에 직접 닿도록 하는데, 이 때 머리의 뒷부분은 엄지손가락 밑부분으로 살짝 감싼다.
- 양측의 앞쪽 팔을 바닥에 향해 고정시키면서 천천히 다리를 펴도록 하고, 어깨뼈는 등뼈가 닿도록 아래로 당겨내린다. 어깨와 손목이 멀리 떨어지도록 한다.

- 이 자세를 유지하면서 둔부를 어깨 위로 가능하면 높게 올릴 때까지 두 발을 사용해서 팔꿈치까지 걸어나가도록 한다. 둔부를 올릴 때 등뼈는 늘여주도록 격려한다. 안정된 우자이 프라나야마(승리 호흡)와 집중을 장려한다.
- 팔꿈치로 더욱 단단하게 뿌리박기하면서 학생들에게 무릎을 가슴쪽으로 당기고, 뒤꿈치를 둔부쪽으로 당기도록 한다. 그리고나서 골반을 위로 회전하면서 천천히 다리를 하늘 쪽으로 쭉 뻗는다.
- 거꾸로 서는데 성공을 했다면, 다시 지탱하고 있는 앞쪽 팔을 의식하도록 하고, 학생들에게 팔꿈치를 서로 당기는 기분을 느껴보라고 한다. 실제로 당기는 것은 아니다. 이렇게 하면 어깨를 더 펼 수 있고, 넓은등근(광배근, latissimus dorsi)을 활성화하여 더욱 안정감을 줄 수 있다.
- 이제는 다른 지지 부위를 강조한다. 정수리 부분을 단단히 바닥에 고정하는데, 이렇게 하면서 뿌리 확장 효과를 유발한다. 척추기립근과 뭇갈래근(다열근, multifidi)을 활성화시켜 등뼈에 가까이 가게 한다. 이렇게 되면 목의 압박을 경감시키고, 전체 등뼈를 늘여주며, 가볍게 바닥에 닿고 유지하는 느낌을 가질 수 있다.
- 마지막으로, 학생들에게 발목을 서로 모아서, 발을 강하게 구부리고(발가락을 정강이 쪽으로), 힘을 주어 뒤꿈치를 쫙 펴고, 발을 돌출해서 발가락들을 연꽃잎처럼 펴시오.
- 시르사사나(머리로 서기) 자세에서 편안하게 하는 가장 쉬운 방법은 무릎을 굽히고 무릎을 가슴쪽으로 당기면서, 천천히 발라사나(어린이 자세)로 낮추는 것이다.

살람바 사르방가사나(어깨로 서기 자세)를 수행할 때에, 대부분의 학생들의 목이 바닥에 눌리는 경향이 있다. 시간이 지나면서 윗쪽 등의 개방성과 근력이 생기면서 목으로 바닥을 누르는 일은 없어진다. 이런 단계에 이르기까지 학생들에게 담요를 접어서 깔개를 만든 다음, 어깨를 담요 끝에서 3인치 가량 떨어진 곳에 눕힌다. 다리를 머리 위로 들어 올렸으면, 양 어깨는 깔개 위에 그대로 있고, 목은 자유롭게 되고 머리는 바닥에 있게 된다. 그런 다음에 아래의 지시를 따른다:

- 양 팔은 양쪽으로 늘어뜨린 상태에서, 숨을 내쉬면서 손바닥을 누르면서 천천히 올려진 다리를 할라사나(쟁기 자세)로 당겨준다.
- 발이 바닥에 닿지 않으면 두 손으로 힙을 지지하고, 어깨 반 정도로 서기 자세에서 팔꿈치를 지지하거나, 내려와서 의자나 벽면을 사용해서 발자세를 취한다.
- 바닥위에 발 쪽으로 머리를 넘긴 채로, 등 뒤로 손가락을 꼬아서 어깨를 약간 으쓱하여 목에서 멀리하며 어깨로 체중을 지탱한다.
- 발을 바닥에 단단히 대면서 양 다리에 힘을 주고, 허벅지 윗쪽을 위로 당기듯이 하여 골반이 앞쪽으로 회전되게 하고, 이에 따라서 허리 등뼈를 더욱 늘여주도록 한다. 가능하다면, 발을 발바닥 쪽으로 굽혀서, 발가락은 굽혀서 발 밑에 두고, 그것들을 블록, 의자나 벽에 두는 것도 고려해본다.
- 이제는 양 손을 가능하면 바닥에 가깝게 하여 등쪽에 두고, 등을 지지하면서, 천천히 다리를 하늘을 향해 쭉 뻗는다(가장 쉬운 방법은 양 무릎을 굽혀서, 한번에 한쪽 다리만 사용하여 올리다가, 함께 힘차게 올린다).

살람바 시르사사나 I(머리와 팔꿈치로 서기 자세)이나 살람바 사르방가사나(어깨로 서기 자세)

를 수행하지 않은 학생들은 비파리타 카라니(거꾸로 물구나무서기하는 동작)의 완전 역 자세를 통해서 큰 유익을 얻을 수 있다. 이것은 가장 차분하고 깊은 회복을 가져다주는 아사나이고, 아래 다른 역 자세와 함께 언급되고 있다. 모든 학생들에게 효과가 있는 훌륭한 아사나이며, 특별히 힘든 수행을 마쳤을 때, 스트레스가 많았던 날이나, 무력한 날에 수행하면 좋다.

비파리타 카라니(다리들어 벽에 대기 자세, Viparita Karani)

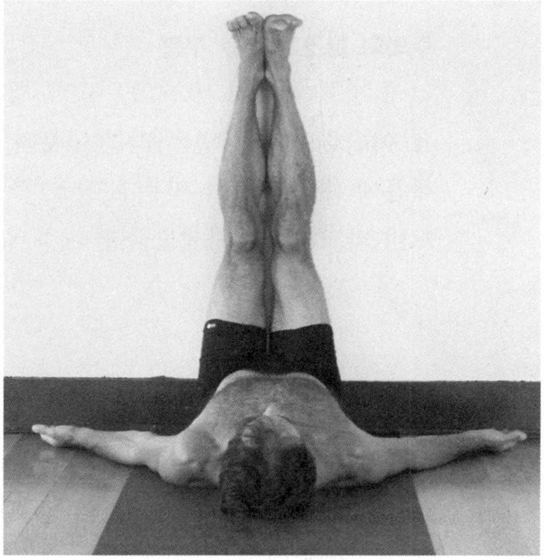

주요 위험 요소

뒤넙다리근, 허리

아사나 지도법

벽면과 나란히 앉아서, 천천히 등을 눕히면서 힙을 벽을 향해 위로 들고, 다리를 벽에 대고 위로 올려 곧게 편다. 뒤넙다리근이 경직되어 엉덩이가 벽에 닿은 상태로는 다리가 뻗어지지 않는다면, 둔부를 약간 벽면에서 떼어낸다. 담요를 접어서 허리 밑에 두면 허리와 척추 부분이 부드럽게 느껴진다. 편하게 이완한다.

주의와 강조해야 할 부분

손바닥은 복부와 심장에 둘 수 있고 양쪽 팔은 바닥에 늘어뜨리듯이 두고, 손바닥을 위로 향하게 한다. 다리는 한데 모으는데, 안정성을 높이기 위해서 끈이나 샌드백을 둘 수도 있다. 묶인 각 자세(바다 코나사나) 또는 박쥐 자세(우파비스타 코나사나)를 위해서 다리 자세를 이리저리 바꾸어 본다.

할라사나(쟁기 자세, Halasana)

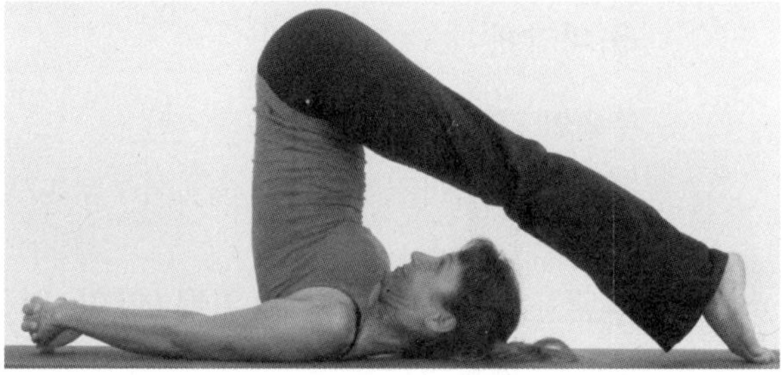

주요 위험 요소

목, 허리와 뒤넙다리근

아사나 지도법

등을 반듯이 대고 누워, 손바닥을 아래를 향해 주르고 숨을 내쉬면서 발을 머리위로 들어올려 바닥에 둔다(블록, 의자나 벽면). 등 뒤로 양쪽 손가락을 깍지끼고 어깨를 살짝 들어올려 무게 중심이 어깨쪽으로 더욱 가도록 한다. 목이나 등뼈 윗쪽에 압박이 주어지면, 담요 접은 것을 지지대로 사용한다. 발은 단단하게 누르고(가능하면 발뒤꿈치로 포인팅하면서), 허벅지에 힘을 주어 위로 당기고, 치골은 복부에서 멀어지는 기분으로 당기면서 등뼈를 늘인다.

주의와 강조해야 할 부분

팔과 발을 굳게 바닥에 닿고 유지한다. 쇄골을 아래로 당겨서 가슴을 쫙 펴게 하고 등뼈를 심장쪽으로 향하게 앞으로 당긴다. 좌골을 사용하여 위를 향해 당기고, 등뼈를 늘여준다.

살람바 사르방가사나(어깨로 서기 자세, Salamba Sarvangasana)

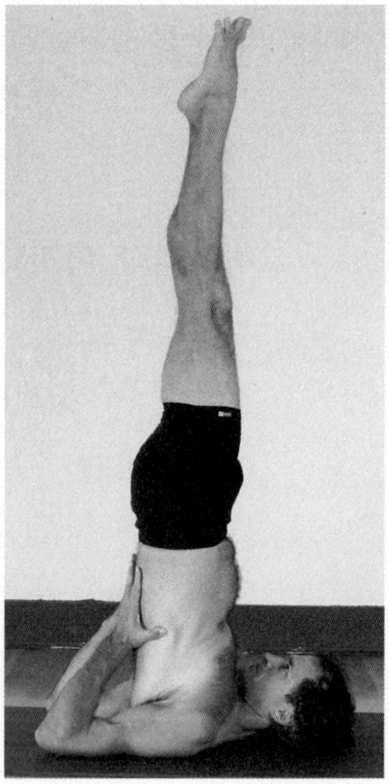

주요 위험 요소

목, 허리와 어깨.

아사나 지도법

역 자세 페이지 198-200 참조.

주의와 강조해야 할 부분

역 자세 페이지 198-199 참조. 할라사나로 이완하던지 카르나피다사나로 이완한다. 아니면 다리를 구부려 파드마사나 자세를 취한 후에 양손을 무릎에 대고 균형을 맞추고 팔을 쫙 펴서 핀다사나로 이완하기 전에 우르드바 파드마사나 자세를 취한다.

카르나피다사나(양 무릎 귀에 대기 자세, Karnapidasana)

주요 위험 요소

목과 허리

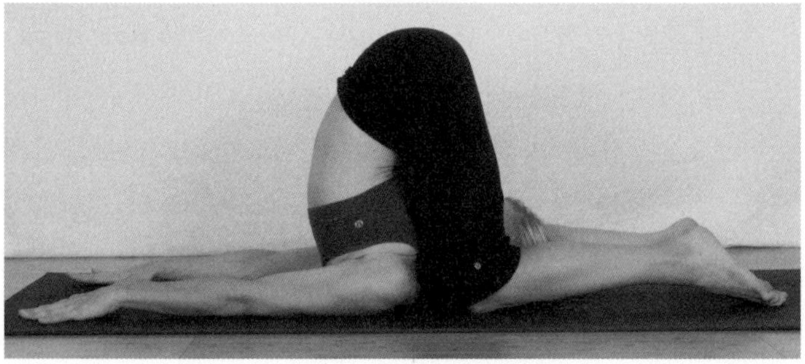

아사나 지도법

할라사나(쟁기 자세) 자세에서 시작하는데, 무릎을 귀쪽으로 편안하게 하면서 두 팔을 바닥에 대고 지지한다.

주의와 강조해야 할 부분

무릎을 귀까지 조인다. 속에서부터 나오는 호흡의 소리를 듣는다. 숨을 완전히 쉰다.

우르드바 파드마사나(위를 향한 연꽃 자세, Urdhva Padmasana)

주요 위험 요소

무릎, 목과 허리

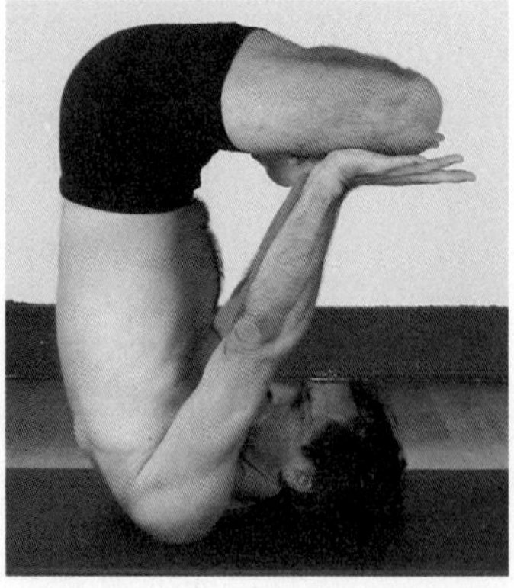

아사나 지도법

살람바 사르방가사나(어깨로 서기 자세)에서는 다리를 파드마사나(연꽃 자세)로 당겨서 한쪽 손을 한번에 사용하여 필요할 때 사용한다. 연꽃 무릎을 이완하여 위로 올린 다음, 한 팔을 수직으로 올려서 무릎을 같은 방향의 손으로 가져간다. 그런 다음 다른 손과 무릎을 함께 위치시킨다.

주의와 강조해야 할 부분

어깨로 뿌리박기하는 것에 집중하면서, 가슴을 확장하고, 등뼈를 늘인다. 호흡을 부드럽고 여유 있게 하면서 자세를 지속한다. 물라 반다를 적용하고 시선은 코나 복부를 향한다.

핀다사나 (배아 자세, Pindasana)

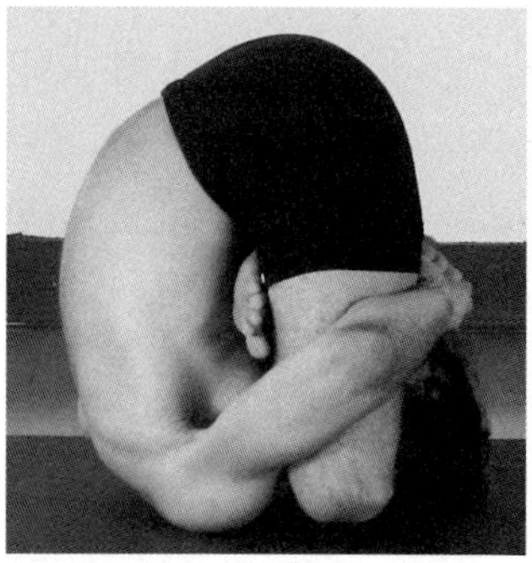

주요 위험 요소

무릎, 목과 허리

아사나 지도법

우르드바 파드마사나(위를 향한 연꽃 자세)에서 시작하는데, 몸통을 심장 쪽으로 당기고, 두 팔은 다리와 교차하며 몸통가 심장에 더욱 가까와지도록 안는다.

주의와 강조해야 할 부분

카르나피다사나(양무릎 귀에 닿기 자세)와 같이, 호흡을 가다듬으면서 내면을 조용하게 하는 아사나이다.

살람바 시르사사나 I (머리와 팔꿈치 닿고 서기 1 자세, Salamba Sirsasana 1)

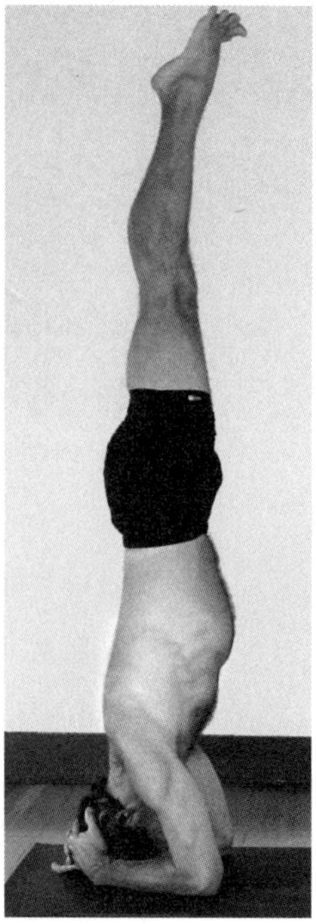

주요 위험 요소

목, 허리와 어깨

아사나 지도법

역 자세 페이지 198-199 참조.

주의와 강조해야 할 부분

역 자세 페이지 198-199 참조.

살람바 시르사사나 II(머리로 서기 II 자세, Salamba Sirsasana II)

주요 위험 요소

목, 손목과 허리

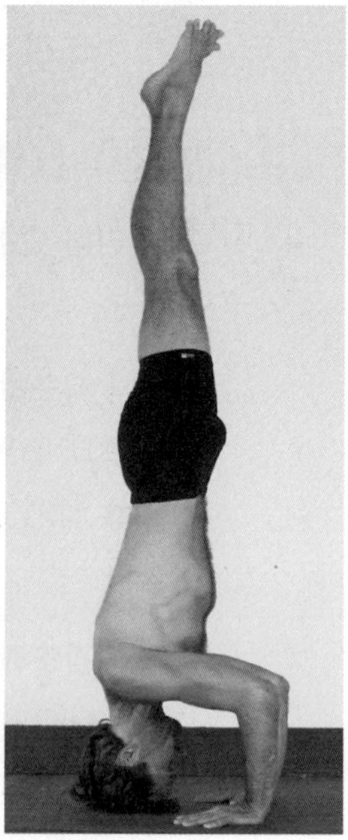

아사나 지도법

사지를 웅크린 자세에서 시작하는데, 정수리와 손바닥을 바닥에 두는데, 손목과 머리는 삼각형의 꼭지점처럼 자세를 취한다. 양 손목을 어깨 넓이만큼 벌려서 어깨와 나란히 위치하도록 하고, 이 때, 어깨뼈를 등뼈에 닿도록 단단히 아래로 당긴다. 발가락이 아래쪽을 보도록 구부리고, 두 다리는 곧게 편 다음, 천천히 발을 팔꿈치쪽으로 가져와서 힙이 어깨 위에 오도록 한다. 정수리와 양 손으로 단단히 압박을 가하면서, 다리를 머리 위로 올린다.

주의와 강조해야 할 부분

머리와 팔꿈치로 서기(살람바 시르사사나 I)에서처럼, 정수리를 바닥에 대고 뿌리박기 동작을 하면서 등뼈를 늘여준다. 어깨뼈가 등뼈에 닿도록 아래로 당겨주는 동안, 팔꿈치가 보기싫게 벌어지지 않도록 한다. 살람바 시르사사나 I처럼, 다리에 힘을 준다. 안정감과 편안함을 가지고, 본 아사나를 기본 동작으로 해서 학 자세(바카사나)로 전환하거나 바카사나에서 다음 동작을 사용할 수 있고, 다른 팔균형 아사나 동작으로 전환할 수 있다.

사바사나(시체 자세) (SAVASANA)

사바사나(사바란 말의 의미는 "시체")는 모든 아사나 동작와 프라나야마를 마치고 전체 과정을 재통합하는 가장 마지막 단계의 아사나이다. 학생들이 등을 바닥에 대고 눕도록 하고, 양 팔은 바닥에 편안히 늘어뜨리고 손바닥을 위를 향하게 한 다음, 가능하면 가장 편안한 자세를 취하도록 한다. 허리에 조금이라도 불편함이 느껴지면, 무릎 밑으로 담요를 접어서 넣도록 한다. 가슴을 약간 들어서 어깨뼈가 서로 약간씩 당겨지면서 이완되도록 한 다음, 심장 중추의 공간을 더욱 확장하는 느낌으로 편안히 눕는다. 마지막으로, 깊게 숨을 들이마신 다음 숨을 내쉬면서 모든 것을 내보낸다. 하지만 자연스럽게 호흡의 흐름은 이어가도록 한다. 몸 구석구석의 긴장된 부위을 찾아서 풀어주되, 가능한 한 최소의 지시 사항만을 말해준다. 마지막으로, 몸의 근육들이 모두 긴장을 풀고 아무런 일도 하지 않는 이완 상태에 돌입하게 된다. 학생들은 그저 가만히 있으면서 몸에서 일어나는 현상만을 느끼면 된다. 모든 근육과 뼈들이 서로 서로를 놓아주는 자유로운 기분을 느끼도록 한다. 그리하며 신체의 모든 부분이 서로 분리되는 듯한 느낌을 가진다. 마찬가지로, 생각도 자유롭게 들고 날 수 있도록 하면서 생각의 흐름을 자유롭게 놓아둔다. 편안하게 호흡을 지속하면, 생각은 더욱 정적이 되고, 조용해지며, 명확해진다. 사바사나의 자세를 약 5분 동안 지

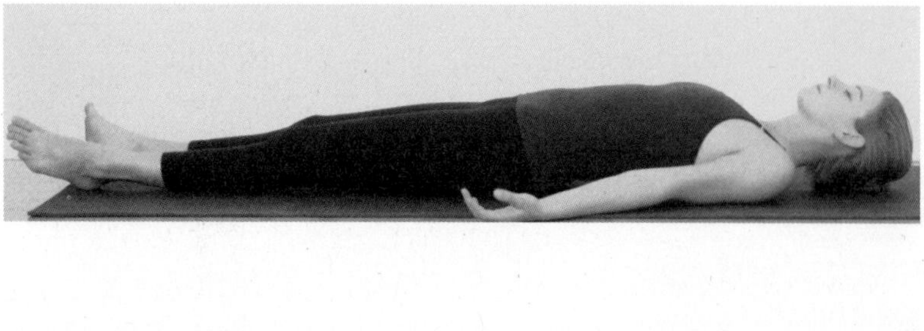

속한다. 수업을 일찍 끝마쳐야 하는 학생이 있으면 떠나기 전에 사바사나 자세를 통해서 휴식을 할 것을 장려한다. 사바사나 자세를 마칠 때에는 부드러운 목소리로, 학생들을 일깨우면서, 다시 호흡에 정신을 집중하도록 한다. 단순하게 일어나서 가슴과 복부가 아래로 내려오는 기분을 느끼듯이 하면서, 수업 학생들에게 점점 더 깊숙이, 의식적으로 호흡할 것을 지시하고, 호흡을 통해서 가능한한 동작을 자제하면서 몸과 마음의 연결성에 대한 의식을 다시 깨우도록 한다. 손가락, 손, 발가락과 발과 같은 부분을 미세하게 움직이도록 한다. 숨을 깊게 들이마시면서, 팔을 머리 위로 쭉 뻗은 다음, 오른쪽으로 구부리고, 비틀고, 몸에 에너지를 주면서 몇 번의 호흡을 하고 천천히 자리에 일어나서 앉는다. 이 때가 명상을 위한 최적의 시간이다.

제 8 장

프라나야마(호흡 조절) 지도하기
TEACHING PRANAYAMA

호흡을 경험하라.
숨을 내쉬는 것이 시를 창조하는 것이다.
– 뮤리엘 러키서

의식적으로 호흡하는 것은 하타 요가에서 가장 중요한 요소 중의 하나이고, 대부분의 학생들에게는 가장 이해하기 어려운 부분이기도 한다. 호흡을 통해서 아사나 수행이 더욱 깊어지고, 수행의 방향을 잡아나갈 수 있다. 온 몸을 통해서 에너지의 흐름을 일깨우는 근원이 되고, 몸과 마음과 영혼을 온전하게 계발할 수 있다. 그러나 아사나 수행을 하면서 일어나는 여러가지 일들로 말미암마 호흡에 대한 인식이 종종 사라질 때가 있다. 호흡에 대한 의식이 사라지고나면, 호흡이 점점 약해지게 되고, 학생들은 집중력을 잃는 경향이 생기며 생각의 중심이 여기저기 방향을 잡지 못하고 흘러가고, 잡념이 생기게 된다. 호흡이 약해지면 몸에서 에너지가 어떻게 흘러가는지에 대한 미묘한 인식의 능력을 잃게 되고, 신체의 민감한 감각의 변화를 놓치게 되고, 몸과 마음의 합일, 수행 중의 순화 과정에 반응하기가 어렵다. 특별히 요가에 새로이 입문한 학생들에게는 호흡에 주의를 지속적으로 기울이는 것이 어려운데, 새로운 장소와 환경에서 새롭기도 하고 어색하기도 한 동작을 몸으로 따라가는 것만으로도 벅차기 때문이다. 아사나 수행을 오래한 수준 높은 학생들에게조차, 호흡 훈련은 보통 가장 뒤쳐져 있는 부분이기도 하다. 아사나 동작의 수준이 높아지고 어려워질수록, 부족한 호흡 훈련으로 말미암아, 완전하고 의식적인 호흡을 통해서만 달성될 수 있는 안정성과 편안함의 깊은 경지에 이르지 못하는 한계에 다다르게 된다. 그렇기 때문에 학생들에게 기본적인 요가 호흡 — 우자이 프라나야마(승리 호흡)을 가르치고, 학생들에게 폭넓은 호흡 조절을 더욱 세분화된 호흡 기술을 소개하는 것은 굉장히 중요하다.

호흡 조절은 요가의 가장 신비한 부분들 중의 하나이다. 가장 기초적인 형태인 '우자이' 호흡만 해도 요가의 분파에 따라 각기 다르고 서로 상반된 방법을 제시하기도 한다. "프라나-야마"라는 단어를 "호흡 조절"로 해석할 것인가, "생명의 힘을 제어함"으로 해석할 것인가? 아니면 "프라나야마"라는 단어는 "자유롭게 호흡하기", 또는 "생명력의 확장"이라는 반대의 의미로 해석할 것인가? 심지어는 하타 요가 프라디피카나 B.K.S. 아이엥가와 같은 권위있는 분파를 포함하여 어떤 학파나 지도자들은 학생들에게 "자세가 완벽해질 때까지는 프라나야마를 시도하지 말라"는 주의를 줌으로써 학생들의 관심을 끌기도 한다.

본 장에서는 프라나야마(호흡 조절)의 발견, 발전 단계, 수행 및 지도법에 대해서 신비를 풀어보고자 한다. 고대에 시작된 본래의 의도에 대한 가르침의 통찰력 및 각기 다른 호흡 조절 수행에 관한 기법들을 간단하게 살펴볼 것이다. 호흡에 대한 해부학과 생리학에 대한 보다 깊은 이해를 위해서 호흡에 관련된 근대 과학에 대해서도 살펴볼 것이다. 이러한 배경을 바탕으로, 호흡 조절의 지도 기술에 대해서 연구해보고 학생들에게 자연스런 호흡에 대한 재발견을 할 수 있도록 돕고자 한다. 하타 요가를 중점적으로 살펴봄으로써, 현대 아사나 수행의 한 부분인 기초 호흡 조절 지도법에 대해서 살펴보고, 몸과 마음의 에너지 균형을 더욱 깊게하는 보다 발전된 여러가지 호흡 조절 기법들의 지도법을 살펴보게 될 것이고 이를 통하여 통합과 웰빙에 대한 깊은 인식과 깨달음을 걷게 될 것이다.

호흡 조절의 발견과 발전 과정
(THE DISCOVERY AND DEVELOPMENT OF PRANAYAMA)

고대 요기들의 발견 과정을 연구해보던 중 도나 홀맨(1999, 266–268)은 프라나야마가 고대의 요기들이 자신들의 몸을 시험 대상으로 자연스런 호흡의 사이클을 자세히 관찰하면서, 최초로 발전되었다고 추정하고 있다. 우리가 호흡에 대해서 단순하게 관찰해보면, 첫 번째로 발견하게 되는 것은 호흡의 각 사이클에 따라서 몸이 리듬있게 움직인다는 사실이다. 우리가 좀 더 자세히 몸에 귀를 기울여보다 호흡을 천천히 할수록 더욱 이완된 기분을 느끼고, 호흡을 빨리하면 에너지에 활력이 생겨난다는 것이다. 홀맨(Holleman)에 따르면 이러한 인식으로 인하여 카팔라바티 ("두뇌-세척") 프라나야마가 생겨났고 이를 통해서 강렬하게 리듬을 타고 호흡을 하면 몸에 힘이 생기고 이것은 또다른 발견으로 이어지는데, 힘이 증가되면 "서로서로 말려올라가는 장기의 길고 뱀과 같은 둥근 원들이 열을 낸다"고 하였고, 그것은 두뇌의 "구부런진 길"에 이르는 등뼈 기둥을 통해서 그 열이 올라간다. 두뇌에 있는 화학적 변화는 인간의 인식과 존재감을 변형시킨다. 자연적인 호흡을 더욱 깊게 연구해보면, 우리는 호흡 사이에 자연스럽게 멈춰지는 순간이 있음을 알게 되는데, 그러한 호흡의 정지 시간이 길어지면, 프라닉 에너지의 감각이 척추를 타고 상승된다. 이 과정이 의식적으로 이루어지는 이것을 들숨 · 날숨 쿰바카(호흡 참기) 수행, 또는 호흡 보유라고 한다. 하지만 때때로 에너지는 쭉 위로 올라가기 보다는 중간에 막히기도 한다. 고대의 요기들은 이것을 힘의 중심의 막힘, 또는 에너지의 바퀴라고 불렀다. 나디 쇼드하나 프라나야마(콧구멍 한쪽을 번갈아 막으면서 코로 숨을 쉬는 교호 호흡, Nadi shodhana pranayama)는 프라나의 흐름에 균형을 잡게하면서 이다(Ida)와 핑갈라 나디스(Pingala Nadis: 에너지 채널)를 통해 프라나가 위로 상승되도록 한다.

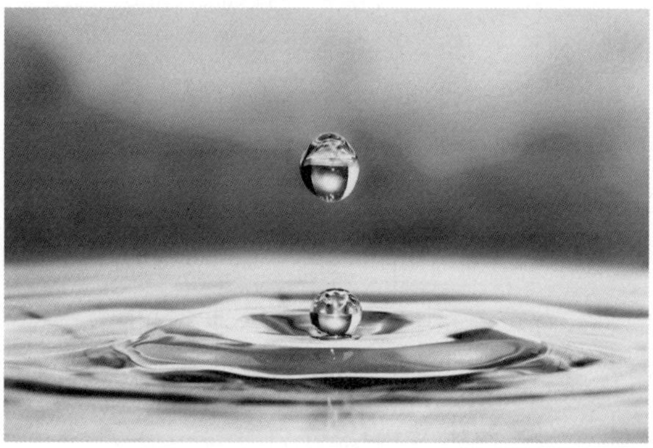

호흡은 프라나를 계발하는 중요한 매개체이지만 프라나는 일련의 호흡 수행 이상의 것이다. 프라나란 "호흡의 움직임을 늘이고, 방향을 설정하고, 제어하고 난 다음, 몸과 마음의 강도 높은 프

라나 에너지를 제한하거나 제약시킴으로써, 우리의 도량이 적은 프라나 저장고를 확장하는" 도구이다(Rosen 2002, 19). 프라나를 계발하는 도구로서, 호흡 활동을 심도있게 연구하는 이러한(자기 인식과 자기 변혁에 관련된) 수행은 초기 고대의 베다에서도 발견되는데 4천년 이전의 리그 베다에서 특별히 발견할 수 있다. 이에 대한 최초의 자세한 설명은 프라스나 우파니샤드에서 언급되는데 여기에서는 모든 자연에 스며든 인생을 지지하는 본성은 태양과 비슷하다고 본다(프라나에 대한 자세한 설명은 3장을 참조한다). 우리가 처음 발견할 수 있는 점은 요가 수트라에서 아사나 수행시에 호흡을 강조하는 점인데, 프라야트나라는 단어를 사용하면서, 파탄잘리의 안정적이고 휴식적인 아사남이라고 하는 아사나에 대한 정의를 따르고 있다. 프라야트나는 보통 "노력"이라고 번역된다. 스리바트사 라마스와미(2000, 95-96)에 따르면, 프라야트나는 세 가지 종류가 있는데, 그 중의 하나가 지바나 프라야트나이고 "인생을 지지하고 특별히 호흡을 유지하는 개인의 노력"이라고 보고 있다. 우리가 숨을 쉴 때마다. 우리는 그렇게 느끼고 더욱 자유롭고 완전하게 숨을 쉬면, 우리는 보다 자유롭고 충만한 느낌을 가질 수 있다. 아사나가 현대 하타 요가에서는 파탄잘리의 시대보다는 더욱 발전되고, 복잡해졌지만, 호흡의 안정성과 편안함을 유지하면서 아사나를 연구하는 핵심은 여전히 몸과 마음과 호흡을 연결시킨다는 점이다.

요가 수트라에 따르면 호흡 제어 이전에 아사나 동작을 마스터하라고 하며, 호흡을 제어하기 위해서는 정적인 몸과 고요한 마음이 요구된다고 하였다. 많은 유수한 지도자들이 이러한 조언을 따르고 있다. "호흡 기법을 소개하기 전에 아사나에서 안정성과 고요함을 달성하라"고 B.K.S. 아이엥가는 말한다(1985, 10). 그는 또한 "프라나와 아사나가 동시에 실행될 때는, 완벽한 포즈를 취하는 것이 중요하다. 포즈가 완벽해질 때까지는, 프라나야마를 실행하지 않는 것이 좋다." 고전적인 관점으로 보면, 아사나의 역할은 프라나야마의 효과들을 안전하고 완전하게 경험할 수 있도록, 신체적 정신적인 기초를 개발하는 기반이 된다. 아사나를 억지로, 강제로 시킬 수 없듯이, 아사나를 통해서 프라나의 흐름을 방해하는 고통, 우울증, 불안 조급증 및 불안정한 호흡을 포함한 "인격의 장애 요소로 나타나는 증상들"을 제거하고 나서야 비로소, 프라나야마를 최선의 환경에서 수행할 수 있다. 오직 그러한 경지에 이르러야만, 프라나야마를 통해서 몸 전체를 흐르는 프라나를 제어할 수 있다.

이 책에서는 고전적인 관점을 통해서 프라나야마에 접근하고자 한다. 학생들이 안정적이고 휴식적인 아사남을 준수하여 수행하는 동안에는, 프라나야마는 수행하는데 아무런 위험이 없을 것이다(중요한 예외 사항은 표 8.1에 나타난다). 프라나야마는 호흡의 기능을 신장시키고, 순환 계통을 향상시키고, 그 결과로 소화 및 제거를 촉진시킨다. 호흡기 계통이 최고의 기능을 발휘할 때, 신체의 자연 정화 시스템이 더욱 잘 가동될 수 있다. 아사나 수행과 더불어, 프라나야마를 통해서 학생들은 에너지를 더욱 쉽게 이동시킬 수 있고 완전하게 몸을 통해 흐르게 하고 특별히 폐, 근육, 호흡 신경들이 계발될 수 있다. 의식적으로, 효과적인 호흡을 하는 법을 배우면서, 학생들은 신체와 신경 기관들의 불필요한 긴장의 끈을 느슨하게 할 수 있고, 더욱 깊숙하게 이완할 수 있다. 몸과 정신을 더욱 깊이 이완시키고, 맑은 의식을 가지게 되면, 학생들은 집중, 평안과 고요함에 쉽게 도달할 수 있다. 이런 방식으로, 프라나야마는 아사나와 명상 수행을 더욱 심도있게 계발해 나갈 수 있는 추가적인 도구들을 제공하면서, 모든 학생들이 보다 건강한 삶을 살 수 있도록 하는 역할을 한다.

현대의 호흡 과학
(THE MODERN SCIENCE OF RESPIRATION)

고대 인도의 요기들은 육체적 정신적 수행으로서 프라나야마를 선구적으로 시행한 반면, BCE 7세기쯤에 살았던 그리스 사람들은 호흡에 대한 지식을 연구했다. 이집트와 바빌로니아의 과학자들은 인간에 대한 기초 생리학에 대한 실제적 지식을 개발시켰다(Taylor 1949). 과학자이자 철학자였던 Anaximene of Mileus(BCE 570년에 태어난)은 만물이 공기 또는 퓨마(Pneuma, 문자적으로 "호흡")이라는 본질로 이루어졌다는데 인도인과 중국인들과 믿음을 같이 했다. 그에 따르면 "우리의 영혼은 공기로서 우리를 지탱하고, 따라서 퓨마와 공기는 모든 세계에 충만하다"(Singer 1957). 호흡에 대한 성스러운 존경심을 보냈던 연금술과 영적인 전통때문에, 과학자들은 호흡의 자연 법칙에 대한 발견의 문턱에서 오랜기간 기다림의 시간을 보내야 했다. CE 18세기 후반에 이르러서야 비로서 현대 화학의 아버지, 앙투안 라부아지에(Antoine Lavoisier)는 호흡에 관한 과학적 핵심인 산화의 개념을 발전시켰다. 이 발견으로 말미암아 라부아지에와 다른 연구자들은 생명을 지탱하는데 중요한 산소와 이산화탄소의 호흡 교환 자연 법칙에 대한 자세한 연구의 기반을 닦았다.

호흡은 기본적인 생리학적 실제 기관인 세포, 조직, 산소와 관계를 맺으면서 흐른다. 그것들이 산화되면, 그 결과로 생성되는 이산화탄소를 밖으로 배출할 필요가 생긴다. 호흡 과정에서, 산소는 폐와 심장으로부터의 동맥을 통해서 세포에게 전달되고, 그동안 이산화 탄소는 탈산화된 정맥 혈관을 통해서 심장과 폐에 돌아간다. 폐의 모세 막은 이러한 가스들을 교환하는 폐포(alveoli)로 불리운다. 우리가 호흡에서 발견하는 이러한 교환은 1분에 12번에서 15번 일어나고, 하루에 2만 3천번 일어나는데, 그 비율은 개개인의 건장 상태에 활동, 감정의 수준과 기타 요소에 의해서 결정된다. 이러한 교환의 법칙은 오랫동안 심장과 폐의 펌핑 작용으로 인한 오해를 불러일으켜 왔다. 심장과 폐가 호흡 과정에서 중요한 역할을 하는 것은 사실이지만, 그것은 호흡을 위한 생리적인 작용일뿐 호흡의 생리적인 원천은 아니다. CE 170년 경에 갈레누스(Galenus)는 최초로 호흡의 기제에 대한 설명을 제공했고, 이보다 더욱 자세한 내용은 레오나르도 다빈치가 16세기에 이미 발견하였다. 그는 등뼈의 확장을 통해서 폐의 공간이 확장되는 시간적 원리를 이해하고 있었고, 확장된 공간을 채우기 위해 호흡관을 통해서 대기권의 중력이 공기를 밀어넣는다는 사실을 알아냈다(French 2003; Keele 1952). 앞으로 살펴보게 되겠지만, 이러한 발견은 학생들을 프라나야마로 지도하는데 바로 활용될 수 있는 적용점이 된다.

현대 과학에서는 고대 요기들이 강조했던 호흡의 단계들을 동일하게 받아들이고 있는데, 숨 들이마시기, 숨 내쉬기와 호흡 정지로 구성된다. 호흡 정지란 질식이라고 불리는 단계로서 숨 들이마시기와 내쉬기를 할 때마다 자연스럽게 생기는 정지 순간이다. 이러한 요소들의 부피, 비율, 소리, 강도, 관련 신체기관이 움직이고 멈추는 영역, 소극성과 적극성의 정도는 다양한다. 이러한 요소들의 각기 다른 결합으로 말미암아, 다양한 호흡 활동으로 우리에게 경험된다. 이러한 요소들 하나하나는 자발적인 영향을 끼치면서, 우리에게 프라나야마 수행의 기초를 제공한다.

우리의 몸 전체로 호흡하는 것을 느낄 수 있는 감각을 인식하고 계발할 수 있는 반면에, 호흡을 담당하는 주된 기능적인 기관들로는 두 개의 폐가 있다. 여기에서 피와 공기가 단순하게 혼합되어 신체의 전체적인 생리학적 기능을 보완한다. 각각의 폐는 공기관(airways)의 길이만 1500마일에 이르고 300만 개의 폐포(alveoli)로 이루어져 있고, 이 세포 구조를 통해 산소와 이산화탄소가 교환된다. 폐포는 탄력소 섬유소가 풍부하여, 폐에 호흡 탄력성을 제공하고, 숨을 내쉬게 하는 대부분의 힘을 공급한다. 폐들은 두 겹의 늑막(pleural membrane)으로 둘러싸여 있고, 갈비뼈와 횡격막(diaphragm)에 붙어 있어서 움직임이 가능하고, 폐가 제자리에 위치해 있을 수 있다. 공기관(airways) 시스템을 통해서 공기는 폐에서 들어왔다 나갔다하며, 코와 입으로 시작한다. 코는 보다 발달된 미세한 기관으로 몸에 들어오는 공기를 필터링, 조절하고 정화하고 공기에 습기를 제공한다. 코에 있는 후각 및 기타 신경은 호흡의 미묘한 민감성을 인지하고 공기가 입으로 들어갈 때 보다 더욱 민감하게 반응한다. 대부분의 프라나야마 수행은 코를 통해 이루어지지만, 입을 통해서는 폐에 더욱 짧고 넓은 통로를 제공하기 때문에 숨을 내쉬는데 많은 양을 더욱 쉽게 호흡할 수 있다. 숨내쉬기를 입을 통해 최대한 실행하면, 횡격막을 더욱 확장할 수 있다.

폐를 움직이는 여러가지 방법들과 관련해서, 두 개의 기초적인 호흡의 종류가 있는데, 늑골 호흡("갈비뼈 호흡"이라고도 함)과 횡격막 호흡("복식 호흡"이라고도 함)이 포함된다. 늑골 호흡에서는, 숨을 들이마시면서 흉곽이 열리고, 숨을 내쉬면서 닫힌다. 횡격막 호흡에서는 숨을 들이마시면서 복부가 확장되고, 숨을 내쉬면서 수축된다. 어느 호흡법이 "옳다"고는 말할 수 없지만 각기 다양한 환경에서 알맞게 사용되어야 하고, 특정 활동, 움직임이나 에너지적인 목적을 지원하기 위해서 서로 복합적으로 응용하여 변형호흡법을 만들어 낼 수도 있다. 횡격막 호흡은 보통 호흡에 사용되는 노력의 75% 정도로 적용된다.

'얼마나 완전하고 깊게 호흡을 할 수 있는가'와 '우리가 어떻게 호흡하는가'는 호흡법에 의해서 결정되는데, 호흡은 의식적으로 하는 것보다는 습관적으로 하는 경우가 많다. "보통"의 호흡할 때는, 상대적으로 약 5백 밀리리터로 호흡의 양이 많지 않지만(신체크기, 체력 및 건강에 따라서 다름), 우리의 호흡 기관이 감당할 수 있는 호흡의 양은 이보다 4~7배가 크다. 호흡을 더욱 깊고, 안정되고, 고요하게(더욱 의식적으로 에너지를 온 몸으로 보낼 수 있는) 할 수 있는 능력은 호흡을 담당하는 골격 및 근육 부위를 보다 강화시키고, 유연하게 만들 수 있도록 운동을 지속하면 개발이 된다. 호흡 자체의 움직임은 비록 라이프 스타일, 나이 및 유전적 요인의 부정적인 영향을 피해갈 수는 없지만, 늑골, 늑연골 및 등뼈를 지지하고 움직이는 근육들의 유연성과 탄력성을 유지해준다. 흉곽이 두 방향으로만 움직이는 것이 아니라, 앞뒤로도 팽창되고, 양옆으로도 팽창되기 때문에, 호흡의 수용량이 더욱 증가될 수 있다. 아사나 수행은 균형잡힌 호흡을 유지하면서 흉곽의 움직임을 개발하는 효과적인 툴이다.

흉곽의 움직임은 골반, 다리 및 어깨의 위치와 움직임으로 조합된다. 골반과 흉관은 허리등뼈로 연결되어 있고, 이 곳에는 많은 호흡 근육들이 부착되어 있다. 골반과 가슴영역에 작용하는 장기들의 움직임에 따라서, 골반의 움직임은 흉곽의 움직임에 영향을 주고, 흉곽의 움직임은 골반에 같은 작용을 한다. 다리를 쭉 뻗는 움직임은 넙다리 윗부분의 더 작은 돌기가 골반 위로 올라가는 곳부터 허리 척추와 12번째 가슴 척추 시작점까지 장요근을 확장시킨다. 이곳은 횡격막이 중앙의 힘줄에 붙어있는 같은 위치이다. 흉골, 쇄골 및 견갑골로 구성된 어깨뼈들은 뼈의 구성과 근육과 갈비뼈의 부착을 통한 호흡과 연결되어 있다. 팔과 어깨는 위치에 따라서 들숨과 날숨을 향상하거나 제한시킨다.

흉곽에 작용하는 횡격막과 근육은 호흡에 있어서 중요한 역할을 한다. 횡격막은 숨을 들이쉬는 데 75%의 역할을 담당한다. 폐와 심장의 바로 밑에, 위와 간 위에 낙하선처럼 늘어뜨려져 있는, 가슴 중앙에 두 개의 둥근 타원 모양의 근육과 섬유벽이 위치해 있다(Netter 1997, plates 180-181). 그 기반에 제3의 허리 등뼈에 붙어있는 비대칭 등뼈 섬유에 의해서 등쪽에서 형성된다. 섬유 중앙 힘줄에서 근육 섬유가 올라와서 흉과 전체의 둘레와 아래의 8개 갈비뼈의 깊은 표면과 연결된다. 횡격막은 수축하면 납작해지고 아래로 당겨진다. 그 모양은 갈비뼈, 폐, 근육 및 복부 기관이 압력에 따라서 달라진다. 심장과 마찬가지로, 횡격막은 끊임없이 운동한다. 수축하여 아래로 당겨질수록, 복부의 부드러운 기관들의 위치는 옮기고, 폐의 크키가 증가하고, 폐의 공기압력이 줄어들면서 공기가 밖으로부터 유입된다. 횡격막이 이완될수록, 횡격막은 위로 올라가는데 이 때, 폐의 자연스런 탄성으로 인해, 공기는 밖으로 나가면서 호흡의 순환을 마치게 된다.

흉곽에 작용하는 근육들, 특별히 갈비뼈 사이의 늑간 근육들은 횡격막을 보조한다. 작은가슴근(소흉근)은 갈비뼈가 앞으로 움직이면 올라가면서, 가슴 위쪽의 공간을 넓혀주면서, 들이마신 숨이 쉽게 폐의 윗쪽을 채우도록 한다. 목빗근(흉쇄유돌근) 및 목갈비근(사각근, scalenes)의 근육들 역시 위쪽의 흉곽을 올려주고, 폐의 윗쪽으로 숨이 이동하도록 한다. 큰가슴근(대흉근)은 갈비뼈 아래쪽으로 퍼지면서 흉골을 올려주고, 폐를 내려오게 하는 들숨의 공간을 더욱 확장한다. 측면과 뒷면의 늑골에 연결된 여러 근육들은 또다른 기능들을 한다. 앞톱니근(Serratus)은 흉곽의 자세를 잡아주고(들숨을 보조함), 가로가시근(횡극근, transversospinal muscle)은 등뼈로 퍼져서 흉곽이 위쪽으로 들려지게 하고, 뒤톱니근은 뒷편 늑골에 퍼져서 폐의 뒷부분으로 숨이 쉽게 들어가도록 도와준다. 늑간 근육들은 또한 늑골을 가깝게 모아주고 폐를 압박함으로써 들숨이 완전하게 이루어지도록 보조한다. 폐의 볼륨은 복부 근육들이 수축되면서 더욱 수축된다. 복횡근이 허리를 두르고, 복사근들은 늑골을 아래로 가게 하고 복부를 압박하며, 배곧은근(복직근, rectus abdominis)은 치골과 흉골을 서로 가깝게 이어주면서, 전면 전복근과 더욱 가까와진다. 골반 근육들은 코어 복부 근육들을 숨을 완전히 내쉴 때에, 힘껏 위로 올려주는 기능을 시작하면서 동시에, 위로부터의 압력을 막아주는 조절 기초판을 제공한다(Calais-Germain 2005, 101). 이러한 동작들은 물라 반다와 우디야나 반다와 밀접한 관련이 있다.

기초 호흡 인식 지도하기 (TEACHING BASIC BREATH AWARENESS)

숨쉬기는 자연스럽게, 모르는 사이에, 무의식적으로 일어난다. 이러한 "자연적인 숨쉬기"는 개개인의 신체적, 감정적, 정신적, 영적인 상황에 따라서 매우 다양하게 일어난다. 우울증, 걱정, 너무 긴장되거나 약한 호흡, 근육, 산만함, 게으름이나 활동량이 적은 에너지에 의해서 영향을 받는다. 이런 상황에서는, 호흡이 통상적으로 얕아지고, 비효율적이 되고, 횡격막이 아닌 보조 호흡 근육들에게 과도하게 영향을 받는다. 모든 학생들이 호흡하는 기본 방식이 동일하다고 가정하는 대신에, 각 개인의 자연적인 상태에서 시작하여 프라나야마 수행을 지도하고, 처음 기초를 바탕으로 세워나가는 것이 더욱 좋다. 지도의 시작점은 학생들로 하여금, 기초 호흡의 인식을 계발해 나가도록 하는 것이다. "호흡을 잘 배우는 것은 추가적인 옵션 과정이 아니다. 이 과정을 통해서 본래 가지고 있는 호흡 능력을 향상시키는 특정한 기법들을 배울 수 있다"고 도나 파르히(Donna Farhi, 1996, 72-73)는 말한다. 그는 또한 "호흡의 자연적 발생을 제한하는 습관적인 행동을 발견하여, 그것들을 제거하는 과정이다"라고 했다. 이러한 관찰 과정은 프라나야마의 가능성뿐만 아니라, 깊은 신체의 자각에 대한 통찰력을 기대하고 개발하는 과정으로서 학생들이 의식적으로 호흡, 몸과 마음을 연결할 수 있도록 도와준다.

학생들이 등을 대고 누워서, 눈을 감고 호흡의 자연스런 흐름에 내맡기게 하면서 호흡에 대한 인식을 처음에 인식하도록 할 수 있다. 리처드 로슨(Richard Rosen, 2002, 72)은 "우리는 아무것도 하지 않는다. 하지만 하는 일이 있다면 관찰하는 일이다"라고 말했다. 학생들의 자각 과정을 지도할 때는, 호흡 순환의 각 단계를 통해서 호흡의 감각을 인식하도록 강조한다.

- *들이마시기에 대해 물어보기:* 기분이 어떻습니까? 숨을 들이마시기 시작할 때 어떤 기분을 느끼나요? 몸에 처음으로 일어난 반응은 무엇입니까? 호흡이 들어올 때 호흡 변화의 느낌은 어떻습니까? 어디에서 호흡을 느낍니까? 몸의 어느 부분이 움직입니까? 그 다음 동작은 무엇입니가? 호흡의 흐름이 느리거나, 빨라지거나 멈추어진 것 같습니까? 호흡의 흐름이 안으로 밀려올 때 어떤 소리가 납니까? 얼마나 깊이 숨을 들이마십니까? 심장 중추, 얼굴 전체, 양 미간 사이에서 숨을 들이마실 때 어떤 감각의 변화가 일어납니까? 마음에서 어떤 감정들이 일어납니까?
- *충만한 호흡에 대해 물어보기. 질문:* 숨을 최대로 들이마시는 상태에서 어떤 기분을 느낍니까? 자연스러운 정지 상태의 기간은 어느 정도입니까? 몸에서는 어떤 감각을 느낄 수 있습니까? 마음에서 어떤 감정들이 일어납니까?
- *내쉬기에 대해 물어보기:* 숨을 내쉬면서 어떤 움직임을 처음에 느꼈습니까? 숨이 갑자기 터져나오려고 합니까? 숨내쉬기의 속도는 숨의 흐름이 밖으로 계속 지속되면서 어떻게 변화합니까? 몸에서는 어떤 변화가 감지되고 숨을 내쉴 때 의식 상태는 어떻습니까? 얼마나 완전하게 숨을 내쉬었습니까? 마음에서 어떤 감정들이 일어납니까?
- *숨을 정지한 상태에 대해 물어보기. 질문:* 잠시 숨이 정지된 순간에 무엇을 느꼈습니까? 숨을 내쉬면서 얼마나 오래 정지상태에 있습니까? 숨을 붙들고 정지되는 기분을 느꼈습니까? 숨을 비어낼 때의 어떤 인식 상태에 있습니까? 마음에서 어떤 감정들이 일어납니까?

학생들이 바르게 앉는 자세를 취하는 동안 이 과정을 반복한다. 학생들에게 같은 질문을 사용해서 지도하면서, 중력과의 새로운 관계에서 느껴지는 차이점에 대한 인식을 지도한다. 이러한 처음의 인식 수행이 끝나면, 학생들은 깊은 통찰력을 얻게 되고 아사나 수행의 흐름 가운데 다양한 자세 속에서 이러한 호흡에 대한 관찰을 할 수 있게 된다.

호흡의 흐름 가다듬기
(REFINING THE FLOW OF BREATH)

호흡 인식을 바탕으로, 학생들에게 숨쉬기를 더욱 미묘하게 개발하고 다듬어갈 수 있도록 지도하면서, 다양한 방식으로 호흡을 실행하면서 더욱 쉽게 안정적인 아사남을 계발하는 법을 발견할 수 있도록 도와준다. 학생들이 호흡시 근육들이 수축되고 완전히 편안하게 되는 것을 느끼고, 숨을 들이쉬고 내쉬는 두가지 타입의 관련 동작들을 다음과 같이 느낄 수 있도록 지도한다.

푸라카—들숨(숨 들이마시기)
(Puraka—The Inhalation)

푸라카라고 하는 용어를 쓰는 한번 숨 들이마시기는 "개인이 자신의 성장과 발전을 위해서 우주의 에너지를 들이마시는 것"(B.K.S. 아이엥가 1985, 99)이라는 의미를 가진다. 숨을 쉬는 동안에 어떤 동작을 하느냐에 따라서 (특정 아사나 동작, 프라나야마 혹은 좌식 명상), 호흡은 그런 동작들을 지원해 주는 방법으로 사용될 수 있다. 다음과 같은 훈련은 흡입(푸라카)에 대한 인식과 수행을 개발하고 다듬어갈 수 있도록 학생들을 위해 개발된 과정이다. 이러한 수행을 지도하면서, 학생들의 호흡을 제어하려고 하는 것보다는 수동적으로 호흡을 따라갈 수 있도록 격려한다. 지속적인 연습의 결과이고, 몸과 마음의 연결을 방해하는 요소가 점점 사라지면서 호흡을 세심하지만, 완전하게, 안정적이지만 쉽게 시행할 수 있다.

횡격막 흡입 (Diaphragmatic inhalation)

- 등을 바닥에 대고 누워서, 세투 반다 사르방가사나(다리자세)의 준비자세처럼 둔부와 무릎을 굽히고, 한쪽 손바닥을 복부에 놓고, 다른 손은 심장 중추에 놓는다. 숨을 깊고 완전하게 내쉬는 가운데 복부 근육이 수축되는 것을 느껴본다.
- 그런 다음 숨을 들이마시면서, 복부가 어떻게 바깥으로 팽창되는지 느껴본다. 이러한 복부의 움직임에 지속적으로 주의를 기울이는데, 이 움직임은 횡격막의 수축과 내리기로 야기된다.
- 숨을 들이마시는 양을 변화시키면서 실험해보고, 호흡의 양이 복부의 움직임에 어떠한 영향을 미치는지 느껴 보도록 한다. 등뼈와 갈비뼈는 이완된 상태로 두고 횡격막을 통한 호흡으로만 움직이게 한다.
- 각각의 호흡의 양이나, 통제를 변화시키면서, 호흡하고 멈추고 하면서 실험해 보는데, 여전히 횡격막에 집중하여 시행하고, 변화의 결과가 온 몸의 어느 부분에 영향을 미치는지 느껴보도록 한다. 손바닥을 복부 아랫쪽에 두고 계속 반복해 본다.
- 횡격막 호흡의 양을 변화시켜보면서, 숨이 들어오는 위치도 변화시켜 본다. 몸의 양측면을 번갈아 집중해서 들이마시고, 몸의 앞뒤로 다르게, 몸의 위아래로 다르게 들이마신다. 몸의 자세도 변화시켜 보고, 등을 대고 팔을 머리 위에 뻗어보거나, 팔을 양측에 굽히거나, 엎드려 본다.
- 마지막으로, 복부를 팽창시키지 않으면서, 두 손을 갈비뼈에 두어 갈비뼈들이 점차적으로 팽창되고 들어올려지는 것을 느끼면서 횡격막 호흡을 실험해 본다. 이러한 움직임이 갈비뼈의 가장 바깥 부분에서 일어나는 것이 아니라 등뼈의 깊은 부분부터 이러한 동작이 일어나도록 한다. 여러가지 다양한 자세를 통해서도 연습해 보도록 한다.

늑골 흡입 (Costal inhalation)

- 바즈라사나(낙뢰 자세)로 편안하게 허리를 펴고 앉아서(낙뢰 자세인데 필요하면 골반 중립성

과 등뼈 늘이기 중립을 위해 보조 도구 사용 가능), 양 손바닥을 측면 늑골 윗부분에 놓는다.

- 완전히 숨을 내쉬면서, 측면과 후면의 늑골이 함께 모아지면서 아래로 내려오도록 한다.
- 숨을 흡입하면서, 늑골을 양손 쪽으로 밀어내리면서, 늑골이 양측 외부로 분리되듯이 팽창시키는데, 이 때 앞톱니근이 수축되고, 늑골은 들려지면서 뒤로 바깥쪽으로 당겨진다. 어깨와 복부는 이완된 상태로 두고, 흉곽과 폐가 완전히 팽창되는 것을 느끼면서 늑골에서나 움직임이 일어나도록 한다.
- 그런 다음, 가슴의 맨 위에 있는 큰가슴근(대흉근)을 사용하여 활발하게 흡입하는데, 어깨뼈는 부드럽게 후면의 늑골에 닿도록 당겨주고, 한손의 손가락을 어깨 앞쪽에 두고, 다른쪽 손가락은 앞쪽 늑골에 두는데, 명치뼈와 나란히 위치하도록 한다(가슴 라인의 바로 밑부분이다).
- 큰가슴근이 수축되면서 흉골을 들어올리며, 늑골의 아랫 부분과 중간 부분이 분리되면서 펴지는 동안 숨을 들이 쉬고 내쉰다.
- 가슴의 윗부분과 폐에 주의를 집중하면서, 손가락들을 쇄골을 바로 아래 두고 늑골을 느껴보도록 노력한다.
- 어깨뼈는 후면 늑골에 닿도록 하면서 이완시키고, 쇄골로 숨이 들어오도록 집중해서 흡입하는데, 작은가슴근이 심장 중추를 완전하게 열어주도록 한다.
- 작은가슴근과 큰가슴근을 사용하여 번갈아 흡입하고, 움직임을 통해서 흉곽의 어떤 특정 부위가 움직이는지 그 차이점을 느껴본다.
- 흉쇄유돌근과 사각근을 사용하여 가장 높게 호흡을 시행해 본다.
- 손가락들을 쇄골 사이의 약간 위의 빈 공간에 손가락을 대고, 머리를 약간 뒤로 밀면서 목빗근(흉쇄유돌근)을 인지한다. "코를 풀듯이" 짧게 흡입하면 목빗근이 수축됨을 느낄 수 있다. 흉골이 들려지면서, 완전히 들이마신 숨을 참은 후에 시행해 보는데, 이렇게 하면 더욱 깊은 호흡을 얼마나 할 수 있는지 알 수 있다.
- 손가락들을 목의 양쪽 옆에 살짝 놓고 목갈비근(사각근)의 감촉을 느껴 보도록 한다. 목갈비근은 위쪽 경부 척추의 가로 부분에서 내려와서 처음 두 개의 늑골 바깥으로 돌출해 있다. 이 근육들은 높은 호흡의 움직임을 보조해 준다.

레카카 — 날숨 (Rechaka — The Exhalation)

숨 내쉬기를 레카카라고 하며, B.K.S. 아이엥가(Iyengar, 1985)에 따르면 "몸의 에너지가 마음과 점차 합일되는 과정"이라고 한다.

복부 숨내쉬기 (Adominal Exhalation)

- 바즈라사나(낙뢰자세)로 앉아서, 아랫쪽 늑골의 중립적인 위치를 유지하면서, 천천히 끝까지 숨을 밖으로 내쉰다. 이 때, 늑골 아랫부분의 바로 밑에 위치한 상복부의 자연스러운 수축을 느낄 수 있다. 등뼈가 약간 굽혀지면서 동그랗게 앞쪽으로 향하는 경향이 있는 것을 감지한다.
- 등뼈가 이완되는 동안, 양 손바닥을 복부에 대고 이 동작을 반복해 본다.
- 이제는 물라 반다 동작을 추가하여, 가로 회음근과 깊은 골반근을 살짝 수축하면서 들어올

린다.

- 물라 반다 동작을 통해 에너지와 근육을 말아올리면서 복부는 점차 수축하고, 복횡근은 점차 깨워나간다.
- 그런 다음, 배꼽 밑에서 늑골 아래까지의 복부 근육을 적용하면서 숨을 내쉬도록 한다.

횡격막 숨내쉬기 (Costal Exhalation)

- 한 손바닥은 가슴에 두고, 다른 한 쪽은 복부에 두면서 천천히 흉골을 등뼈 쪽으로 당기면서 천천히 숨을 내쉰다. 이 때, 복부 근육의 수축은 최소한으로 한다. 이 훈련을 통해서 가슴가로근에 더욱 정신을 집중하는데, 가슴가로근은 앞쪽의 흉곽을 닫아준다. 숨을 내쉬면서 등뼈 윗쪽에 약간의 굽혀지는 감각을 느껴보도록 한다.
- 양 손바닥을 양측의 늑골에 두고, 이 동작을 반복하는데, 외복사근이 수축되고 등뼈가 약간 굽어지면서 양측의 늑골이 아래로 내려옴을 느껴보도록 한다.
- 손가락을 명치 부분에 놓고, 이 동작을 반복하는데, 앞쪽 아래 늑골이 안쪽 아래로 당겨짐을 느껴본다.

이러한 기본적인 숨 들이마시기와 내쉬기 훈련을 가르치는 요가 수업에서 시행함으로써, 학생들이 호흡의 균형과 통일성을 계발할 수 있도록 도와줄 수 있다. 대부분 처음 호흡 훈련을 시도하는 학생들은 숨을 들이마시고 내쉴 때에, 속도, 촉감, 소리, 강도 및 지속 시간에 있어서 많이 다른 모습을 보인다. 이 책의 후반부에서는 숨을 들이마시고 내쉴 때의 속도감에 대한 다양한 내용의 지도법을 설명할 것인데, 호흡간은 균등하고 비균등한 비율과 같은 내용을 포함하고 있다. 수행을 하면서, 흡입(푸라카)와 날숨(레카카)가 균형을 이루게 되고, 승리 호흡(우자이 프라나야)를 비롯한 모든 여러가지 프라나야마 수행의 기초를 형성하게 된다.

우자이 프라나야마 (승리 호흡): 기본 요가 호흡 (UJJAYI PRANAYAMA: BASIC YOGIC BREATHING)

하타요가의 기본 호흡 기법은 우자이 프라나야마(승리 호흡)이다. 후두개(기침을 하거나 가글을 할 때 감각을 느끼는 부위)의 목구멍 부분을 약간 좁히면서 코를 통해서 호흡하는 방법이다. 이렇게 호흡을 하면 후두에 진동을 강하게 해서, 나무 사이의 바람이 지나가는 부드러운 소리나, 바닷가에서 들리는 바닷소리 같은 부드러운 소리가 난다. 우자이(승리) 호흡에는 세 가지 효과가 나타나는데, 첫 번째는 코로만 호흡을 하면 숨이 따뜻해지기 때문에, 폐에 온기를 주고, 폐가 따뜻해지며 피도 따뜻해지면서 온 몸을 따뜻하게 해 줌으로 아사나의 자연스런 동작을 통해서 온 몸이 깨어날 수 있게 해준다. 두 번째는 우자이의 소리와 감각은 안정감있고, 편안하고 균형잡힌 상태로 호흡의 흐름을 인식할 수 있도록 도와준다. 세 번째로, 우자이의 리듬감있는 소리는 신경을 안정시키고 조용한 내면적 수행을 가능하게 한다.

어떤 분파에서는 우자이의 기법도 다른 수행들과 마찬가지로 스스로 발현되는 "비밀"이기 때문에, 따로 아사나 수행에서 다루지 않아도 된다고 주장한다. 또 어떤 분파에서는 아사나와 프라나야마 수행의 한 부분으로 학생들에게 우자이를 직접 지도해야 한다고 주장한다. 어떤 접근법이 옳은 것인가하는 것은 수행하면서 해결해야하는 수수께끼 같은 질문들을 자아낸다. 배우지 않으면서 어떻게 그것이 좋다는 것을 알 수 있는가? 아사나 수행을 하면서 우자이 프라나야마를 시행하는데 아무런 위험이 없는 것처럼 보이지만, 호흡을 굉장히 제한하는 방법으로 수행이 지도되고 훈련되는데, 특별히 자란드하라 반다(턱뼈 고정)를 적용해서 가르칠 때 그렇다. 이것은 우자이(승리) 다음으로 기타 많은 프라나야마 기법에서 가장 중요한 부분을 차지하는 것이다. 많은 훈련이 필요하기는 하지만, 단순함을 유지하는 것은 학생들에게 훈련을 통해서 개발해 나가면서 처음의 감각 기법을 사용할 수 있게 한다. 다음은 우자이를 발견하고 개발하면서 학생들을 지도할 수 있는 간단한 방법이다.

1. 타다사나(산자세)로 편안하게 앉거나 서서, 학생들에게 눈을 감고, 입을 열어, 거울에 입김을 부는 것처럼 호흡할 것을 지시한다. 이 동작은 우자이의 소리와 감각을 즉시 만들어내면서 후두개 주변으로 주의를 집중할 수 있게 한다.
2. 학생들에게 숨을 들이쉬고 내쉴 때에도 같은 소리와 감각을 만들어내도록 지시한다(숨을 들이마실 때만 실행하는 경향이 있기 때문).
3. 학생들에게 입을 다물고 같은 소리와 감각을 느끼면서 코를 통해서 호흡하도록 한다.
4. 목 속에서 약간의 마찰을 일으키도록 하면서, 호흡의 흐름, 소리 및 전체적인 감각에 어떠한 영향을 미치는지 감지할 수 있도록 한다.
5. 마지막으로, 시작할 때에는 조심스러운 마음을 가지고 우자이를 대할 수 있도록 권하고 조심스럽고 부드러운 만큼 호흡을 깊고 강하게 할 수 있는 방법을 연구해 볼 수 있도록 한다.

학생들은 우자이 프라나야마(승리 호흡)를 즉시 아사나 수행에 적용해볼 수 있다. 여기에서 우자이 프라나야마와 아사나간의 공통된 적용점들을 지도하는 몇 가지 팁을 정리해보고자 한다.

- 안정성, 리듬감, 균형 감각 및 강하지만 부드러운 우자이의 흐름은 아사나 수행에서와 마찬가지고 중요한 기본 요소이다. 이러한 요소들이 아사나 수행의 시작부터 끝까지 가능하면 변하지 않도록 유지하도록 한다.
- 우자이는 보다 어려운 동작으로 이끌 수 있는 높은 강도를 사용할 수도 있고, 깊은 고요함을 만들 수 있는 편안함을 만들 수도 있어서 다양한 변화를 의도적으로 만들 수 있다.
- 아사나 수행을 위해서 억지로 호흡을 하는 것이 아니라, 호흡의 통합을 바탕으로 아사나 수행을 심화할 수 있도록 연구하고, 실험하는 것을 장려하는 분위기를 학생들에게 조성해 주도록 한다.
- 우자이는 수행중에 에너지를 얼마나 쓰고 있는가, 신체적 강도는 어떠한지를 측정할 수 있는 척도로서, 학생들이 수행을 계발시킬 수 있는 즉각적인 피드백의 원천이 된다.

프라나야마 수행의 심화 과정
(DEEPENING THE PRANAYAMA PRACTICE)

다음의 프라나야마 기법들은 몸과 호흡과 마음을 연결하면서 미묘 에너지를 더욱 깊게 일깨우고 계발하는데 사용될 수 있다. 각각의 기법들은 자연적인 호흡과, 앞서 다룬 푸라카(들숨) 레카카(날숨) 수행 훈련을 바탕으로 만들어졌다. 들숨, 날숨 및 승리를 적용하여 안정성과 편안함을 찾은 후에, 그 다음 단계로 이러한 심화 기법들을 사용해 보도록 학생들을 초청한다. 기타 호흡 수련 과정을 지도할 때와 마찬가지로, 학생들에게 호흡 기법들을 완벽하게 실행하는데 목적을 두기 보다는 이완하는데 더 신경을 써줄 것을 권하도록 한다. 안전하게 프라나야마를 시도해 볼 때에는 안정과 정화 아사남을 도구적인 개념으로 제시해준다. 학생들에게 수행 내내 물라 반다를 지속적으로 적용할 것을 가르치고, 여기에서 설명하는 대로 자란드하라 반다(턱뼈 고정) 및 우디야나 반다를 다양하게 적용할 것을 가르친다.

프라나야마 기법에서는 몇 가지 금기 사항이 존재한다. 임신 중인 학생들은 우자이에 계속 머물도록 한다. 고혈압이나 심장이 안좋거나, 두통이 있거나 눈 주변에 압력을 느끼는 학생들은 유지하거나 카파라바티(두개골 정화, Kapalabhati) 상태를 적용하지 않도록 한다. 고혈압이나 저혈압이 있는 학생들은 이런 기법들을 더욱 부드럽게 실행하고 모든 수행에서 초보 단계만을 실행하며 진행 상황 중에 수시로 자신의 느낌을 평가해본다.

브리띠 프라나야마: 호흡의 변동 (Vritti Pranayama: Fluctuating breath)

호흡은 다양한 방법으로 변동하는데, 상대적인 호흡의 길이나, 흡입 지속 시간, 내쉬는 시간 및 그 사이의 정지 시간을 변인으로 한다. 브리띠 프라나마야(호흡의 변동)에서는, 이러한 호흡 지속 시간의 비율이 정해져있다. 두 가지 수행이 있는데 하나는 사마 브리띠(동일 변동)이고, 다른 하나는 비샤마 브리띠(비균일 변동)이다. 처음에는 숨을 들이마시고, 내쉬는 방법으로 지도법을 접근하고, 이후에, 들숨, 날숨 후에 호흡 참기를 소개하면서 부분적으로, 이러한 요소들을 유지할 수 있도록 한다.

사마-브리띠 프라나야마 (Sama-Vritti Pranayama)

- 자연 호흡 관찰을 지도하면서 시작한다. 학생들이 할 일은 단순하게 자세를 흐트리지 않고 호흡을 단순하게 관찰하는 일이다. 어떻게 호흡이 들어오고 나가고, 그 사이에 정지하는지 관찰하는 것이다. 호흡의 흐름이 부드럽게 들어오고 나가도록 지도한다.
- 학생들이 들숨 시간과 내쉬는 지속 시간을 카운트하도록 하고, 그 차이를 기록하게 한다.
- 그런 다음, 학생들의 숨을 들이마시고 내쉬는 각각의 지속 시간이 균일하게 될 수 있도록 지도한다. 부담없는 시간으로 카운트한다(보통 학생들에게 3~5까지 카운트하면 된다).
- 점차적으로 수행이 진전되면서, 들이마시고 내쉬는 지속 시간이 균형을 이루며 늘어나도록 한다.
- 호흡을 길고 깊게 하는 것보다는 지속적으로 안정되게 편안하게 호흡을 할 수 있도록 한다. 편안하고 이완된 상태에서 깊은 호흡을 하도록 한다.

비샤마-브리띠 프라나야마 (Vishama-Vritti Pranayama)

- 사마 브리띠 후에 비샤마-브리띠 프라나야마를 지도하기 시작한다. 자연스럽고 균형잡힌 상태로 숨을 내쉬고 난 후에는 한 카운트 정도 흡입 시간이 발산 시간보다 길 수 있도록 지도하는데, 이 상태가 몇 번의 호흡 순환을 지나도록 한다.

- 전체 학생들이 미묘한 신체적 정신적 반응뿐만 아니라 기본적 호흡 방식의 변화를 관찰하고 감지하도록 장려한다.
- 흡입 시간을 점차적으로 더욱 늘려서, 마침내는 흡입이 발산보다 2배의 길이에 이르도록 훈련한다.
- 자연 호흡으로 돌아오기 전에 몇 분 정도 그 상태를 지속하면서, 이번에는 발산 시간을 흡입 시간보다 더 길게 늘이는 역방향 수행을 실행한다.

쿰바카: 호흡 유지하기 (Kumbhaka: breath retention)

쿰바카는 호흡의 흡입과 발산 사이의 자연스런 호흡 정지 상태를 그대로 유지하면서, 그 시간을 연장시키는 훈련이다.[8] 이렇게 숨을 멈추는 순간에, 몸과 마음은 보다 정적이 되고 맑아진다. 쿰바카에는 두 가지 형태가 있는데, 하나는 흡입 리텐션인 안타라 쿰바카이로 다른 하나는 발산 유지인 바야 쿰바카이다. 이러한 수행들을 천천히, 점진적으로 수행하면서 횡격막, 늑골 사이 및 기타 2차 호흡 근육들의 신경근육, 사고력을 점진적으로 계발하는 것이 중요하다. 이러한 수행은 몸과 마음에 어떠한 긴장도 유발해서는 안된다. 학생들을 지속적으로 격려하면서 유지할 수 있는 지속 시간을 늘이는데 편안함을 느끼도록 한다. 다음과 같이 지도해 보자.

안타라 쿰바카 (Antara Kumbhaka)

- 학생들은 편안한 상태로 허리를 펴고 바르게 앉는다. 학생들을 푸라카-레카카(들숨-날숨)의 균형잡힌 자연 호흡을 실행하도록 한다[사마-브리따 프라나야마(동일한 변동 호흡)].
- 우자이 프라나야마(승리 호흡)를 도입하여, 점차 호흡의 강도를 심화하도록 지도한다. 등뼈는 반드시 자연스럽게 곧게 펴서 이완되어야 하고, 심장 중추는 공간을 넓혀 부드럽게 하고, 두뇌는 그 순간 가능한한 가볍고 조용하게 한다.
- 앞서 다룬 기본 호흡 인식 수행을 사용하여, 학생들이 흡입이 정점에서 자연스럽게 호흡을 정지하는 순간에 정신을 집중하도록 하고, 그 순간에 몸과 마음에 어떤 일이 생기는지 감지하고, 존재 감각의 확장을 느껴보도록 한다.
- 호흡 정지 상태를 자연스럽게 끊임없이 부드러운 움직임의 과정으로 돌입하고 빠져나올 수 있도록 언어 지시를 통해서 격려하고, 이러한 단순한 훈련을 몇 사이클의 호흡에 걸쳐 지속하도록 한다.
- 학생들에게 몇 초간 흡입 상태에 머물도록 하면서 안타라 쿰바카(들숨 유지)를 소개한다.
- 몸과 마음의 인색 감각 상태의 변화에 주의를 집중하면서 가능하면 편안하게 숨을 참고 있을 것을 지시한다.
- 숨을 내쉬는 단계로 넘어가면서 숨이 갑자기 터져나오려고 하는 경향이 있는데, 이럴 경우, 유지의 지속 시간을 더욱 짧게 잡도록 한다.
- 하나의 안타라 쿰바카가 끝나면, 우자이 프라나야마를 몇 라운드씩 시행함으로써 폐를 자연 상태로 회복시키도록 한다. 들숨과 날숨의 리듬은 반드시 부드럽고 안정적이어야 한다. 그 이후에 더 깊은 안타라 쿰바카를 시작할 수 있다.
- 그런 다음, 점진적으로 유자의 지속 시간을 늘린다. 긴장이나, 불균형을 초래하지 않는 선에

서 지속 시간을 늘이되 폐에 고통이 느껴지거나 허탈 상태가 되지 않도록 한다.

- 학생들은 반드시 한번 앉을 때 1에서 2까지의 카운드 정도로 유지 기간을 늘이는데, 궁극적으로는 완전히 편안함을 느끼며 최대한 호흡을 참도록 한다.
- 학생들이 15초간 숨을 쉽게 참을 수 있을 때, 물라 반다(골반, 하복부 고정), 우디야나 반다(복부, 주위 고정) 및 자란드라 반다(턱뼈 고정)를 사용해서 프라나 에너지를 적용한 후, 완전히 안타라 쿰바카 수행을 계발할 수 있도록 한다.

바야 쿰바카 [날숨 유지 (Bahya Kumbhaka)]

- 학생들이 쉽게 안타라 쿰바카를 수행할 수 있게 되면, 날숨 유지를 소개한다.
- 숨의 진공상태에서 자연스런 호흡 정지 상태에 주의를 기울이면서 우자이 상태를 지도한다.
- 날숨 시 처음 몇 번의 유지 순간에, 1카운트 정도 참다가, 부드럽게 우자이 수행을 몇 번에 걸쳐 한 다음 또 반복한다.
- 간단한 유지 상태에 머물면서, 카운트 숫자를 점차 늘여간다. 학생들이 눈, 얼굴, 목구멍과 심장 중추를 부드럽게 유지하고 복부를 잡지 않도록 한다.
- 들숨과는 달리, 날숨은 자연스럽게 물라 반다와 우디야나 반다를 자극한다. 바야 쿰바카를 시행하는 동안 반다를 적용할 수 있도록 지도하고, 호흡과 호흡 정지 중에도 물라 반다 상태를 지속할 것을 지시한다.
- 학생들이 3카운트 정도 편안하게 숨을 참게 되면 우디야나 반다를 소개한다. 복부를 등뼈쪽으로 뒤로 당기고, 횡격막 쪽으로 올리면, 많은 학생들이 가슴, 목구멍과 머리에 아픔을 느낀다. 이런 증상이 생기면, 자세를 좀 더 풀어준다.
- 바야 쿰바카를 마무리할 때, 복부를 완전히 이완하는 것이 가장 중요하다, 이렇게 해야만 횡격막이 자연적으로 기능이 회복된다. 그런 다음 의식적으로 숨을 편안하게 들이마신다.
- 숨을 급하게 들이쉬게 되면, 바야 쿰바카를 너무 오래 시행한 결과이다.
- 유지 지속 시간을 늘이고 안타라 쿰바카를 호흡 기간동안 추가하면서 점차 수행을 계발해 나갈 수 있다.

학생들이 브리띠 프라나야마와 쿰바카 수행을 계발해 나간 후에는 이러한 수행들을 다음과 같이 섞어서 지도해보기 시작한다.

- 브리띠 프라나야마를 쿰바카 수행에 적용하는데, 처음에는 사마 브리띠를 4단계의 호흡시 순환마다 지도한다. 프라카 레카카, 안타라 쿰바카, 및 바야 쿰바가에거 각각 균일한 지속시간을 계발하는데, 처음에는 3카운트로 시작했다가 점차적으로 늘려준다.
- 각 단계로 도입하는 순간마다 더욱 주의를 집중하되, 정신적인 집중, 감정적인 고요함, 신체적으로는 편안함을 학생들에게 상기시킨다. 학생들이 본 수행을 전체 몇 분에 걸쳐, 각 단계마다 적어도 5카운트를 편안하게 유지할 수 있다면, 점차적으로 비샤마-브리띠를 소개하는데, 프라카 레카카, 안타라 쿰바카, 및 바야 쿰바카의 지속 시간을 점차적으로 변화시킨다.
- 호흡의 비율 변화를 이끌어갈 때, 처음에는 안타라 쿰바카를 푸라카나 레카카의 2배 정도 증가 시키도록 하여, 숨이 잦아들 때 자연스럽게 호흡 정지 상태에 이르도록 한다. 그런 다음,

이 비율을 높여서 4:1이 되도록 한다. 3:1의 상태가 되었을 때 레카카의 지속 시간을 점차로 늘여서 마침내는 레카카가 푸라카의 2배의 길이가 되도록 한다.

- 바야 쿰바카를 소개할 때는 2카운트 리텐션으로 시작하고 푸라카도 같은 지속 시간이 되게 한다.
- 본 수행을 지속하면서 종국에는 푸라카와 바야 쿰바카가 서로 같은 시간동안 지속되게 하고, 안타라 쿰바카와 푸라카의 비율이 4:1이 되게 하고, 레카카와 푸라카의 비율은 2:1이 되게 한다.
- 본 수행에서 숨을 크게 들이쉬는 경향이 생겨나는데, 호흡의 리듬이 안정되는 만큼 지속시간을 늘이도록 한다.

비로마: 조직을 거스름(Viloma: against the Grain)

비로마라는 용어는 문자 그대로 해석하면 "안티 헤어(anti-hair)"란 의미로서 자연적인 선과 호흡 움직임을 거슬러 간다는 뜻이다. 빌로나 프라나야마에서는, 푸라카와 레카카에서 호흡 정상 상태를 반복적으로 돌입하고, 가능하면 횡격막, 흉곽 및 폐를 사용하지 않고. 수행을 거듭하면, 우리의 의식은 전체 호흡 순환에 걸쳐서 안정적이 되고, 신경은 고요하고 조용하며 호흡의 흐름이 있거나 없는 역할을 하게 된다. 학생들에게 편안하게 허리를 펴고 앉을 것을 권고하면서 우자이 프라나야마를 몇 라운드 수행하고 호흡의 균형과 편안함에 촛점을 맞춘 후 다음과 같이 지도한다.

- 호흡을 다 발산한 후에, 학생들이 호흡량의 반만 흡입하고 몇 초간 숨을 참은 후, 계속해서 남은 숨을 들이마시도록 한다.
- 이러한 흡입 방해 과정을 몇 번 반복하여 정지 상태에 이르도록 하는데, 긴장이나 피곤함이 없을 정도까지만 한다.
- 사바사나 자세로 쉬기 전에 우자이 프라나야마를 몇 라운드 계속한다.
- 그런 다음에는, 숨을 내쉬기만 하면서 본 호흡 정지 운동을 반복한다. 호흡이 정지될 때마다, 약간 정신을 더 집중하면서 물라 반다를 시행하고, 점차적으로 우디야나 반다에 돌입한다.
- 폐에 공기가 비워지면, 횡격막을 이완시키고 복부를 뒷쪽과 위로 당긴 다음에 흡입이 쉽게 이루어지도록 한다.
- 몇 분동안 사바사나 자세로 쉼을 가진 다음, 호흡의 흡입과 발산을 하면서, 학생들이 비로마 프라나야마 상태로 들어갈 수 있도록 지도한다.

별다른 무리함없이 기본 비로마 프라나야마를 경험해본 학생들은, 쿰바카 수행이 포함된 본 기법의 전체 수행에 돌입할 수 있다.

- 1~2번 정도 호흡의 정지상태를 경험하는 빌로마 프라나야마 흡입을 한 후에 안타라 쿰바카를 시작하고, 횡격막을 호흡 정지하는 동안 부드럽게 유지한다.
- 안타라 쿰바카를 시행하면서 흡입 과정을 2~3초 유지한 다음, 레카카를 시행한다. 점차적으로, 물라 반다와 우디야나 반다를 조금 더 오래 지속하도록 한다.
- 한번 앉을 때마다 본 수행의 지속 시간을 점차 늘려서 10분 정도까지 늘인 후에 위에 언급한

대로 비로마 프라나야마 숨내쉬기를 시행한다. 그런 바음, 바야 쿰바카를 시행하면서, 비로마 호흡 정지의 수를 점차적으로 늘이면서 바야 쿰바카의 길이도 늘인다.

- 비로마 프라나야마를 완전하게 수행하기 위해서는, 안타라와 바야 쿰바카와 더불어서 비로마 호흡법을 실험하면서, 천천히 수행의 시간을 늘여준다.

카팔라바티: 깨달음의 계발(Kapalahati cultivating light)

카발라바티(어원은 kapala로 "골격"의 의미와 bhati "욕구"라는 의미) 프라나야마는 혈액에 엄청난 양의 산소 혈액을 공급하고 희열을 가져오면서, 몸 전체에 에너지를 공급해준다. 자연 호흡에서, 흡입은 근육에 의해 활성화되는 적극적인 과정이고, 반면에 발산 작용은 수동적이며 탄력적인 폐의 수축으로 인한 것이다. 이것은 카팔라바티 프라나야마에서는 반대로 이루어지는데, 흡입 작용은 적극적이고, 발산 작용은 수동적이다. 여기에서 기술된 기법은 하타 요가의 프라디비카에서 나온 것이다. 게란다 삼히타(현인, 하타요가의 게란아사비타의 저자)는 본 기법에 나디 쇼다나 프라나야마(에너지 호흡)을 결합한 다른 형태의 카팔라바티를 제공한다(아래 참조).

- 학생들에게 여러 차례의 우자이 프라나야마를 지도하기 시작하면서, 물라 반다를 활성화하면서 폐를 따뜻하게 하고 일깨워준다.
- 우자이 날숨을 마친 후에, 호흡을 반쯤만 들이쉰 다음, 빠르고 반복적으로 코를 통해서 숨을 발산한다. 숨을 다 내쉬면 약간의 호흡정지 상태를 둔다. 목구멍이 아닌 콧구멍에서 소리가 나도록 한다.
- 숨을 들이마시는 들숨은 자연스럽게 일어난다.
- 본 수행의 초기 단계에서, 학생들에게 25번 정도 빠르게 숨을 내쉰 다음, 폐에 공기를 채우고 몇 카운트 동안 안타라 쿰바카를 수행하도록 한다. 그런 다음, 숨을 내쉬면서 이완한다.
- 이렇게 개별적인 연속 수행이 끝난 뒤에, 학생들이 몸에서 느끼는 감각에 주의를 기울이도록 하는데, 본 수행의 마음의 안정과 정화의 효과에 대해서 알려준다.
- 점차적으로 시간을 늘여서 몇 분 정도 카팔라바티를 지속하도록 한 다음, 쿰바카스를 실행한다.
- 사바사나로 카팔라바티 수행을 마치던지 아사나 수행으로 돌입한다.
- 조용히 앉아서 카팔라바티를 실험하던지, 쉬슐라 팔라카사나(돌고래 자세) 혹은 아르다 나바사나(반보트 자세)로 1~2분 정도 자리에 앉아서 팔을 바깥과 머리 위로 뻗는다(돌고래 널판지 자세).

바스트리카: 울리는 호흡(Bhastrika: bellows breath)

바스트리카("울림") 프라나야마는 카팔라바티와 비슷하다. 다른 점은 내면의 불꽃에 불을 붙이는 강렬함이다. 카팔라바티 수행에 편안함을 느낀 후에, 본 기법을 학생들에게 소개하도록 한다. 본 수행에서는 콧구멍을 통해서 들숨과 날숨이 역동적으로 빠른 속도로 연속적으로 이루어지도록 한다. 카팔라바티와는 다른게, 호흡 발산 이후에 호흡 정지의 순간은 없다.

- 학생들이 앉아서 우자이 프라나야마를 실행하도록 시작한다.
- 반쯤 숨을 들이마신 후에 재빨리 숨을 내쉼으로써 바스트리카를 시작한다.

- 호흡 발산과 마찬가지로 강하고 급하게 다음 호흡을 흡입한다. 그런 다음, 강하고 빠르게 숨을 내쉰다. 이것을 첫회의 바스트리카를 마친다. 소리는 목구멍이 아닌 콧구멍을 통해서 나와야 한다.
- 5~10회를 시행한다. 마치면서 숨을 내쉬고, 우자이 프라나야마를 여러차례 시행한 다음 3~4번 반복한다.
- 점차적으로 각 회에 걸친 사이클의 횟수를 늘이고 앉을 때마다의 횟수를 늘린다. 결국에는 바스트리카를 5~10분 정도 지속한다.
- 사바사나 자세에서 휴식한다.

시탈리: 호흡 가라앉히기 (Sitali: cooling breath)

시탈리 프라나야마의 목적은 신체와 마음을 가라앉히고 정돈하는 것이다. 언제나 시행 가능하며 아사나 수행시나 카팔라바티와 같은 격렬한 프라나야마를 끝내고 나서도 가능하다. 이 때, 혀는 약간 입 바깥쪽으로 늘여주고, 혀의 양 옆을 말아올려서 터널처럼 만들어준다(혀가 이런 모양으로 말아올려지는 것은 유전적인 영향을 받는다. 어떤 사람은 가능하고, 가능하지 않은 사람도 있다. 학생들이 혀를 말지 못하면, 상상해서 해보도록 하면서 수행을 지속한다). 지시사항은 다음과 같다.

- 편안하게 앉아서, 눈을 감고 이완 자세를 한다.
- 혀를 내밀어서 양 옆을 말아올려서 습기가 통할 수 있도록 공간을 만든다.
- 혀를 통해서 숨을 천천히 깊숙히 들이마시면서, 호흡이 습기를 머금고 혀를 지나가면서 시원해지는 것을 느낀다.
- 그런 다음 입을 다물고 천천히 코를 통해서 숨을 내쉰다.
- 이 과정을 10번 반복한 다음, 휴식시간을 가진다.
- 천천히 시탈리 수행을 15분에 걸쳐서 반복한다.
- 고급 과정의 학생들에게는 안타라 쿰바카와 비로마 프라나야마를 포함한 변형과정(물라 반다 및 자란다라 반다)을 지도하도록 한다.

아누로마와 프라티로마: 호흡의 섬세한 제어
(Anuloma & Pratiloma: delicate regulation of breath)

아누의 의미는 "함께 간다"는 것이고, 프라티의 의미는 "대하여"라는 뜻으로 손가락들을 사용하여 섬세하게 호흡의 아누로마(날숨)와 프라티로마(들숨)를 연장하는 프라나야마 수행이다. 단계별로 시행되는 본 수행은 학생들이 편안함을 만끽하면서 강한 호흡 제어법을 계발할 수 있도록 도와준다. 지도법은 다음과 같다.

- 편안하게 앉아서 우야지 프라나야마를 여러 번 시행한다.
- 추가로 명시된대로 손가락을 콧구멍 쪽으로 갖다 댄다.
- 아누로마 프라나야마에서 시작하여, 완전하게 숨을 내쉰 다음 천천히 깊게 코를 통해서 숨을 들이마신다.
- 흡입과정의 정점에서, 손가락을 사용하여 콧구멍을 부분적으로 막고, 코의 양옆을 동일한

압력으로 주의깊게 적용해준다.

- 천천히 완전하게 숨을 내쉬면서, 숨을 다 내쉴 때, 자연스러운 호흡 정지의 순간을 느낀다.
- 손가락을 내리고 깊은 흡입을 한 다음 손가락을 다시 대서 호흡 발산을 제어한다. 들숨보다는 날숨을 2배 정도 오랜 시간 시행한다.
- 5~20분간 지속한 후에 사바사나 자세에서 휴식을 해준다.
- 프라티로마 프라나야마에서 아누로마에 명시된 수행, 하지만 손가락을 사용해서 날숨 대신 들숨시에 호흡을 늦춘다.
- 아누로마 프라나야마와 프라틸로마 프라나야마 수행으로 평안함을 유지할 수 있는 숙련된 학생들은 안타라 쿰바카(물라 반다와 잘란다라 반다), 바야 쿰바차(물라 반다, 우디야나 반다 및 잘란다라 반다), 빌로마 프라나야마 및 나디 쇼다나를 포함한 변형 동작들을 실험해볼 수 있다.

수르야베다: 생명력을 자극하기 *(Suryabheda: stimulating vitatily)*

수르야베다(Suryabheda: 수르야는 "태양", 베다는 "뚫다") 프라나야마는 핑갈라 나디(Pingala Nadi)를 뚫고 프라나 에너지를 활성화시킨다고 알려져 있다. 핑갈라 나디는 오른쪽 콧구멍을 통해서 프라나를 받는다. 수르야베다 프라나야마에서는, 호흡을 제어하기 위해 손가락으로 콧구멍을 번갈아 가면서 박는다.

- 편안하게 앉아서 우자이 프라나야마를 여러 차례 시행한다.
- 아래 "나디 쇼다나" 섹션에서 설명한대로 왼쪽 콧구멍을 막으면서, 손가락으로 콧구멍을 막는다.
- 오른쪽 콧구멍을 통해서 천천히 깊게 흡입하고, 양쪽 콧구멍을 막은 다음 몇 초간 물라 반다와 잘란다라 반다를 적용하면서 안타라 쿰바카를 시행한다.
- 잘란다라 반다(턱뼈 고정) 상태를 편안하게 하면서 왼쪽 콧구멍을 열어서 천천히 끝까지 숨을 내쉰다.
- 이렇게 하면, 수르야베다 프라나야마의 한 사이클이 끝나게 된다. 30분 정도 반복한 후에, 사바사나 자세로 들어간다.
- 좀더 숙련된 학생들에게는 우디야나 반다를 유지하면서, 바야 쿰바카 자세를 소개한다.
- 전반부에서 설명한 것처럼 수르야베다와 함께 빌로마 프라나야마의 변형 동작을 연습해 보도록 한다.

찬드라베다: 에너지 가라앉히기 *(Chandrabheda: calming energy)*

찬드라베다(Chandra, "달", Bheda "뚫다") 프라나야마에서, 에너지는 왼쪽 콧구멍을 통해서 이다 핑갈라(Ida Pingala)로 나가면서, 몸과 마음을 가라앉혀준다. 이러한 훈련은 수르야베다 프라나야마와는 정확히 반대의 개념이다. 고대 하타 요가 문헌에서는 찬드라베다 프라나야마에 대한 기술 기록이 없지만, 요가 추다마니 우파니샤드(Yoga Chudamani Upanishad)에는 설명이 나와있다(Satyadharma 2003, 230-231). 수르야베다에서 적용되는 동일한 기법을 사용해서 본 수행을 지도하는데, 측면의 방향을 반대로 적용하고, 안타라 쿰바카를 적용시킨다.

나디 쇼다나: 콧구멍 호흡 번갈아 시행하기
(Nadi Shodhana: alternate nostril breathing)

제3장에서는 나디스라고 명명된 미묘 에너지 채널을 다루어 보았다. 여기에서는 그러한 채널을 쇼다나(Shodana), "정화"하는 프라나야마 기법의 지도법을 살펴보도록 하겠다. 하타 요가 프라디피카와 기타 전통 요가 문헌에서는 특별한 이름 없이, 나디 쇼다나 프라나야마라고 기술하고 있다. 본 수행은 오른쪽 콧구멍에서 머리 정수리를 지나 척추 아래로 향하는 에너지통로(이다와 핑갈라 나디스)를 활성화하고 균형을 잡아주면서, 뇌구 양측 반구들을 조화롭게 해준다고 알려져 있다(Muktibodhanadan 1993, 166). 기본적인 형태로서, 나디 쇼다나는 프라카와 아눌로마에 있는 레차카를 결합한다. 쿰바카와 반다에 더욱 진보된 변형을 적용하고 있다. 이렇게 고도로 발달된 명상적 수행은 B.K.S. 아이엥가(1985, 210)가 말한대로 "정교한 조율 활동중의 한가지이다. 뇌와 손가락은 서로간에 지속적인 커뮤니케이션을 수행하면서 숨을 들이마시고, 내쉬는 채널을 만드는데 함께 작용해야 하는" 수행이다. 그는 또한 "이 수행은 프라나야마 가운데, 가장 어렵고, 복잡하고 정교한 것이다. 민감한 자기 관찰 및 제어의 극치를 요구한다"고 말했다. 가장 미묘한 단계에 접어들면, 수행자가 가장 내면적인 자아를 만날 수 있다."

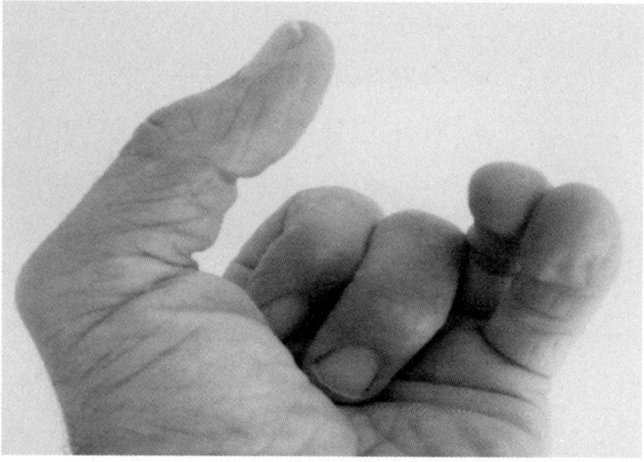

다음과 같은 기법으로 지도한다.

- 편안히 앉아서 몇 분 동안, 우자이 프라나야마를 수행한다.
- 손가락의 윗 그림처럼 만든다. 손가락 끝을 코의 한쪽을 막고, 엄지 손가락으로는 코 옆의 반쯤 내려온 약간 패인 곳 바로 밑의 다른 한쪽을 막는다. 양 콧구멍을 완전히 열어놓은 상태에서 일정한 접촉을 유지하면서 코의 왼쪽과 오른쪽에 일정한 압력을 손가락으로 가한다.
- 우자이 프라나야마를 지속하면서 손가락의 압력을 약간씩 변화시키면서 손가락을 민감하게 조절하면서 민감한 차이를 느껴보도록 한다.

기법 1: 기본 나디 쇼다나(수르야베다 및 찬드라베다 프라나야마와 함께)
[Technique 1: Basic Nadi Shodhana (with Suryabheda and Chandrabheda Pranayama)]

- 숨을 끝까지 내쉬고 난 후, 왼쪽 콧구멍을 막아서 천천히 오른쪽으로 숨을 들이마쉰다.
- 흡입 동작의 절정에서, 오른쪽 콧구멍을 막은 후 왼쪽으로 천천히 숨을 내쉰다.
- 숨을 끝까지 내쉬고 난 후, 왼쪽으로 완전히 숨을 들이쉬고, 왼쪽을 막고, 오른쪽으로 숨을 내쉰다.
- 약 5분 정도까지 양쪽 콧구멍을 번갈아가면서 숨을 들이쉬고 내쉬는 동작을 지속해 준다.

이완되고 고요함을 유지하는 가운데 부드럽고 안정된 호흡의 흐름을 계발시킨다.

기법 2: 빌로마 프라나야마와 함께하는 나디 쇼다나
(Technique 2: Nadi Shodhana with Viloma Pranayama)

- 기법 1에서 기술된 대로 시작하면서, 기본 나디 쇼다나를 2~3회 시행한다.
- 오른쪽 콧구멍을 통해서 숨을 완전히 내쉰 후에, 오른쪽으로 숨을 반쯤 들이마신 상태에서 양쪽 콧구멍을 완전히 막고, 몇 초 동안 정지한 다음 천천히 오른쪽 코를 통해서 흡입을 천천히 완료해준다.
- 지도자의 지시에 숨을 참을 때, 손가락을 사용하여 양쪽 코를 막는다.
- 왼쪽 코를 통해서 숨을 내쉬면서, 숨을 반쯤 내쉬었을 때 호흡을 정지하고, 몇 초간 숨을 참은 다음 왼쪽 코를 통해서 호흡 발산을 완료한다.
- 왼쪽 코를 통해서 숨을 흡입하면서, 숨을 반쯤 흡입했을 때 호흡을 정지하고, 몇 초간 숨을 정지한 다음 왼쪽 코를 통해서 흡입을 완료한다.
- 오른쪽 코를 통해서 숨을 내쉬면서, 숨을 반쯤 내쉬었을 때 호흡을 몇 초간 정지한 후, 오른쪽 코를 통해서 호흡 발산을 완료한다.
- 이렇게 1회를 마친다. 정지 순간을 더 추가하고 정지 지속 시간을 늘이면서 본 수행을 더욱 심화하다가 마침내는 10초간 한쪽으로 5회를 셀 때까지 정지한다.
- 대부분의 학생들은 본 수행을 매우 어렵게 여긴다. 호흡 정지 지속시간의 길이보다는 호흡의 안정적이고 편안한 흐름이 더욱 중요하다는 사실을 상기시켜 주도록 한다.

기법 3: 쿰바카와 함께하는 나디 쇼다나
(Technique 3: Nadi Shodhana with Kumbhakas)

- 기법 1에서 기술된 대로 시작하면서, 기본 나디 쇼다나를 2~3회 시행한다.
- 안타라 쿰바카를 시작한다. 오른쪽 콧구멍을 통해서 숨을 완전히 내쉰 후에, 오른쪽으로 숨을 조금 들이마신 상태에서 양쪽 콧구멍을 완전히 막고, 몇 초 동안 숨을 정지한다. 이 때, 물라 반다와 자란다라 반다를 실행한다.
- 물라 반다를 유지하면서 자란다라 반다를 편안하게 하고 천천히 왼쪽 코를 통해서 편안하게 숨을 내쉰다.
- 왼쪽 코를 통해서 숨을 편안하게 들이마시고, 양쪽 코를 막고 물라반다와 자란다라 반다를 시행하면서, 몇 초 동안 숨을 참는다.
- 물라 반다 상태를 유지하면서, 자란다라 반다를 편안하게 하고 천천히 오른쪽 코를 통해서 숨을 편안하게 내쉰다. 반복해서 여러차례 실시한다.
- 바야 쿰바카를 추가다. 앞서 설명한 대로 지속하면서, 호흡 발산의 마지막 단계에서, 숨을 내쉬는 동시에 우디야나 반다를 적용한다. 방법은 바야 쿰바카의 소개 설명을 참조한다.
- 숨을 편안하게 고르기 전에 우디야나 반다를 완전히 편안하게 한다. 안타라와 바야의 상태를 오래 지속하는 법을 실험해보면서, 순환을 여러번 지속한다(안타라의 경우에는 30초, 바야의 경우에는 15초 정도).

기법 4: 빌로마, 쿰바카와 함께하는 나디 쇼다나
(Technique 4: Nadi Shodhana with Vilomas and Kumbhakas)

- 기법 1에서 기술된 대로 시작하면서, 빌로마 정지 상태를 추가한다.
- 몇 초동안 호흡을 참으면서 시작하다가, 정지 상태의 횟수를 추가한다. 정지 지속 시간은 몇 초간이다. 호흡 흡입과 발산 각각 3초씩 3번 정도의 정지 상태에 익숙해지면, 안타라와 바야 쿰바카를 몇 초간 추가해준다.
- 점차적으로 정지 시간과 유지 시간을 늘이면서, 각각 5초간 5번에 걸쳐 정지하는 연습을 한다. 안타라의 경우에는 30초, 바야의 경우에는 15초 정도로 적용해준다.

기법 5: 카팔라바티 프라나야마와 함께하는 나디 쇼다나
(Technique 5: Nadi Shodhana with Kapalabhati Pranayama)

- 본 프라나야마는 혁신적인 방법론으로서 이전의 나디 쇼다나 수행을 편안하게 수행할 수 있게된 다음에 적용한다. 효과는 다른 기법들보다 강하게 나타난다. 스스로 고요한 상태와 내면의 평정을 유지할 수 있을 정도의 강도로 수행해준다.
- 기법 1에 설명된 나디 쇼다나를 5회 정도 시행한다. 숨을 완전히 내쉰 후에, 오른쪽 콧구멍을 통해서 숨을 반쯤 들이마신다. 왼쪽 코를 막고 물라 반다를 실행한다.
- 물라 반다를 유지하면서 자란다라 반다를 이완하며 천천히 왼쪽 코를 통해서 편안하게 숨을 내쉰다.
- 카팔라바티 프라나야마에서 설명된대로, 1분간 오른쪽 코를 통해서 반복적이고 빠르게 숨을 뱉어내듯이 한다(마지막에는 몇 분 동안도 수행할 수 있음).
- 오른쪽 코를 통해서 숨을 깊게 들이마시고, 편안하게 유지할 수 있을 때까지 안타라 쿰바카를 시행하면서 숨을 참는다. 그런 다음 천천히 왼쪽 코를 통해서 숨을 내쉰다. 왼쪽 코로 숨을 들이 마시고 오른쪽 코로 숨을 내쉰다.
- 부드러운 우자이 프라나야마를 몇 회간 시행하고, 번갈아 가면서 시행한다.
- 사바사나 상태에서 휴식한다.

표 8.1 언제 누구를 대상을 프라나마를 지도하는가

프라나야마	언제	누구에게
자연스런 호흡	모든 수업시, 시작할 때 매우 효과적임	모든 학생들
우자이(승리)	모든 수업시, 시작할 때 지도 가능	모든 학생들
사마 브리띠	자연 호흡과 우자이의 연결을 지도함	모든 학생들
비샤마-브리띠	자연 호흡과 우자이의 연결을 지도함	모든 학생들
안타라 쿰바카	폐활량을 확장하고 계발하는 도구로서 우자이와 연결하여 지도함	우자이와 반다 자세의 경험이 있는 중급 학생들/임신을 했거나 눈과 귀에 문제가 있거나 고혈압이 있는 학생들은 불가함
바야 쿰바카	안타라 쿰바카로 쉬운 접근성이 확립된 후.	위와 같음

(계속)

프라나야마	언제	누구에게
비롤마	폐활량을 확장하고 계발하는 도구로서 우자이와 연결하여 지도함	특별히 피로와 스트레스를 느끼는 모든 학생들
카발라바티	에너지를 자극하고, 호흡을 일깨우며 몸을 따뜻하게 하기 위해서 수업의 도입 부분에서 시행. 아사나의 수행 도중에 심화 일깨우기 과정에서. 아사나 수행 중에 앉은 자세나 쉬슐라 팔라카사나 자세에서.	중급 학생들/임신중이거나 눈과 귀에 문제가 있거나 고혈압이 있는 학생들은 불가함
바스트리카	프라나야마 수업이나 사바사나 바로 직전에 마지막 에너지를 사용하는 자세에서	위와 같음
시탈리	정돈할 때	모든 학생들
아눌로마	프라나야마 수업	우자이 수행에 익숙하고 편안한 학생들
프라틸로마	프라나야마 수업	위와 같음
수르야베다	우자이와 연결하여 지도함	모든 학생들
찬드라베다	전통적으로는 수르야베다와 하루씩 번갈아가면서 수행된다.	모든 학생들
나디 쇼다나 1	수업의 도입 부분에서	중급 학생들
나디 쇼다나 2	기법 1이 편안해지고 난 후	중급 학생들
나디 쇼다나 3	기법 2가 편안하고, 안정적이고, 쉽게 적용될 때	유쟈이와 반다 자세의 경험이 있는 중급 학생들/임신을 했거나 눈과 귀에 문제가 있거나 고혈압이 있는 학생들은 불가함
나디 쇼다나 4	기법 3이 편안해지고 난 후	위와 같음
나디 쇼다나 5	기법 4가 편안해지고 난 후	위와 같음

의식적으로 에너지를 계발하기
(CONSCIOUSLY CULTIVATING ENERGY)

요가 수행의 핵심은 에너지의 의식적인 일깨움과 움직임이다. 이런 수행을 통해서 우리가 세상에 존재하면서 완전히 살아있다는 느낌과 온전한 존재적 감각을 느낄 수 있다. 아사나 수행 역시 이러한 일깨움의 과정의 일부분이기도 하지만, 의식적인 프라나야마의 수행이야말로 요가를 다른 운동과 구별시켜 주는 가장 중대한 요소이다. 요가 지도자로서 여러분들이 학생들에게 호흡의 중요성을 의식하게 하고 호흡을 통해서 더욱 미묘한 감각을 개발할 수 있도록 인도해 준다면, 학생들은 우주와 같은 그들의 신체, 마음과 정신을 탐구할 수 있고 잘 적용할 수 있을 것이다. 프라나야마 수행을 아사나 수업과 명상과 잘 병행한다면 학생들이 보다 즐겁고 깨어있는 삶을 영위할 수 있게 될 것이다.

제 9 장

명상 지도하기
TEACHING MEDITATION

진주는 굴껍질 속에 쌓여있다.
굴은 바다의 가장 깊은 바닥에 살고있다.
깊게 다이빙하라.
— 카비르(Kabir)

요가의 아름다움 중의 하나인, 명상은 인간의 존재를 일깨워는 행복과 만족과 완전함의 일천 개의 꽃잎을 피우는 연꽃으로 즉각적으로 피어날 수 있는 씨앗과도 같은 것이다. 명상은 요가 수행의 궁극적인 형태이기도 하고 인간 존재를 발견하고, 사랑하고, 치유하고 변화시키는 완전함에 이르는 모든 길의 통합이다. 모든 다양한 수행의 길은 명상을 통해서 자기 자신의 온전함을 깊고 쉽게 느끼게하는 명상으로 이끌며, 전체 우주의 부분으로서 연결시켜 준다. 명상을 통해서, 우리는 마음을 창을 열고 보다 명확한 의식의 깨달음을 얻을 수 있다. 육체의 성전을 끊임없는 아사나 수행을 통해서 정화시키면서, 그 정도에 따라서 그 창문을 보다 부드럽게 열 수 있는 흔들리지 않는 지지를 제공한다. 이와 마찬가지로, 꾸준한 프라나야마 수행은 미묘 에너지를 깨워서 깨끗한 깨달음의 물결로 강렬한 내면적 초대로 이끌고, 보다 깨달음 넘치고 균형잡힌 존재의 감각으로 이끈다. 하지만 명상을 하기 위해서, 아사나라든지 프라나야마 수행의 일정 단계에 이르러야만 하는 것은 아니다. 오히려 요가 매트에 발을 내딛는 순간, 아니 어쩌면 아사나 동작을 시작조차 하지 않았을 때에도 명상은 이미 시작된 것일 수 있다.

요가를 배우는 학생들이 입을 모아 명상이 어렵다고 하는 내용은 그들의 마음속에서 끊임없이 시끄러운 수다가 지속된다는 것이다. 너무나 실망스러운 나머지 명상을 시도해보는 노력조차 포기할 때가 많다. 이러한 강박관념은 명상이란 생각이 전혀 없는 상태라는 잘못된 명상에 대한 상식때문에 생기는 것이다. 내면의 고요한 상태로 진입하는 것이 명상 수행의 여러 가지 긍정적인 효과들 중의 하나이기는 하지만, 그것이 명상의 목표가 될 수는 없다. 즉, 명상에 있어서 목표같은 것은 애당초 존재하지 않는다. 아사나 수행과 마찬가지로, 우리가 마음속에 어떤 목표같은 것, 예를 들어, 완전히 마음을 고요하게 해야겠다하는 결심을 하면서 명상을 시작하게 되면, 결과는 대실망이다. 왜냐하면 고도로 숙달된 명상가라 할지라도 완벽한 내면의 고요함이나 평정성을 달성하는 순간은 극히 드물기 때문이다.

아사나 수행 때와 마찬가지로, 우리가 명상 자체를 자기 발견, 자아 변혁의 한 과정이라고 여기고 수행을 하다보면, 우리가 명상을 시작하는 바로 그 순간부터 기쁨을 경험할 수 있게 될 것이다.

나의 첫번째 명상 스승이었던 알렌 와트는 1970년대 중반의 라디오 프로그램에서 동양 정신 철학 및 수행에 관한 통찰력의 핵심 내용을 다루었는데, 그 내용 중에 명상은 과정이며 마치 집으로 운전하고 돌아가는 것과 같다는 간단한 비유를 언급한 적이 있다. 그가 말하기를 "우리가 춤을 출 때는, 몸을 움직이는 그 순간이 바로 정점이다. 우리가 음악을 연주할 때는, 연주하는 그 순간이 바로 정점이고 이것은 명상을 할 때에도 적용된다. 명상은 우리의 삶의 정점이란 바로 찰나의 순간이라는 것을 발견하게 해준다"(Watts 1980, 5-6). 그가 생각하는 명상이란 해야만하는 일이 아니라, 즐거움에 빠진 순간이다. "명상이란 현재를 감사하며 즐기는 것이고, 영원속에서 흥겨움에 빠지는 것이며 우리를 평화의 상태로 이끌어주는데, 이 곳에서 우리는 인생의 정점이 우리가 있는 바로 이 곳, 바로 지금이라는 것을 깨닫게 해준다." 명상의 이러한 관점은 불교의 영향을 받은 것인데, 불교에서 생각이란 항상 왔다 갔다 하늘 위로 떠다니는 구름과 같은 것이고, 우리가 가지고 놀 수 있는 대상이라고 보았다. 그 생각에 얽매이지 않고 그저 즐겁게 바라만 보는 것 자체가 수행이다.

불교의 승려였던 페마 초드론(Pema Chodron 2007, 29)은 명상을 통해서 우리는 4가지를 깨달을 수 있다고 말했다. 첫 번째는 생각이란 어디서 발생되었는지 모른다는 것이다. 두 번째는 생각이란 끝이 없다는 것이다. 세 번째는 생각이란 확실한 것 같지만, 그것을 확인할 길이 없기에 확실하지가 않다. 이 모든 것으로 인해 네 번째로 생각이란 "완전한 개방성"의 인식에 다다른다는 것이다. 하지만 요가 수행을 치타 브리띠 니로다하, "마음의 요동침을 잠잠케 하는 것"이라고 정의하는 요가 수트라의 경우도 고려해보아야 한다. 문제가 되는 것은 우리가 그저 생각에 지나지 않는다는 것을 알면서도 생각에 자꾸만 반응을 하고 있고, 이러한 반응으로 인해서 우리는 산만해지고, 고통받고, 당황하고, 불행해지고 상처받는다. 고대의 요기들은 이러한 문제를 욕망이라고 불렀고, 이것은 깊게 혼돈에 빠져있다는 개념이다. 전통 요가 철학에서는 불교에서처럼, 아사나와 만트라, 프라나야마, 기도와 같은 수행을 통해서 우리가 사마티(해탈), 즉 우리의 진정한 상태를 깨달으면서 생각에서 자유로와지는 희열의 경지에 이를 수 있다는 소망을 견지한다.

다양한 요가 철학의 분파들에서 해탈에 도달하는 여러가지 길을 제시하고 있지만, 대부분은 프라타햐하라(감각 조절), 다라나(집중)와 디아나(명상)을 통해서 길을 제시하고 있다. 본서에서는 이것들을 유용한 도구로 사용하여 학생들이 더욱 명확한 자기 인식, 자기 이해 및 자기 수용을 계발하고 모두 다 합쳐서 보다 안정되고, 쉽고 궁극적으로 행복하고 의미로운 인생을 창출해내도록 돕고자 한다. 하지만 이러한 도구를 사용해서 어떠한 결과물을 만들겠노라고 약속하는 것보다는, 이러한 도구를 보다 깊은 바로 현재의 통찰력을 깨달을 수 있도록, 학생들을 지도하는 과정에 필요한 자원으로 생각하고 지속적인 탐색을 하는 것이 보다 많은 열매를 맺을 수 있을 것이다.

이러한 고전적인 요가 명상 과정을 살펴본 이후에는, 아사나 수업을 어떻게 다른 명상 기법들에 접목시킬 수 있을지를 탐색하고, 학생들이 명상의 완전한 즐거움을 발견할 수 있도록 하는 다양한 방법들을 제시해보도록 하겠다.

파탄잘리의 명상에 이르는 길: 프라탸하라(감각조절), 다라나(집중), 디아나(명상) (PATANJALI'S PATH OF MEDITATION: PRATYAHARA, DHARANA, DYANA)

제1장에서, 우리는 파탄잘리의 요가의 8단계 방법을 살펴보았다. 그 시작은 본질적으로 물질계의 수행이었다. 야마스(도덕률)은 우리의 사회적 관계를 이끌어주고, 니야마(재점화)는 내면적인 삶을, 아사나(동작)와 프라나야마(호흡 조절)는 우리의 내면을 일깨우는 도구로서 깊은 내면의 세계로 인도해준다. 하지만 이런 수행을 실행한다 하더라고, 여전히 우리는 수박 겉핥기를 하고 있으며 바히랑가 즉, 외면적 감각의 삶을 다루고 있을 뿐이다. 사마티는 첫번째의 미지의 영역으로서, 이 곳으로 이동하면서 우리의 외부적인 방해적 요소를 경감시키기를 요구하고, 한 점에 집중하는 마음의 집중력을 계발한 후에 명상의 단계를 요구한다. 이것은 바히랑가에서 안타랑가로 이동하는 길이고, 내면적인 명상 수행이다. 전통적 요가 관점에서보면, 명상과 희열의 초월적 의식의 세계로 들어가기 전에, 우리는 먼저 반드시 우리의 감각이 인식하는 물질적인 영역을 떠나는 다리를 건너야 한다. 파탄잘리는 이러한 수행을 프라탸하라(감각조절)로 묘사했는데, "의도적으로 감각 영역에서 분리시키는 것"이다. 우리는 야마(도덕), 니야마(자기정화), 아사나 및 프라나야마의 여정을 따라가면서 이 다리를 건너게 된다. 우리가 이 여정을 따라 우리 존재의 비밀이 드러나는 진실을 따르게 되면 아무것도 강제적 성격을 띠게되지 않는다. 아사나를 수행하면서, 우리는 쉽고 안정적인 호흡을 시행하면서 신체적, 정신적인 건강을 마침내 누릴 수 있게 된다. 우리는 호흡을 더 연결하여, 프라나라는 생명력 넘치는 에너지를 계발하게 된 다음 "인식의 명확성을 가리는 모든 것이 사라지게 되고… 생각은 집중적으로 된다." 하지만 우리가 완전히 집중에 이르기 전에, 우리는 반드시 우리의 마음이 감각에 매여있는 것을 다스려야 한다. 파탄잘리가 말한대로 "감각을 제어하는 것은 감각 기간이 특정한 물체에서 떠나서 마음의 본성을 따를 때 일어난다"(수트라 11.54 Bounchaud 1999, 142). 다른 말로 하면, 우리는 외부의 자극과는 상관없이 우리의 마음을 내면적인 공간으로 이동시킬 수 있다. 그럴때만 비로소 우리는 완전하게 집중할 수 있는 것이다.

학생들에게 프라탸하라(감각조절)의 배경 지식에 대해서 설명해주는 것이 도움이 된다. 우리가 어디에 있든지, 소리, 볼거리, 향기나 기타 우리의 감각을 자극하는 진동은 언제나 존재한다. 다시 말하자면, 우리의 감각은 항상 무언가에 매여있다. 요가 수업에 앉아 있어도, 교실내에서 또는 밖에서 들리는 소리와 사람들에게서 나는 소리가 들려온다. 조금이라도 빛이 있다면, 눈으로 감지하는 시각적인 인상이 있다. 가슴에서 심장이 뛰는 소리가 들리고, 옷이나 옷깃이 피부에 닿는 느낌이 있고 우리 존재 전체를 통해서 진동하는 더욱 다양한 미묘 에너지의 감각이 있을 것이다. 알렌왓트(Alan Watts, 1980, 8)는 이러한 진동들을 "너무나 많은 해프닝"이라고 이름붙였다. 감각조절을 시행하면서, 생각은 그저 있는 그 자리에만 있게한다. 소리와 기타 진동들은 들어왔다가 나간다. 그러는 동안, 마음 속에서는 많은 일들이 일어나는데, 습관적으로 이러한 미세한 활동들에게 더 많은 생각으로 반응을 한다. 그러한 생각들은 또한 다른 생각들에게 반응하는데, 그때문에 마음은 부산하기 짝이 없고, 그 반동으로 상상을 더해서 더 많은 활동들을 수반하게 된다. 호흡에 집중하지 않거나, 어떤 것에 집중을 하지 않으면, 진동의 또다른 근원으로서 호흡을 따르지 않으면, 숨을 멈출 때 자연스럽게 고요한 상태가 되며, 감각의 세계에서 진정한 자아의 세계로 들어가는 다리로 들어가게 된다. 이러한 인식에 머물러 있다면, 그것에 대한 생각없이도 그 맞은편으로 갈 수 있고, 진동이 침범해 올지라도 감각조절의 상태에서는 내면에 머물러 있을 수 있다.

그러므로 우리는 어떻게 학생들이 그러한 생각에서 자유롭게, 진동의 공격을 받지않고 내면에 머무르게 할 수 있을까? 이것이 바로 집중(다라나)의 수행으로써, 한 가지에 정신을 집중하는 것이다. 마음속에서 한가지만 집중적으로 생각함으로써, 다른 것이 마음을 차지하지 못하게 한다. 그것이 무엇이든지 상관이 없다. 파탄잘리의 충고를 언급하자면, 우리는 "만족을 얻을 때까지 마음속에서는 무엇이든지 집중한다." 샐리 캠튼(Sally Kempton, 2002, 61)이 제시한 것은 우리는 경험하는 것이 자연스런 기쁨, 평화와 휴식이 될 때 만족을 느낀다고 한다. "우리가 너무 힘들게 어떤 일을 해야 한다면, 그것은 뭔가 잘못된 수행이다"라고 그녀는 쓰고 있다. 집중할 때에, 사람은 자신이 한가지에 인식을 집중하는 훈련을 하고 있다는 것을 느끼며, 명상하는 사람이 명상을 하고 있다는 의식하고 있다고 느낀다.

기존의 다라나(집중) 수행에서는, 집중이란 만트라로서 "마음을 위한 도구"(Kempton 2002,67)이지만, 그것은 호흡이 될 수도 있고, 우리가 짧게 경험하는 것들, 즉 정원가꾸기나 파도타기할 때도 느낄 수 있는데, 우리가 온 정신을 집중해서 우리가 하는 일에 집중할 때 느끼는 것이다. 수년간 나는 내 마음이 진정으로 자연스러운 기쁨, 평화와 휴식을 느끼는 집중의 시간을 가졌는데, 그 순간은 바로 땅에서 몇 백피트 떨어진 절벽의 바위 끝에 발을 올려놓는 순간이었다. 나는 이순 간에 내 인생이 가장 올바르게 서있다는 느낌을 받았다. 그토록 긴박감 넘치는 순간에, 나는 순간적으로 그런 것을 느꼈다. 이보다는 덜 긴박한 순간에 완벽한 정신집중을 해보는 것은 어떨까? 비슷한 시기에 나는 로스엔젤레스 카운티의 청소년 기관에서 내가 일하고 있을 때, 티베트의 불교 승려들이 방문했을 때 그들과 삶을 나누는 특권적인 시간을 가졌는데, 명상을 위해서 태평양을 바라보며 산꼭대기에 조용한 곳으로 하이킹을 가면 어떨까하고 그들에게 제안했다. 그들은 이 생각을 듣고 웃으면서, 조용히 나에게 권면하기를 우리는 어디서나 심지어 설겆이를 하면서도 쉽게 명상할 수 있다고 말해주었다.

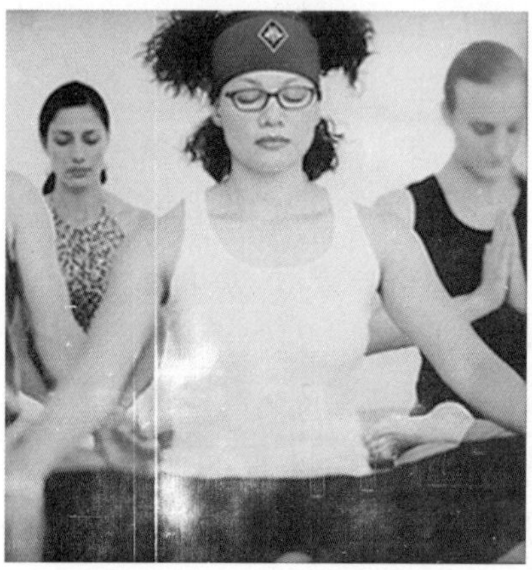

이러한 경험과 지혜에 감사를 표하면서도 내가 인도의 다라마살라에서 명상을 하면서 자란 사람이 아닌 이상에야, 그렇게 쉽게 집중의 단계에 이를 수는 없을텐데하고 생각했다. 또한 내 곁에는 한 나이든 요기가 있었는데, 그는 우리가 단어 하나 혹은 구절을 계속 반복해서 말하면, 그것이 우리의 마음의 공간을 차지할 뿐 아니라, 조용한 자각으로 이끄는 내면의 리듬을 이끈다는 사실을 발견했다고 한다. 어떤 명상의 전통에서는, 만트라는 "샥티(힘)의 박동"을 포함하고 그것은 "우주를 창조하고 모든 존재에 스며든 성스러운 에너지 본래의 박동"(Kempton 2002, 72)이라고 전해지고 있다. 그런 행위가 만트라 수행에 필요한지의 여부를 떠나서, 확실한 것 한가지는 우리의 마음을 한 가지 무엇인가에 고정시키면, 그것이 단어 한 마디나 한 구절이든지 호흡이나 다른 반복되는 에너지의 흐름을 따라 반복한다면, 그 효과로 말미암아 마음이 안정되고 생각의 흐름이 여유로와진다는 것이다.

명상에 관한 파탄잘리의 핵심 접근 관점은 마음이 안정될수록, 더 명료한 마음이 된다는 것이다.

명료함은 "모든 감각들이 완전히 제자리를 찾는" 순간에 프라탸하라(조절 감각)와 다라나(집중)를 통해서 생겨난다(Bouanchaud 1999, 144에서 인용된 수트라 11.55). 집중의 순수한 명상 상태로 난 길을 따라 좀더 여행을 하다보면 "통합된 생각의 흐름"을 만나게 된다. 이러한 의식의 상태에서, 순수한 사랑의 표현으로서 인간 존재의 진실은 "마음에 완벽하게 집중함으로써 마음의 내용이 드러난다"와 같은 진리가 명확하게 드러난다(Bouanchaud 1999, 187에서 인용된 수트라 111.34). 인간의 인식이 완전이 신(영혼, 자연, 우주, 혹은 자신)과 합일했을 때, 만트라는 이제 사라진다. "평화로운 마음의 수순함은 영적 존재의 그것과 동일해질 때, 그것은 바로 자유이다"라고 파탄잘리는 연관시켰다(Bouanchaud 1999, 216에서 인용된 수트라 111.55). 외부적 자극이 사라지고, 현재의 순간을 인식하면서, 사랑과 빛이라는 자신에 대한 진리만 남는 것이다. 이것은 명상하고 있는 대상의 핵심을 직접적으로 아는 것이고, 완전한 존재의 한 부분이 되는 것이다.

이러한 노력을 어떤 방향으로 이끌 것인가? 사마디(행복, Samadhi: Kimpton 2002, 114)라는 용어의 각각의 어원은 두 가지가 있는데, 하나는 Sam〔"함께(together)"〕, a〔"로 향하여(toward)"〕, dha〔"얻는다(to get)"〕이고, 다른 하나는 sama〔"같다(equal)"〕, dhi〔"지성(intellect)"〕이다. 두 가지 어원 모두다, 온전한 깨달음으로, 또는 균형잡인 인식으로 진입한다는 뜻이 있다. 파탄잘리의 라자 요가는 8단계가 있으며, 이것은 희열의 존재감에 이르는 고전적인 형식이다. 요가의 여러 다른 분파에서는 사마디(행복)에 이르는 다양한 접근 방법들을 고안하였는데, 희열로 들어가는 라야 사마디(마음의 집중) 최면 상태 댄스(트랜스 댄스)에서부터 순수한 하나님의 헌신적인 사랑을 통한 요가의 여정인 바이슈나바 바크티에 이르기까기 다양한 방법들이 있다. 하지만 몇 년 전에 로스엔젤레스를 방문한 티벳 승려들에게서 배웠듯이, 어떤 일을 하던지 희열의 상태를 발견할 수 있다는 사실에는 전적으로 동의한다. 파탄잘리와 다른 지도자들은 우리에게 전수해 준 것은 몇가지 실용적인 도구인데, 이것을 사용하여 우리는 바로 이순간 보다 풍성하고 쉬운 방법으로 희열의 존재감에 이를 수 있도록 적용하고 사용해볼 수가 있다.

한 자리에 앉아있기 (TAKING ONE SEAT)

파탄잘리는 요가 수트라에서 초기 요가 전통에서 배운 지혜를 요약했는데, 아사나에 관해서는 매우 간단하게 수티라 숙함 아사남(안정과 편안함의 동작)으로 정의했다. 이전 장에서 우리는 안정성과 편안함에 중점을 두고 살펴보았다. 아사남이나 "한 자리에 앉아있기"로서, 치타 브리띠 니로다하 "마음의 요동침을 잠잠히 하는 것"을 위한 기초 과정이다. 일반적인 아사나 수행을 통해서 명상을 위해 앉는 자세에서 요구되는 신체적인 안정성과 편안함을 위한 기초를 세울 수 있다. 이와 유사하게 프라나야마를 통해서 호흡을 가다듬고 생명력 에너지를 계발하는 것도 명상에 필요한 자연스러운 깨어남의 인식을 창출할 수 있다. 이러한 수행들을 통해서 우리는 허리를 자연스럽게 펴서 편안하게 앉을 수 있고, 심장 중추에 여유로운 공간을 확보하고 호흡의 흐름을 편안하게 할 수 있다. 프라샤하라(감각 조절)는 보다 자연스럽게 올 수 있는데, 다라나 상태에 머무는 것이 더 쉽고 디야나는 보다 자주 나타나면서 오래 지속된다.

학생들이 좌식 명상을 준비하는 과정을 돕기 위해서, 자신에게 편안하게 앉기 자세를 선택하도록 한다. 앉는 자세에서 가장 중요한 요소는 편안함이다. 시간이 지나면서, 등뼈의 자세에 따라서 오래 앉아있는 것이 더욱 쉬워질 수도 있다. 수행을 하면서, 대부분의 학생들은 골반을 중립 자세로 유지하면서 좌골 위에 바르게 앉을 수 있고, 등뼈는 보다 쉽고 자연스럽게 곧게 유지할 수 있다. 어떤 학생들에게는 등을 지지하기 위해서 의자, 높은 쿠션, 벽면이 필요할 수도 있다. 오랜 시간 수행을 하다보면(도움이 되는 생활습관이나 좋아지는 유전자로 인하여), 학생들이 가장 마지막 좌식 아사나 단계인 파드마사나(연꽃자세)도 편안하게 느끼는 단계에 이를 수도 있다(그러나 현실에서는 평생을 명상 수행에 종사한 사람일지라도, 서양인으로서는 그런 자세로 오랜 시간을 앉아 있을 수 있는 사람은 거의 없다. 아마도 파드마사나의 자세로 앉을 때, 의자에 앉아서 생활해왔던 어린 시절의 자세가 부정적인 영향을 미치는 것 같다). 학생들이 어떠한 것이든지 보조도구를 사용하여서 골반의 중립성을 확립하고 유지할 수 있도록 지도한 다음 좌골을 사용하여 의식적으로 뿌리박기 하도록 하고, 등뼈를 곧게 하는 바닥에 닿아 유지하는 자세를 느껴보도록 한다. 심장 중추를 넓게 열고, 호흡의 흐름은 더욱 자연스럽게 만들고 머리에서의 느낌은 등뼈 위쪽으로 둥둥 뜨는 듯한 기분을 느끼게 한다. 이러한 안정적이고, 더욱 지지하기 쉬운 자세를 연구해 보면서 학생들에게 등뼈와 정수리 부분을 더 곧게 세우고 좌골을 통해서 더욱 깊게 뿌리박기하고, 어깨뼈를 등쪽으로 당겨 내리고, 턱을 약간 아래로 당긴다. 손바닥은 모아서 무릎 위에 두거나 무릎 위의 무드라(손과 손가락 자세)에 둔다.

6가지의 명상 지도 기법
(SIX GUIDED MEDITATION TECHNIQUES)

모든 기본적인 명상의 기법은 마음을 한 가지에 집중한다는 것이다. 여기에서는 다양한 주의 집중 대상을 사용해서 5가지의 다양한 명상 지도 기법을 살펴보도록 하겠다. 각각의 접근법은 다양한 방식으로 명상을 일깨우는 요인들을 자극할 수 있다. 학생들에게 각각의 방식을 소개하기 전에 자신의 명상 수행에 적용해보아 어떤 느낌이 생기는지 실험해보도록 한다. 하루 중에라도 다양한 시간대에, 다양한 기분으로, 아사나 수행 전후에, 혹은 8장에 언급한 프라나야마 기법을 실험해 본 후에 각각의 기법들을 시행해본다. 아사나 수행과 마찬가지로, 가장 옳고, 가장 좋다는 방법이 존재하는 것은 아니다. 우리의 전 생애를 통해서 지도자와 학생들이 찾을 수 있는, 방향을 조절할 수 있는, 다양하고 무수한 방법들이 존재할 뿐이다.

첫번째: 호흡 (One: Breath)[7]

1. 편안하게 곧은 자세로 앉은 후, 호흡에 정신을 집중한다.
2. 호흡의 흐름이 부드럽고 조용하게 흐르도록 하면서, 바꾸려고 하지말고 조용히 관찰한다.
3. 콧구멍에서 목구멍, 폐까지 내려가는 호흡의 흐름을 느끼면서 눈에 보이도록 한다. 호흡 자체를 신성한 우주에서 내려주는 순수한 형태의 아름다움이나 선물로 받는듯한 마음가짐을 가지도록 한다.
4. 호흡이 쉽고 자연스럽게 몸속으로 들어오듯이 하면서, 똑같이 어려움없이 흘러나갈 수 있도록 한다. 받은 선물을 남들에게 되돌려주는 느낌을 갖는다.
5. 마음이 점점 더 완전하게 호흡의 흐름에 흡수되도록 한다, 어떻게 어디에서 호흡이 생기고

그것을 따라가는 기분이 어떠한지 감지하도록 한다.

6. 마음이 호흡에서 떠나서 방황한다면, 다시 부드럽게 안정감있고, 리듬감 있게 들숨과 날숨의 호흡으로 돌아오도록 한다.
7. 완전히 호흡에 몰입하면서 계속해서 자유롭게 흐르도록 한다. 들숨과 날숨 사이에 자연스러운 정지 상태가 있음을 인지하도록 한다.
8. 완전히 숨을 내뱉으면서 마음에 자연스런 고요함과 미동이 없는 상태가 형성되는 것을 감지하면서 이러한 고요함이 숨을 들이마실 때로 이어지도록 한다.
9. 흡입의 절정에서, 마음이 열려지고 넓어지는 느낌으로 감각이 조용히 확산되는 것을 느끼도록 한다. 그런 다음 가볍게 숨을 내쉰다.
10. 그 상태를 유지하면서 지속적으로 자신의 생각이 호흡 속에 감추어져 있다는 느낌으로 다시 돌아온다. 호흡은 계속해서 몸속으로 들어왔다 나갔다 하도록 한다.

두번째: 만트라 (Two: Mantra) [8]

1. 자신에게 맞을 것 같은 만트라를 선정한다. 만트라를 처음으로 시행하는 사람이라면, *마시고(inhale)-내쉬고(exhale)*라는 말이나, *소-훔*이라는 단어("그것"이라는 의미)도 좋고, "나는 ~이다"라는 의미의 움이라는 단어를 써도 좋다. 어떠한 단어를 사용해도 좋지만, 단순한 것을 사용하고 자신의 의식 속에 깊이 배어들도록 하는 말을 사용하도록 한다. 예를 들어, *고요함, 깨끗함, 평화* 혹은 *사랑* 같은 말들이 좋다. 고대의 산스크리트 언어가 깊은 여운을 남긴다면, 움이나 샨티("평화")라는 단어를 써도 된다.
2. 몇 분 동안은 호흡에 집중하는 명상을 시행한다. 그런 다음, 자신의 의식이 호흡이 자연스런 흐름에 몰입되도록 한다.
3. 숨을 완전히 내쉰 후에, 숨을 들이마시면서 '마시고'라는 단어를 천천히 말하는데, 이 때 자신의 의식이 호흡이 아닌 단어에 흡수되도록 한다.
4. 숨을 쉽게 들이마셨듯이, 내쉬고(혹은 움)이라는 단어를 말하면서 숨을 편안하게 내쉰다.
5. 호흡 명상에서 발견했듯이, 호흡 사이의 정지 순간에 자연스런 고요함이 있는 것을 감지한 다음, 다음 호흡을 시작하면서 만트라를 다시 반복한다.
6. 모든 명상 기법에서와 마찬가지로, 사람의 마음은 생각을 통해서 방황하게 된다. 그것은 우리가 잘하는 일이고 좋아하는 일이다! 생각에 대한 생각을 하지말고, 생각으로 인해서 자신을 판단하지 말고, 곧바로 만트라로 돌아온다.
7. 한 만트라에서 다른 만트라로 갑자기 바꾸지말고, 한 단어를 적어도 10번의 세션 동안 지속하면서 결과를 지켜본다. 반복의 여러가지 이점 중의 한 가지는 단어 자체의 중요성은 점차로 줄어들면서, 만트라의 소리가 우리의 마음에 점차적으로 중립적인 진동으로 느껴지면서, 알렌 와트가 말한대로 "흥겨운" 깨어남의 순간이 경험된다는 것이다(1980, 6).

세 번째: 카운팅 (Three: Counting) [9]

1. 몇 분 동안은 호흡에 집중하는 명상을 시행한다. 그런 다음, 자신의 의식이 호흡의 자연스런 흐름에 몰입되도록 한다.

2. 숨을 들이쉬면서 자기 자신에게 "일백"이라고 말한 다음, 숨을 내쉴 때에 "아흔 아홉"이라고 말한다.
3. 그 다음 호흡 순서에서는 숨을 들이마시면서 "아흔 여덟"이라고 말하고, 숨을 내쉬면서 "아흔 일곱"이라고 말한다. 이런식으로 "쉰 하나"하면서 숨을 내쉴 때까지 지속한다.
4. 다른 단어나 생각이 침투해 올때는, 그저 호흡을 지속하면서 카운팅 다운으로 돌아온다.
5. 이제부터는 숫자 하나를 말하면서 숨을 들이마시고 내쉰다. "쉬-인"하고 단어를 늘여서 들숨과 날숨의 한 사이클 동안에 걸쳐서 길게 말하고, 이런 방법으로 "스물 하나"까지 세면서 발산을 마친다.
6. "스물 하나"를 세면서 숨을 내쉰 후에, 숫자세기를 정지하고 호흡에 집중한다. 다른 말이나 생각이 떠오르면, 그저 바라보면서 호흡으로 다시 돌아온다.
7. "영"까지 세고나서도 더 오랫동안 자리에 앉아서 생각을 관찰하면서 마음의 움직임이 줄어들고 고요해지는 과정을 느껴본다.

네번째: 차크라 (Four: Chakras)

1. 몇 분 동안은 호흡에 집중하는 명상을 시행한다. 그런 다음 자신의 의식이 호흡의 자연스런 흐름에 몰입되도록 한다.
2. 더욱 의식적으로 좌골을 통해서 뿌리박기하고 골반의 바닥부분에 더욱 정신을 집중하면서 호흡을 할 때마다 감각이 더욱 깊이 안정되고 깊이 뿌리박는 것을 느껴본다. 호흡을 관찰하면서 숨을 내쉴 때마다 자기 자신에게 램(lam)이라고 말한다. 지구의 에너지를 당겨서 위로 빨려올라가게 하듯이 조용한 소리의 진동을 시각화한다. 만트라는 5번 정도 반복하는데, 이 때 의식은 물라다라 차크라(회음부)로 집중시킨다.
3. 호흡을 자연스럽게 유지하면서 정신을 골반의 중앙에 집중시켜서 상상력을 열어서 스바디스타나 차크라(하복부)에 내재된 창조력의 깊은 바다를 상상한다. 5번씩 숨을 내쉴 때마다, 밤(vam)이라는 단어를 자신에게 말한다. 자신의 창조의 젖줄을 자극하는 조용한 소리를 시각화한다. 밤 소리를 내면서 그 창조력의 풍부함이 강화되는 것을 느껴본다.
4. 정신을 복부의 중심에 가져와서 마니푸라 차크라(복부)에 있는 잠재적인 결단력을 느껴본다. 5번씩 숨을 내쉴 때마다, 램(ram)이라는 단어를 자신에게 말한다. 쉽게 웃음과 기쁨으로 인도하는 의지적인 의식의 불을 붙여주는 조용한 소리의 진동을 시각화한다.
5. 영혼의 심장 중심부를 지나고 있는 것처럼 호흡해본다. 당신의 가장 중심에 있는 사랑을 느끼고 두드려본다. 호흡과 연결하여, 5번씩 숨을 내쉴 때마다, 햄(ham)이라는 단어를 자신에게 말한다. 심장이 박동할 때마다 빛과 지혜가 박동하는 자신의 심장을 열어주는 조용한 소리의 진동을 시각화한다. 숨을 내쉬고 들이마실 때마다 당신의 주변과 당신을 통해서 안하타 차크라(심장)에서 사랑의 감각이 뿜어져 나오게 된다.
6. 의식을 사랑의 빛과 내면의 지혜에 집중하면서 정신을 집중하여 목구멍을 의식해본다. 심장에서 사랑과 지혜로부터 모든 말이 뿜어져 나오는 모습을 상상한다. 호흡을 따라, 5번씩 숨을 내쉴 때마다, 밤(vam)이라는 단어를 자신에게 말한다. 모든 우주의 다른 소리와 마찬가지로 평화로운 울림을 창조하는 비수드하 차크라(목)를 통해서 나오는 조용한 소리의 진동

을 시각화한다.

7. 에너지가 등뼈의 밑부분에서 심장을 통해서 마음의 눈을 통해서 뿜어져 나오는 것을 느끼면서, 빛이 마음의 눈으로 들어와서 순수한 빛의 내면의 풍경을 볼 수 있는 눈을 열게 한다. 5번씩 숨을 내쉴 때마다, 케-샴(ke-sham)이라는 단어를 자신에게 말한다. 자기 자신에 대한 이해력을 높여주고 우주와의 연결성을 인식하게 해주는 아즈나 차크라(눈)를 열어서 조용한 소리의 진동을 시각화한다.
8. 이제는 정신을 집중하여 의식이 보다 부드럽게 호흡에 집중되도록 하며 에너지가 골반의 밑에서 정수리 쪽으로 부드럽게 빠져나와 희열의 감각을 느낀다. 정수리 부분이 천개의 꽃잎이 있는 연꽃처럼 열려지는 것을 시각화하면서 사하스라라 차크라(뇌)를 존재의 빛까지 확장시킨다. 이 상태를 유지하면서 완전한 존재감과 순간적인 희열의 완전한 순각을 만끽한다.

다섯번째: 빛 (Five: Light)

1. 차크라 명상이나 호흡 명상을 따르면서 손을 모아 가슴에 기도 자세로 댄다. 이 자세는 두손바닥을 가슴에 두는 것(안잘리 무드라)으로써 존경의 표시이다.
2. 정신을 집중하여 등뼈의 아래쪽에서 올라오는 에너지의 기운을 느끼면서 그것이 정수리 쪽으로 빠져나가도록 한다. 이러한 에너지가 하늘로 향해 올라가는 하얀 빛의 광선이라고 상상한다.
3. 정신을 편안한 호흡에 집중하여 손을 모으고 숨을 들이마시면서, 모은 손이 얼굴을 지나 천천히 머리 위로 빛의 광선을 뚫고 올라가게 한다. 두 손은 하늘을 닿도록 하면서 자신을 통해 광활한 공간감을 느끼면서 아래쪽으로는 바닥에 닿고 유지하는 자세를 취한다.
4. 숨을 내쉬면서 천천이 팔을 밖으로 뻗어서 내리는데, 주변의 빛을 밖으로 끌어당기는듯한 기분을 느끼면서 두 손을 부드럽게 무릎 위에 올려놓는다. 격려하는 빛의 포근한 품속에 있듯이 따듯하게 감싸안기는 기분을 느껴본다.
5. 호흡을 유지하면서, 손가락을 펴서 두 손을 활짝 열고, 심장 중추에서부터 에너지를 손가락과 정수리를 통해서 밖으로 방사하는 듯한 느낌을 가진다.
6. 엄지와 검지 손가락의 끝을 모아서 즈나나 무드라의 상태로 두고, 엄지손가락은 우주의 신성이나 아름다움의 모든 것을 상징하고, 검지는 자신 안에 있는 신성과 아름다움을 상징하도록 한다. 엄지 손가락과 가른 손가락을 만지는 것은 묶는 것 즉, 통합, 이러한 요소들의 결합을 상징한다.
7. 자연스런 호흡의 흐름을 따라서 각 손에서 3개의 펼쳐진 손가락들이 우리네 삶에 환상의 감옥에서 탈출하는 것을 상징한다. 환상의 감옥은 우리를 더욱 완전하고, 행복하고 완전한 느낌에서 멀어지게 하는데, 여기에서 탈출하면 자아, 두려움, 분노, 탐욕 등이 만족한 존재의 명확함에게 자리를 내주게 된다.
8. 이러한 깨달음의 빛 속에 머물러 있으면서 호흡의 흐름을 계속해서 유지한다. 편안한 호흡은 이러한 완벽한 순간에 자신의 깨달음, 자기 수용성을 깊게 한다.

여섯 번째: 구슬 (말라, Mala)

1. 말라 구슬끈(108개의 구슬)을 잡고 왼손의 중간 손가락에 건 후 손바닥을 무릎 위나 무릎에 둔다. 몇 분 동안 호흡 명상을 수행한다.
2. 엄지 손가락을 세무루(생명 구슬)에 두고, 숨을 들이마시면서 엄지손가락으로 다음 구슬을 어루만진다.
3. 숨을 내쉬면서, 엄지손가락을 사용하여 말라를 다음 구슬로 옮기고, 숨을 마시면서, 엄지 손가락으로 그 구슬을 어루만지고, 숨을 내쉴 때마다 말라를 다음 구슬로 옮긴다.
4. 이런 방식으로 말라를 한번 다 돌도록 하는데 결국 108개의 구슬을 돌려서 만지는 것이다.
5. 엄지손가락을 사용해서 구슬을 옮길때는, 그 행위에 완전히 몰입하고 엄지로 부드럽게 누를 때마다 신성한 에너지를 끌어당기게 하거나, 자연의 본질, 깊은 의식의 세계로 들어가도록 한다.

언제 명상을 할 것인가 (WHEN TO MEDETATE)

명상은 언제 어디서나 할 수 있다. 수업에서 지도할 때는 수업을 시작하거나 마치는 때에 앉아서 길거나 짧은 명상을 수행할 수 있다. 수업의 흐름 가운데에서 지도자는 언제든지 학생들을 사마스티히(균형잡힌 상태)로 인도할 수 있고, 몇 분이라도 자기를 되돌아볼 수 있는 명상을 앉아서 할 수 있도록 지도할 수 있다. 아사나 수업 이외에도, 완전히 명상만 다루는 수업을 지도하거나 프라나야마와 명상을 결합한 수업을 시도해 보고 싶을 것이다. 학생들에게 보다 다양한 명상의 도구를 제공함으로써 그들이 깊은 명상으로 나아갈 수 있는 시간과 분위기를 찾아볼 수도 있다. 대부분의 사람들은 주로 새벽 시간에 가장 자연스런 내면의 평화와 고요함이 느껴진다고 하는데 이 시간은 바쁜 일상이 새로운 생각을 마음을 지배하기 이전이다. 어떤 사람들은 아사나-프라나야마 수행을 하면서 명상에 적합한 마음 상태가 된다고 한다. 여기에서는 명상을 아사나 프라나야마 수행으로 이끄는 한 가지 접근법을 살펴보고자 한다.

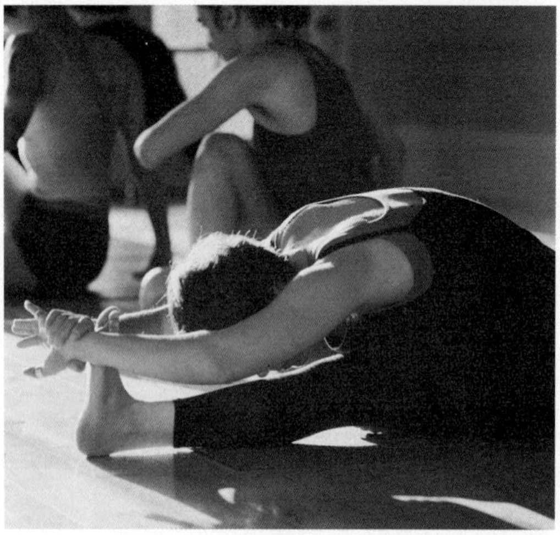

몸과 호흡의 흐름 가운데서 명상하기 (MEDITATING AMID THE FLOW OF BODY AND BREATH)

하타 요가 수업을 지도할 때, 지도자는 학생들이 어느 정도의 강도를 가지고 육체적, 정신적, 감정적 경험을 쌓기를 원한다. 보통 순수한 의식의 깨어남은 평화로움과는 반대로 보이는 순간, 즉 어느 정도의 강렬함이 있는 순간에 우리에게 찾아오기 때문이다. 전체적인 요가의 패러다임은 존재하는 것의 핵심에는 뭔가 광대하고 사랑스럽고, 풍성한 공간감이 있다는 생각을 바탕으로 하는데, 수행이란 광대하고 광활한 자원을 가지고 살아가는 것이고 우리의 모든 경험을 수용하고, 그 경험들을 본질까지 이해하기 위해서 우리 자신의 가장 핵심까지 들어가보는 것이다. 우리 삶의 그 어떠한 경험을 통해서도 우리의 이러한 의식의 저변의 입구로 들어갈 수 있고, 이러한 열정을 가지고 있을 때 우리는 견고한 마음으로 지탱하면서 힘을 길러 동시성(synchronicity)의 자리까지 다다를 수 있다. 그러므로, 우리는 단지 요가를 "하는" 것이 아니라, 그러한 은혜의 상태속에서 존재하는 것이고, 그것은 그저 우리 주변에서 펼쳐치는 것이라는 깨달음속에서 이루어진다. 이런 관점은 탄트라적인 인식이기도 한데, 즉 작은 것을 대상으로 수행할 때, 유용한 것을 얻을 수 있고, 그 작은 일을 하면서 탄트라는 아사나의 흐름을 통해서 깊은 명상적인 깨달음을 가져오는 것이다.

좋은 예로 서서하는 아사나의 순서를 들 수가 있겠다. 대부분의 수업에서, 해맞이 자세나 다른 역동적인 동작을 수행하면서 몸 전체를 준비한 후에 서서하는 아사나를 수행한다. 서서하는 아사나를 통해서 둔부와 다리를 오픈하고 강화하면서, 몸 전체의 열을 지속적으로 유지하도록 한다. 만약에 지도자가 한쪽 다리에만 무리하게 힘을 쓰면서 지나치게 긴 시간동안 서서하는 자세를 취해야 하는 순서를 따라 지도한다면, 근육은 피로해지고, 신경 근육의 기능이 잘못 사용되고, 그 결과로 쓰지 말아야 할 근육들을 사용하여 수행을 하게 된다. 만약 지도자가 학생들에게 "계속 하세요" 또는 "참된 자신을 찾기 위해서 좀더 강하게 밀어붙이세요"라고 무리하게 지도를 한다면, 접질림이나 심지어 심한 부상을 실제로 경험하게 될 결과일 수도 있게된다.

우리 자신의 생각들이 여러 방향으로 우리를 잘못 인도하고, 너무 심하게 밀어붙인다든지, 아니면 도전을 회피하게 만들수도 있는 것은 사실이다. 보통 우리의 대체적인 삶에서 행동 패턴을 살펴보면 인정할 수 있을 것이다. 요가를 수행하는 목적중의 하나는 명료한 마음과 보다 균형잡힌 삶을 계발하는 것이다. 이러한 명료함은 몸과 마음과 호흡의 상호 작용을 유도하는 요가 아사나의 수행을 통해서 생겨나고, 특별히 우리가 느끼는 것을 아주 세심하게 인식하는 강도를 높일수록, 그 경험의 강도를 "줄타기 하듯이" 실험해볼 때 효과를 볼 수있다. 에어로빅이나 요가로빅과 같은 세계로 돌아가서 거기서 느끼게되는 느낌은 고려하지 않는다.

영혼을 깨우고 희열로 인도하며 내면적 평안을 의식적으로 일깨우는 요가 수행을 지도하는 데는 더욱 깊은 수준을 요구한다. 학생들을 지도하는 중요한 요소는 다음과 같다.

- 학생들의 총체적인 경험을 통해 느끼는 것을 활용하여 지도한다.
- 적당한 강렬함을 동반하는 그 자리에서의 느낌을 실험하고 탐색한다.
- 정돈된 호흡과 그 강렬함 주변에 동반되는 광활한 공간감으로 향하는 민감한 움직임을 통해서 자신을 개방하도록 한다.
- 자신들의 감정과 경험의 근원에 대해서 더욱 깊은 탐구를 할 수 있도록 한다.
- 몸과 마음과 호흡의 경계선을 넘나들면서, 보다 확장된 인식, 개방성, 내면의 힘과 조화의 세계로 학생들을 초대하도록 한다.

이러한 접근법을 아사나 수행의 흐름에 적용시킬 때, 학생들은 에너지 전체를 수용하면서, 아사나 자세를 취하는 것을 명상의 한 형태로 받아들이는 경향이 있다. 호흡과 몸과 마음을 이어주는 흐름에 완전히 몰입되었을 때, 학생들은 자신이 더이상 생각에 빠져 있지 않다는 의식을 순간적으로 경험하게 되고, 그것은 즉각적인 반응을 유도하여 자신이 외부 환경에 더이상 영향을 받지 않고 진정한 자유를 얻게 되었다는 기쁨을 느끼게 한다. 이것이 바로 하타 요가에서 표현하는 탄트라의 핵심이다. 학생들이 진정으로 자기 자신의 존재에 핵심이 되어 자리잡을 수 있는 내면의 공간을 창출할 수 있도록 할 때에, 학생들의 모든 경험은 그것의 자양분이 된다. 발을 땅에 닿고 유지하는 느낌, 호흡할 때 심장이 리드미컬하게 박동하는 것, 다리 에너지의 진동, 등뼈를 지나가는 에너지의 진동, 에너지를 통해서 그 주변으로 소용돌이치는 감정과 생각들. 이 모든 것들을 통해서 본질적인 감각을 더욱 가깝게 느낄 수 있다. 이러한 수행은 많은 열매를 맺으며, 궁극적으로는 요가 매트 바깥에서의 삶을 더욱 풍성하게 해준다. 사과의 맛을 음미한다든지, 자전거를 탄다든지, 정원에서 잡초를 뽑을 때, 타다사나 자세로 서 있을 때, 개 자세를 취할 때와 같은 아주 간단한 경험을 통해서도, 동일한 방법을 적용하여 풍성함을 누릴 수 있다. 의식을 깨워, 완전하게 호흡할 수 있는 공간을 확보하고, 매 순간을 자유로운 직관적 반응에 따라 움직이면서 그 순간을 늘여주면서 더욱 풍성한 희열을 찾을 수 있다.

제 10 장

수업의 진행 순서와 기획

SEQUENCING AND PLANNING CLASSES

완전하고 효과적인 요가 수업이란 학생들로 하여금 개인적 수행을 통해서 한 지점에서 또 다른 지점으로 꾸준하고 단순하게 진보할 수 있도록 허용하는 속성을 가진다. 여기에서 두 가지 핵심 개념들을 결합하고자 한다. 첫번째는 파리나마바다(Parinamavada)로서 끊임없이 변화하는 것은 인생의 불변하는 속성 중의 하나라는 것을 이해하는 것이다. 두번째는 빈야사 크라마인데, 빈야사의 의미는 "특별한 방식으로 위치시킨다"이고, 크라마는 "단계"라는 의미이다. 즉, 아사나의 순서, 프라나야마 및 기타 요가의 기법들을 다양한 목적과 능력을 가지고 배치시킨다는 것이다. 이러한 개념들은 작은 소그룹 수업이나, 개별 수업, 혼자서 직관적인 가르침에 따라서 내면의 음성을 들어야 하는 개인적 수행에도 적용될 수 있다. 요가를 가르치는 기술은 지도자가 어떻게 아사나, 프라나야마, 명상의 순서를 디자인하는가에 따라서 창의적으로 표현된다. 그러한 순서를 통해서 수업시 학생들의 필요와 목적들을 인정해줄 수 있다. 지도자의 창의성은 요가 철학, 또 현재 가르치고 있는 요가의 스타일, 생체역학과 에너지적인 필수 조건 및 아사나의 효과등에 의해서 형태가 주어지고, 요가를 함께 다른 사람들과 나누려는 개인적인 요가 지도 철학을 통해서도 발현된다. 여기에서 우리는 학생들의 필요성과 표현된 욕구 등을 반영하는 수업을 만들어가는데 필요한, 우리가 가지고 있는 지식과 기법의 모든 다양한 자원을 살펴보고자 한다. 이것을 통해서 보다 밝은 웰빙의 삶을 누릴 수 있는 명확한 길을 제시하게 될 것이다. 이러한 과정에서 지도자의 역할을 3가지로 나누어 볼 수 있다. 첫번째로, 처해진 현실과 수업 학생들을 우선적으로 고려하여 지혜롭게 수업의 기획안을 짠다. 두번째로 학생들이 언제 안정성과 편안함을 가지고 경험을 통합할 수 있는지 학생들을 관찰하고, 의사 소통을 게을리하지 않는다. 세번째로 주어진 계획에 따라서 충분한 정보를 제공하고, 격려해 주면서 학생들을 이끌어간다.

순서란 요가의 스타일, 수업 학생들의 수준과 상태, 특별 주제와 지도자가 결정하는 주요 아사나들을 바탕으로 디자인된다. 일반적으로, 모든 수업에서는 역동적으로 몸을 움직여주는 워밍업과정, 기력과 체력을 길러주는 서서하는 아사나, 주요 아사나 동작으로 무리없이 갈 수 있는 점진적인 프로그램, 주요 아사나를 완전히 경험하고 탐색할 수 있는 충분한 시간과 사바사나(시체 자세)로 정리하는 점진적인 프로그램 등을 포함한다. 일주일에 한 번씩, 혹은 한달에 한 번씩 순서에 변화를 주어 학생들이 점진적으로 수행에 깊이 몰입할 수 있도록 한다. 그러면서 각각의 수업에 전체

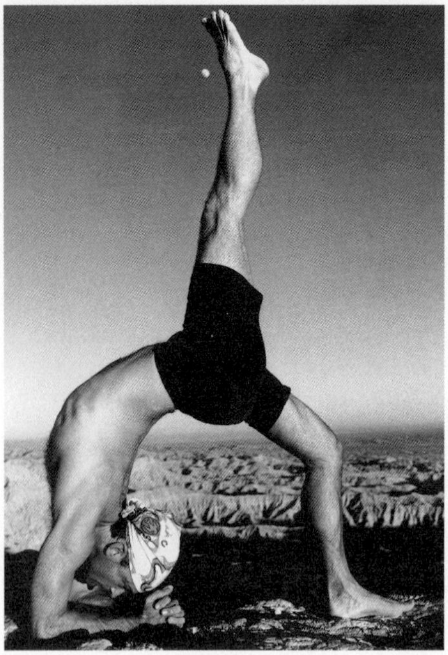

적으로 균형잡힌 수행이 이루어지도록 한다. 지도자로서 도전받는 과제 중의 하나는 학생들의 출석률이 일정하지 않고 들쭉날쭉하다는 것이다. 새로운 학생이 어느날 갑자기 나타나고, 동시에 기존의 학생들은 나오지 않을 때가 있다. 이런 상황으로 인해서 고도로 잘 짜여진 커리큘럼을 만들어서 특정한 수행의 목표에 따라서 몇 주 단위나 몇 달 단위로 수업을 준비하는 일이 거의 불가능한 경우가 많다. 하지만 그러한 상황에서도, 여러가지 아사나 영역을 도입하여 일정한 간격으로 교체하면서, 파리나마바다 과정과 전체적인 빈야사 크라마의 진도에 일관성이 더욱 더해지도록 한다. 이렇게 되려면 최근에 어떤 것을 가르쳤는지 지도 내용에 대해서 숙지해야 하고, 이전 수업에서 해결되지 못한 문제점들을 명확하게 지적하고, 새로운 아사나를 적극적으로 도입하여 학생들의 수행을 더욱 심화시키고 확대시킬 수 있다. 수업을 계획하고 순서를 디자인하는 기본적인 원칙들을 적용함으로써, 학생들에게 오래 지속할 수 있고 자기 변혁을 가져올 수 있는 풍성하고 다양한 수행을 제공할 수 있다.

순서 디자인의 원칙들 (PRINCIPLES OF SEQUENCING)

요가 수업을 디자인하고 순서를 정하는 방법은 무수하게 다양한 가능성을 내포한다. 이러한 5가지 순서 디자인의 원칙을 따라서, 지도하는 각각의 요가 수업이 안전하고 효과적이고 통합적인 장점을 가질 수 있도록 한다.

1. 파리나마바다의 적용: 청중에 대한 이해를 바탕으로 적합한 지도 제공하기 (Applied Parinamavada: Know and teach appropriately for your audience)

푸우 타오(Tao of Pooh)는 피글릿이 푸우에게 "푸우, 어디에서부터 이야기를 시작할꺼야?" 하고 질문을 하는데서 시작한다. 푸우는 "글쎄, 피글릿, 시작하는 곳에서 시작하게 되겠지"라고 대답한다(Hoff 1982). 중요한 것은 우리가 서있는 바로 그 자리에서 시작하는 것이다. 학생들은 자신들의 현재 육체적인 상태, 감정적인 상태, 정신적인 상태를 바탕으로 바로 그 상태에서 수행을 시작하는 것이다. 이러한 통찰력의 힘은 바로 그 단순성에 있다. 당신이 어디쯤 위치하고 있는지 인정하고 그 곳에서부터 시작하라. 스티라와 숙함(안정과 편안함)을 무시하고, 너무 앞서려고 하지 말라. 지도자에게 시사하는 점은, 학생들이나 수업시 가지고 있는 모든 편견들을 내려놓고 대신에, 그들이 어디쯤 와 있는가 관찰하면서 파리나마바다와 빈야사 프라마의 개념을 가지고 그들이 있는 현재의 상태에서 발전할 수 있도록 인도하는 것이다. 학생들에 대한 당신의 평가를 바탕으로 해서, 그 수업 그룹에 맞는 안전한 아사나 및 프라나야마 기법들을 포함시키면서, 수업을 계획한다. 관찰과 평가를 위한 정보는 제6장에서 다룬 내용을 참고하도록 한다. 각각의 아사나에서 요구되는 신체적인 조건들을 신중하게 고려하고 전체 수업의 체력, 기력, 유연함, 위험 요소, 및 금기사항 등을 고려한다. 대부분의 요가 스튜디오들은 수업을 수준에 따라서 구분하고 있는데, 1, 2, 3과 같은 숫자를 사용해서 구분한다. 1단계가 가장 쉬운 단계이고, 3단계가 가장 어려운 단계이다. 이렇게 능력에 따라서 수준을 구분하는 것이 가장 도움이 되는 방식이기도 하지만, 거의 예외없이 수업에서 만나게 되는 학생들은 안전도나 효과성 면에서 자신이 감당할 수 있는 능력을 벗어난 수업에 배치된 경우를 발견할 수 있다. 특별 수업을 구성할 때에는, 학생들의 나이대와 경험의 숙련도, 신체적인 상태, 감정적인 상태, 라이프 스타일과 전반적인 건강 뿐 아니라, 지도자 자신의 경험도 고려해야 한다. 다른 사람을 지도하기 전에 먼저 아사나와 아사나 순서에 대해서 상당한 시간을 투자해서 개인적으로 수행해 보고, 연구해보는 것이 중요하다. 이상적인 것은, 여러가지 다양한 상황들을 연출해서(다양한 상황, 계절 및 분위기), 당신이 정말 지도하기 원하는 것이 무엇인지 실험, 탐색해 보는 것이다. 그렇게 수행 연습을 함으로써 다른 사람들을 안전하고 효과적으로 지도할 수 있는 깊은 통찰력을 얻을 수 있다.

2. 간단한 아사나에서 복잡한 아사나로 (Move from simple to complex Asanas)

본 원칙은 같은 계열의 아사나 동작에서도 피크 아사나로 들어가는 과정에서 여러 계열의 아사나를 수행할 때도 적용되는 원칙이다. 간단한 아사나 동작은 수행하면서 상대적으로 더 깊은 자연적인 친밀한 감각을 느끼게 되고, 안정성과 편안함도 수반한다. 살람바 시르사사나 I(머리와 팔꿈치로 서기 I)이 순서에 포함되어 있다면, 먼저 발을 타다사나 자세에 두고 서있는 것으로 시작한다. 학생들에게 제6장에서 설명한 바닥에 닿고 유지하기와 뿌리박기, 확장하기의 원칙에 대해서 설명해준다. 이것은 곧바로 뒤에 나오는 물구나무서기에서 적용될 수 있다. 살람바 시르사사나 I으로 더욱 발전해가면서, 학생들에게 웃티타사나(서서 전굴 자세)를 제공하는데, 이 자세에서는 등을 이완하고 학생들이 역위 동작을 하는 동안 호흡을 어떻게 하는지 가르쳐준다. 아사나를 다소 단순하게 구분하면서, 어떤 자세가 어렵게 느껴지는지 탐색한다. 이것은 학생들마다 다르지만, 공통적인 패턴이 존재하기도 한다. 웃티타 트리코나사나(삼각형 자세)와 같은 뒤넙다리근을 강하게 스트레칭하는 서서하는 자세를 유지하면서, 비라바드라사나 II(전사 자세 II) 이후에 상체와 등뼈를 알맞게 지지하는데 필요한 체력을 요구하는 것이 따라오는 것이 알맞다. 왜냐하면 등뼈를 지탱하는 다리와 코어 근육을 워밍업하고 일깨워주면서 둔부를 보다 부드럽게 오픈할 수 있기 때문이다. 아래와 같은 선행 가이드라인을 디자인하려고 할 때, 단순함에서 복잡함으로 가는 원칙을 더 깊이 연구하고 적용해보게 될 것이다.

3. 역동적인 움직임에서 정적인 탐색으로 (Move from dynamic to static exploration)

역동적인 탐색 단계에서, 우리는 호흡의 리드미컬한 흐름을 따라서 아사나로 진입, 마무리할 수 있다. 역동적인 동작을 통해서 육체는 보다 천천히, 부드럽고 깊게 오픈될 수 있고, 취하고자 하는 자세가 점점 더 몸에 익숙해지게 된다. 이러한 수행의 방법은 호흡과 움직임의 연결 감각을 완전하게 일깨워주면서, 하나의 아사나 동작을 취하던지, 다음 아사나 단계로 이동하던지, 그 범위 안에서 편안하게 한다. 호흡은 거의 모든 수행에서 가장 집중되는 부분이다.

이 두 가지는 정적으로 유지되는 아사나 자세를 보다 안전하고, 심도깊게 유지시키고 아사나의 궁극적인 효과를 심화시킬 수 있도록 신체를 준비시킨다. 수르야 나마스카라(태양맞이)는 본 수행의 역동적인 움직임의 전통적인 예이다. 아쉬탕가 빈야사 스타일의 요가에서는, 역동적인 동작을 학생들이 빈야사, 톨라사나(무게), 롤라사나(휘둘리기), 차타랑가(지지하기), 위로 향한 강아지, 밑으로 향한 강아지, 단다사나(무게)와 같이 대부분의 정적인 아사나를 수행하는 사이에 집어넣음으로써, 전체적인 아사나에 활력을 불어넣어 준다. 다른 종류의 다양한 역동적 동작을 추가하여 실험해 볼 수도 있다. 현실적으로는, 전체 수행이 모두 역동적이라고도 볼 수 있다. 우리는 항상 숨을 쉬고, 움직이고 있으며, 심지어 내면의 고요한 상태에서도 우리는 그 상태를 심화키기 위해 움직이고 있기 때문이다. 우리는 본질적으로 역동적인 존재들이고, 아사나 수행 역시 이러한 우리의 자연스런 본성을 거스르지 않으면서 표현되어야 한다. 심장은 언제나 박동하고 있고, 피는 항상 몸 속을 돌고 있으며, 아사나 수행시에는 항상 호흡은 흐름을 이루고 있다. 정지된 자세의 아사나 동작을 정적이라고 생각하는 대신에, 호흡, 몸과 마음을 안정되고 편안하게 하면서 작은 미세한 움직임을 계발하도록 격려하는 것이 중요하다. 우리의 자연스런 본질적인 역동성을 개발하면서 깊은 내면의 평화 상태과 명확한 상태를 이루는 것이 가장 확실한 길이고, 이것은 완전히 정지된 상태를 완벽하게 유지하려는 노력보다 중요한 것이다.

4. 사트빅 효과: 에너지 균형을 계발하기
(Sattvic Effect: Culticating energetic balance)

하타 요가는 에너지 균형을 이루려고 움직이는 수행이기도 하다. 하타 요가의 '하' 란 말은 에너지가 더욱 넘친다는 의미이고, '타' 는 더욱 이완시킨다는 뜻이다. 일반적으로, 수업에서는 에너지의 균형을 지속적으로 유지하는 것을 계발해야 한다. 이것을 사트빅 효과라고 하는데, 학생들이 완전히 의식이 깨어서 고요하고 마음이 명확해지는 상태를 뜻한다. 때때로 지도자들은 더욱 자극적이거나 고요한 수업을 만들기를 원한다. 학생들이 에너지가 부족한 모습이나 우울한 모습을 보이면, 자극적인 수행을 통해서 에너지 균형을 다시 맞추어 줄 수 있다. 학생들이 심한 걱정과 스트레스를 받고 있는 중이라면, 보다 차분한 수업을 통해서 에너지 균형을 맞출 수 있다. 어떤 아사나를 도입하는가, 어떤 순서로 디자인하는가에 따라서 수업을 보다 에너지 넘치게 만들 수도 있고, 차분하게 할 수도 있다. 역동적인 움직임이나, 등 구부리기, 등뼈를 늘이는 서서하는 아사나는 에너지를 더욱 불어넣어준다. 앞으로 구부리기, 앉아서 힙 오픈하기, 정지하여 숨을 참는 아사나는 에너지 기운을 더욱 차분하게 한다.

5. 프라티크리야사나: 아사나 효과를 통합하기
(Pratikriyasana: Integrating the effects of Asana)

파리나마바다(Parinamavada)의 한 부분으로서, 각각의 아사나는 신체에 적용되고 몸을 늘여준다. 새로운 필요성과 미래의 탐색과 변화를 위한 가능성을 창조하는 방법으로, 예를 들어, 우르드바 다누라사나(위로 향한 활자세, Urdhva Dhanurasana)를 수행하고 나서, 우리의 몸은 새로운 균형을 잡기 위해서 허리를 약간 틀어주거나 앞으로 몸을 구부림으로써 자연스런 등뼈의 균형을 잡

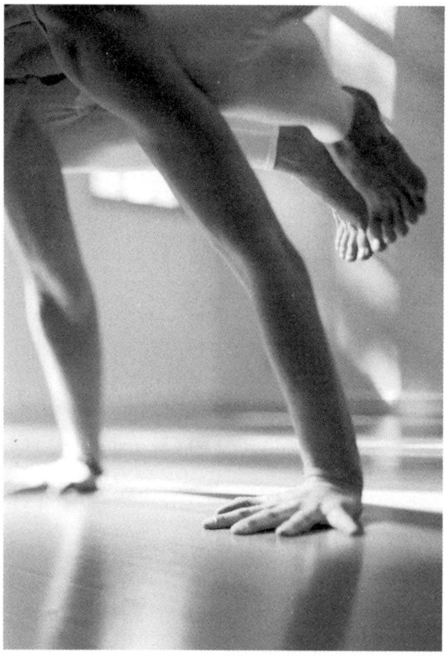

고자 한다. 이러한 중립적 자세로 돌아가려는 수행은 프라티크리야사나 하고 한다(프라티의 뜻는 "~에 대하여: against" 크르의 뜻은 "행동"임). 프라티크리야사나의 목표는 이전의 동작들을 통합하여 학생들이 다음 아사나, 순서를 잘 준비하도록 하여 긴장을 없애고, 균형 잡히고 희열이 넘치게 만드는 것이다. 이러한 원칙은 문자적으로 "반대 자세"나 "반동적 자세"로 적용되기도 한다. 하지만 아사나를 가지고 아사나에 적용한다는 것은 문제가 될 소지가 있다. 이러한 프라티크리야사나의 협소한 개념으로 보면, 살람바 시르사사나 I 자세를 반대적 아사나 자세인 타다사나 자세로 보완하려고 할 것이고, 그 결과는 많은 학생들이 어지러워서 넘어지게 만들 수도 있다는 것이다. 이와 유사하게. 이러한 반대 자세 취하기 접근방식은 깊게 등을 구부린 후에 곧바로 깊게 앞으로 숙이는 동작을 가져오는 오류를 가지고, 근육에 무리를 주거나 등뼈의 인대에 손상을 줄 수도 있다. 우리가 반동적 움직임으로 얻고자 하는 것은 자세를 중립으로 돌리고, 통합하고, 다듬고 깊게 움직이고 싶은 것일 뿐이다. 효과적으로 프라티크리야사나를 수행하기 위해서 아사나의 순서를 정하는 많은 방법들이 있다. 일반적으로, 학생들에게 먼저 가장 간단한 형태의 자연스런 아사나 동작을 제시한 다음에 변형 동작을 제시하거나 그 뒤를 이어서 보다 복잡한 아사나를 제시하여 누적된 긴장을 줄이고 전반적인 안정성과 편안함을 회복한다. 프라티크리야사나 아사나를 다른 아사나 동작으로 해결하는 접근법 대신에, 전체 수행으로 시각을 넓혀서 수업 전체 학생들이 자연스런 자세와 반대 아사나 자세를 보완하여 학생들이 수행에 통합할 수 있도록 한다.

수업의 기초 아크(호) 구조
(THE BASIC ARC STRUCTURE OF CLASSES)

대부분의 요가 수업은 아크(호) 모양의 구조를 가지고 있다. 본 구조의 5가지 요소에 대한 설명은 다음과 같다.

1. 요가 과정의 시작(Initiating the Yogic Process)

제5장과 제6장에서, 우리는 다양한 수업 도입의 양식을 살펴보았다. 전 장에서 언급된 요소들을 한꺼번에 적용하며 하타 요가의 통합 과정, 즉 호흡과 에너지 각성에 마음을 집중함으로써 외부의 자극들에 대한 감각을 둔화시키는 것을 시작할 수 있다. 요가 수행을 시작하는데 적합한 공간을 먼저 확보하고, 분위기와, 목적과, 주제와 기타 수업에 필요한 여러가지 요인들을 준비한다. 이 과정에서 가장 중요한 것은 호흡을 인식하는 것인데, 이것은 수트라의 과정으로 전체 수업을 하나로 통합시켜주는 경전과도 같은 것이다. 학생들이 몸과, 호흡과 마음을 연결해주는 내면적인 집중 상태로 이끌어주면서 수행에 가장 필요한 기초 기반을 다져줄 수 있다.

앉는 방식을 어떻게 할 것인가[가부좌 자세나 비라사나(Virasana) 자세를 보통 취한다], 또는 도입 부분에서 눕는 방식을 취할 것인가 말것인가의 여부는 대형 수업 계획이나 학생들의 능력을 평가해본 후에 결정한다. 학생들의 자세와 관계없이, 제7장에서 언급한 보조 도구들을 사용하도록 한다. 가부좌 자세는 가장 안정적이고, 모든 학생들이 쉽게 취할 수 있는 자세이다. 중급과 고급 수준의 수업에서는, 비라사나(영웅 자세, Virasana)는 도입 부분에서 훌륭하게 사용되는 자세이다. 회복 중인 환자나, 임신 전후의 수련생, 어린이들이나 치료 목적의 수업에서는 등을 바닥에 대고 시작하는 것은 수행의 도입 자세로서 바람직하다. 관찰을 통해서 수업의 분위기나 에너지 수준, 정신 집중도에 대해서 감지해본다. 이러한 관찰이나 직관적인 평가에 의해서 수행의 도입 부분에 어떤 자세로 얼마나 오래 앉아있을 수 있는지 알 수가 있다. 도입 시간은 사트빅 상태로 즉시 진행할 수 있는 프라나야마 기법을 더욱 깊게 수행할 수 있는 적합한 시간이기도 한다. 카팔라바티(두개골 정화)와 같은 프라나야마(호흡)를 자극하면 타마스틱(무기력한, Tamastic) 그룹의 학생들에게 에너지 수준을 올려줄 수 있고, 나디 쇼다나(정화법)는 충동적이고 라자스틱(혼란스런 생각, Rajastic)한 그룹에게는 분위기를 차분하게 하는데 도움이 된다. 또한 수업의 도입 부분에서 명상 시간을 오래 수행할 수 있는지도 고려해 볼 수 있다. 몇 분 정도 명상을 수행하면서 고요한 상태를 유지하거나 수행을 하기도 한다.

2. 신체를 위한 준비 (Warming the body)

점진적으로 몸을 따뜻하게 하면, 몸의 유연성을 늘여주고 부상의 위험을 줄여주고 독소를 제거하는 내면의 불인 타파스(정화)를 생성한다. 유연성에 관계된 과학적 이론에 따르면, 워밍업은 두 가지로 크게 나누어 볼 수 있는데, 첫 번째는 수동적인 것으로 외부의 열을 이용하는 것이다. 예를 들어, 난방된 밥이나 온천 등이 있다. 두 번째는 적극적인 것으로 자기주도적인 것이다(Alter 1996, 149-150). 연구에 따르면 수동적인 워밍업은 비크람이나 기타 핫 요가 스타일에서 추구하는 것인데, 둔부 굴절을 증가시키는데 적극적 워밍업보다 훨씬 더 효과적이라고 한다[예로, 발라사나(어린이 자세)로 편안하게 할 때]. 하지만 온도를 높여주면, 수동적인 상태에서는 몸에서 어떤 반응이 일어나는지 잘 인지할 수 없기 때문에, 연결 티슈의 탄력성을 경감시키고 파열을 일으킬 수 있는 가능성이 있다(Troels 1973, 1-126). 수동적인 워밍업은 격렬한 동작을 준비시킬 때, 유용한 반면에 적극적인 워밍업은 요가를 하는데 있어서 여러가지 장점이 있다. 심장의 박동수를 늘여주고, 심장 시스템이 격렬한 동작을 소화할 수 있도록 하고, 근육을 강화시켜서 혈류량을 늘여주고, 신경 자극의 스피드를 높여주고, 몸 동작의 미묘한 움직임을 인지할 수 있도록 한다. 서로 부딪히는 근육들의 긴장을 서로 효과적으로 풀어준다.

적극적인 워밍업에는 두 가지 종류가 있는데 일반적인 것과 특정한 것이 있다. 일반적인 워밍은 열을 몸에 더해주는 동작으로 구성된다. 이러한 워밍 활동들은 수행의 도입 부분에서 이루어져야 하는데, 앞서 다른 요가 과정의 도입 부분 바로 다음에 하던지, 바로 그 전에 시행하도록 한다.

- 가장 기본적인 워밍업 동작은우쟈이 프라나야마(승리 호흡)로서 모든 학생들이 안전하게 수행할 수 있는 동작이다(임신 중인 학생들은 몸이 너무 더워지지 않도록 한다).
- 카팔라바티 프라나야마는 훨씬 더 격렬한 워밍 동작으로 심혈과 시스템을 자극하고 몸 전체

에서 열을 발산한다. 우자이 프라나야마를 수행한 후, 몇 분 뒤에 수행하면 몸 이완에 도움이 되는 매우 훌륭한 준비 동작이다.

- 하타 요가에서 고전적인 신체적 워밍업은 수르야 나마스카라, 제7장에서 자세히 설명한 해맞이 자세이다. 몸 전체를 따뜻하게 하면서, 수르야 나마스카나는 또한 특정한 부분을 따뜻하게 하고 비틀기를 제외한 모든 아사나 즉, 앞으로 굽히기, 뒤로 굽히기와 서서하는 자세, 팔 지지하기와 역위 자세와 연결되어서 각 부위를 일깨우는 역할을 한다. 해맞이 자세의 수행 횟수, 자세 및 지속 시간은 학생 개개인의 수준과 전체 수업 수행 플랜에 따라 달라져야 한다.
- 레벨 1과 레벨 1-2의 수업에서는 골반, 등뼈와 어깨 환상골을 캣 앤 독 틸트(Cat and Dog tilt)라고 부르는 자세로 물결치듯이 움직이면서 효과있게 워밍업할 수 있다.
- 아드호 무카 스바나사나(아래로 향한 강아지 자세)는 손과 발 뿐 아니라, 어깨, 가슴, 등의 상부, 힙과 다리의 뒤쪽을 부드럽게 개방시켜주는 훌륭한 초기 워밍업 아사나이다. 본 아사나를 널판지 자세로 앞으로 움직이거나 아래로 보는 개 자세로 여러번 돌아가게 하기, 자전거타기 및 한쪽 다리를 뒷쪽 위로 늘이기와 같이 역동적인 동작들과 함께 소개시켜준다.

목표 워밍업 동작들을 따라 하다면서 점점 더 강도 높은 동작들이 후반부에 등장하기 시작한다. 이러한 강도 높은 동작들은 일반적인 워밍업 훈련이나 아래 언급된 더욱 심도있는 선행 시리즈로 통합될 수 있다. 예를 들어, 등 굽히기를 집중 훈련하고 있는 수업이라면 골반을 둘러싸고 있는 부위, 등뼈 및 어깨를 둘러싸고 있는 부위를 해맞이 자세에서 깊게 워밍업하거나 개방하는 것을 통합시키는 방법은 관련 아사나를 길게 지속하고, 그것들을 더 많이 수행하고 변형 동작을 제공하는 것이다〔변형 자세는 안자네야사나(쌍둥이 자세), 고무카사나(소의 얼굴 자세)와 함께하는 비라바드라사나 I(천사 I)이나 비파리타 단다사나(뒤집힌 막대 자세)나 팔동작이나 우드바 무카 스바나사나(아래로 향한 강아지 자세), 아드호 무카 스바나사나(위로 향한 강아지 자세) 등이다〕.

지속적인 서서하는 순서인 나바사나, 톨라사나와 롤라사나와 같은 심화된 코어 워크와 요기 자전가와 자타라 파리바르타나사나와 같은 코어 동작은 더욱 몸을 따뜻하게 해줄 수 있다. 서서하는 아사나 중간 중간에 다양한 어깨 및 골반을 둘러싸고 있는 부위에 이완동작을 엮어넣어서, 팔균형잡기 동작, 등 굽히기 동작, 깊은 힙 오프닝 동작 및 앞으로 굽히기 동작을 준비시킴으로써 학생들에게 절정의 자세로 명확하게 이끌어 줄 수 있을 뿐 아니라, 일반적으로나 특정한 수준으로 몸의 온도를 높일 수 있다. 널판지, 차타랑가, 위로 보기 강아지, 아래보기 강아지 자세는 워밍업에 더욱 탁월한 동작이며, 서서하는 아사나 순서를 따르면서도 프라티크리야사나를 통합하는 가운데 내면의 불을 지킬 수 있는 방법이다.

3. 아사나 완전 동작을 향한 배움의 여정
(Pathway to the peak)

각각의 아사나는 일정한 근육의 움직임들을 요구하는데 아사나를 하는 동안 안정성과 편안함, 균형잡힌 통합을 지지하는 방식으로 근육들이 수축하거나 편안하게 된다. 무작위 방식으로 아사나의 순서를 만드는 대신에, 아사나들간의 관계성을 고려하여 서로 이어지기 편한 순으로 배치하는 것이 중요하다. 기초 원칙은 간단한 동작에서 복잡한 동작으로 점차적으로 이동하는 것으로서, 아

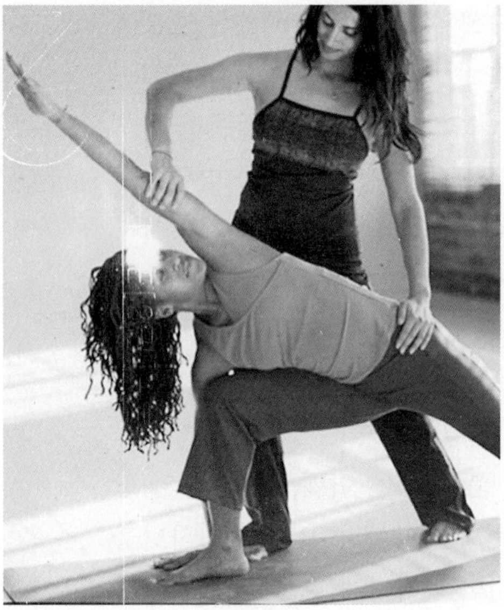

사나의 완전 동작으로 가는 전체 여정에서 가장 심오하고 쉬운 가능한 실험이 가능하도록 이끌 어가는 것이다. 이후에는 사바사나로 정리한다. 어린아이가 뛰기 전에 걷고, 걷기 전에 기는 것을 배우는 것처럼, 요가 학생들은 처음에 어려운 것을 배우기 전에 처음에는 기초 아사나를 배우는 것에서 유익을 얻는다. 그리고 그 사이 사이마다 호흡에 관련된 수행에 도전한다. 이와 유사하게 동일한 수업 내에서도, 학생들은 간단한 동작에서 복잡한 동작으로 진행하는 것에서 유익을 얻는다, 각각의 자세와 호흡은 어떻게 몸이 어떤 형태에서 개방되고, 안정화될 수 있는지 더욱 깊은 인식을 계발하면서. 이러한 점진적인 배움의 과정은 이상적으로 아사나 여정에 따른 선행 경험과 연관되어 있으며 학생들에게 연속적으로 다양한 얼라인먼트 자세, 에너지 동작, 및 기타 절정의 동작에서 적용되는 기타 관련 요소들을 실험해 볼 수 있는 기회를 제공한다. 간단한 자세의 완전 동작을 구성하는 요소들을 소개함으로써, 학생들이 지적으로 이해하고 의식적으로 피크 아사나에서 발견되는 요소들을 복잡하게 결합하여 의식적으로 몸으로 체득할 수 있도록 도울 수 있다. 예를 들어, 아드호 무카 스바나사나를 레벨 1 수업에 소개할 때, 팔을 앞으로 뻗는 강아지 동작 변형으로 사지를 구부리는데서 시작하는 것이다. 이 자세에서 지도자는 학생들의 완전한 아사나 동작의 손, 팔, 어깨 환상골, 등뼈 등의 요소들을 움직이는 법을 지도하여 발이나 골반부위의 추가적인 도전적인 어려움없이 잘 지도할 수 있다. 그런 다음 개와 고양이 틸트를 실험해 볼 수 있는데, 등뼈와 연결되어 골반 중립성을 경험할 수 있게 한다. 반면 웃티타 나사나는 바다 반다를 가르치면서 지도하는데, 허벅지를 안으로 회전하고 대퇴사두근을 활성화한다. 이제 학생들은 이러한 요소들을 쉽게 통합하여, 완전한 아사나 동작을 구사할 수 있게 된다.

아사나의 완전 동작을 다음과 같이 세분화시켜서, 구성 요소를 분리시킨 다음, 그러한 분석을 적용하여 완전 아사나를 이끌어내는 특정한 순서를 만들어낸다(기초 준비 및 통합 아사나는 부록 D에 주어진다).

- 개방성을 위해 무엇이 필요한가? 그러한 특별한 개방을 허락하는데 어떤 필요성이 협조되어야 하는가?
- 안정성을 실현하기 위해서 무엇이 필요한가? 안정성의 근원은 무엇인가?
- 아사나 완전 동작의 신체정렬 원칙들은 무엇인가?
- 기타 아사나들을 어떠한 동일하거나 비슷한 신체정렬 원칙들을 가지고 있는가?
- 아사나 완전 동작의 에너지적인 동작들은 무엇인가?
- 기타 아사나들은 어떠한 동일하거나 비슷한 에너지 동작들을 가지고 있는가?

지도자로서의 여러분의 능력은 완전한 수업 순서를 따라서 모든 아사나들을 정확하게 분석하는 것이고, 이것은 아사나의 기능적인 해부학과 생체역학적 연구를 요구한다. 특별히 다양한 학생들을 가르치는 경우에, 인체의 복잡성은 이러한 요구가 배움과 전문적인 개발을 위한 평생 과정이 되도록 한다. 하지만 시작단계에서는 여러분이 세워놓은 특정 방법에 따라 창의성을 발위하여 각각의 수업을 지도하도록 한다.

4. 피크 (자세의 최고 높은 정점) 아사나 심화 연구 (Exploring the peak)

피크 아사나 또는 일반적인 아사나는 수업 시간에 수행할 수 있는 가장 쉬운 동작이기도 하면서도 가장 도전적인 부분이다. 자세의 정점에 도달하는 과정이 명확하고 간결하다면, 매우 쉬운 동작이 될 수 있으면서, 정점에 도달하는 순간에만 경험할 수 있는 희열의 감정을 놀라움과 즐거움을 가지고 경험할 수 있다. 가장 도전이 되는 부분은 정점에 도달하는 자세가 최강도의 힘과, 신체의 개방 및 균형을 요구하기 때문이다. 대부분의 수업에서 피크 아사나를 도입할 때는, 뒤로 젖히는 자세를 선택한다. 가장 현명한 선택이기도 하지만, 다른 자세를 선택하는 것도 가능하다. 피크 아사나는 어떠한 종류의 아사나 자세에서도 시작이 가능하고, 어떤 종류의 수업에서도, 학생, 수업 주제, 기타 고려 사항에 상관없이 실행할 수 있다. 정점에 이르는 마지막 순간이 끝나면, 학생들이 완전히 이완하고, 숨을 정상적으로 되돌리고, 개인적인 수행 목적을 되새길 수 있도록 환경을 조성해 주는 것이 중요하다. 제6장에서 언급한 바와 마찬가지로, 수행이란 어떠한 완벽하고 이상적인 신체적 자세를 달성하는 것이 아니라는 것을 되새기게 해 주는 좋은 타이밍이 되기도 한다. 모든 수업의 학생들마다 개개의 능력이나 관심분야가 다르다는 점에서 수업의 내용에는 적합한 수정이 필요하다. 지도자로서 당신의 능력과 안정감을 강화하기 위해서 당신은 점진적으로 다양한 옵션을 제공하는데 있어 능숙해야 함과 동시에 수업에서 각 학생들에게 어떤 일이 일어나는지 끊임없는 관심을 가져야 한다.

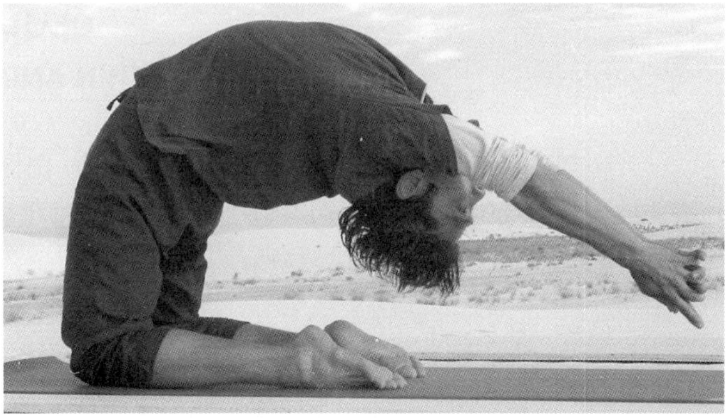

5. 통합 (Integration)

앞에서 주지하였듯이, 프락티크리아사나는 개개의 아사나, 아사나 세트, 그리고 수업 전체의 순서에 적용된다. 경험을 통해 학생들은 수업의 시작에서 사바사나 상태에 완전하게 이를 때까지 노력과 안정의 균형을 맞추는 법을 배우게 될 것이다. 수업에 있어서도 최고조의 운동 후에는 더 통합적이고 회복을 위한 아사나가 진행되는 것이 중요하다. 이러한 통합적인 과정은 3단계에 걸쳐 일어난다.

1. 최고조 아사나를 위한 구체적 프락티크리아사나: 최고조의 아사나에 이르렀을 때 생기는 근육의 긴장을 풀어주기 위해 간단한 아사나를 가르친다.
2. 심도 있으면서 상대적으로 좀 더 정적인(static) 휴식을 위한 아사나: 긴장을 풀어준 후에는, 신체를 안정시킬 수 있는 아사나들을 가르치고, 학생들을 더 깊은 안정 상태로 이끈다. 전방

을 향해 구부린 앉은 자세와 힙 오프너 자세, 고요한 전도 자세 이를테면 살람바 사르방가사나, 할라사나, 또는 비파리타 카라니, 그리고 고요한 프라나야마와 명상에 초점을 둔다.

3. 사바사나: 최고의 회복 아사나인 사바사나 상태에서 5분 동안 모든 수업을 마무리한다. 완전함, 열림, 정수에 대한 느낌을 느끼게 해주면서 학생들에게 사바사나가 운동의 효과를 완전히 흡수시킨다.

아사나 계열
(SEQUENCING WITHIN AND ACROSS ASANA FAMILIES)

이 부분에서는 아사나 수업을 편성할 때, 어떤 계열의 아사나가 최적의 조합을 이룰 수 있는지 지도할 것이다. 좀 더 아사나 계열에 대한 자세한 논의는 제7장에 나타난 아사나 설명서를 참조하길 바란다.

수르야 나마스카라와 흐르는 물 시퀀스
(Surya Namaskara and fluid flow sequence)

- 호흡과 신체 동작의 내적인 연결을 시작하는데 최고의 자세
- 온몸을 따뜻하게 하며 모든 다른 아사나를 하는데 있어 최고의 준비 자세
- 고전적인 수르야 나마스카라는 수업의 시작과 이른 아침 수업에서 온화한 동작의 아사나를 보여준다. 척추기립근, 힙 굴절(hip flexor), 어깨 주변(견갑근)을 풀어주는 가장 동적인 자세이다.
- 수업 시작 시에, 수르야 나마스카라를 고양이/개, 누워서 뒤넙다리근 스트레치(supine hamstring stretch), 기본 숄더 오프너 자세와 함께 하는 것을 고려해본다.
- 수르야 나마스카라 A는 더 심도있는 몸풀기와 전신 깨우기
- 수르야 나마스카라 B는 경험있는 (레벨 2, 3 수준) 학생들에게 적합하며, 더 심도 있는 힙 굽힘 운동이다.
- 어깨를 구부린 상태인 우르드바 하스타사나, 웃타나사나, 안자네야사나, 그리고 비라바드라사나 I에서의 팔과 어깨의 동적인 동작은 등 굽히기(backbends)나 전도 동작의 준비 자세로 가장 적합하다.
- 뒤넙다리근 이완은 심도 있는 전방 굽히기(forward bends)와 서서하는 아사나에 좋다.
- 창의적인 흐름 동작 예를 들어, 댄싱 워리어는 특정 부분에서 최고조인 아사나를 위한 준비 동작으로 만들어졌다.

서서하는 아사나 (Standing Asana)

- 몸풀기 효과가 있는 수르야 나마스카라 다음에는 서서하는 아사나가 좀 더 복잡한 아사나를 위한 가장 안전한 준비 과정의 아사나로서 온몸을 풀어준다.
- 타다사나, 아도 무카 스바사나를 이용하며, 준비과정인 프라사리타 파도타나사나는 서서하는 아사나를 위한 운동 시작용 발 스탠스 자세이다.

- 분리된 순서로 바깥으로 도는 서서하는 아사나들(우티히타 트리코나사나, 비라바드라사나 II, 파르스바코나사나)과 안쪽으로 도는 아사나들(우티히타 파르스보타나사나, 파리브르타 트리코나사나, 비라바드라사나 I, 비라바드라사나 II).
- 창의적으로 구성된 수업들(아쉬탕가 비니아사처럼 세팅된 수업이 아님)에서는 내 · 외부로 도는 힙 서서하는 아사나 사이에서 앞뒤로 움직이는 것을 피한다.
- 고전적인 수르야 나마스카라와 수르야 나마스스카라 B의 비라바드라사나 I에서 안자네이아사나를 제외하고는, 일반적으로는 외부로 향한 힙 서서하는 아사나를 내부로 향한 서서하는 아사나보다 먼저 가르친다.
- 비라바드라사나 I에서 비라바드라사나 II로 전환할 때는 주의 깊게 학생들의 무릎과 그들의 앞다리가 일직선상에 놓이게 하거나 발뒤꿈치 뒤로 가게 유지하며(뒤꿈치를 넘거나 발가락보다 더 앞으로가지 않도록), 발의 측면에 있는 새끼발가락과 동일 선상에 놓이도록 한다. 둔부 부분이나 엉덩관절 부분이 타이트한 학생들에게는 어려운 변환 동작이며, 전형적으로 무릎을 안쪽으로 벌린 자세가 나타난다(그리고 무릎 힘줄에 부상위험이 생김).
- 척추 부분의 점진적인 오프닝을 가능하게 하는 트위스트 서서하는 아사나를 소개한다(파리브르타 우트카타사나, 파리브르타 아쉬타 찬드라사나, 그리고 파리브르타 파르스바코사나 전의 파리브르타 트리코나사나).
- 트위스트 서서하는 아사나는 등 굽히기(Backbends), 특히 엉덩관절 굽힘근을 열어 주는 동작을 하기에 앞서 가장 적합한 준비 동작이다(안자네이아사나, 아쉬타 찬드라사나, 비라바드라사나 I과 II).
- 트위스트 서서하는 아사나를 위한 준비는 먼저 뒤넙다리근, 힙, 스파인, 그리고 숄더 거들을 열어주는 비틀림 예방 아사나로 시작한다.
- 균형 잡기가 목표인 수업에서는 어깨 오프너를 서서하는 아사나 동작에 창의적으로 통합한다(고묵하사나 암스, 가루다사나 암스, 프라사리타 파도타나사나 C 암스, 그리고 뒤집힌 나마스테).
- 중급자와 고급자 수업에서는 연관된 서서하는 아사나로부터의 변형으로 팔 균형 동작을 가르친다(파르스바코나사나에서 에카 파다 쿤디아사나로 에카 파다 쿤디아사나에서 차타랑가로).
- 등 굽히기(back bending)에 초점을 둔 수업에서는, 엉덩허리근(장요근, iliopsoas)과 어깨 주변을 열어주는 서서하는 아사나 뿐만 아니라, 트위스트 서서하는 아사나를 배운다(비라바드라사나 I, 안자네이아사나).
- 초급자 수업, 즉 서서하는 자세의 초기 부분에서의 서서하는 밸런스 아사나에서는 학생들의 다리에 피로가 적게 생기도록 주의한다.
- 서서하는 밸런스 아사나를 할 때는 중력 방향으로의 지나친 압박이 뼈나 관절에 부상을 초래할 수 있으므로 내부에서 외부로의 전환 또는 외부에서 내부로의 회전을 하지 않는다.
- 아주 경험이 많거나 신체적으로 능숙한 학생을 제외하고는 좌우 중 어느 한 측면에서 연결된 아사나를 2~3회 이상 연속해서 동작하지 않는다.
- 서서하는 아사나는 대부분 마니푸라, 스바디스타나, 그리고 물라다라차크라와 연관이 있다.

이 동작들은 에너지를 자극하고, 연습의 초반부에서 마음에 초점을 둘 수 있도록 도와준다.

복부 중심(The Abdominal core)

- 팔 균형 잡기를 위한 준비에 최적의 준비동작이다.
- 몸풀기에 좋다.
- 심도 있는 복부 중심 강화 운동을 하고나서 바로 등 굽히기(backbends) 동작을 하지 않는다. 복부 핵심 운동이 끝나면, 먼저 그 부분을 풀어주고 나서 등 굽히기 운동을 실시한다.
- 등 굽히기 다음으로 요추 지지를 안정화하는 운동으로 효과적이다.
- 제11장 있는 임신 상태에서의 복부 압박 편의 가이드라인을 참고한다.

팔 균형잡기(Arm balances)

- 몸을 푸는데 효과적인 수르야 나마스카라와 서서하는 아사나 다음에 할 수 있는 동작이다.
- 복부 중심 운동을 하고 나면 복부 들기가 편해질 수 있고, 몸이 한결 가벼워질 것이다.
- 지능과 성공적인 서서하는 아사나로 개발된 스타트 자세를 적용하여 좌우 팔의 균형을 유지하는 바탕을 만들면서 서서하는 아사나와 섞어 다음과 같이 활용한다.
- 바카사나와 티티바사나의 준비를 위한 우티타 트리코나사나, 프라사리타 파도타나사나, 웃카타사나, 그리고 말라사나
- 부자피다사나의 준비를 위한 우타나사나, 말라사나, 그리고 프라사리타 파도타나사나
- 파르스바 바카사나의 준비를 위한 파리브르타 트리코나사나와 파리브르타 웃카타사나
- 에카 파다 쿤디니아사나의 준비를 위한 파리브르타 파르스바코나사나와 아르다 찬드라사나
- 시라사사나 II 비니아사를 통해 바카사나, 파르스바 바카사나, 드위 파다 쿤디니아사나, 에카 파다 쿤디니아사나, 우르드바 쿠쿠타사나를 중간에 끊어지거나 연결된 동작으로. 이것은 매우 강력한 시리즈로 목과 손목을 통해 감각적으로 연습해야 한다.
- 아도 무카 브르크사사나와 핀차 마유라사나는 우르드바 다누라사나와 나타라자사나와 같은 어깨 굽히기(shoulder flexion), 등 굽히기(backbends)를 위한 준비 운동으로 적합하다.
- 팔 균형 잡기 동작 후에는 항상 다양한 방법의 손목 이완법을 가르친다.

등 굽히기(Backbends)

- 등 굽히기는 일반적으로 몸을 풀어주는 시작 과정인 수르야 나마스카라에 포함되어 있다.
- 심도 있고 지속되는 등 굽히기는 몸이 최고로 뜨거워지고, 상대적으로 어렵고 복잡한 아사나를 하기에 충분히 준비가 된 운동의 최고조에서 나타나야 한다.
- 등 굽히기 동작 후에는 특히 저녁에는 몸을 풀고, 휴식을 하기 위한 충분한 시간을 갖도록 한다.
- 척추기립근을 활용해야 하는 "적극적"인 등 구부리기는 (살라바사나와 같은 등 구부려 수축하기) 아사나의 효과를 더 높여줄 수 있도록 팔, 다리, 또는 벽을 지지대로 삼을 수 있는 등 구부리기 전에 배치해야 한다.

- 서서하는 아사나의 특정 동작들은 힙의 긴장을 더 강화시킬 수 있도록 사두근(quadriceps), 힙, 서혜부(groin)를 열어준다.
- 숄더 오프너를 활용하여(광배근, PEC Majors, 능형근) 등 굽히기를 할 때 안전한 동작에서 어깨를 준비시킨다: 아도 무카 스바나사나, 고묵하사나 암스, 가루다사나 암스.
- 숩타 바다 코나사나와 안자네이야사나 둘 다 부드러운 등 굽히기 부분이 있어 등 굽히기를 위한 힙과 종아리 준비 자세를 가르쳐준다. 두 아사나는 등 굽히기 시 어깨 굽히기와 등 굽히기 동작을 더 쉽게 하게 할 수 있는 어깨 굽히기 이완 동작을 포함하고 있다.
- 숩타 바다 코나사나와 안자네이아사나 이 두 아사나는 부드러운 등 굽히기 동작을 포함하고 있어 등 굽히기를 위한 힙과 종아리 준비 자세를 가르쳐 준다. 두 아사나는 등 굽히기 시 어깨 굽히고, 등 굽히기 동작을 더 쉽게 하게 할 수 있는 어깨 굽히기 이완 동작을 포함하고 있다.
- 세투 반다 사르반가사나를 할 때는 프라사리타 파도타나사나 C와 같은 아사나를 활용하여 어깨 긴장주기를 위한 어깨 열기를 실시한다.
- 등 구부리기 동작의 전 · 후로는 등 구부리기 동작이 완전히 유지되거나 척추가 곧게 유지되기 전까지 무릎을 가슴 쪽으로 당기기나 다른 종류의 척추 전방 구부리기 자세를 하지 않는다.
- 사바사나, 아난다 발라사나, 그리고 숩타 바다코나사나와 같은 반대 아사나를 하기 전에 척추가 곧게 펴질 수 있도록 누울 수 있는 공간을 마련한다.
- 반대 자세를 하기 전에 부드러운 비틀기를 하며, 그리고 나서 성공적인 전방 굽히기, 힙 오프너, 더 심도있는 트위스트 동작으로 진행한다. 학생들이 등 굽히기를 통해 자연스러운 자극을 만끽하는 동안 자신들의 호흡을 따라갈 수 있도록 학생들에게 몸을 천천히 그리고 깊게 반대 동작을 수행할 수 있도록 충분한 시간을 준다.
- 등 굽히기 이후의 중심 통합 동작은 등 아랫부분의 안정화를 도와준다.

트위스트 (Twist)

- 전방 굽히기, 등 굽히기, 그리고 측면 굽히기를 통한 몸통의 바깥 근육 풀어주기는 척추의 작은 근육 조직들의 회전 수준을 높여주고, 동작을 쉽게 해준다.
- 아사나의 균형을 맞추기 위해 트위스트는 불안감을 줄여주고, 무기력증을 완화시켜 준다.
- 완벽한 등 굽히기 준비동작과 아사나 균형 맞추기는 등 굽히기 다음에 한다.
- 트위스트는 신경 시스템을 부드럽게 자극하며, 전방 굽히기와 힙 오프너와 같이 깊은 안정화 동작 이후에 에너지를 다시 불어넣어준다.
- 집중적인 트위스트 동작 후에, 세투 반다 사르반가사나와 같은 가벼운 등 굽히기는 기분을 좋게 만들고, 트위스트 동작의 통합화를 돕는다.
- 균형을 맞추기 위해 좌우 양쪽에 똑같이 트위스트 동작을 한다.

전방 굽히기 (Forward bends)

- 모든 전방 굽히기는 의식이 있는 상태에서 실시해야 하며, 시작할 때는 수르야 나마스카라 동작으로 몸이 풀어져서 우타나사나로 접혀져야 한다.
- 전방 굽히기가 아무때나 할 수 있는 동작이지만, 다른 아사나를 수행하면서 몸이 충분히 따뜻

해졌을 때 실시하는 것이 가장 안전하다.

- 깊게 안식을 주는 아사나로서 앞으로 굽히기는 운동에 있어 최고조의 아사나 특히, 등 굽히기와 팔 균형잡기 다음의 타(tha) 단계의 하나로 배치되는 것이 이상적이다.
- 등 굽히기나 팔 균형잡기 다음으로 누운 상태의 숩타 바다 코나사나는 복부와 골반에 휴식을 주며, 숩타 판단구스타사나는 학생들이 육체적으로 더 큰 열린 동작을 하고 전방 굽히기 앉은 자세가 쉬워질 수 있도록 힙 오프닝과 뒤넙다리근 이완을 포함한다.
- 앉은 전방 굽히기는 단다사나의 지능을 통해 시작된다.
- 발라사나, 바다 코나사나 그리고 쿠르마사나와 같은 힙 오프너는 앉은 전방 굽히기를 위한 최적의 준비 동작이다.
- 심도 있는 전방 굽히기 동작 후에는 뒤넙다리근을 다시 모아주는 반대 자세로서의 세투 반다 사르반가사나와 같은 가벼운 등 굽히기를 실시한다.

힙 오프너(Hip openers)

- 수르야 나마스카라는 힙 부분의 운동을 위한 준비를 해준다.
- 대부분의 서서하는 아사나는 힙 오프너들로서 팔 균형 잡기, 등 굽히기, 그리고 앉은 자세 힙 오픈, 그리고 전방 굽히기 등을 하는데 필요한 준비 자세이며, 몸의 아랫부분을 따뜻하게 하고 열어주어 더 심도있는 힙 오프너 동작을 할 수 있게 한다.
- 아도 무카 스바나사나에서는 한쪽 다리를 위로 들어 올려 펴고, 소극적으로 힙을 이완해 주는 '전갈 꼬리' (Scorpion tail) 자세를 하도록 선택하게 할 수 있다.
- 특정 힙 오프너는 힙 굽힘근이나 모음근(내전근, adductor)을 열고, 깨우고, 활성화시키기 위한 팔 균형 잡기를 준비할 수 있도록 효과적으로 구성 될 수 있다.
- 힙 오프너는 팔 균형 잡기와 등 굽히기를 위한 숄더 오프너를 포함하도록 창의적으로 활용될 수 있다.
- 타(tha) 운동을 할 때는 힙 오프너를 깊은 안정의 상태로 유지하여 서서하는 아사나, 팔 균형 잡기, 등 굽히기, 전도 등의 심도 있고, 강력한 동작을 할 수 있도록 준비해야 한다.
- 전방 굽히기, 측면 굽히기, 트위스트 등과 활기를 불어 넣을 수 있도록 쉽게 조화를 이룰 수 있다.

거꾸로 하기(Inversions)

- 일반적으로 운동의 마무리 단계로 구성된다.
- 시르사사나 I은 몸을 2분 이상 따뜻하게 유지할 때 가장 좋으며, 수업의 초반에서도 활용될 수 있다. 이 동작을 할 때는 아도 무카 스바나사나나 우타나사나가 최고의 준비 동작이 될 수 있다.
- 마지막 단계에서는 몸을 좀 더 안정시킬 수 있도록 시르사나사나 후에 살람바 사르바가사나(바이스 버르사가 아닌)를 실시한다.
- 살람바 사르반가사나의 변형은 한 쪽 다리를 바닥을 향해 내려놓는 바다 코나사나 레그스, 우파비스타 코나사나 레그스(몸통과 힙을 통해 회전하는 동작을 포함), 그리고 다리들을 세투

반다 사르반가사나로 전환하는 동작을 포함한다.

- 살람바 사르반가사나에서는 몸이 안정되고 다리를 안전하게 접어서 파드마사나 단계를 할 수 있는 학생들에게 우르드바 파다마사나와 핀다사나 동작을 할 수 있도록 권유할 수 있다. 아니면 할라사나와 카르나피다사나를 권유할 수도 있다. 시르사나의 우르드바 단다사나에서도 비슷한 변형 동작을 찾아본다.
- 시라사나의 반대 자세를 발라사나와 함께 한다.
- 살람바 사르반가사나의 반대 자세를 맛시아사나와 우타나 파다사나와 함께 한다.
- 전도는 명상을 위한 최적의 준비 상태로 이끌어 준다.

구체적인 수업 계획 세우기 (PLANNING SPECIFIC CLASSES)

모든 요가 운동은 재미있는 이야기처럼 도입부, 중간, 그리고 마지막 부분이 물 흐르듯 전개되어야 하며, 이를 통해 수업에 새로움과 다른 지각력, 경험 또는 능력을 불어넣어 줄 수 있다(에즈라티 2006). 지도자로서, 우리는 각각의 수업이 기본적인 스토리 라인을 가질 수 있도록 구성해야 한다. 이야기 구조는 분위기나 수업의 분위기에 따라 테마일 수도 있고, 목적을 갖거나, 특정 아사나에 대한 주요한 성격을 부여할 수 있다. 우리는 각 아사나들이 수업의 다른 흐름들과 어떤 관계를 맺는지에 대한 이해를 바탕으로 아사나들을 창의적이고 이상적으로 하나로 통합하여, 일관성 있는 '요가 운동의 기법'을 구성할 수 있다(가논과 라이프 2002). 각 수업은 학생들이 스스로를 살펴볼 수 있는 스토리라인을 가질 수 있도록 계획되어야 한다. 기본적으로 수업은 간단한 동작에서 어렵고 복잡한 동작으로 진행하여 학생들이 점진적으로 신체와 몸을 정화하고, 명철한 인식력을 깨우며, 균형감과 삶의 조화 상태에 이르는 좀 더 사트빅(sattvic)한 상태로 이르게 하는 '특별한 통로'라는 내재적인 길로 인도될 수 있도록 구성해야 한다. 이 단계적인 과정은 학생들이 운동을 점진적으로 발전시킬 수 있게 하며, 꾸준함, 인내를 강화시켜준다. 또한 계속해서 복잡해지는 일상을 쉽게 풀어갈 수 있게 해주며, 자신들이 운동할 때뿐만 아니라, 업무나 생활 속에서 앞으로 계속해서 하게 될 일에 대한 도전 정신을 키워줄 것이다.

표 10.1 완벽한 Arc 수업을 위한 기본 템플릿

1. 앉은 자세 명상, 우자이이 프라나야마	7. 팔 균형 잡기 (생략 가능)
2. 시작 몸풀기	8. 등 굽히기 (수축하고 순조롭게 하기)
3. 수르야 나마스카라 (전통, A와 B)	9. 트위스트
4. 힙을 외부로 돌리는 서서하는 아사나	10. 전방 굽히기와 힙 오프너
5. 힙을 내부로 돌리는 서서하는 아사나	11. 거꾸로하기
6. 복부 (생략 가능)	12. 사바사나

표 10.2 서로 다른 수준의 수업 기본 모형

	수준1: 75분	수준2: 90분	수준3: 108분
앉은 자세 명상과 우자이 프라나야마	2~3분간 우자이 소개하기	3~5분간 우자이 개선하기	3~5분간 우자이 확장하기
시작 준비단계	두개골 정화법(카팔라바티) 없이 고양이/개 자세로 기울이기 확장된 고양이/개 자세/푸피 개(puppy dog)/발라사나	카팔라바티 소개하고, 45초간 1-3회 반복하기 고양이/ 개 자세로 기울이기/ 아도 무카 스바나사나 1-2분	카팔라바티, 1-2분간 1~3회 반복하기 아도 무카 스바나사나 2-3분간
수르야 나마스카라	3 전통적으로 1-3 A' s 1-3 B' s	1-3 전통적으로 2-3 A' s 2-3 B' s	3-5 A' s 3-5 B' s
서서하는 자세 — 외부	프라사리타 스탠스에서 비라바드라사나 II 우티타 파르스바코나사나 우티타 트리코나사나까지 타다사나에서 브르크사사나까지 좌 · 우로 바꿀 때까지 아사나를 각각 5-8번의 호흡 정도 참음	프라사리타 스탠스 또는 비라바드라사나 I에서 흐르듯이 전환된 자세로 비라바드라사나 II에서 우티타 파르스바코나사나를 좌우 양측면에서, 그리고 나서 타다사나에서 브르크사사사나 또는 우티타 하스타까지 파단구스타사나 우티타 트리코나사나에서 아르다 찬드라사나까지	비라바드라사나 I과 비라바드라사나 II에서 우티타 파르스바코나사나까지 선택 변형 사항으로 차타랑가에서 에카 파다 쿤디니아사나 I, 우티타 트리코나사나, 아르다 찬드라사나까지 각각 1-2분간 유지하며, 다양한 변화를 준다.
서서하는 자세 — 내부	프라사리타 파도타나사나 A, 파르스보타나사나 각각 5-8번의 호흡 정도 참음	프라사리타 파도타나사나 A와 C 파르스보타나사나, 파리브르타 트리코나사나 앉은 개(down dog)에서 아쉬타 찬드라사나 그리고 파리브르타 파르스바코나사나 준비 자세 각각 5-8번의 호흡 정도 참음	프라시리타 파도타나사나 A(바카사나는 선택 사항), 그리고 나서 변형 C로 파르스보타나사나, 파리브르타 트리코나사나에서 파리브르타 아르다 찬드라사나를 좌·우 양 측면에서 실시. 앉은 개 자세에서 아쉬타 찬드라사나, 비라바드라사나 III에서 파리브르타 하스타 파단구스타사나에서 비라바드라사나 III에서 아도 무카 브르크사사나에서 차타랑가까지 앉은 개 자세에서 비라바드라사나 I에서 파리브르타 파르스바코나사나까지 선택사항으로 차타랑가에서 에카 파다 쿤디니아사나 II
복부	파리푸르나 나바사나 준비자세 3회 요가식 자전거 타기 1분	파리푸르나 나바사나에서 아르다 나바사나 2-3회 요가식 자전거 타기 1-2분 자타라 파리바르타나사나 3-5회, 다리 들기	파리푸르나 나바사나에서 아르다 나바사나 그리고 톨라사나 3-5회 톨라사나에서 롤라사나 3-5회, 5-10번 호흡 정도 자세 유지 바야 쿰바카와 우디야나 반다를 포함하여 카팔라바티 프라나야마

표 10.2 서로 다른 수준의 수업 기본 모형 *(계속)*

	레벨1: 75분	레벨2: 90분	레벨3: 108분
팔 균형 잡기	핸드스탠드준비 1번, 팔뚝 균형 잡기 2번. 손목/어깨 이완	바카사나, 부자피다사나, 핸드스탠드 준비 1과 2, 선택적으로 핸드스탠드 팔뚝 균형 준비 1과 2 선택적으로 팔뚝 균형 잡기 손목/어깨 이완	핸드스탠드, 팔뚝 균형잡기, 시라사사나 II 팔 균형 비니아사(옵션:바카사나, 티티바사나, 파르스바 바카사나, 에카 파다 쿤디아사나, 우르드바 쿠쿠타사나). 아스타바크라사나 갈라바사나, 우타나 프라지타사나.
등 굽히기	사라바사나 A 3회 세투 바나다 사르반가사나 1-3회	준비: 어깨 스트레칭과 함께 안자네이아사나. 사라바사나 A1-3회, 사라바사나 C 준비 1-3회 세투 반다 사르반가사나 1-3회	준비: 안자네이아사나, 비라사나, 그리고 어깨 스트레치 살라바사나 A 5회 호흡하고, 차타랑가 비니아사하고, 살라바사나 B 5번 호흡하고 차타랑가 비니아사
등 굽히기 *계속*		다누라사나 1-3회 선택적으로 우르드바 다누라사나 1-3회	살라바사나 C 5회 호흡하고 차타랑가 비니아사하고, 다누라사나 1-3회 하며 차타랑가 비니아사하고, 우르드바 다누라사나 1-3회하고 비파리타 단다사나 1-3회 선택사항으로 우르드바 다누라사나와 비파리타 단다사나에서 에카 파다하기 선택사항으로 드롭-백
트위스트	두 무릎 굽히고 자다라 파리바르타나사나 바라드바즈라사나 I 마리치아사나 C 준비 각각 1-2분 유지하기	자타라 파리바르타나사나 아르다 맛시엔드라사나 준비 마리치아사나 C 스와스티카사나 각각 1-2분 유지하기	자타라 파리바르타나사나 아르다 맛치엔드라사나 마리치아사나 C 바라드바즈라사나 II 마리치아사나 D 스와스티카사나 각각 1-2분 유지하기
전방 굽히기와 힙 오프너	단다사나 파쉬모타나사나 바다 코나사나 우파비스타 코나사나	단다사나 파쉬모타나사나 자누 시라사사나 A 파리브르타 자누 시르사사나 바다 코나사나, 우파비스타 코나사나	단다사나, 파쉬모타나사나, 자누 시르사사나 A, 바다 코나사나 티리앙 무카 에카 파다 파쉬모타나사나, 크룬차사나, 파리가사나, 우파비스타 코나사나, 쿠르마사나
거꾸로하기	비파리타 카라니 살람바 사르반가사나 준비	비파리타 카라니 또는 시르사사나 I 발라사나, 할라사나, 살람바 사르반가사나, 카르나피다사나, 우타나 파다사나	시르사사나 I(또는 1-6), 할라사나, 살람바 사르반가사나, 우르드바 파드마사나, 맛치아사나, 우타나 파다사나. 톨라사나를 옵션으로 카팔라바티 1분간 하는 동작에 추가한다.
사바사나	5분 또는 그 이상	5분 또는 그 이상	5분 또는 그 이상
명상	몇 분간 지속	수 분간	길수록 좋음

표 10.3 수준 1 주제: 기본 수업

1. 명상과 움을 삽입함	14. 우티타 트리코나사나 (5-8번 호흡)
2. 수크하사나, 우자이이 프라나야마	15. 프라사리타 파도타나사나 C (5-8번 호흡)
3. 고양이/ 개 기울이기(tilt) (5회)	16. 파리브르타 프라사리타 파도타나사나 (5번 호흡)
4. 발라사나-사라바사나 B-발라사나 (5회)	17. 세투 반다 사르반가사나 (3회, 5-8번 호흡)
5. 푸피 도그(강아지, puppy dog) (10번 호흡)	18. 숩타 파리바르타나사나 (좌 · 우 각각1분)
6. 아도 무카 스바나사나 (10번 호흡)	19. 숩타 파단구스타사나 (좌 · 우 각각 1분)
7. 타다사나 (1분, 파다 반다 가르치기)	20. 바다 코나사나 (2분)
8. 클래식 수르야 나마스카라 (3회)	21. 우파비스타 코나사나 (2분)
9. 수르야 나마스카라 A (1-3회)	22. 파쉬모타나사나 (1분)
10. 수르야 나마스카라 (1-3회)	23. 비파리타 카라니 (2분)
11. 브르크사사나 (좌 · 우 각각1 분)	24. 사바사나 (5-8분)
12. 비라바드라사나 II (5-8번 호흡)	
13. 우티타 파르스바코나사나 준비 (5-8번 호흡)	

표 10.4 수준 2 주제: 가슴 열기 (등 굽히기 최고조 단계)

1. 명상 (비라사나 상태)과 옴을 삽입함
2. 카팔라바티 프라나야마 (2분)
3. 아도 무카 스바나사나 (2분)
4. 전통 수르야 나마스카라 (안자네이아사나 5번 호흡)
5. 수르야 나마스카라 A (3회)
6. 수르야 나마스카라 B (3회, 비라바드라사나 I 마지막 회에서는 10번 호흡)
7. 비라바드라사나 II (5-10번 호흡)
8. 우티타 파르스바코나사나 (5-10번 호흡)
9. 우티타 티리코나사나 (5-10번 호흡)
10. 프라사리타 파도타나사나 A와 C (좌 · 우 각각 5번 호흡)
11. 파르스보타나사나 (5번 호흡)
12. 파리브르타 트리코나사나 (5번 호흡)
13. 가루다사나 (좌 · 우 각각 1분)
14. 수르야 나마스카라 A
15. 파리브르타 파르스바코나사나 준비 (5-10번 호흡)
16. 아도 무카 스바나사나 (1분)
17. 비라사나 (1분)
18. 숩타 비라사나 (2분)
19. 아나하타사나 (1분)
20. 아르다 맛시엔드라사나 (좌 · 우 각각 1분)
21. 세투 반다 사르반가사나 (1-3회, 좌 · 우 각각 5번 호흡)
22. 우르드바 다누라사나 (1-3회, 좌우 각각 5번 호흡)
23. (우르드바 다누라사나를 대체하여 다누라사나를 가르친다)
24. 숩타 바다 코나사나 (1분)
25. 숩타 파리바르타나사나 (좌 · 우 각각 1분)
26. 파쉬모타나사나 (2분)
27. 우파비스타 코나사나 (2분)
28. 파리브르타 자누 시르사사나 (좌 · 우 각각 1분)
29. 바다 카노사나 (2분)
30. 고묵하사나 (좌 · 우 각각 1분)
31. 할라사나 (1분)
32. 살람바 사르반가사나 (2-3분)
33. 카르나피다사나 (1분)
34. 우타나 파다사나 (5번 호흡)
35. 스바사나 (5-8분)
36. 명상

표 10.5 수준 3 주제: 통합된 서서하는 아사나와 팔 균형 잡기를 통한 몸 가볍게 하기

1. 명상과 옴을 삽입함
2. 카팔라바티 프라나야마 (2-3분)
3. 아도 무카 스바나사나 (2-3분)
4. 수르야 나마스카라 A (3-5회)
5. 수르야 나마스카라 B (3-5회)
6. 가루다사나 암스 (비니아사)와 함께 비라바드라사나 I
7. 톨라사나/롤라사나 (좌 · 우 각각 10번 호흡)
8. 말라사나 (5번 호흡)
9. 바카사나 (5번 호흡, 차타랑가, 비니아사 단계로 떠오르기)
10. 아도 무카 스바나사나 (1분)
11. 파르스바 웃카타사나 (5번 호흡)
12. 파르스바 바카사나 (5번 호흡, 비니아사 단계로 떠오르기)
13. 우티타 트리코나사나 (1분)
14. 아르다 찬드라사나 (1분)
15. 비라바드라사나 II (1분)
16. 우티타 파르스바코나사나 (1분)
17. 에카 파다 쿤디아사나 A (5번 호흡, 비니아사)
18. 프라사리타 파도타나사나 A
19. 부자피다사나 (5~10번 호흡)
20. 티티바사나 (5-10번 호흡)하고 바카사나하고, 비니아사
21. 파르스보타나사나 (5번 호흡)
22. 파리브르타 트리코나사나 (5번 호흡), 비니아사
23. 고묵하사나 암스하면서 아시타 찬드라사나 (1분)
24. 파리브르타 파르스바코나사나 (5번 호흡)
25. 에카 파다 쿤디니아사나 B
26. 타다사나- 손목 운동, 사마스티히, 인텐션 다시 주기
27. 웃카타사나에서 전환
28. 갈라바사나 (5번 호흡, 비니아사)
29. 타다사나
30. 파리브르타 가루다사나 준비 단계
31. 우타나 프라시타사나 (5번 호흡) 비니아사
32. 단다사나 (10번 호흡)
33. 에카파다 살람바 시라사나 (5번 호흡)
34. 아스타바크라사나 (5번 호흡)
35. 에카 파다 쿤디니아사나 A (5번 호흡), 비니아사
36. 쉬슐라사나
37. 핀차 마유라사나 (1분)
38. 발라사나
39. 손목 풀기
40. 배를 땅에 대고(prone) 숄더 크로스 자세
41. 살라바사나 C 준비 자세 (손뼉 치고, 어깨 스트레치)
42. 다누라사나 (3회, 5-10번 호흡)
43. 발라사나 (1분) (5번 호흡하기)
44. 바라드바즈라사나 II (1분)
45. 파쉬모타나사나 (2분)
46. 할라사나 (1분)
47. 살람바 사브반가사나 사이클 (5분)
48. 맛시아사나 (10번 호흡)
49. 우타나 파다사나 (5번 호흡)
50. 사바사나 (5~8분) (5번 호흡, 비니아사)

월경 주기를 위한 아사나 구성 (SEQUENCING FOR THE MENSTRUAL CYCLE)

학생들마다 수업을 서로 다르게 느끼는 것처럼, 여성들은 서로 다른 생리 주기를 경험한다. 대부분 여성들의 경우, 생리주기가 단순하고, 그 기간이 무사히 지나가지만, 다른 몇몇의 경우는 고통을 느끼거나 스트레스를 받을 수 있다. 여성을 위한 요가에 대한 다양한 설명에서는 기본적인 회복자세를 강조하고, 역자세를 피하는 상당히 변형된 운동을 권고한다. 하지만 적극성을 보이는 많은 학생들은 질병 증상이 없는 생리 주기에도 역 자세를 포함한 평상시 요가 운동 자세를 하고 싶어 한다[생리 기간 동안의 역자세가 문제가 있는지 없는지에 대해서는 논란이 많다). 역자세가 폐경을 유발한다는 폭넓게 인정되는 의학적 소견은 없다. B.K.S. 아이엥가(B.K.S Iyengar, 하타 요가 분야의 최고 전문가) 조차도 월경 상태에서 역자세를 가르치기도 했다]. 월경 기간 동안 최고의 운동 방법은 학생 개개인의 개인적 감각에 맡기는 것이다. 다음 운동 편성안은 자궁과 복부의 압력을 줄여주는 휴식 운동들이다.

표 10.6 월경기의 불편함을 줄여주는 구성

1. 발라사나 (2-3분, 무릎을 넓게 벌리고)	8. 파쉬모타나사나 (3-5분간)
2. 비라사나 (2-3분)	9. 숩타 파리바르타나사나 (좌 · 우 각각 2-3분간)
3. 숩타 비라사나 (5-7분, 강화된)	10. 세투 반다 사르반가사나 (3-5분, 강화된)
4. 숩타 바다 코나사나 (5-7분, 강화된)	11. 발라사나 (2-3분간, 무릎을 넓게 벌리고)
5. 자누 시르사사나 A (좌 · 우 각각 2-3분간)	12. 비파리타 카라니 (5분, 강화된)
6. 파리브르타 자누 시르사사나 (좌 · 우 각각 2분간)	13. 사바사나 (5-10분간)
7. 티리앙 무카 에카 파다 파쉬모타나사나 (좌 · 우 각각 2분)	14. 명상

차크라 모델 아사나 구성 (THE CHAKRA MODEL OF SEQUENCING)

제3장에서 우리는 차크라 모델의 추가적인 에너지를 보았다. 전체적으로 차크라 모델은 육체, 감정과 정신을 통합하는 접근법을 제시한다. 이 모델은 다층면의 자기 이해를 가능하게 하여 높은 수준의 지각력을 발달시킬 수 있는 아사나들을 편성하는데 좋은 방법이다. 이 모델이 완전한 수업에 적용되거나 에너지 균형을 위한 특정 부분이나 자각력을 자극하는지에 상관없이 차크라 모델 수업은 다양한 창의적인 가능성을 갖고 있다. 다음 표를 활용하여 구체적인 차크라 운동을 편성해 보자.

표 10.7 차크라 아사나 구성하기

차크라	검진	동작
물라다라	신체적 안정, 그라운딩, 기본 개성, 개인적 안정성	파다 반다, 타다사나, 강력한 서서하는 아사나, 균형잡기 아사나
스바디스타나	욕망, 충동, 창의성, 골반 균형	수르야 나마스카라, 댄싱 워리어, 물라 반다
마니푸라	명확한 목적, 개인적 약속	핵심 강화와 보충, 우디야 반다
아나하타	조화, 사랑, 영적 명확성	가슴 펴고 등 굽히기, 심호흡
비슈다	개인적 진실, 영적 지혜, 의사소통(커뮤니케이션)	잘란다라 반다, 푸르스보타나사나, 맛치아사나
아즈나	가벼워지기, 내적 평화, 명료한 마음	명상, 마음 속의 흐름, 나디 쇼다나 프라나야마
사하스라라	순수한 의식(생각)	명상, 사바사나

인기 있는 하타 요가 아사나 구성 (POPULAR HATHA YOGA SEQUENCES)

운동 중, 주요한 하타 요가 스타일의 표준 동작들이 포함된 기본 편성 원칙을 시도해본다(특히, 호흡과 움직임을 내적으로 연결함). 비니아사 카르마는 무엇인가? 학생들이 한 아사나에서 다른 아사나로 넘어가는 과정이 쉽게 느껴지도록 아사나들이 편성되어 있는가? 각각 운동 편성들이 힘을 불러일으키는 효과가 서로 다른 이유는 무엇이라고 생각하는가? 아사나의 편성을 통해 어떤 위협들이 줄어들거나 더 배가 된다고 생각하는가? 가장 적합한 학생은 어떤 사람들인가?

아누사라 — 일반적 템플릿 (Anusara — General template)

이 아크(호, arc)-구조(structured) 모형은 수업의 주제나 수준, 또는 목적에 따라 선택된 특정 아사나들의 목록 제일 윗부분에서 시작해서 아래로 차례차례 넘어가는 형태로 운영된다(Friend 2006, 69). 아누사라 시스템은 지도자들에게 수업을 편성할 때 각 수준별 아사나 계열을 범주화시킨 목록을 가르쳐준다.

표 10.8 아누사라 아사나 구성

1. 앉아서 중심잡기: 명상 또는 호흡	9. 복부 운동
2. 몸풀기 운동	10. 숩타 비라사나
3. 아도 무카 스바나사나	11. 전도/ 살람바 시르사사나와 다양한 형태
4. 수르야 나마스카라	12. 등 굽히기
5. 아도 무카 브르크사사나와 핀차 마유라사나	13. 사르반가사나
6. 서서하는 아사나	14. 트위스트와 전방 굽히기
7. 기본 힙 오프너	15. 명상
8. 손 균형 잡기	16. 사바사나

아쉬탕가 빈야사 — 기본 시리즈 (Ashtanga Vinyasa — Primary series)

아쉬캉가 빈야사 편성은 '샌드위치' 로 묘사되기도 한다(스웬슨 1999). 각 시리즈마다 3개의 공간이 있으며, (1) 서서하는 동작, (2) 각각 6시리즈의 독특한 시퀀스, 그리고 (3) 마무리 시퀀스로 구성된다. 첫 번째와 세 번째 공간은 중간 시퀀스와 구별된 특수 시퀀스로 모든 6 시리즈에서 연습된다. 대부분의 아사나들은 5번 호흡 정도 유지된다. 각 아사나 사이에는 특정 변형된 형태가 묘사되며, 대부분은 흐르는 유동체처럼 톨라사나 — 롤라사나 — 차타랑가 — 업 독 — 다운 독 — 단다사나와 관련된다.

표 10.9 아쉬탕가 비니아사 운동 편성

1. 타다사나/사마스디히	26. 쿠르마사사나
2. 수르야 나마스카라 A(5회)	27. 숩타 쿠르마사나
3. 수르야 나마스카라 B(5회)	28. 가르바 핀다사나
4. 파단구스타사나	29. 쿠쿠타사나
5. 파다하스타사나	30. 바다 코나사나 A, B
6. 우티타 트리코나사나(프라사리타 자세)	31. 우파비스타 코나사나 A, B
7. 파리브르타 트리코나사나	32. 숩타 코나사나
8. 우티타 파르스바코나사나	33. 숩타 파단구스타사나 A, B, C
9. 파리브르타 파르스바코나사나	34. 우바야 파단구스타사나
10. 프라사리타 파도타나사나 A, B, C, D	35. 우르드바 무카 파쉬모타나사나
11. 파르스보타나사나	36. 세투 반다사나
12. 우티타 하스타 파단구스타사나 A, B, C, D	37. 우르드바 다누라사나
13. 아르다 바다 파드모타나사나	38. 파쉬모타나사나
14. 웃카타사나 (비니아사로부터)	39. 살람바 사르반가사나
15. 비라바드라사나 I	40. 할라사나
16. 비라바드라사나 II	41. 카르나피다사나
17. 단다사나	42. 우르드바 파드마사나
18. 파쉬모타나사나 A/B	43. 핀다사나
19. 푸르스보타나사나	44. 맛시아사나
20. 아르다 바다 파드마 파쉬모타나사나	45. 우타나 파다사나
21. 티리앙 무카 에카 파다 파쉬모타나사나	46. 살람바 시르사사나 I
22. 자누 시르사사나 A, B, C	47. 바다 파드마사나
23. 마리치아사나 A, B, C, D	48. 파드마사나
24. 파리푸르나 나바사나	49. 톨라사나
25. 부자피다사나	50. 사바사나

비크람 아사나 구성(Bikram sequence)

비크람 형태의 아사나는 하타 요가 스타일에서 똑같은 이름을 갖는 형태와 다르다. 명확히 말해, 초드후리(2000)를 참고하라. 각 아사나는 2번씩 실행된다.

표 10.10 비크람 아사나 구성

1. 프라나야마 시리즈	14. 파바나묵타사나
2. 파다하스타사나한 채로 아르다 찬드라사나	15. 윗몸 일으키기
3. 웃카타사나	16. 부잔가사나
4. 가루다사나	17. 살라바사나
5. 단다야마나- 자누 시르사사나	18. 푸르나 - 살라바사나
6. 단다야마나- 다누라사나	19. 다누라사나
7. 툴라단다사나(밸런싱 스틱 포즈)	20. 숩타 - 바즈라사나
8. 단다야마나 - 비박타파다-파쉬모타나사나	21. 아르다 - 쿠르마사나
9. 트리코나사나(트라이앵글 포즈)	22. 우스트라사나
10. 단다야마나- 비박타파다- 자누 시르사사나	23. 사산가사나
11. 타다사나	24. 파쉬모타나사나한 채로 자누 시르사사나
12. 파단구스타사나	25. 아르다 - 맛시엔드라사나
13. 사바사나	26. 카팔라바티 프라나야마

아이엥가 아사나 구성(Iyengar sequence)

아이엥가 기본 20주 과정 수업의 세 번째에 나타나 있으며, 아이엥가 수업 수준 1 또는 2에서 아사나들이 어떻게 배열되는 지 대표적인 예를 보여준다. 대부분의 아사나들은 마지막 형태의 몇몇 아사나는 최대한 길게 하면서 1~2분간 지속된다. 이 형태의 아사나에서는 소품이 사용된다.

표 10.11 아이엥가 아사나 구성

1. 타다사나 (다양한 팔 포지션으로)
2. 우티타 트리코나사나
3. 우티타 파르스바코나사나
4. 비라바드라사나 I
5. 비라바드라사나 II
6. 아도 무카 스바나사나
7. 프라사리타 파도타나사나
8. 우타나사나
9. 단다사나
10. 비라사나
11. 자누 시르사사나 (전방으로 굽히지 않은 채 위를 바라보며)
12. 스와스티카사나
13. 바다 코나사나
14. 우파비스타 코나사나
15. 아도 무카 비라사나
16. 아도 무카 스와스티카사나
17. 파쉬모타나사나
18. 자누 시르사사나
19. 파쉬모타나사나
20. 바라드바즈라사나
21. 마리치아사나 C
22. 파르스바 비라사나
23. 숩타 바다 코나사나
24. 숩타 파단구스타사나
25. 세투 반다 사르반가사나
26. 사바사나

파워 요가 아사나 구성(Power yoga sequence)

비니아사 흐름 스타일 요가처럼, 파워 요가에도 많은 파워 요가 강사와 변형된 파워 요가 종류가 있다. 아래 운동 편성은 바론 밥티스테로부터 나왔다. (2000, 73-159)

표 10.12 파워 요가 아사나 구성

1. 발라사나	24. 우스트라사나
2. 아도 무카 스바나사나	25. 세투 반다 사르반가사나
3. 우타나사나	26. 우르드바 다누라사나
4. 선 설루테이션 A(태양을 향해 경례, 3-5회 반복)	27. 숩타 바다 코나사나
5. 선 설루테이션 B	28. 다리 들기
6. 안자네이아사나	29. 숩타 바다 코나사나
7. 파리브르타 아쉬타 찬드라사나	30. 요가식 자전거 타기
8. 우티타 파르스바코나사나	31. 숩타 바다 코나사나
9. 바시스타사나	32. 나바사나
10. 파리브르타 웃카타사나	33. 숩타 바다 코나사나
11. 파다하스타사나	34. 살람바 사르반가사나
12. 바카사나	35. 할라사나
13. 가루다사나	36. 카르나피다사나
14. 우티타 하스타 파단구스타사나 A, B	37. 아도 무카 에카 파다 라즈 카포타사나
15. 비라바드라사나 III	38. 드위 파다 라즈 카포타사나
16. 나타라자사나	39. 베카사나
17. 브르크사사나	40. 자누 시르사사나 A
18. 트리코나사나	41. 파쉬모타나사나
19. 파리브르타 트리코나사나	42. 푸르스보타나사나
20. 프라사리타 파도타나사나 A	43. 맛시아사나
21. 파르스보타나사나	44. 아난다 발라사나
22. 살라바사나	45. 숩타 파리바르타나사나
23. 다누라사나	46. 사바사나

원기 회복용 요가(Restorative yoga)

원기 회복용 그리고 깊은 안정을 위한 수업에서는 아사나들이 대개 5~10분간 유지된다. 다음 전통 원기 회복용 요가 편성은 주디스 라세이터가 만들었다(1995, 33-53).

표 10.13 원기 회복용 요가 아사나 구성

1. 단순 지지된 등 굽히기 (가슴 아래로 단단하게, 목을 받치고, 무릎은 구부리고)
2. 지지된 상태로 숩타 바다 코나사나
3. 마운틴 브룩 포즈 (산 개울 자세) (첫 자세와 마찬가지이며, 다리는 펴고 무릎은 받친다.)
4. 지지된 상태로 브릿지 (다리) (다리는 길게 펴고, 어깨와 머리는 걸치고, 목은 떠받친 채로 몸 전체를 레벨 받침 위로 들어 올린다.)
5. 기울어진 트위스트 (넓은 받침 위에 누워서 껴안고, 떠받친다)
6. 지지된 상태에서 우파비스타 코나사나 (앞으로 접기 위해 높게 쌓은 베개)
7. 지지된 크로스 레그 포즈 (꼬리뼈가 받침 위로 올라가게 하고, 팔은 의자 쪽으로 크로스시킨다.)
8. 사바사나 (받침 아래로 다리를 내리고, 목과 머리는 지지한다.

시바난다—기본 아사나 구성(Sivananda—the basic sequence)

기본적인 시바난다 편성은 각각의 아사나를 그 전보다 증강시키거나 균형을 맞춰주는 포괄적인 구성을 제공한다. 각 시리즈의 아사나들은(읽기: 가족) 좌·우 중 어느 반대쪽을 이완해 줄 수 있도록 구성된다(시바난다 요가 중심 1983, 30-31).

표 10.14 시바난다 운동 편성

1. 사바사나 (2-3분 동안)
2. 앉은 자세-프라나야마
3. 목, 어깨, 그리고 눈 운동
4. 클래식 수르야 나마스카라 (메뚜기 자리의 코브라를 이용)
5. 다리 들기
6. 살람바 시르사사나 I
7. 살람바 사르반가사나
8. 할라사나
9. 세투 반다 사르반가사나
10. 맛시아사나
11. 파쉬모타나사나
12. 부잔가사나
13. 살라바사나
14. 다누라사나
15. 아르다 맛시엔드라사나
16. 바카사나
17. 우티타 트리코나사나
18. 사바사나

당신만의 수업 만들기
(CREATING YOUR CLASSES)

아사나를 구성하여 수업을 만드는 방법은 효율적일 수도 있고, 비효율적일 수도 있지만, 수업을 완성하기 위한 단 하나의 아사나 편성 방법이 있는 것은 아니다. 오히려, 운동 편성하기는 지도자로서 학생들에게 운동을 하면서 다양한 경험을 할 수 있도록 하고자 하는 당신의 의도와 창의성이 조화된 요가의 모든 면을 활용할 수 있게 한다. 이 책에서 다양한 수준의 수업, 신체적 효과, 에너지 효과, 취향, 그리고 그 외에 흥미와 영감을 위해 운동을 편성하고 즐길 수 있도록 수록되어 있는 자료들을 참고하길 바란다. 이것들을 당신만의 방법으로 연습하고, 주위 동료 강사들과 공유하며, 수업에서 학생들이 어떻게 반응하는 지에 따라 교정할 수 있다. 연속적으로 당신만의 창의적인 감각으로 학생들의 욕구와 흥미를 충족시킬 수 있는 최적의 수업을 제공하면서 당신도 수업을 즐길 수 있다.

제 11 장

특별한 대상 지도법
SPECIALIZED TEACHING

당신이 얼마나 하는 것이 중요한 것이 아니라
어떻게 하는 것이 중요하다.

수업에 찾아오는 학생들은 육체적, 정신적, 감정적으로 다양한 상태이며, 이들에게는 지도자의 특별한 관심과 도움이 필요하다. 의료 면허가 있는 전문가 혹은 정신 건강 전문가와는 다른 우리 요가 지도자들은 일반적인 학생들 뿐만 아니라, 부상, 우울증, 연령에 따른 대상, 임신, 폐경 등의 증세를 보이는 학생들 모두가 안전하게 도움을 받을 수 있는 환경을 조성해야 한다. 여기서 우리는 신체와 마음, 그리고 정신(서로 완전히 분리되지 않음)을 통해 수업 또는 1대1 지도에서 특별한 프로그램을 필요로 하는 학생들을 대하는 실질적인 강의 방법을 살펴볼 것이다. 특수화 된 요가의 관점을 통해 교육에서 모든 학생들을 전체적으로 동등하게 바라보고, 평가하며, 이들이 치료하기, 기분 전환하기, 더 심도 높은 통합의 동작하기 등에 도전할 수 있는 기법을 제공한다.

요가 신입생 (NEW TO YOGA)

처음 요가 수업에 찾아오는 학생들은 다양한 컨디션과 동기를 갖고 있다. 대부분 요가 신입생들은 전에 그룹 운동 수업에 참여한 적이 있고, 신체에 대한 지식을 갖고 있을 수 있다. 하지만 일부 소수 신입 학생들만이 복잡하고, 굉장히 어려운 상황에서도 내적으로 호흡-신체-정신의 연결을 통해 요가에서 요구되는 특별한 경험으로 다가갈 수 있다. 신입 학생들과 소개를 위한 워크샵 대신 곧바로 일상적인 스케쥴을 편성해 수업을 시작하도록 하여 학생들이 익숙하지 못한 용어, 운동 방법, 그리고 도전으로 가득 차 세차게 흐르는 강줄기 사이에 뛰어들 수 있게 하자. 요가 지도자인 맥스 스트롬(Max Strom, 1995)는 "완전히 혼동스럽고", "분노와 절망감"마저 들었던 1991년 첫 요가 수업을 회상한다. 정신적인 측면을 더한 옴 챈팅에서도 많은 학생들은 자신들의 경험을 복잡하게 만드는 방어적인 자세를 취한다.

새로운 학생들을 가르치는 것은 지도자 자신의 "초심자의 마음"을 고려한 교육법을 심화시키고, 다른 사람들에게 용기를 북돋아 줄 수 있는 기회이다. 이 마인드 셋에서는 우리는 우리가 처음 배

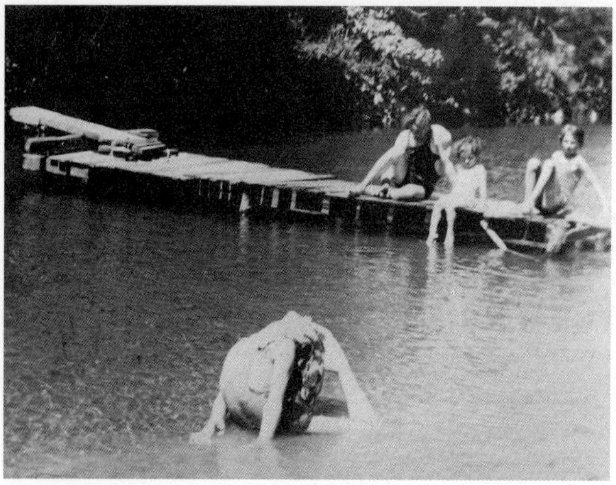
The author' s mother, Royal Sarah Stephens, age 8, 1931

우는 사람의 입장에서 무엇을 배우든 개방적일 수 있다. 신체-정신이 이전의 경험을 통해 무엇이 일어나고 무엇을 기대할 수 있는지를 알 수 있더라도, 모든 것을 새롭게 생각하려는 것은 앞으로 무슨 일이 일어날지를 생각하고 자유롭게 예상하기 위해 전제화 된 마인드 셋을 부드럽게 한다. 우리가 이것을 따르게 되면 학생들의 새로운 경험에 대한 인간적인 이해가 가능해져서 학생들이 최선을 다할 수 있도록 지도와 도움을 주는 것이 한결 수월해질 것이다. 이것이 실제로는 상급자에게 매우 복잡한 아사나를 가르치는 것보다 훨씬 더 어렵겠지만, 새로운 학생들을 가르치는 것은 지도자로서 당신의 기술을 강화시켜 줄 것이다.

모든 새로운 학생들은 자신의 지도자들에게 세심한 관심과 배려를 받아야 한다. 지도자가 학생에게 이전의 경험, 부상, 그리고 운동의 목적에 대한 질문을 하는 최초의 대면은 수업에 있어 필수적이며, 학생들이 수업에서 편안함을 느끼게 해준다. 학생들에게 우리 요가 수업의 목적이 호흡-신체-정신의 연결을 통해 자신의 운동을 장기간 지속적으로 성실하게 유지할 수 있도록 하는 힘과 유연성, 그리고 균형 감각의 개발에 있으며, 얼마나 진도를 나가느냐가 아닌 우리 모두가 어떻게 요가를 배우느냐에 있다는 것을 확실하게 얘기해주는 것이 매우 중요하다. 요가는 다른 신체 활동이나 훈련법보다 학생들이 평생에 걸친 습관을 개선할 수 있도록 천천히 변화시키며, 때로는 수년이 걸리기도 한다. 더 나아가 이러한 변화가 지속적으로 유지된다는 것은 어렵다. 꾸준함과 끈기의 중요성을 강조하고, 발라사나를 보여주며, 학생들이 필요하면 다른 아사나에서도 휴식을 취할 수 있도록 용기를 주어야 한다. 학생들이 지지하기 위해 필요하고, 필요하지 않다고 생각할 수 있지만, 학생들이 수업에서 블록, 끈, 담요, 매트 밑에 받침대의 전부를 활용하던지 일부를 활용하여 수업에서 성과를 얻을 수 있도록 이것들을 갖고 있는지 물어본다. 가능하다면, 새로운 학생들을 그들과 가까운 사람들과 그룹으로 편성하여 당신이 수업 전체의 그룹들을 지도하면서도 더 쉽게 시범을 보여주고, 특수한 지도를 할 수 있도록 한다. 또한 신입생들을 당신이 인정할 수 있는 잘하는 사람들의 바로 뒤에 배치하여 기본적 아사나들을 따라할 수 있게 한다(자랑하고, 뽐내기를 좋아하는 학생들은 신입생들을 혼란스럽게 하고, 안전하지 못한 방향으로 이끌 수 있다).

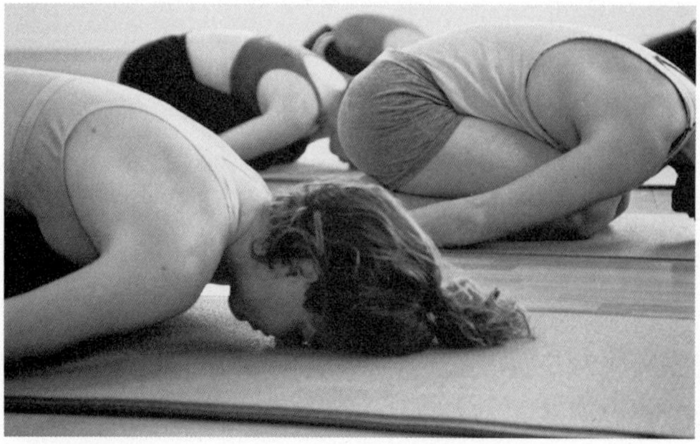

새로운 학생들을 통해 우리는 우자이 프라나야마의 기본적인 내용들과 각 아사나의 기본 요소들을 반복하고 이런 반복을 참아야 하는 학생뿐만 아니라 상급자 등 모든 학생들이 반복의 효과를 볼 수 있다. 수르야 나마스카라를 하는 동안 신입생 옆으로 가서 상세하게 시범을 보이고, 각 아사나와 그 사이의 중간 동작을 설명해준다. 모든 학생이 아도 무카 스바나사나를 하는 동안 신입생들은 그들이 어렵고 혼란스럽게 느끼는 수르야 나마스카라 아사나를 하게 하며, 학생들에게 좀 더 세심한 배려를 하고, 가능한 동작들을 가르쳐준다.

수업을 마친 후에 새로운 학생들과 그들이 수업 동안 어떤 느낌을 받았는지 대화한다. 이런 활동을 통해 지도자는 신입생들에게 요가에 대한 정보나 자료를 제공할 수 있을 뿐만 아니라 모든 학생들과 함께 지켜야 하는 에티켓을 알려줄 수 있다(5장에서 다루어진 내용).

부상자와 함께 하는 수업[1] (WORKING WITH INJURIES)

많은 학생들은 요가를 통해 부상을 치료하거나 만성적인 통증을 줄이고자 한다. 그 외의 많은 사람들은 요가를 하면서 부상을 입거나 통증을 갖게 되기도 하며, 때로는 요가가 아닌 동작 부적합한 아사나, 강제적인 조정, 또는 운동을 너무 열심히 하는 등의 이유로도 통증을 입게 된다. 학생들이 당한 부상이나 사고를 포함하여 현 상황을 초래하게 된 활동의 패턴을 앎으로써, 학생들의 치료 과정을 파악하는데 많은 정보를 얻을 수 있다. 문제의 원인이 힘, 유연성, 미사용 또는 남용으로 인한 불균형에 있는가? 아니면 관절염이나 척추측만증과 같은 병리학적 컨디션에 기인하는가? 학생들의 나이, 체중, 또는 생활습관이 요인인가? 상태가 얼마나 나쁜가? 언제 그런 것을 경험했나? 임신, 심장 문제, 천식 또는 고혈압과 같이 힘든 상태일 가능성도 있는가?

학생들이 입은 부상의 원인, 상황, 그리고 징후에 대해 의논하면서, 반드시 당신은 의사나 전문 물리치료사가 아닌 요가 지도자임을 명심해야 한다(당신이 전문적 의료인이 아니므로, 전문가로서의 직업 윤리에 충실히 따라야 한다). 그 이후에 당신은 (1) 학생들이 자신의 신체가 감당할 수 있는 범위 안에서 움직이고, 자연적 치료를 촉질할 수 있는 안전한 세팅, (2) 부상이 악화되지 않도록 변형된 아사나와 지지대의 사용, (3) 치료 효과를 증진하는 아사나와 같은 3가지 형태의 도움을 줄 수 있다. 여기서 우리가 초점을 맞추어야 하는 것은 어떻게 학생들에게 특정 부상에 대한 물리 치료 프로토콜(지침, 규정)에 부합하는 아사나를 가르칠 것인가이다. 우리는 발목 접질림, 무릎 염좌(그리고 회복), 슬괵근 염좌, 하부 요통, 척추측만(질병, 부상이 아님), 손목건염, 손목굴증후군, 견관절충돌증후군, 회전근개의 문제와 같이 다양한 부상 또는 질병을 갖고 있는 학생들을 만나게 될 것이다. 우리는 학생들에게 요가 수업에서 제공되는 모든 개선방법들은 전문적인 의료 자격증을 가진 사람이 아닌 요가 지도자가 제시하는 것임을 분명히 해야 할 것이다.

제6장에서 우리는 유익한 언어를 활용하여 설명하고 아사나 실습에서 안전을 위한 최선의 방법을 위해 통증의 감각을 어떻게 친구나 지도자에게 알릴 수 있는지를 배웠다. 신체 구조에 대한 어려운 용어들과 씨름하는 대신 학생들은 주변사람과 협력하여 고통이 발생하지 않는 안전한 공간과 동작을 만들 수 있도록 하는 것이 중요하다. 부상을 입었거나 만성적인 통증에 시달리는 학생들을 교육하는 지도자로서 당신은 치료, 완전한 균형, 그리고 웰빙을 극대화시키는데 초점을 맞추면서 오로지 기분을 좋게 하고 에너지를 내면적으로 감각적인 부분에 보내며, 천천히, 충분히 듣고, 느끼며, 적응하고, 과정을 즐길 수 있도록 해야 한다.

발목 접질림 (Ankle sprains)

발이 트위스트 되거나 정상 운동범위를 벗어난 동작을 했을 때 발생하는 발목 접질림은 발목의 인대를 정상 길이보다 극단적으로 길게 늘이거나 찢어지게 한다. 인대가 과도하게 이완되었기 때문에, 재부상이 빈발하게 되며 만성적인 문제가 된다. 부상자의 90% 이상은 발목이 과도하게 돌아가는 외측으로 접질림 부상을 입는다. 소수의 환자들은 경골과 종아리뼈를 이어주는 인대가 "심하게" 손상되어 치료를 위해 깁스나 받침목을 착용해야 한다. 대부분의 발목을 접질린 환자들은 RICE(휴식, 얼음, 압박, 들어올리기)방법을 통해 성공적으로 치료받을 수 있다. 접질린 정도에 따라 치료 방법은 다음의 5단계를 따라야 한다.

1. RICE법을 활용하여, 먼저 발목 인대를 추가 부상으로부터 보호하면서 고통과 붓기를 줄여준다. 휴식은 필수이다. 또한 치료 중인 인대는 비록 회복 초기에 강도 높은 압박이 치료의 시작 과정에 장애가 될 수 있지만, 경미하면서 적합한 정도의 압박은 반드시 필요하다. 통증이 나타나지 않는 범위에서 치료 초기에 등척성 운동을 실시한다. 발목의 내전 또는 외전을 피하는 것이 중요하다. 발 뒤꿈치의 비라바드라사나와 우티타 트리코나사나, 그리고 바다 코나사나 등의 여러 아사나는 금지된다(무릎이 바닥에 닫거나 발목 관절에 전도가 없는 조건에서).
2. 붓기가 가라앉고, 고통이 줄어들면, 인대는 부드러운 압박에 의해 추가 부상을 입을 위험이 낮아진다. 여전히 체중을 지탱하고 부상 입은 발목이 역자세가 될 수 있는 아사나를 할 때는 주의해야 한다. 이때가 바로 단다사나, 시르사사나, 그리고 그 외 체중을 실지 않는 아사나에서의 발바닥 플렉션/신전을 위한 관절 조작 매뉴얼을 활용하여 이동성과 유연성을 개선해야 할 시점이다. 신전을 통해 아킬레스건을 더욱더 이완하고, 그 이후에는 얼음찜질을 한다.
3. 고통 없이 발목을 움직이는데 기간이 얼마나 걸리든 첫 이동성/유연성 동작을 시작하고나서는 발을 테이핑(끈)으로 감싸고 단다사나 자세에서 등척성 저항력을 이용한 첫 근력 강화 운동을 한다. 단다사나에서 묘사된 것처럼 테이핑(끈)을 활용한 부드러운 외전 저항 운동을 통해 종아리 근육의 강화에 초점을 맞춘다. 양발로 서서, 종아리 근육과 후경골근을 자극하면서 발가락을 올려 파다 반다를 깨우고 강화한다. 로우 힐 레이즈를 통해 비복근과 종아리 근육의 적근 근육 섬유를 자극한다. 운동 후 계속해서 얼음찜질을 한다.
4. 편안한 느낌이 들면, 재부상을 막고 균형감 회복을 위해 벽을 활용하여 브르크사사나와 그 외의 스탠딩 밸런스 아사나를 실행하고 고유 수용기의 재건을 시작한다. 매일 의자에 앉아서 엄지발가락으로 바닥에 알파벳을 그리는 "발목 ABC" 운동을 매일 실시한다.
5. 장딴지근(비복근, gastrocnemius) 이완에 좋은 아쉬타 찬드라사나, 종아리 근육 이완에 좋은 발가락으로 블록 위에서 하는 타다사나, 다리 윗부분의 이완에 좋은 발라사나, 아킬레스건 스트레칭에 좋은 안자네이아사나, 장딴지근과 종아리 근육의 강화에 좋은 까치발 타다사나, 발목과 넓적다리의 이완에 좋은 비라사나, 부드럽게 전도할 수 있는 바다 코나사나 등 여러 아사나는 근력과 유연성을 발달시키는데 효과적이다(반대쪽 발이 접질렸다면 외전한다). 우티타 트리코나사나와 비라바드라사나 I과 II를 할 때, 점진적으로 발뒤꿈치에 무게를 높여준다.

무릎 염좌와 회복(Knee sprains and repairs)

무릎 통증은 요가와 요가 외의 운동 모두에서 공통적으로 나타나는 문제이다. 관절염, 인대 압박, 연골 부상(반월판 손상), 슬개골 건염, 그리고 활액낭염 등 다양한 원인에 의해 발생된다. 특정 컨디션은 무릎 치료에 있어 활용 가능하거나 활용해서는 안되는 운동을 가르쳐준다. 아사나가 무릎에 손상을 주는 부분은 주로 ACL, MCL, 그리고 중앙 반월판이며, 주로 반복적인 스트레스나 부정확한 신체정렬, 또는 과도한 힘주기 등이 누적되어 발생한다. 이제부터 우리는 건강한 무릎을 만들기와 ACL, MCL, 그리고 중앙 반월판의 회복을 위한 프로그램에 초점을 맞춰볼 것이다.

건강한 무릎 프로그램(Healthy knees program)

건강한 무릎을 유지하기 위해서는 무릎을 혹사해서는 안된다. 안타깝게도 사고가 발생하거나 반복적인 사용은 사람들이 인식하지 못하는 사이에 무릎의 혹사정도를 높이게 된다. 규칙적으로 여러 운동을 하는 것은 무릎 관절의 안정성과 완전성을 높여주고 압박을 완화시켜준다. 일상적인 경우로 경미한 무릎 통증을 호소하는 학생들은 발목 ABC 운동과 슬개골 마사지를 매일 규칙적으로 실시하여 이동성을 유지한다. 외전근[주로 엉덩정강근막띠(장경인대, iliotibial band)의 연결에 작용하는 둔근과 대퇴근막장근], 내전근(주로 박근), 대퇴사두근(폄을 위한), 슬괵근(굽힘을 위한), 그리고 봉공근(굽힘과 내전 사이에서 시너지 효과가 있는] 등의 무릎에 작용하는 근육들은 골반 앞, 뒤, 바닥 등으로부터 수축이 시작될 때 무릎을 안정시키기 위해 인대를 보조한다. 다음 아사나들과 비아사나 운동들은 모두 꾸준히 발전적으로 반복과 저항을 통해 무릎을 보조하는 근육과 인대의 근력과 스트레칭의 균형감을 키워준다.

1. 슬괵근을 이완하면서 대퇴사두근과 슬개골건 사이의 연결을 강화하려면 단다사나, 파쉬모타나사나, 아도 무카 스바나사사나, 나바사나, 그리고 우티타 하스타 파단구스타사나에서 강하게 대퇴사두근을 수축한다. 대퇴사두근과 슬개골의 안정성을 강화하려면 대퇴사두근과 타다사나에서 강력하게 수축시킨다.
2. 가능하면 지지대의 가장 높은 부분에 앉은 채로 비라사나와 다누라사나는 대퇴사두근을 이완해주고, 무릎 관절 부위의 무혈관 순환을 촉진시킨다.
3. 슬괵근과 무릎 뒤의 인대 연결을 강화하기 위해 발 뒤꿈치의 저항 운동을 하면서 사바사나에서 누워서 세투 반다 사르반가사나를 준비하는 것처럼 두 발을 천천히 슬라이딩시킨다.
4. 의자나 테이블에 발이 걸려있는 것처럼 바닥에 대지 않은 채로 앉고, (1) 발목을 교차하고 발 뒤꿈치를 뒤로 당겨 무릎을 플렉스 시킨 후, (2) 무릎을 쭉펴서 대퇴사두근과 맞물리도록 한다.
5. 무릎 관절을 최대 가동범위로 움직이면서 점진적으로 무게를 늘리고 타다사나에서 웃카타사나 앞뒤로 움직이고, 웃카타사나에서 말라사나로 움직이며, 대퇴사두근을 강화한다.
6. 중앙 반월판(박근, 봉공근, 반건양근)과 연결되어 무릎을 감싸고 있는 근육을 강화하기 위해 세투 반다 사르반가사나에서 무릎 사이의 블록을 짜듯이 꽉 눌러준다.
7. 타다사나로 선 자세에서 천천히 발뒤꿈치를 최대한 많이 들어 올린 후, 몇 번의 호흡 동안 유지한 후 천천히 바닥에 내려놓는다.

8. 다리를 길게 뻗고, 엉덩이를 사각형 자세로 정면의 매트를 향하게 한 상태에서 시작하여 무릎이 발의 중앙을 향해 움직이는 것에 집중하면서 발뒤꿈치를 눌러 무릎 뒷부분이 신장되게 하면서 점차적으로 깊은 런지 자세에서 천천히 굽힌 후, 앞무릎을 아쉬타 찬드라사나로 쭉 편다.

전방십자인대의 재활 (Anterior cruciate ligament rehabilitation)

운동선수에게 ACL의 손상은 흔하게 발생하며, 요가 수업에서도 가장 큰 문제는 고난이도 런지 아사나인 비라바드라사나 I과 II에서 무릎의 정렬에 대한 구체적인 가이드가 없다는 것이다. ACL 치료 후 수업으로 되돌아오는 학생들은 물리 치료사로부터 배운 재활 운동에 전념해야 하며, 고통이 사라지고 나면 다음의 아사나나 하사나를 이용하지 않은 운동들을 혼합하여 운동할 수 있다.

1. 수술 후 한 달동안은 큰 무게를 싫지 않은 채로 슬괵근, 대퇴사두근, 비복근, 슬개골의 움직임을 위한 근력과 스트레칭에 초점을 맞춘 건강한 무릎 프로그램 운동을 실시한다. 절대로 무릎 전체의 신전이나 굽힘을 위해 과도하게 힘을 주어서는 안 된다. 부드럽게 굽힘 정도를 늘일 수 있도록 아파나사나(발라사나가 아니거나 1년간 금지될 수 있는 비라사나는 보조 기구의 사용도가 높아야 한다.)
2. 아쉬타 찬드라사나와 파르스보타나사나 지지대 이용(벽에 손을 대는) 상태에서 비복근에 중량 부담을 점진적으로 늘려주며, 타다사나 상태에서 발가락 일으키기, 브르크사사나에서 균형잡기, 단다사나에서 끈을 사용한 발목 굴절 저항성 운동, 그리고 살라바사나 지지대 이용 상태로 누운 채로 슬괵근 컬을 시작한다.
3. 무릎의 붓기가 가라앉고, 학생이 두 다리로 똑바로 쉽게 일어설 수 있으면, 단다사나 상태에서 무릎 전체의 신전을 위해 부드럽게 운동한다. 타다사나 상태에서 발뒤꿈치를 올려준다. 슬괵근의 이완을 위해 하루에 수 차례씩 2분 이상 단다사나 자세를 유지하며, 발을 엉덩이 너비로 벌린 채로 역동적으로 웃카타사나를 반복한다.
4. 점진적으로 무릎 전체의 신전을 시작하고, 단다사나에서 시작해서, 숩타 파단구스타사나, 그리고 우티타 하스타 파단구스타사난, 그리고 아파나사나, 웃카타사나, 발라사나, 그리고 최종적으로 비라사나까지 굴절을 증가시킨다.
5. 브르크사사나와 우티타 하스타 파단구스타사나와 같이 스탠딩 밸런스 아사나를 사용하여 전체적인 신전이나 굴절보다 회복 기간이 오래 걸리는 자기수용감각을 강화한다.
6. 전체적인 건강한 무릎 프로그램을 계속하면서 전체적인 굴절과 근력을 강화하기 위해 아쉬타 찬드라사나, 안자네이아사나, 웃카타사나, 그리고 말라사나 상태에서 런지를 좀더 깊게 실행한다.

안쪽곁인대(내측측부인대) 접질림(Medial collateral ligament sprain)

안쪽곁인대(MCL)는 대퇴골의 안쪽 표면과 대퇴골과 경골에서 결합되며, 압박시 무릎 내측이 벌어지는 것을 예방한다. 무릎 바깥부분에 가해지는 힘은 인대의 가벼운 정도의 압통(1등급)에서 붓기를 동반한 상당한 정도의 압통(2등급), 완전한 손상과 상당한 정도의 관절 이완(3등급, 2등급 상태의 긴장 상태보다 통증이 덜함)과 같은 증상과 함께 섬유를 잡아당기거나 손상시킬 수 있다. RICE를 함께하면서 재활을 시작하며, 2,3 등급의 부상은 버팀대가 필요하다. 모든 MCL 부상에서 치료 운동 초기의 초점은 붓기를 가라앉히고, 운동 범위를 유지하며(부분적인 굴절), 그리고 무릎 주위의 근력을 강화하는데 있으므로 완전한 근력 강화 운동은 붓기가 상당히 가라앉은 후에 해야함으로 운동의 범위가 회복되기 전까지는 실시해서는 안된다. 모든 통증이 없어지기 전까지는 압박 시 다리가 내전되지 않도록 주의한다. 다음을 살펴본다.

1. 처음으로 운동 동작 범위를 유지할 때는 발목 ABC 운동법, 다리 슬라이드(브릿지 슬라이드), 그리고 등척성 대퇴사두근 강화운동을 활용한다(위에 제시된 것과 같은 단다사나 상태에서).
2. 근력을 강화하려면 일어서기에서 내전 없이 둔부 굴절을 활용한 다리 들어올리기를 하며, 처음에는 역동적으로 그 이후에는 5에서 10회 호흡을 하고, 세투 반다 사르반가사나에서는 무릎 사이의 블록을 눌러서 수축시키고, 타다사나에서는 발뒤꿈치 올리기(갑작스럽게 의도하지 않은 내전이 일어나는 것을 예방하기 위해 벽을 활용하여 균형을 잡는다)를 하고, 타다사나에서 앞뒤로 움직여 엉덩이 너비로 웃카타사나가 되도록 한다.
3. 위의 움직임을 실시할 때 아주 불편함이 매우 적거나 붓기가 더 나타나지 않고, 압통이 없으면, 선 상태에서 프라사리타 파도타나사나 지지대 이용을 해보고, 깊이있는 웃카타사나 동작을 하며, 발의 중앙으로 무릎을 천천히 조심스럽게 움직이면서 아쉬타 찬드라사나 동작을 시작한다.
4. 3번 단계를 실행할 때 통증, 붓기, 압통이 없으면, 측면 운동뿐만 아니라 무게를 실은 내전인 가루다사나를 시작한다.

내측반월판 손상 (Medial meniscus tears)

반월판은 초승달 모양의 연골로서 경골 위 부분에 위치하며 충격을 흡수할 뿐만 아니라, 경골 위에 위치한 대퇴골의 움직임에 영향을 준다. 내측반월판은 MCL과 관절낭으로의 연결부분이 움직임을 감소시키기 때문에 측면반월판보다 부상의 위험이 더 크며, 또한 ACL 부상과 함께 흔하게 손상을 입는다. 무릎에 과도한 트위스트를 주는 파드마사나 또는 아르다 맛시엔드라사나와 같은 아사나들과 함께 서 있는 상태에서 무게를 지탱하면서 무릎에 트위스트를 하는 아사나들 역시 하타 요가에서 내측반월판 손상을 흔하게 발생시키는 원인을 제공한다. 부상은 대개 무릎 내부 표면에서 통증이 느껴지고 붓고, 굴절 시 통증이 있고, 무거운 중량에 대한 감각으로 나타난다. 손상은 또한 관절염에 의한 퇴행성 변화와 반복적인 스트레스에 의해 발생한다.

1. RICE 운동과 소염효과가 있는 항소염제인 강황과 생강이 많이 함유된 식단으로 식이요법을 통해 치료를 시작한다.
2. 무릎 주변의 부상 부위를 가볍게 매일 여러차례 마사지해준다. 손상 정도가 약하고, 통증이 완화되면, 운동 범위, 균형, 그리고 대퇴사두근과 슬괵근의 근력을 유지하기 위해 앞에서 설명한 건강한 무릎을 위한 운동을 시작한다.
3. 수술이 필요한 좀 더 심한 손상(양동이 손잡이형 파열) 또는 악화의 경우에는 RICE 운동, 가벼운 마사지, 발목 ABC 운동, 브릿지 슬라이드, 그리고 가벼운 대퇴사두근 근력 강화 운동을 통한 재활을 즉시 시작하고, 그 이후에는 통증이 없고, 붓기가 가라 앉으며, 압통이 없을 때

다음 단계로 진행한다.

4. 주로 대퇴사두근과 슬괵근에 초점을 맞추어 2번 단계에서 MCL 재활과 함께 설명한 근력 강화 운동을 실시한다. 근력을 좀 더 강화하기 위해서는 점진적으로 무게를 올린 런지와 발뒤꿈치 올리기를 추가한다.
5. 앞에서 설명한 대로 전체적인 건강한 무릎 프로그램을 점진적으로 실시한다.

슬괵근 염좌(Hamstring strains)

슬괵근 염좌는 하타 요가 수업에서 흔하게 발생하는 부상이다. 슬괵근 염좌는 일반적으로 무리한 전방 굽히기를 할 때, 알지못하는 사이에 몸이 따뜻한 상태에서 몸을 과도하게 이완(몸이 뜨거울 때)할 때, 편심 수축 근육이 피로한 상태에서 이완 반사되었을 때, 앉은 상태에서 전방 굽히기를 하기 전에 엉덩이를 당김으로써 좌골조면(앉을 때 쓰이는 뼈)이 슬괵근 연결부위를 과도하게 노출시킬 때 발생한다. 요가에서 계속 진행되는 좌골 부분에서의 대부분 슬괵근 손상은 대개 신체의 근육 내부가 아닌 피부가 살짝 꼬집힌 듯한 느낌이 든다. 걷기와 같이 일상생활활동에서 불가피하게 계속해서 쓰이는 슬괵근의 염좌는 다시 잡아당겨지고 치료 시 상당한 인내심이 요구된다. 치료를 돕기 위해 다음의 과정을 준수한다.

1. 다리를 최대한 많이 휴식시키고, 통증 부위에 15분에서 20분간 매 2시간마다 얼음찜질한다.
2. 가볍게 당기기: 매일 5회씩 1～2분 동안 단다사나 자세로 정적인 이완을 시작하고(근육이나 그 연결 부위에 찌르는 듯한 통증이 없어야 한다), 세투 반다 사르반가사나에서 슬괵근 연결부위에 깊은 자극을 줄 수 있도록 엉덩이뼈를 강하게 누르며, 점진적인 슬괵근 강화를 위해 엎드린 자세에서 슬괵근 컬을 실시하고, 점차적으로 슬괵근의 마사지 강도를 강화하며, 요가 끈으로 최대한 서혜부 높이까지 올려서 다리 주위를 팽팽하게 감싼 채로 더 심도있는 이완을 실시한다(부상당하기 쉬운 연결부위에서 떨어져서 이완과 신체의 근육에 더 집중하기 위해서).
3. 더 심각한 염좌의 경우 단다사나와 세투 반다 사르반가사나에서 등척성 수축을 실시할 때, 통증이 없으면 앞의 과정을 실시한다. 통증이 없어질 때까지 정적인 이완을 유지하고 나서 4번 단계를 실시한다.
4. 타다사나와 웃카타사나 동작 사이에, 또한 단다사나와 파치모타나사나 동작 사이를 왔다갔다 이동하면서 다이내믹 스트레칭과 근력 강화 동작을 천천히 소개한다(바운싱은 금지!). 통증이 없다면, 등을 대고 누워서 힘을 주어 발꿈치를 바닥에 내리누르는 동작을 통해서 고유감각신경근육촉진(proprioceptive neuromuscular facilitation: 두뇌, 신경 및 근육을 다시 연결시킴) 동작을 소개한다(쉽게 시작하여 보다 강도를 높여 끈기있게 시행해 본다). 그런 다음 점차적으로 이 운동을 반복하되, 블록들을 점점 높이 쌓아서 발꿈치를 그 곳에 놓는다. 아니면 점차적으로 높게 벽에다 두어서, 마지막에는 비파리타 단다사나 동작이 되도록 한다.
5. 점차 이완 동작을 심화하고 강도를 높여서, 궁극적으로는 격일로 슬괵근의 섬유를 깊게 마사지하는 동작과 연결시킨다. 바다 코나사나를 수행하여 근접해있는 외전근들과 안쪽의 회전근을 이완해 보고, 좌골 근처 부위에 통증이 있는지 예민하게 살펴본다. 슬괵근을 이완하거나 수축하는 모든 움직임을 시작할 때는 특별히 주의하도록 한다.

6. 통증이 완전히 사라지면, 웁파비스타 코나사나, 파스치못타나사나, 할라사나와 파르스보타나사나 동작에서 정적인 이완을 시작한다(손을 벽에 대고, 점차 앞으로 구부리기를 시행한다). 많은 학생들이 파르스봇타나사나와 웃티타 트리코나사나와 같은 서서하는 아사나에서 슬괵근을 다시 다치는 경향이 있다.
7. 통증이 없는 정적인 이완 동작과 함께, 업드려서 힙 늘이기와 같은 추가적인 강화 동작을 시작한다(살라바사나 동작에서 다리를 바닥에서 들어올리고, 두 손을 벽에 댄 반다 사르방가사나, 비라바드라사나 III).

마지막 강화 수련 동작으로써, 보통과는 다른 강화 동작을 수행하는 것이 중요하다. 슬괵근에 무리가 가지 않도록 주의하고 타다사나에서 웃티나사나로 굽혀서 이동할 때는 숨을 5번 쉬도록 한다(필요하면 무릎을 굽히고, 벽을 지지대로 사용한다).

허리(요측) 통증 (Lower-back pain)

대부분의 허리 통증은 추간 연골이 퇴화하여, 신경에 압박을 가함으로써 야기된다. 이러한 과정은 정상적인 노화 과정의 일부이며, 부상이나 흡연, 올바르지 못한 자세는 연골의 퇴화를 더욱 가속화시킨다. 연골 퇴화의 정도에 따라서, 환상 균열(annular tears)이나, 추간판 탈출증(disk herniation), 관절염, 부분적 불안정 및 협착증과 같은 추가적인 문제들이 추간 연골에 생겨날 수 있다. 어떤 로우백 통증은 척추 자체와는 동떨어진 부위에서 생겨나기도 하는데, 예를 들어, 요방형근(quadratus lumborum)의 경련이 원인이 되기도 한다. 하타 요가를 수행할 때, 상체를 지나치게 앞으로 구부리면, 허리 부위에 근육 긴장이 일어날 수 있는데, 특별히 좌골을 사용해서 뿌리박기가 단단히 이루어지지 못한 상태에서, 앉아서 앞으로 구부리기를 하거나, 서 있는 자세에서 대퇴사두근에 힘을 주지 않고 앞으로 구부리면 그렇다. 허리는 또한 앞으로 구부리기 자세에서 뒤로 젖히기 아사나 자세로 재빨리 이동하는 과정(우르드바 무카 스바나사나에서 아드호 무카 스바나사나로 천천히 이동하는 과정보다는 스내핑 과정에서)에서 자주 긴장을 경험한다. 또한 억지로 앞으로 구부리거나 뒤로 젖히는 자세, 복잡하고 어려운 아사나 자세와 순간적으로 둔부를 굴절시키고, 축 회전을 야기하고, 척추 늘이기와 관련된 움직임을 할 때, 또한 아스타바크라사나에서 차타랑가 단다사나로 공중들기할 때 근육이 경직되기 쉽다.

허리 통증을 예방하고 최소화시킬 수 있는 가장 확실한 방법은 균형잡힌 자세를 발달시키는 운동을 실행하는 것이다. 균형잡힌 자세는 몸 전체의 힘의 균형과 유연성에 좌우되고, 골반과 척추, 어깨에 작용하는 근육과 특히 밀접한 관련이 있다. 골반 부위에서는, 균형잡힌 둔부 굴절근과 신전을 가지고 골반 중립성과 척추의 중립적 자세를 유지하는 안정적인 기반을 만들어야 한다. 약하거나, 심하게 긴장이 풀어진 슬괵근과 연결된 힙 굴근은 균형이 무너진 요가 수행을 하다보면 쉽게 경직되어, 허리에 지나친 척추전만증을 유발하고, 이는 시간이 지남에 따라 디스크 압박이나 관절염을 유발한다. 척추 부위에서는, 척추기립근, 뭇갈래근의 힘과 유연성이 중요하다. 복부 코어 근육의 요방형근의 강도와 유연성도 중요하다.

학생들이 허리 통증을 경험할 때는, "70% 정도"의 힘만 가하여 운동하여, 통증이 없는 아사나 자세를 수행하더라도, 허리에 작용하는 자세에서 100% 이완하거나 힘을 주지 않도록 한다.

그런 다음, 다음 단계로 진행해 나가면서 점진적으로 각각의 아사나 단계들을 편안하게 시행하도록 한다.

표 11.1 허리를 위한 연결 동작

1. 누워서 골반 들기	14. 서서 옆으로 구부리기
2. 누워서 무릎을 굽혀 가슴에 닿기	15. 월 슬라이드 (wall slides)
3. 두 무릎을 굽혀서 가슴에 닿기	16. 소화전
4. 반쯤 서서 앉기	17. 숩타 파당거스타사나(서서 한다리 가슴앞 당긴 자세)
5. 부분적인 요가 자전거타기 자세	18. 웁파비스타 코나사나(박쥐 자세)
6. 무릎굽혀서 돌리기 – 자트라 파리바르타나사나	19. 우티타 하스타 파당거스타사나(서서 한다리 옆으로 들기 자세)
7. 세투 반다 나르반가사나(다리 자세)	20. 안자네야사나(앉은 초승달 자세)
8. 나라비라라사나(스핑크스 자세)	21. 에카 파다 라즈 카포타사나 준비(비둘기 자세)
9. 살라바사나 A, B, C(메뚜기 자세 A, B, C)	22. 마리크야사나 C(환부를 세워 허리 회전 자세)
10. 다리 올리기	23. 파르스보타나사나 준비
11. 반대쪽 팔/다리 올리기	24. 다리를 쭉 편 자트라 파리바르타나사나
12. 네 발로 긴 자세에서 반대쪽 팔/다리 올리기	25. 비라사나(영웅 자세)
13. 고양이/개 자세	26. 전체 동작 수행

척추측만증 (Scoliosis)

척추측만증은 척추가 옆쪽으로 구부러지고, 옆으로 돌아간 상태이다. 척추측만증을 선천적으로 타고난 경우는 드물며, 뇌성마비와 같은 또다른 증상은 대부분의 경우, 발생 원인이 밝혀지지 않고 있다. 대부분의 경우, 척추의 굴곡이 정상적으로 보이지만, 뒷쪽에서 보았을 때 척추 굴곡의 등쪽 부분에서 약간 밖으로 휘어진 부위로부터 (오른쪽) 바깥쪽으로 돌출되었다. 왼쪽 허리의 척추측만증에서는 허리 척추가 왼쪽 바깥쪽으로 휘어있다. 왼쪽 허리 부분과 오른쪽 등뼈 부위는 함께 연결되어 S자 커브를 만들며, 반면에 오른쪽 허리 부분과 오른쪽 등뼈부위는 길다란 C자형 커브를 형성한다. 척추측만증은 근육들이 형성된 굴곡을 따라서 경련을 일으키기 때문에, 근육에 고통을 가져온다. 척추측만증은 통상적으로 등쪽을 가로지른 평평하지 않은 근육 조직들로 인해 발견되며, 비대칭인 힙, 갈비뼈, 어깨와 기타 구조적 결함이 있는 비대칭적 요인으로 발견된다. 여성들은 남성들에 비해 척추측만증에 걸릴 가능성이 5배나 높다.

척추측만증을 가진 학생들에게 요가를 가르칠 때는, 발과 다리, 골반의 움직임을 통해서 척추 균형의 기반을 잡는 중요성을 강조해야 한다. 다른 모든 학생들에게도, 양발에 동일한 힘을 주어서 서 있도록 하고, 파다 반다를 계발하며, 다리의 근육을 일깨우고, 골반의 중립성을 깨우치도록 교육하는 것이 강조되어야 한다. 척추측만증이 있는 많은 학생들은 골반과 척추와 연결된 대부분 근육에 불균형을 가지고 있을 가능성이 높다. 그 주된 이유는 장요근, 요방형근 및 조롱박근의 기능을 보상하려는 근육들의 작용때문이다. 척추측만증을 가지고 있는 모든 학생들은 안제나야사나, 비라바드라사나 1, 고무카사나 및 아르다 마트스엔드라사나 자세를 통해서 몸의 오른쪽과 왼쪽에 있는 이러한 근육들을 완전히 개방하고 균형을 더해줌으로써, 이익을 얻을 수 있다. 척추를 지지하는 근육들, 특별히 복부 코어 근육 및 척추기립근, 뭇갈래근과 요방형근(수축 등 구부리기를 통해서)을 이완하고 강화함으로써 척추에 보다 균형잡힌 지지를 계발해야 한다.

척추등뼈의 윗부분에서는, 흉골을 들어올리면서 어깨뼈를 등갈비뼈 아랫쪽으로 계속 회전시키는 동작을 통하여, 근육의 기본을 계발하면서 척추가 마모되는 것을 보상하는 것이 중요하다. 도움이 되는 동작은 고무카사나 동작을 통해 팔을 움직이면서, 마름모근(능형근, rhomboid)과 중간 등세모근(midtrapezius muscle)을 강화하고 이완하는 방법이 있고, 또한 팔라카사나와 고양이/개 동작을 통해 앞톱니근을 이완하고 강화하는 방법, 아래 언급되는 어깨 관련 아사나 동작을 적용해야 하는 것은 평소에 건강한 어깨를 유지하는 방법을 응용할 수 있다. 이런 동작에서 가장 중요한 부분은 호흡을 잘 사용하여 갈비뼈 및 가슴 부분에 압박되는 부위에 보다 넓은 공간을 제공하고, 늑간과 기타 호흡관련 근육들을 스트레칭하고 강화시키는 것이다. 항상 적용되는 바, 호흡은 수축되는 긴장, 수축되는 영역과 척추를 늘여주는 부분으로 흡입되도록 한다.

고통을 줄여주는데 도움을 주면서, 증상을 더욱 완화시키거나 경감시키기 위하여 아사나 동작을 변형시키는 방법은 여러가지가 있다. 이러한 변형이 적용되지 않는다면, 기존의 신체 정렬 방법이나, 에너지 적용의 원칙으로 인하여 척추측만증이 악화될 수도 있다. 여러 아사나 중에서도 측면으로 굽힌다든지, 척추를 회전시키는 동작들은 변형 동작을 적용시켜야 할 중요한 동작들이다. 예를 들어, 우티타 트리코나사나에서는 오른발을 턴아웃하는데, 오른쪽으로 등뼈가 휘어진 학생들은 흉곽의 오른쪽을 늘이지 않도록 해야 하고 대신에, 발과 다리와 둔부를 안정적인 자세로 취한 후에 왼쪽으로 늘이는데 더욱 촛점을 맞추어야 한다. 오른발을 밖으로 뻗는 파리브르타 트리코나사나 동작에서는, 같은 증상을 가진 학생이라면 오른쪽으로 비틀기하면서 왼쪽을 늘여주는 동안 오른쪽은 당겨주면서 동작해야 한다. 이 때, 왼발을 밖으로 뻗되, 완전히 비틀지 않도록 한다. 우티타 타르스바코나사나, 파르스보타나사나, 자누 시르사사나 및 다리와 척추의 자세를 비대칭으로 두어야 하는 기타 모든 아사나에서도 중요한 비슷한 유형의 변형을 적용해야 한다.

손목 힘줄염 및 손목 터널 증후군
(Wrist tendinitis and carpal tunnel syndrome)

차타랑가 단다사나, 우르드바 무카 스바나사나 및 아드호 무카 스바나사나를 통해서 반복적인 동작을 통해, 흐름을 중심으로 하는 최근의 하타 요가 수업의 등장으로 인해, 한 팔을 이용하여 몸 전체의 무게를 지탱하는 많은 요가 동작들이 생겼고, 부상의 위험이 점점 높아지고 있다. 한편, 많은 학생들이 산악 자전거타기, 타이핑, 마사지와 같은 라이프 스타일을 갖게 되면서 손목에 무리가 가는 경우가 많이 생기고 있다. 손목에 발생할 수 있는 다양한 문제로는, 손목의 인대가 무리하게 늘어나거나 파열되는 것, 손목 힘줄에 염증이 생기는 손목 증후군(CTS) 등을 들 수 있다. 심한 손목 통증이 있는 학생들은 진단 테스트를 받아보아야 한다(종류에는 CTS를 판별하는 팔렌 테스트 및 역 팔렌 테스트, 산모에게 흔히 발생하는 건초염을 판별하는 핑켈스테인 테스트가 있다). 많은 경우에 중간 신경에 압박을 가하는 손목 터널을 통하는 굴근 힘줄의 염증을 손목 터널 증후군으로 잘못 진단하는 경우가 있다. 이러한 압박은 종종 다른 곳의 신경을 누르거나, 목과 어깨 부분의 근육을 잘못 눌러서 생기는 경우이다. 아사나 동작의 변형을 포함한 어떤 특별한 조치,치료법은 그것이 무엇이든 간에 통증의 원인과 증상을 잘 고려하여 취해져야 한다. 모든 경우에, 격심한 통증은 손목에 무게를 심하게 가하는 아사나와 손목 균형의 무너짐때문에 생긴다.

경미한 손목 통증을 느끼는 학생들은 요가 수행 전에, 손가락, 손과 팔, 어깨를 준비해 줌으로써 통증의 경감을 얻을 수 있다. 손목과 전완 마사지 또한 통증 경감에 효과적이다. 통증이 경미한 경우에, 다음과 같은 운동들이 도움이 될 수 있다.

1. *타다사나 손목 요법:* 완전한 원을 그리면서, 계속 방향을 바꾸면서, 손목을 부드럽게 돌린 다음, 30초 동안 손목을 부드럽게 터는 동작을 한다. 이렇게 짧은 동작을 하는 동안, 해맞이 자세로 이동할 수 있다.
2. *웃타사나 손목 프라티크리야사나:* 해맞이 자세를 하면서 *웃타*사나 자세로 이동할 때마다, 손목의 뒤쪽을 앞으로 향하거나 바닥 위에 두어 가볍게 주먹을 쥔다. 이것은 파다 하스타사나보다 약한 강도의 손목 운동이다(또한, 더 많은 학생들이 할 수 있는 동작이고, 숨을 내쉬면서 *웃타*사나 동작으로 이동할 수 있다).
3. *손목 펌프:* 한손의 손가락들을 다른 쪽 손가락들과 함께 모아서, 손목을 앞뒤로 움직이면서 반대편 손을 서로 눌러준다. 통증이 없으면 1~2분 지속한다.
4. *안잘리 무드라:* 기도할 때와 같이 손바닥과 손가락(손가락 마디에서 손가락 *끝*까지를 지칭)을 단단히 함께 가슴쪽으로 누르는 동작을 1~2분간 지속한다. 이것은 역 팔렌 테스트로 알려져 있다. 손목 관절 안쪽으로 심한 작렬감이 30초 이내에 느껴진다면, 이것은 CTS로 판명된다. 손을 반대 자세로 취하여, 손목과 손의 뒤쪽을 함께 모아서 1분이상 강하게 누르면 팔렌 테스트가 된다.
5. *손으로 춤추기:* 편안하게 무릎을 꿇고 앉아서, 손가락을 위로 향한 채, 손바닥을 바닥에 댄다. 그런 다음 손바닥을 뒤집은 다음 손가락 뒷면이 보이게 해서 바닥에 누르듯이 하고, 손가락을 다시 뒤집어서 손바닥을 누르고, 계속 손가락을 앞 뒤로 번갈아가면서, 손바닥을 위로 향하거나, 아래로 향하거나, 손가락은 앞으로 뒤로 안으로 바깥으로 다 향하도록 동작을 계속한다.

손목이 지속적으로 약해지거나, 경직되어 있다면 보통 얼음을 올려놓거나, 자는 동안 지지대를 부착하거나, 강황과 생강 같은 항소염제를 먹거나, 침을 맞거나, 기타 대체 의학을 적용해보는 것이 유익하다. 학생들에게 모든 가능한 방법을 찾아보고, 추가적으로 의사와 상담해 보도록 한다.

어깨의 불안정성 및 충격
(Shoulder instability and impingement)

어깨 관절이 불안정해 지거나 충격을 받는다는 것은 어깨 회전근띠(rotator cuff)와 팔을 올리거나 회전시키는데 사용되는 상완골의 머리를 덥고 있는 4개의 근육에 둘다 문제가 생겨서 야기된다(제4장에는 어깨에 대한 자세한 설명이 있다). 이런 근육중 한 두개라도 약해지거나 지지하는 인대가 무리하게 늘어나면, 상완골은 불완전탈구(subluxation)된다(흔히 어깨가 빠졌다고 함). 해당 근육들 중 한 두개가 경직되거나, 경련을 일으키거나, 염증이 생기거나 건강한 균형 상태를 잃게 되면, 삼각근이 외전할 때 반대로 움직이지 않아서, 상완골의 윗부분이 올라가 박혀 팔을 올릴 때 어깨 봉우리에서 빠져나오지 않는다. 충격을 야기하는 다른 이유로는 견봉쇄골관절(acromioclavicular) 관절염과, 구조적 비정상과 화석화와 인대 등을 포함한다. 어깨 통증을 유발하는 기타 이유로는 힘줄의 염증, 점액낭염 및 관절순(labrum)의 파열 등이 있다.

건강한 어깨를 유지하는 핵심은 힘과 유연성의 조화로운 균형이다. 균형이 깨지면 불안정성과 충격을 야기하므로, 먼저 통증을 유발하는 활동을 피하고 팔목이 어깨 위로 올라가는 동작, 특히 공을 던지는 것과 같이 팔꿈치를 어깨 위로 올려서, 휘두르는 불안정한 동작을 삼가도록 한다. 지속되는 통증은 얼음이나 항염증제를 사용하여 치료한다. 건강함을 유지하는 동작과 힘을 기르기 위해서 다음의 아사나와 운동을 시도해본다.

1. 팔을 아래로 늘이뜨리면서 테이블 위에 누워서, 코드맨(Codman)의 추시계 운동처럼 팔을 앞 · 뒤로 흔들면서 원을 그린다.
2. 가루다사나 팔동작을 하여, 정사방형근을 이완한다. 가루다사나 동작을 실행하기가 불가능하다면, 한팔을 사용하여 다른 팔을 부드럽게 가슴을 가로질러 당기면서 수평으로 외전시킨다.
3. 고무카사나 팔동작을 사용하여 세갈레근(삼두근, triceps), 넓은등근(광배근, latissimus dorsi), 가시아래근(극하근, infraspinatus), 작은원근(소원근, teres minor), 윗팔의 큰가슴근(대흉근, pectoralis major)과 큰가슴근, 두갈레근(이두근, biceps), 앞톱니근(전거근, serratus anterior)과 팔 아랫분의 등세모근(승모근, trapezius)을 이완시킨다.
4. 파르스보타나사나 팔동작을 사용하여 가시아래근, 작은원근, 앞톱니근, 앞삼각근과 가슴근을 이완시킨다.
5. 프라사리타 파도타나사나 C 팔동작을 사용하여 가슴근과 앞삼각근을 이완시킨다.
6. 앞톱니근과 정사방형 근육을 강화하고 이완하며 견갑골을 안정시킨다. 테이블 자세를 취하면서, 팔을 쭉 뻗어서 천천히 가슴을 낮추거나 바닥으로부터 멀어지게 하면서, 교차시킨다. 이 동작이 쉬워지면, 팔라카사나 자세에서 이 동작을 취하고, 팔라카사나와 차타랑가 동작 사이를 천천히 앞 뒤로 움직이면서 진행한다.
7. 어깨 회전근띠를 강화시키기 위해서는 팔을 비라바드라사나 II로 외전시켜 가시위근을 강화시키고, 아드호 무카 스바나사나 동작으로 팔을 바깥쪽으로 회전시킴으로써, 극하근과 소원근을 강화하고, 파르스보타나사나의 등척점 수축을 통해 견갑하근을 강화한다.
8. 통증이 없다면, 팔을 머리 위로 올려서 살라바사나 C와 비라바드라사나 III 동작에서 굽히면서 어깨를 강화시킨다. 이런 아사나 동작에도 통증이 없다면, 아드호 무카 스바나사나 동작을 1분 이상 지속하여, 최대 5분 정도 지속하도록 한다. 여전히 통증이 없다면, 아드호 무카 브르크사사나를 시도해면서 20분 정도 지속할 수 있도록 한다.

우울증을 위한 요가 (WORKING WITH DEPRESSION)

요가 수업을 찾는 학생들은 매우 다양한 감정적인 상태를 가지고 있다. 크고 작은 우울증을 겪는 학생들에게 요가는 큰 도움을 준다. 제5장에서, 정신적 외상을 치료하고 산토사의 안정된 감정, 만족감을 느끼게 하기 위한 공간 창조에 대하여 설명한 바 있다. 사실 슬프거나 다운되는 감정, 부정적인 생각은 특정 상황을 대처하기 위해서 사람에게 약간은 유익한 면도 있다는 사실을 주지하고 있어야 한다. 슬픔이 인지되면 사회적인 지지를 받음으로써, 기타 질병으로 고통을 받는 사람들이 안정을 얻는데 도움이 되고, 슬픔을 느끼기는 하지만, 현명하게 대처하는 것은 세상을 좀더 현실적으로 바라볼 수 있는 시각을 제공해 준다. 전통적인 요가의 관점에서는 우울증을 불안과 초조의 증상인 라자스틱 상태를 반영하거나, 무기력과 절망적인 타마스틱 상태를 반영한다고 본다. 이러한 관점으로 우울증을 보게 되면, 요가의 한가지 목표는 아사나, 프라나야마와 명상을 통해서 다음과 같은 방법을 사용해서 명철함과 안정되고 진실된 상태를 이루는 것이 된다.

- 타마스틱(무기력함)의 경우: 학생들에게 보다 역동적인 프로우 스타일의 아사나를 제공한다. 등 구부리기와 비틀기의 연결 동작들과 카팔라바티와 같은 프라나야마의 형태를 강조하고 명상을 병행한다. 눈은 맑은 상태에서 크게 뜨고 있으며, 마음의 상태는 완전히 각성되어 있는 상태를 지향한다.
- 라자스틱(혼란함)의 경우: 앞으로 구부려서 정지하거나, 오랜 사바사나, 나디 쇼다나와 같은 안정을 추구하는 프라나야마, 눈을 감는 명상과 같은 아사나 수행을 제공하여 학생들이 천천히 생각의 리듬을 타도록 한다.

임신중인 학생들을 위한 요가 수업 (WORKING WITH PREGNANT STUDENTS)

어떤 요가 아사나가 임신 중에 유익하며, 위험한 요소가 있을까? 산후 초기에 요가를 하는 것이 좋을까? 아니면, 수유 기간 이후까지 요가를 하면 좋을까? 각각의 임신 주수마다 어떤 아사나를 추천하고, 피하는 것이 좋을까? 나이, 이전 임신 횟수 및 기타 요인과 같은 특정한 요인이나 개개인의 산모가 가진 특징에 따라서 어떻게 요가의 처방이 달라질까? 이외에도 다양한 질문들이 임신중인 학생들을 대할 때 생겨나지만, 20세기 후반이 되기 전까지는 이런 이슈에 대한 문헌이 거의 존재하지 않았다. 운동과 임신에 관련된 보다 폭넓은 질문들을 살펴보면, 현대 역사 문헌에는 다양한 견해들이 존재함을 발견한다. 먼저 1781년도에 알렉산터 해밀튼은 "조산과정의 문서(Trieatise on Midwifery)"에서 약간의 적당한 운동은 권장하되 "말이 끄는 흔들리는 마차에 단다든지, 댄스를 한다든지 몸과 마음을 방해하는 격렬하고 부적당한 동작들은" 피해야 한다고 했다(Mittelmark et al. 1991). 19세기에 들어 운동과 출산에 대한 과학적인 연구 결과들이 도출되었고, 심한 운동과 미숙아 출산의 연관관계에 대한 비슷한 연구 결과들로 인하여(미국은 아니지만), 여러 나라들이 출산 직전과 직후의 여성들을 고용 금지하는 입법 사항을 이끌어내기도 했다. 20세기 초반에는 과학적인 연구라기보다는, 문화적이고 사회적인 편견에서 야기되어, 임신 중에 해서는 안되는 활동들의 목록이 점점 늘어났다. 1935년의 "현대의 어머니(modorn motherhood)"라는 잡지에서는 "목욕, 수영, 골프와 댄스는 가능하지만 지나친 산책과 승마, 테니스는 피하라"고 했으며, 동시에 어떤 임산부들은 지나친 활동을 해도 부작용이 없었다는 점을 따로 알려주었다. 그러나 1930년대라 하더라도, 영국의 작가이자 산모 조언가인 캐트린 보한(Kathleen Vaughan)은 골반의 입구를 넓혀주는 쪼그리고 앉기 동작을 통해서 관절의 유연성을 증가할 수 있다고 주장하였고, 바다 코나사나와 같은 자세와, 골반 플로어 운동들이 회음부의 파열을 방지한다고 주장하였다. 여전히, 1940년도와 1950년도에는 대부분의 문헌에서 적당한 운동은 가능하되, 스포츠는 안된다고 하였다. 1950년도에는"산전 운동(exercises before childbirth)"이라는 책의 출판을 통해 영국 여성들의 산전에 움직이지 않는 생활에 대해서 비판하면서, 임신 중에 그룹으로 정상적인 운동을 하면 육세적으로 심리적으로 유익한 점이 많다고 주장하면서, 이전의 지지되었던 보한(Vaughan)의 주장에 대한 비판이 일어났다.

1970년대와 1980년대에는, 몸관리와 웰빙에 대한 욕구가 증대되었지만, 여전히 대동맥 압박 현상, 관절과 인대의 느슨해짐, 요추전만증 및 복부 압박 문제과 같은 기본적인 임신중의 생리적 변화에 대해서는 관심이 없었던 상황이었다. 또한 검토되지 않는 가설들을 통해서 살펴본 바로는, 식이요법 정보에도 오류가 있거나 산전 운동시에 특정 음식을 배재함으로써 운동을 통해서 산모나 태아에게 해를 입히고, 많은 임산부들이 부상의 위험이 있는 동작에 빠져들 수 있도록 하는 자료들도 있었다. 지난 20년 동안의 연구를 통해서, 저자는 운동과 임신의 상관 관계에 관한 많은 통찰력을 얻을 수 있었는데, 그 중에 한 가지는 심한 병리학적인 증상을 가지고 있지 않은 한 산모와 태아는 임신 중에 정상적인 일상의 활동들을 영위할 수 있다는 것이다. 그러한 발견을 기초로 하여, 곧바로 연상되는 생각들은 임신 중의 운동에 대한 여러가지 아이디어를 가져다준다. 이를테면, 운동은 간헐적인 것이 아닌, 일상 생활의 일부여야 하고, 경쟁적인 요소가 없어야 하고, 격렬함이 없어야 한다. 몸에 열이 날 정도로 해서는 안되고, 고열이 있거나, 충격을 가하거나 격렬한 움직임이 아니며 관절을 깊이 구부리거나 늘이는 일이 없도록 하고, 조용한 생활 습관에서 시작하여 매우 간단한 운동으로 시작해야 한다.

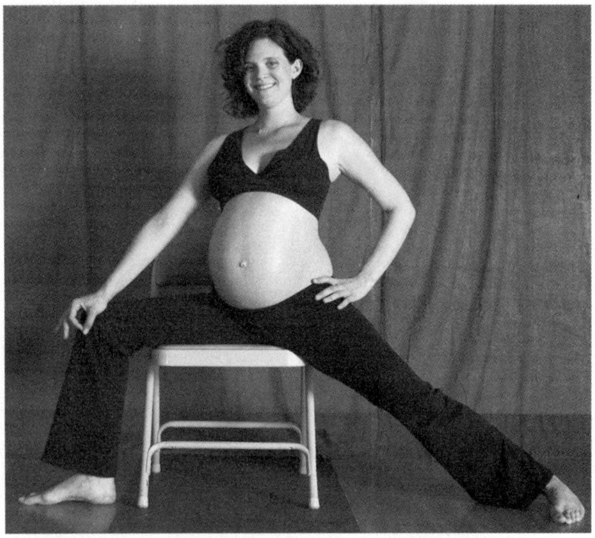

이러한 깨달음은 서양의 의료 및 과학적 모델의 관점으로 보면, 더욱 의미심장해진다. 이 관점에서는 몸과 마음을 분리해서 본다. 극단적으로 보게되면, 생각과 느낌을 크게 육체적인 상태와 분리시켜서 육체적인 문제들은 순전히 육체적인 치료요법, 약물과 수술을 통해 치료되어야 한다고 본다. 하지만 감정은 임신과 출산에 있어서 매우 중요한 요소라는 증거가 상당히 있다. 임산부들은 두려움을 숨기고 있으며, 책임의식에 대한 인식이 있으며, 기타 여러가지 감정적인 요소들이 신체의 생리적인 면에 영향을 미친다. 점점 많은 병원들과 출산 센터들이 산모들의 감정을 분출하는 것이 출산을 더 편안하게 해주고 더욱 평화로운 환경을 제공하고, 의식적으로 호흡하고 명상하는 훈련을 통해 출산의 고통을 경감시킨다는 것을 깨닫고 있다.

편의에 의해서 임산부 학생들을 2개의 일반적인 분류로 나눌 수 있는데, 처음 분류는 앉아서 생활하는 생활 습관을 가지고, 신체 건강 상태가 불량하며, 임신중 위험이 높은 그룹이고, 두번째 그룹은 활동적인 생활 습관을 가지 건강하고 임신의 위험이 적은 그룹이다. 처음 그룹의 임산부들은 임산부들을 위한 특별 요가 수업에 참가하도록 권유해야 하고, 주로 산전/산후 요가 수업에 배정

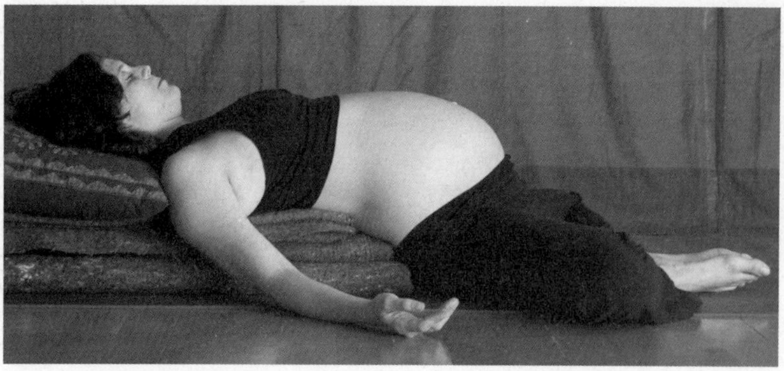

한다. 두번째 그룹의 임산부 학생들은 일반 요가 수업에서 임산부들에 대한 지도가 가능한 지도자들에게 변형 동작을 배우며 수행한다. 두번째 그룹과 이미 요가를 수행하던 학생들은 아래 언급된 변형 동작을 하며, 유지 프로그램을 수행하도록 하였다. 임신 기간에는 격렬한 요가 수행을 시작하는 단계도 아니고, 새롭고 복잡한 아사나를 시도하는 타이밍도 아니다.

골반에 대한 인식과 건강
(Pelvic awareness and health)

모든 임산부 학생들은 자신의 골반의 구조와 근육 관련 기관에 대해서 더욱 관심을 가지고, 도움이 되는 활동을 하는 것이 매우 유익하다. 물라 반다를 임신 전부터 더욱 집중적으로 시작하는 것이 유익하며 이를 통하여, 아랫쪽 골반 근육과 관련 기관들을 더욱 계발시키고, 활성화시킬 수 있다. 물라 반다는 회음부 근육들을 더욱 강화시키고 유연하게 계발시키는데 도움을 주며, 아랫쪽 골반 관련 부위와 주변 지지 기관들을 자극하여, 출산이 더욱 쉬워지게 하고, 임신, 진통 및 출산 과정을 통해 야기될 수 있는 여러가지 신체적 위험을 경감시킨다. 그러한 위험에는 회음부 파열(외음절개술의 가능성 경감), 요실금, 질탈(vaginal prolapse) 등이 있다. 기본적인 물라 반다 훈련을 쌓아가면서, 여성들은 회음부 바닥, 방광, 질과 항문을 둘러싸고 지지하는 깊은 골반 근육들의 층까지 이르는 높은 부분까지의 겉쪽의 근육들을 모두 미묘하게 인식하면서 조절할 수 있다.

임신 단계를 통한 요가의 수행
(Practices by stage of pregancy)

임신 초기 — 제1분기(Early pregancy — First trimester)

임신 13주까지 이르는 초기 단계에서는, 학생들은 호르몬과 에너지 변화에 쉽게 적응할 수 있다. 때때로 강도 높은 예민한 변화의 시기에도 적응할 수 있다. 초기 임신 단계는 더욱 확고하게 기본을 닦고, 속도를 늦추며, 보다 내면에 집중하고, 난세포가 건강한 태아로 자랄 수 있는 유리한 환경을 만드는 단계이다. 다음과 같은 점을 따른다.

- 우자이 프라나야마를 지속한다. 카팔라바티 프라나야마나 기타 복부를 사용해서 펌핑하는 다른 호흡 기법들을 시행하지는 않도록 한다.
- 아사나를 무리하게 시작하면서 몸을 흔들지 않도록 한다(이동하는 훈련이 고도로 잘된 학생이라면, 그대로 해도 좋다).
- (자궁에 연결된 넓은 인대를 잡아당기지 않도록) 비틀기를 최소화한다. 비틀기를 하면서 윗쪽 등뼈의 움직임에 집중한다.
- 기본적인 골반 일깨우기 운동을 시행한다.

- 태아는 매우 작고, 자궁은 골반 안에서 잘 보호되고 있기 때문에, 학생들은(배가 가시적으로 나올 때까지는) 엎드려서 운동할 수 있다.
- 브리지 롤(bridge rolls)(골반과 척추를 천천히 움직이면서 세투 반다 사르반가사사나를 시작했다 중단했다 하는 동작)을 시행하면서 골반을 더욱 일깨우는 동작을 계발한다. 함께 적용되는 동작은 숩파 바다 나사나, 스와스티카사나, 바즈라사나, 비라사나, 우파비스타 코나사나, 고무카사나, 아난다 발라사나 및 에카 바다 다즈 차포타사나 준비 동작이 있다. 말라사나도 잘 익혀 두면 좋다.
- 다양한 어깨 강화 동작와 개방 동작을 시행한다(위에 언급한 어깨 부분을 참고).
- 웃티타 트리코나사나, 비라바드라사나 II, 웃티타 파르스바코나사나를 골반힙을 개방하는 동작으로 시도하여, 다리의 순환을 자극하고 강한 발과 다리를 만들며, 나쁜 자세가 되지 않도록 무게 분산을 위한 안정적인 기초를 확립한다.
- 1단계에서 조용히, 2, 3단계에서 사용하게 될 아사나와 보조 도구들을 연구해 보면서 시작한다.

임신 제2분기 (Second trimester)

태반이 온전하게 기능하게 되고, 호르몬 수준의 균형이 적당해지면, 임신이 확실하게 확립된다. 이 시기는 체력과 기력을 강화하고, 골반과 척추에 대한 의식을 일깨우고, 아기가 자라면서 발생할 균형적 및 안정적 문제에 대처하기 위해 신체 내부에서 더욱 지지력을 키우게 된다. 복부의 크기는 제2단계에서 매우 다양하게 발현되며, 다양한 시점에서 다양한 경우로 나타나게 된다. 임신의 징후가 겉으로 발현되기 시작하면, 골반은 더이상 자궁을 보호하지 못하기 때문에 그에 따라서 자세를 교정하여 시행해야 한다. 2단계의 중반으로 접어들면, 아기의 무게가 대정맥에 압박을 가하고, 등쪽에서 심장으로 가는 혈관의 흐름이 제한을 받기 때문에, 등을 바닥에 대고 눕는 자세에서 학생들은 감각의 마비를 겪기도 한다. 요가를 수행할 때는 다음과 같은 지침을 따른다.

- 격렬한 움직임과 자전거타기 요가 동작 및 나바사나와 카팔라바티 프라나야마와 같은 심한 복부 운동을 피한다. 복부에 압박을 피하고 복부가 부드럽게 늘어나도록 하는 것이 중요하다. 복부의 근육이 단단한 여성들은 압박이 아래로 처지기 때문에, 회음부 파열의 위험과 요실금의 위험이 높아진다.
- 타다사나 및 우르드바 하스타사나 동작에서 척추의 신체정렬을 바로하기 위해서 골반 중립 운동을 하면서 브릿지 롤 동작을 지속한다.
- 타다사나 동작에서 두 발을 벌려서, 수르야 나마스카라를 수행하면서 뒤로 물러나서 널판지 자세를 취하고, 살라바사나 또는 우르드바 무카 스바나사나를 준비하는 동작에서, 반듯이 드러누울 때, 담요를 접어서 갈비뼈와 힙을 지지하도록 한다. 스쿼트 동작을 해맞이 동작에 적용한다.
- 서있는 아사나를 수행하여 다리의 힘을 기르고 힙과 골반을 개방한다(필요하면 지지하는 목적으로 벽이나 의자를 사용하거나 변용). 브르크사사나, 가루아사나, 안자네야사나, 사위타 찬드라사나, 비라바드라사나 I과 II, 웃티타 트리코나사나, 파르스보타나사나, 웃티타 파르스바코나사나를 적용할 수 있다.
- 다양한 좌식 힙 오픈 자세를 취하며 앞으로 구부리기 자세를 취한다. 바다 코나사나, 웁파비스타 코나사나, 파리브르타 자누 시르사사나, 바라다즈라사나, 에카 파다 라즈 카포타사나 준

비 동작, 고무카사나, 단다사나, 파치모타나사나(두 다리를 벌려서), 마리크야사나 A와 자누 시르사사나 동작을 포함한다. 발라사나 자세에서 무릎을 넓게 벌려서, 천장 관절의 압박을 풀도록 한다.

- 이완을 위해서, 다리를 똑바로 벽쪽으로 올려서 비파리타 카라니를 해보면서 두 발을 모아도 보고, 두 무릎을 모아서도 올려본 다음 바드하 코나사나를 하면서 둔부와 다리 밑에 담요를 깔고 사바사나를 해준다.

임신 제3분기(Third trimester)

이 시기는 아사나의 흐름 가운데 쉼을 통하여 에너지 배양에 다시 촛점을 맞추며 몸과 수행을 더욱 완전하게 통합하도록 하는 시기이다. 아기의 몸무게가 대동맥에 더욱 압박을 가하기 때문에, 등으로 눕는 시간을 더욱 제한하는 것이 중요하다. 이완 호르몬 수준이 이제는 매우 높아지기 때문에 (골반 뿐 아니라) 몸 전체의 인대를 부드럽게 하고〔종골, 주상골(calcaneonavicular) 인대가 늘어나듯이〕, 평발이 되게 할 수도 있고, 무릎이 약해지며, 몸 전체에 걸쳐서 천장 관절과 다른 관절들이 불안정해진다.

- 척추를 지지하기 위해서 자세를 바르게 유지하도록 노력한다.
- 의자를 더욱 많이 친숙하게 사용하여 다양한 입식 및 좌식 아사나(비라바드라사나 및 말라사나)를 시행하도록 한다.
- 36주째가 지나면 아드호 무카 스바나사나와 기타 역위 동작을 하면 엉덩이가 노출될 위험이 있다.
- 스쿼트 동작과 힙을 외전하여 여는 동작을 하면서 출산과정을 시각적으로 그려보기 시작한다.
- 숩타 바다 코나사나에서 높은 지지대를 사용하여, 오래 자세를 지속해 보도록 한다.
- 무릎 사이, 머리 밑와 윗팔의 아랫 쪽에 쿠션 같은 보조도구를 넣고, 몸의 옆으로 누워서 사바사나 자세를 취하면서 완전히 쉬는 동작을 하면 편안하게 몸을 이완할 수 있다.

출산 후 (After delivery)

신생아를 막 출산한 산모들에게 중요한 것은 에너지를 천천히 늘리면서 근력을 다시 계발하고 출산 후에 지구력을 더욱 배양하는 것이다. 코어 워크를 하거나 카팔라바티 프라나야마를 적어도 6주 정도 실행하도록 하며, 복부에 압박이 없도록 한다(외음절개나 회음부 파열이 있었다면 골반 바닥 운동을 시작하기 전에 완전히 회복되도록 더 오랜기간 시행한다). 그러면서 점차적으로 복부 코어 부분을 다듬어 나가도록 한다. 릴랙신 호르몬은 출산후 또는 모유를 먹인다면, 수유후 두달 정도까지는 높은 수준으로 분비된다. 따라서 이완을 심하게 할 때는 (특히 앞/뒤로 구부리는 동작에서) 80%의 강도를 유지하도록 권장한다.

환경이 다른 곳에서 요가 지도 선택하기 (TEACHING IN ALTERNATIVE SETTINGS)

요가를 가르치기 전, 나는 20년 이상을 사회 운동가, 학교 교사 및 공립 학교, 청소년 교화원, 교도소, 마약 재활원 및 정신 건강 치료 센터 등의 다양한 사회 서비스 및 정책 역할을 담당하였다. 내가 요가를 가르치기 시작한 후 얼마되지 않아, 다양한 환경에서 지속 가능한 요가 프로그램 개발을 위한 YIF(Yoga Inside Foundation)의 창설과 이를 통해 미국 및 캐나다에서 300개 이상의 프로그램을 준비하기 위해 LA 요가 커뮤니티에서 다른 동료들과 함께 일하였다. 최근 수년간 오프더메트(Off the Mat), 아트 오브 요가(Art of Yoga), 리니지 프로젝트(Lineage Project) 및 기타 여러 조직들이 유사한 설립을 통해 우리의 처음 생각 이상으로 본 사업을 확장하였으며 이 사업이 아니었으면 요가를 알지 못하는 사람들이나 기관들에게 요가의 장점을 알릴 수 없었을 것이다. 아래에 기술된 본 서비스가 가지는 특유의 난제 및 기회들은 전통적인 환경에서 요가를 가르칠 때 일상적으로 경험하는 것들 이상이다.

- 수업 시 학생들이 가지는 다양성이 보다 크다. 배경, 나이, 조건 및 동기가 다르다.
- 많은 학생들이 깊은 마음의 상처를 가지거나, 외상 후 스트레스 증후군으로 고생하거나, 기분전환 약물을 복용 또는 극도로 상처 받기 쉽다.
- 주최 기관은 조직의 규칙의 강경한 적용에 저항하는 일부 직원들로부터 본 요가 프로그램을 전적으로 지원할 수 없을 수도 있다.
- 대개 연습실에는 마루 바닥, 음향 시스템, 무대, 촛불, 벽에 부착된 끈 또는 우리가 주변의 요가 샬라(shala)에서 요가를 가르칠 때 익숙하게 사용하던 기타 도구들이 완비되어 있지 않을 수 있다.
- 수업마다 다르게 적용되는 시간 제약이 있을 수도 있으며, 빈번하거나 기대하지 않은 방해가 있을 수도 있다.

다양한 환경에서 가르치는 경험은 부분적으로 수업시 자발적이냐 의무적이냐에 따라 형성된다. 일부 요가 지도자들은 학생들의 의지에 어떠한 제약이 있을 수 있는 환경에서 가르치는 것을 피한다. 누군가 요가를 하겠다는 자유로운 결정없이 요가 메트에 올라가는 것이 요가와 대조적으로 보인다. 의무적인 참석은 종종 수업에서의 행동 관리에 연관되어지는 반면, 보다 큰 감정적 행동적 문제들은 일반적으로 초기에 가졌던 동기를 상실하게 한다. 그러므로, 다른 여러 어떤 문제가 있던지 전적으로 요가에 집중할 수 있도록 수업 교실을 관리하면서, 연습에 대한 개방성을 조장하는 수업에서 에너지 넘치는 참여를 유도하는 것은 지도자에게 달렸다. 공립 학교, 교도소, 치료 센터 및 기타 여러 곳의 많은 요가 학생들은 그들의 지도자가 나타나기 전까지 단지 요가에 대한 막연한 개념을 가지고 있다. 이때가 바로 여러분이 여러 난제 가운데 요가의 균형을 보여줌으로 요가를 소개할 수 있는 기회이다.

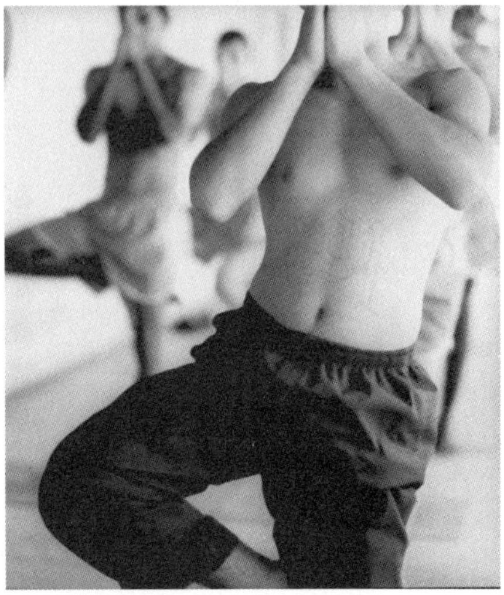
LA 카운티 청소년 교화원, 1997

감정적이고 정신적인 문제로 고민하는 사람들에게 요가는 몇가지 중요한 문제를 제시한다. 치료 센터의 대부분의 사람들은 강박신경증의 페턴을 가지고 있으며 일반적으로 우울해져 있다. 이러한 환경에서의 요가 지도자로서의 여러분 고유의 역할을 인식하고 존중하는 것이 매우 중요하다. 요가가 치료로 사용될 수 있다하더라도, 여러분은 단순한 치료사가 아니다. 실제로, 다른 환경에서 요가를 제공하는 목표중 하나는 바람직하지 않은 행동이나 습관을 되돌릴 수 있도록 도와주는 것이다. 요가 지도자로서의 지식과 기술을 사용하여 학생들의 치료 과정에 기여할 수 있다. 이것은 호흡과의 연결, 요가 학생들이 판단되어지지 않는 안전하고 자제된 환경 조성, 자아감과 자기 수용 및 자기 수용 그리고 균형감의 회복, 감정적 고통의 결부, 신체와 마음의 재결합 인식을 개발, 현존함을 느끼고, 휴식을 취하기, 삶으로의 갱생, 그리고 일정한 양식을 깨뜨리는 것을 포함한다. 인내와 노력으로 여러분은 학생들이 자기를 수용하고 이전의 건강치 못한 생각을 버리고, 한 곳에 마음을 모아 그들 원래의 자아를 발견할 수 있도록 도와줄 수 있다.

다른 환경에서 요가를 지도할 때는, 보다 통상적으로 다음과 같은 요소들에 보다 주의를 기울여야 한다.

- 요가를 소개하고 개인적인 요가의 경험을 나누며, 학생들과 서로 연결되어, 지원을 제공한다.
- 안전, 지원, 수용을 제공하는 수업 공간을 통해, 모든 학생들에게 균형잡힌 환경을 제공한다. 학생들에게 변화와 성장을 반영하고, 치유되는 경험을 구체화함으로써 인생을 살아가는 방법을 제시한다.
- "완벽한 포즈"를 취하기 보다는 자기 성찰의 의미로 수행하는 것에 중점을 둔다.
- 단호하고, 명확한 범위를 형성하여, 학생들이 서로 존중해 주면서 수업의 소중함을 깨닫도록 도와준다.
- 자신감을 형성하도록 지속적으로 격려하고 자기 변화를 강화하고 인지할 수 있도록 도와준다.
- 자신의 몸을 자기 변화를 위한 매개체로 강조하면서 학생들이 몸을 위해 피해야 할 것을 느낄 수 있도록 도와준다.
- 아사나에서는, 호흡 및 자세 변형을 통해 통증이 없는 불편한 자세를 유지한다. 아사나에서의 불편함을 인생에서의 불편함과 연결시켜서 학생들에게 불편한 감정을 지속해서 느끼면서 돌파구를 찾는 방법을 강구하도록 격려한다. 이 과정을 통해서 아사나에서 균형과 힘을 기르고 이것을 인생에서의 치유 과정에 적용하도록 한다.
- 프라나야마와 명상은 다른 환경에서 중요한 도구이다. 프라나야마와 명상을 통해서 숨겨진 감정을 깊고 안전하게 접근할 수 있고, 꼬리를 물고 생기는 강박적인 생각의 흐름을 중지시킬 수 있다.

제 12 장

전문 요가 지도자

THE YOGA PROFESSION

당신 안에 있는 것이 무엇인지 가르쳐주세요
당신과 당신 자신에만 적용되는 것이 아닌,
다른 모든 사람들에게 적용될 수 있는 것들을...
— 크리슈나마차랴(T. Krishnamacharya)

요가는 50~70억 달러규모의 산업 규모를 이루고 있으며, 2004년도 이후에만 87%까지 성장했고, 지금도 여전히 수그러들지 않는 성장의 기세를 보이고 있다. 미국에서만 1천 6백만명 이상의 사람들이 요가를 수행하고 있다(또다른 1천 8백만명이 요가를 잠깐이나마 접한 경력이 있다). 현재 다양한 경력과 자질을 갖춘 7만명 이상의 요가 지도자들이 미국에서 활동하고 있으며, 지난 5년간 55%의 양적 성장률을 보였다. 미국이 이런 추세를 이끌어 가는 대표적인 국가이기는 하지만, 이런 경향은 전세계적으로 나타나고 있으며, 기타 영어권 국가들과 유럽에서 또한 강하게 나타나고 있다(영국에는 11만명 이상의 요가 지도자들이 있다). 요가의 스타일을 막론하고 이런 급속한 성장이 이루어지고 있으며, 빈야사 플로우나 파워 요가처럼 다양한 요가 지도 접근법을 혼합한 형태의, 감각의 요가 스타일이 가장 큰 성장세를 나타내고 있다. 요가 사업 기관과 관련 단체들은 요가 지도자 훈련 프로그램들을 시급히 재정비하여, 자격을 갖춘 요가 지도자에 대한 늘어나는 수요를 감당하고자 하고 있다. 그러나 현실은 수 천명의 신규 학생들은 최소한의 훈련, 심지어는 전혀 훈련을 받지 않은 상태로 요가 지도자의 길로 나서고 있는 실정이다(지도자들 중 25% 이하의 사람들은 정식 훈련 프로그램을 수료하지 않았음). 누구나 요가를 가르칠 수 있다는 말은 거짓이 아닐 정도이다. 지도자가 되기 위해서 특정한 교육 배경이나 경험, 훈련, 수료증, 자격증을 요구하지 않기 때문이다. 하지만 전임 지도자나 파트타임 지도자가 되고자 하거나, 비공식적으로 친구들이나 가족들에게 요가를 가르치고 싶은 마음이 든다면, 좋은 지도자가 되기 위해서는 지속적인 개인 수련에 매진해야 하고, 훈련과 연구에 전력해야 하고, 수업의 모든 학생들로부터 새로운 무엇인가를 배우고자 하는 의식 등이 필요하다. 요가를 가르치는 것을 전문적인 직업으로 대하는 마음가짐을 가져야만, 최선을 다해서 자신의 기술과, 지식을 연마하며 요가를 배우는 하나의 여정으로 요가를 지도하는 그 길을 즐기며 갈 수 있다.

요가 지도자 훈련 및 인증서
(YOGA TEACHER TRAINING AND CERTIFICATION)

지도자 훈련은 규칙적으로 꾸준하게 요가수련을 지속하면서, 요가에 대해서 가능한 모든 것을 배우려고 시도해 보는 것으로부터 시작된다. 당신이 아직은 지도자의 길을 탐색해 본 적이 없다고 한다면, 처음 시작은 특정한 요가 주제에 대해서 특화된 워크샵에 참석해 보는 것이 도움이 된다. 그럼으로써 좀더 깊은 요가 연구와 연관된 힘든 과정을 감내할만큼 큰 관심과 내공을 가지고 있는지의 여부를 결정해 볼 수 있다. 독자적으로 전통과 현대를 아우른 요가 문헌들을 쭉 읽어나가면서, 지식을 샘을 깊이 팔 수 있다. 지도자 인증서를 얻기 위한 대규모 시스템을 가진 지도자 훈련 워크샵에 도전해 보는 것도 좋다. 현재 전세계적으로 1천 4백개의 요가 지도자 훈련 프로그램이 있고, 원거리 온라인 학습, 1주일 정도만에 인증서를 딸 수도 있는 간단한 프로그램에서부터 2년 또는 그 이상의 시간을 요구하며 매우 엄격한 지도 과정을 가지고 인증서를 발행해주는 프로그램도 있다. 요가 스타일에 따라서 다양한 종류의 인증서가 있으며, 어떤 인증서는 엄격한 동료들의 심사와 매우 저명한 명성을 가진 지도자로부터 승인받은 인증서도 있다. 최소한, 믿을만한 요가 지도자 양성 프로그램이라면 다음과 같은 것들을 제공해야 할 것이다.

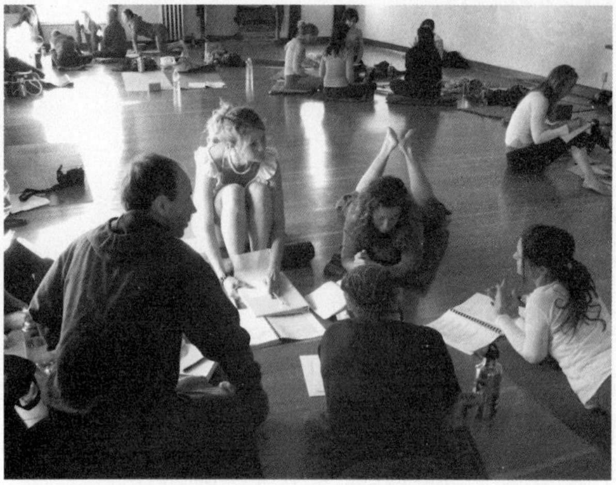

1. 아사나, 프라나야마 및 묵상을 포함한 자기 자신만의 수행을 연구하고, 발전시키고, 심화시키는 기회
2. 아사나 전체를 완전히 살펴볼 수 있는 기회. 아사나의 신체 정렬 원칙, 에너지 움직임, 변형동작, 보조도구 사용, 다양함, 언어적 실제적 지시 사항, 위험요소, 모순점 및 유익한 점 등.
3. 요가 철학, 역사, 윤리 및 라이프스타일의 훈련에 관한 연구를 비롯하여 교육 기관 및 교육 지도자들의 가치를 반영하는 특정 내용.
4. 수업 기획 및 아사나, 프라나야마 및 묵상 수행의 연결을 실제로 경험할 수 있는 훈련.
5. 부상을 당했거나 기타 제한적인 환경에 처한 학생들과 함께 요가를 수행하는 법을 배우는 기회.
6. 임산부 학생들과 함께 요가를 수행할 수 있는 방볍을 배우는 기회.
7. 아사나를 전체 수업시에 가르치는데 필요한 더욱 도전적인 실제적 경험을 점진적으로 폭넓게 가르치는 기회
8. 경험이 많은 지도자로부터 제자가 되어서 배울 수 있는 기회
9. 지도자로서의 특별한 자신만의 가치를 찾아서, 전문직으로 시작할 수 있도록 도움을 주는 가이드.
10. 다른 참가자들과의 지속적인 연락망.

요가 지도자 훈련 프로그램을 선택할 때는, 다음과 같은 질문들을 생각해본다.

1. 교육 기관의 전문직 훈련 기준은 무엇인가? 그러한 기준들이 교육 기관의 교육 과정과 교육 담당자들에게 잘 반영되는가?
2. 교육 기관의 철학적 가치는 무엇인가? 교육 기관이 특정한 요가의 계보, 스타일이나 전통을 따르고 있는가? 교육 기관에 유명한 요가의 대가나, 정신적인 리더가 있는가? 그렇다면 당신은 그/그녀에 대해 얼마나 알고 있는가? 당신도 동일하거나 비슷한 가치를 공유하고 있는가?
3. 교육 기관의 훈련, 인증 및 졸업생에 대한 지속적인 안내 지침에 대한 기록은 어떠한가? 최근 졸업생들이 해당 프로그램과 강사들에 대해서 어떠한 평을 내리고 있는가?
4. 당신이 추구하는 수준의 훈련과정에서 훈련 요가 지도자들을 배출하는 해당 프로그램의 리더 강사들의 경력은 어떠한가?
5. 교육 기관이 요가 협회에 등록되어 있는 기관인가? 그렇지 않다면 그 이유는 무엇인가?
6. 해당 프로그램이 훈련에 속성 몰입할 수 있는 접근법을 제공한다면, 당신은 어떤 방법으로 그 자료들을 종합하여 당신의 기술과 지식의 목록을 개발할 수 있겠는가?
7. 해당 프로그램은 어떠한 방식으로 실제적인 지도 경험을 가르칠 수 있는가? 이를테면, 50개 이상의 기본 아사나 과정을 가르치는 동안 다양한 배경을 가진 학생들을 어떻게 바라보고, 읽고, 이해하고, 언어적/실제적 지시를 통해 어떻게 의미있게 소통할 수 있는지에 대해서.
8. 해당 프로그램은 어떤 방식으로 임산부 학생, 요가 초보자, 부상이 있는 학생, 혹은 장애가 있는 학생들에 대한 의미있는 지도법으로 가르칠 것인가?
9. 해당 프로그램의 학비는 다른 프로그램과 비교하여 어느 정도의 수준인가?
10. 인증서를 따기까지 걸리는 시간은 얼마나 걸리며, 인증 수료를 위한 필수 사항은 무엇인가?

실습 과정 (APPRENTICING)

실습 과정은 요가의 매우 오래된 전통이다. 이 과정을 통하여, 지식과 기술이 지도자와 학생들에게로 곧바로 전수되며, 학생이 또한 지도자의 길을 걸어갈 수 있는 여정이다. 이러한 관계를 맺으며, 보다 경험많은 지도자는 그의 지혜, 지식과 기술을 정신적으로, 또는 카르마 요가로 함께 나눌 수 있고, 섬길 수 있다. 반면에 아마츄어 지도자는 자신의 경험을 기꺼이 나누고자 하는 지도자와 가까운 상호작용을 통해서 배움의 기회를 얻는다 (Briggs 2001).

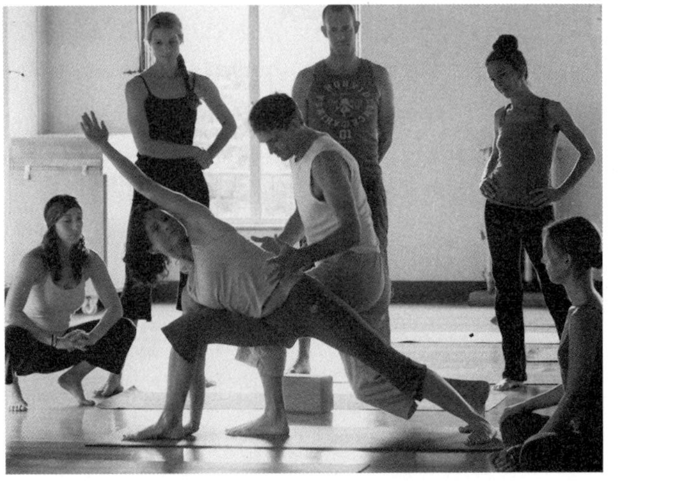

지도자 훈련 프로그램(혹은 그 일부)을 마친 뒤에는, 실습 과정을 통해 당신의 지도 기술을 더욱 개발시킬 수 있는 가장 가치있는 방법들 중의 하나를 접하게 되는 것이다. 실습 제도의 목적은 일반 수업을 더욱 자세하게 관찰하고, 자격있는 지도자

들과 수업 시간에 더욱 가까이 상호작용하면서 실제적인 경험을 쌓고, 스스로 균형잡히고, 안전하고, 효과적인 수업을 수행할 수 있는 기술과 자신감을 더욱 개발할 수 있도록 하는 것이다. 이상적인 실습 시스템에서는, 당신의 멘토인 지도자가 그/그녀가 보여주는 요가 동작의 미묘한 뉘앙스에 대해서 끈기있게 설명을 제공하고, 시퀀스를 설명해주고, 실제 수업에서 실제 조정해서 적용할 수 있는 다양한 방법들을 함께 연구해보고, 주어진 수업에서 어떤 지도자라도 한번쯤은 스스로 질문하게 될법한 수많은 질문들을 명료하게 정리해준다. 실습 시스템을 구성하는데는 다양한 방법들이 있을 수 있는데, 여기에 한 가지 모델을 소개하고자 한다.

- 한 가지 스타일의 수업에서 6주 동안, 일주일에 한번 실습생으로 들어가 도와준 다음, 또다른 6주 동안 다른 스타일(수준)의 수업에 참관한다. 두번 다 같은 멘토의 수업에 들어갈 수도 있고, 각각 다른 멘토의 수업으로 갈 수도 있다.
- 한 수업이 끝날 때마다, 수업 도중에 제기된 질문, 문제, 호기심 등을 통해서 다루어진 주제들을 뽑아서, 그 주에 집중해서 연구해본다. 실습생이나 멘토가 생각하기에, 추가적으로 배워두면 유익할 것 같은 내용이 될 수도 있다.
- 멘토 지도자는 실습생에게 질문에 대한 몇가지 기초적인 생각들을 전해줄 수 있고, 이에 덧붙여 그 문제를 어떻게 연구할지에 대한 안내 지침을 제공한다. 예를 들어, 실습생이 읽어두면 좋을 책이나 연구 정보를 제공하고, 실제 매트에서 배워둬야 할 것들에 대해서, 또는 실습생이 추가적으로 배워야 할 영역에 대해서 어떻게 접근하는 것이 가장 좋은 방법인지 알려준다.
- 실습생이 질문에 대해서 연구를 마친 후에, 한 페이지(혹은 그 이상)의 주제에 대한 보고서를 작성해서 멘토에게 전달한다. 그렇게 함으로써 멘토는 더욱 의미있는 방법으로 실습생의 교육에 연계되어 안내를 제공하면서 지도해 줄 수 있다. 이것은 매주마다 시행된다.

각각의 수업에 따라서 실습생의 역할과 활동은 멘토와 실습생 양측의 필요와 기대에 따라서 상당히 달라질 수 있으며, 수업의 학생들에 따라서도 변수가 생길 수 있다.

- 때때로 실습 과정의 처음 단계를 멘토 지도자를 적극적으로 관찰하며, 그/그녀가 언어적/실제적 지시를 전달하면서, 움직이는 대로 그림자처럼 교실에서 함께 움직인다.
- 서로 자신감이 생겨나면, 실습생이 점차로 개별적으로 학생들에게 지시사항을 전달할 수 있고 새로운 학생이 쉽게 수업에 적응하도록 따로 개별 교습을 시킬 수도 있고, 수업의 한 부부이나 전체를 이끌어 갈 수도 있다. 이것은 전적으로 멘토 지도자의 판단에 따른 것으로, 실습생과 멘토 사이에 친절하고, 존경을 바탕으로 의논하면서 이끌어간다.

대부분의 요가 지도자 트레이너들은 세바(seva)의 일부분으로 실습제도를 제공하며, 그들이 관찰해온 실습생들이 전문 요가 지도자로서 훌륭하게 헌신할 수 있도록 하기 위함이다. 도제 관계까지 이르도록 관계를 개발하기 위한 가장 좋은 방법 중의 한 가지는, 멘토인 지도자의 수업을 일정하게 참관하고, 지도자 훈련 워크샵에 참석하는 것이다. 실습생이 될 준비를 갖추었다면, 자신의 지도자에게 멘토가 되어달라는 요청을 한다.

지도자로서의 기회와 보수
(TEACHING OPPORTUNITIES AND REMUNERATION)

많은 커뮤니티에서 요가 지도자들이 많이 활동하는 것처럼 동일하게 지도자가 될 수 있는 기회도 많이 있다. 그러한 기회들은 당신이 무엇을 가르치고, 어떤 결심을 하고, 당신이 찾을 수 있는 최고의 상황이란 무엇인지에 대해서 자신에게 끊임없이 질문을 하면서, 그 답을 찾아나가면서 결정을 내리고 나면, 확실하게 눈에 보이게 될 것이다. 당신이 가르치고 싶은 요가의 스타일은 무엇인가? 누구에게 요가를 가르치고 싶은가, 일반 수업에 참석자 누구인지? 아니면 어린아이들, 운동선수들, 배우들, 치유자들 아니면 소방대원들? 얼마나 자주 가르칠 수 있는가? 보수는 어느 정도 생각하고 있는가? 지도자로서 자신의 수준을 고려하여 어느 정도의 지도자 경험이 있어야 자신의 기술을 개발하는데 가장 도움이 된다고 생각하는가? 요가라는 선물을 어떻게 나누고 싶은가? 이러한 영역들에 대해서 명확한 정리가 되고나서, 다음과 같은 기회들을 고려해 볼 수 있다.

- *비공식적 수업:* 집에서나, 직장에서나, 기타 다양한 상황에서, 비공식 수업을 하는 것은 요가 지도를 시작하는 가장 좋은 방법이 될 수 있다. 이런 기회를 활용하여, 자신만의 시퀀스, 속도, 목소리, 음악, 조정 방법 및 공식 수업 지도에 필요한 기타 기술들을 연마할 수 있다. 자신의 판단에 따라서, 기증 박스를 사용하거나 수업 레슨비를 결정한다. 집의 연습장이 자신에게 맞을 수도 있을 것이다.
- *대리 지도자:* 일반 요가 스튜디오의 공식 지도자들도 예외없이 수업에 빠지는 상황이 있고, 대리 교사에 대해서 꾸준한 수요가 있다. 실습생으로서, 대리 지도자의 기회는 스튜디오와 지도자들간의 지속되는 관계를 통해서 얻을 수 있다. 아니면, 스튜디오 관리자나 다른 지도자들에게 스튜디오의 대리 지도자 관련 정보를 구할 수 있다. 대부분의 스튜디오에서는 지도자 개인적으로 대리 교사를 구할 수 있도록 하고있다. 또 어떤 스튜디오에서는 대리 교사 목록을 가지고 있어서, 공식 지도자의 스타일이나 요청에 따라서 특정 대리 교사를 선택하도록 하고 있다. 보통 대리 교사들에게는 최소의 보수만이 주어진다.
- *요가 스튜디오:* 요가 지도 커리어에 있어서 꽃으로 여겨지기도 하는데, 요가 스튜디오에서 지도자로 일하는 것은, 지지가 되는 환경에서 배우고자 하는 욕구가 높은 학생들과 함께 일하는 기회가 된다. 해당 스튜디오의 문화에 익숙해지면, 다른 지도자들과도 새로운 관계를 형성할 수 있다. 인기가 많은 스튜디오에서는 (서로 묵인하기는 하지만), 스튜디오의 강좌 시간과 스케쥴을 놓고 심한 경쟁을 벌이기도 한다. 대부분의 스튜디오에서는 가장 인기있는 강사나 (스튜디오 오너)에게 가장 좋은 강좌 시간을 배정한다. 요가 스튜디오에서 지도할 때, 중요한 점은 지도자로서의 자신의 가능성을 인정하는 것과 인간 관계이다. 인내, 끈기와 인기가 가장 중요한 요소로서, 잘 이겨나가면 좋은 시간 배정을 받을 수 있다. 보수의 수준은 매우 다양한데, 보통 기본급 (학생수와 관계없이 받는 보수)와 플러스 보너스이다 (10명이나 20명의 학생에서 시작함).
- *헬스 클럽:* 헬스 클럽, 피트니스 센터와 스파는 가장 빠른 속도로 요가 지도자들을 고용하고 있는 기관들이다. 이러한 사업장들이 요가 시장에 점차적으로 많이 들어옴으로써, 많은 기관들이 전문적 요가 스튜디오와 같은 지지적인 분위기를 낼 수 있는 전문 공간들을 만들어내고

있다. 또 많은 경우에 기존의 체력단련 기구들이 놓여져 있는 기구들과 함께 같은 공간에서 요가 수업을 열기도 한다. 요가지도자를 고용할 때, 헬스클럽에서는 훈련 여부나 경력 등을 중시하는 경향이 있다. 즉, 요가 협회에 등록되어 있는지의 여부를 체크한다. 수업은 주로 1시간 이내로 잡혀있으며, 보수는 보통 한 수업에 얼마로 정해져 있다(보너스는 없음).

- *전문적인 기관:* 대기업이나 병원, 학교와 같은 큰 기관에서는 근무 전이나 후, 아니면 점심시간에 직원들에게 요가 수업을 제공하는 경우가 있다. 어떤 곳은 요가 전문 공간이나, 하루 종일 요가 수업을 제공하기도 한다. 요가 수업을 제공하지 않는 기관이 있다면, 해당 기관의 인사부에 문의해서, 당신이 요가 프로그램을 제공해 줄 수 있다고 의사를 타진해보라. 어떤 기관에서는, 요가 프로그램이 부서별로 나누어져 있으며, 어떤 경우에는 지도자가 강의료를 결정할 수도 있다.
- *레크리에이션 및 웰빙 프로그램:* 대부분의 도시와 마을에서는 다용도 룸을 렌트해주면서 다양한 활동을 할 수 있도록 스케쥴을 제공하는 레크리에이션 센터가 있다. 레크리에이션 부서 담당자에게 연락을 취하여 렌트할 수 있는 공간이 있는지 알아보고, 수업 스케쥴을 잡아본다.
- *기타 환경:* 학교, 교도소, 마약재활원, 정신치료시설, 중간시설(halfway house), 청소년 교화소, 병원, 호스피스 단체, 노인 시설, 재향 군인 시설 및 기타 환경에서는 종종 요가 및 기타 레크리에이션, 치유 및 명상 아트 프로그램을 활용하기도 한다. 제 11장에서는 이러한 특수 다른 환경에서 요가 지도를 하는 것에 대한 정보를 제공하고 있다. 당신이 사는 지역에서 해당 프로그램을 찾지 못할 경우에는, 관련 기관에 직접 연락을 취하여 수업 제공 여부에 대한 정보를 적극적으로 알아보면 된다. 보통 기관의 자발적인 도움에 의한 것이기는 하지만, 많은 기관들이 요가 수업의 효과에 대해서 감사의 마음을 가지고 요가 수업에 필요한 보조도구를 제공해 주거나 및 강사에 대한 보수를 제공해 주기도 한다.
- 개인 고객: 많은 지도자들이 일대일로 학생을 가르치는 것을 선호하기도 하고, 일반 대중 수업에 참석할 수 없는 상황에 있는 학생들도 많을 뿐 아니라, 개인 지도를 개인적으로 선호하는 학생들도 많다. 개인 지도를 셋업할 때는 당신의 직관력(혹은 주변에 도움을 요청)을 바탕으로 개인 지도에 순수하고, 긍정적인 생각을 가지고 있는 학생들을 찾아야 한다. 만약에 시작 동기에 대해서 순수한 느낌이 들지 않는다면, 개인 지도시 조교를 데리고 함께 한다고 말하라. 그러면 보통 시작 동기가 순수하지 못한 사람은 배움을 지속하지 않는다(시간당 또는 수업당). 요일을 일정하게 정하고, 출장비가 든다면 추가 요금을 고려한 다음, 스케쥴을 셋업하기 전에 지도비에 대해서 상호 동의해야 한다(24시간 이전에 미리 알려준다는 조건으로). 그렇지 못할 경우, 지도는 취소해야 한다. 당신이 활동하는 장소와 강사로서의 명성에 따라서, 시간당 50불에서 수업당 200불까지 받을 수 있다.

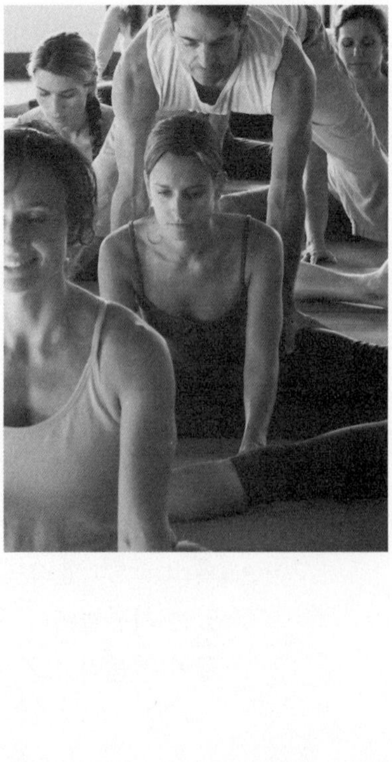

풍부함 계발하기: 자신을 자신있게 드러내기
(CULTIVATING ABUNDANCE: GETTING YOURSELF OUT THERE)

많은 요가 지도자들은 다양한 경로를 통해서 생활비를 충당하면서, 요가 지도는 명예로운 취미생활로 여기기도 한다. 반면 또 다른 많은 지도자들은 요가 지도를 통해서 재정적인 필요를 채우기도 한다. 마케팅의 목표는 다른 사람들에게 당신이 무엇을 제공할 수 있는지 알려주고, 당신이 제공할 수 있는 것을 한번 시험삼아 해볼 수 있도록 하는 것이다. 우선은 미래의 학생들과 커뮤니케이션 할 수 있는 장소에 당신에 대한 이야기가 소문이 나도록 해야한다. 시간이 지나면서, 당신의 효과적인 마케팅으로 인해서 명성이 생기고, 그 명성이 당신이 알고 있는 범위의 사람들을 넘어서 많은 사람들에게 알려진다. 이것이 바로 가장 오래된 마케팅 도구가 입소문이라는 것이다. 그 외에도 당신의 수업을 광고할 수 있는 여러 방법이 있을 수 있다.

- *전단지:* 새로운 지역에서 가르치고자 한다면, 전단지를 만들어서 미래의 요가 수강생들이 자주 다닐만한 곳, 예를 들어, 건강 식품 가게라든지, 대체 치유 센터 및 커뮤니티 센터같은 곳에 뿌리도록 한다. 전단지의 디자인이 요가 지도자로서 당신의 의도를 잘 나타낼 수 있는 것이어야 한다.
- *무료 수업 쿠폰:* 이것은 명함이 될 수도 있는데, 처음 수업은 무료로 제공한다는 메세지를 강하게 어필해야 한다. 이웃에 있는 모든 사업체를 찾아다니면서, 계산대 옆에 카드 뭉치를 놓을 수 있는지 물어보고, 사업체에서 일하고 있는 사람들에게도 무료로 한번 수업을 방문해 볼 것을 권유한다.
- *달력 리스팅:* (일간이든 주간이든) 대부분의 로컬 신문에서는 다가오는 이벤트에 대해서 카렌더 리스팅을 무료로 제공한다. 당신의 리스트를 간단하고 명료하게 집어넣는다.
- *웹사이트:* 웹사이트를 점점 더 쉽고 비싸지 않은 셋업 비용과 유지 비용을 가지고 마케팅 할 수 있다. 웹사이트를 통해서 당신의 수업, 사업 배경 및 기타 학생들에게 어필할 수 있는 기타 주제를 가지고 자세한 정보를 훌륭하게 제공할 수 있다.
- *쇼셜 미디어:* 페이스북이나 트위터 데일리 옴같은 소셜 네트워크 사이트를 통해서 요가 지도자로서의 무료로 자신을 알릴 수 있다.
- *전문적 이력서:* 이력서에는 워크샵, 수업, 컨퍼런스 참가 경력, CPR, 및 기타 요가 지도에 관련된 지도 경력 등을 포함하여, 자신이 받았던 요가 훈련 과정을 포함시킨다. 자신의 강점은 강조하되 정직하게 소개한다. 스승님 중에 유명한 지도자의 이름을 언급하면서, 그들의 추천을 받았다고 언급한다.

재산 보존: 책임(의무) 보험
(PRESERVING ABUNDANCE: LIABILITY INSURANCE)

사고는 일어나게 마련이다. 따라서 자신의 책임을 완수한 상황이라도 예기치않은 결과는 생길 수 있다. 어떤 경우라도, 배상의 책임은 있을 수 있다. 당신이 스튜디오나 헬스클럽에서만 요가를 지도한다면, 회사의 의무 정책에 의해서 배상을 받을 수 있다. 하지만 당신 자신만의 보험 대책을 가지고 있어야만, 개인 교습시의 다양한 상황에 대처할 수 있고, 기타 워크샵 및 강습회에서의 요가 지도 기회를 더욱 폭넓게 활용할 수 있다.

미국의 경우 요가 지도자를 위한 주요 보험 제공 기관은 다음과 같이 3개의 업체가 있다:

피트니스 및 웰빙 보험(Fitness Wellness Insurance)
380 Stevens Avenue, Suite 206
Solana Beach, CA 92075
전화: 800-395-8075
웹사이트: www.fitnessandwellness.com

스포츠 및 피트니스 보험 회사 (Sports & Fitness Insurance Corporation)
214 Key Drive, Suite A
Madison, MS 39110
전화: 800-844-0536
웹사이트: www.sportsfitness.com

벤브루크 보험(Venbrook Insurance)
22801 Ventura Boulevard, Third Floor
Woodland Hills, CA 91364
전화: 800-991-3080
이메일:sports@venbrook.com
웹사이트:www.myfitnessinsurance.com

직업 관련 규정
(REGULATION OF THE PROFESSION)

1990년대 중반에는 빠르게 팽창하는 요가 산업으로 인해서 여러 주정부 당국의 입법 및 규제 당국이 촉각을 곤두세우면서, 각종 청문회와 조사를 통해서 요가 지도자들이 주 당국의 라이센스나 감시를 받아야 한다는 의견을 제시하였다. 부분적으로는 학생의 부상이나, 수업 중 학대에 대한 언론의 보도가 그런 이슈를 야기하기도 했지만, 가장 큰 동기는 학생들의 안전에 대한 염려에서 비롯되었다. 미용업체, 치아 미백 산업 및 치료 마사지가 당국의 규제를 받는 것과 마찬가지로, 요가 역시 당국의 규제를 받는 것이 공평하다고 많은 사람들이 생각하고 있다. 하지만 요가의 정의와 관련한 한 가지 중심 질문과, 장벽이 있는데 무엇을 규제할 것인가에 대한 질문이다. 신체적 요가에만 한정하는 것인지 아니면, 바키와 명상을 포함한 모든 종류의 요가를 규제할 것인가? 이러한 요가 직업에 대한 진지한 논의는 어느 순간 자취를 감추어버렸는데, 부분적인 이유로는 요가 커뮤니티 자체내에서 요가 지도자 훈련에 대한 전문적인 기준을 확립하려는 주체적인 노력을 만방에 보여주었기 때문이다. 1990년 말에, 유니티 요가(Unity in Yoga)는 회의를 주재하여, 애드 혹 요가 협회(Ad Hoc Yoga Alliance)와 연합하여 요가 협회(Yoga Aliance)를 결성하였고, 유니티 요가는 2년

전부터 이미 요가 지도자 양성에 관한 최소한의 기준 사항을 마련하는 작업을 시작하고 있었다. 요가 커뮤니티내의 반대에도 무릅쓰고, 새로운 요가 협회는 재빨리, 선두 요가 미디어, 학교 및 지도자들의 세력을 견인하게 되었다 (아직도 많은 이들이 이 협회에 가입하지 않고 있으며, 계속적으로 요가 협회 스스로 부여한 권위를 인정하지 않는 사람들이 있다).

요가 협회는 이제 요가 지도자 양성 및 지도자 훈련 프로그램에 필요한 최소의 기준 요건을 폭넓게 세워놓았다. 5가지 훈련 영역에서 최소한 5시간 이상의 훈련을 포함한다. 5가지 영역에는 교수법, 테크닉, 해부학 및 생리학(미묘 에너지 포함), 철학과 라이프 스타일과 마지막으로 지도법 수행이 있다. 요가 협회의 최소 기준에 부합하거나 능가하는 교과 과정을 가진 학교들은 가입 신청을 하여 200시간 또는 500 시간 수준의 등록 요가 학교(RYS:Registered Yoga School)이 될 수 있다. RYS를 졸업한 지도자들은 자동적으로, 200시간 또는 500 시간 수준의등록 요가 지도자(RYT)의 자격이 주어진다. 2005년에 요가 협회는 경력 등록 요가 지도자(E-RYT 200 or E-RYT 500)로서의 기본 훈련을 뛰어넘은 상당한 경력을 가진 지도자들을 인정하고 등록하기 시작했다. 요가 협회에 등록하는 것은 요가 지도자로서의 권위를 나타내 주기도 하고, 쉽게 책임 보험에 가입하고 전문직 지도자로서 취업하는데 보다 유리한 자격을 주기 때문에, 지도자로서의 전문직 입문에 도움을 준다. 요가 협회는 모든 요가 지도자들과 교육 기관들에게 다음과 같은 윤리적 행동 강령 준수를 장려하고 있다.

1. 나 자신 스스로가 전문적이고 양심적인 태도로 정직하게 나의 소명을 다할 것을 확실히 한다.
2. 나의 기술, 수련의 범위를 인정하고 필요하다면, 학생들에게 대체적 지도, 어드바이스, 치유법을 받게할 것이다.
3. 요가를 수행하는데 안전하고, 깨끗하고, 편안한 환경을 조성하고 유지할것이다.
4. 나이, 신체적 한계, 인종, 신앙, 성별, 민족, 종교, 성적 성향에 관계없이 모든 학생들을 존중하면서 다양성을 적극적으로 장려할 것이다.
5. 모든 학생들의 권리와, 존엄성, 프라이버시를 존중해 줄 것이다.
6. 성적 희롱에 해당하는 말과 행동을 피할 것이다.
7. 야마스와 니야마에 명시된 전통적인 요가의 원칙들을 따를 것이다.
8. 나의 요가 지도 사업체가 속한 곳의 지방 당국과 국가법을 준수할 것이다.

2009년도에, 뉴저지를 비롯한 여러 주 재정 당국의 디렉터들이 요가 협회가 주별로 요가 학교와 지도자들의 등록을 받는 것을 발견하고 주별 등록증과 라이센스 수수료를 내도록 하는 조치를 시작한 바 있다. 이로 말미암아 주 당국의 규제와 감시에 대한 기본 질문에 대해서 십년에 걸친 논쟁과 토론이 다시 재현되었다. 아직 확립된 바는 미비하지만, 요가 협회, 교육 기관 및 지도자들은 점차적으로 언론, 주정부 및 요가의 궁극적 수혜자인 학생들의 관심을 더욱 받는 가운데, 전문직으로의 활로를 모색하는 것을 쉬지 않아야 할 것이다. 그 길을 가면서 궁극적으로 가장 중요한 점은 요가 지도자들과 교육 기관들이 어떻게 처신할 것인가 하는 점이다. 이 점에서, 교육 기관들, 지도자들 및 학생들은 상호 이해와 지지를 바탕으로한 긴밀하고 풍부한 커뮤니티를 통해서 서로 도움을 주어야 할 것이다.

지도자가 되기까지의 과정 (THE PATH OF THE TEACHER)

요가를 지도하는 것은 요가 수행의 연장이다. 당신이 요가 지도자의 길에 입문한지 얼마되지 않은 신참이든, 다년간의 지도 경험으로 멘토의 경지에까지 이르렀는지의 여부를 막론하고, 요가는 계속 수행될 때만이, 자기 변화의 도구로서 요가의 핵심을 새롭게 발견할 수가 있다. 수행할 때와 마찬가지로, 요가를 지도하는 것은 세상을 보다 명확하게 바라보고, 더욱 풍성하게 느끼며, 보다 행복하게 살 수 있는 끝없는 기회를 가져다준다. 또한 요가를 지도하는 것은 삶의 영역을 확대하는 것인데, 요가를 가르침으로써 당신의 삶의 방식을 표현하는 것이기 때문이다. 이 여정에 헌신하는 것은 개인적인 수행의 깊이를 더욱 심화시키고, 삶의 모든 영역에서 요가를 접목시킬 수 있도록 해준다. 단순히 지도자의 길을 걷는 것이 아니라, 고심하며 신중하게 요가 지도자의 길을 조심스럽게 수행해 나갈 때, 요가 지도를 하면서 겪는 모든 부분이 인간으로서 당신이 누군가를 자연스럽게 드러내줄 수가 있다. 단순히 지도자의 길을 걸으면서 자기 스스로를 인내하는 부분도 있다.

당신의 학생들이야말로 항상 최고의 스승이 되어준다. 그들에게 귀를 기울이되, 그들이 하는 말에만 귀를 기울이고, 하지 않는 말에는 신경쓰지 않도록 한다. 인내와 열정을 가지고 학생 한 사람 한 사람이 요가를 수행하고, 요가를 지도하는 것에 대한 독특한 통찰력에 열린 마음을 가질 때 학생들의 현 상황을 바로 직시할 수 있다. 가장 상대하기 어려운 학생이야말고 가장 최고의 스승이 될 수 있다. 그들의 통찰에 경의를 표하고, 존중하며, 함께 관심을 가지도록 한다. 학생들이야말로 최고의 지도자가 되는데 가장 바탕이되는 소중한 존재들이다.

자신의 개인적 수행을 지속해 나가도록 한다. 많은 요가 지도자들은 가르치는데 너무 에너지를 소진하는 나머지, 자기 자신의 수행에 대해서 소홀해지는 경향이 있다. 자기 자신의 수행이야말로 균형잡히고 건강한 라이프 스타일을 영위하는 가장 중요한 부분일 뿐 아니라, 수업 중에 일어나게 될 대부분의 질문들을 경험하고, 해결할 수 있는 경험의 끝없는 원천이 된다. 공급자로서 언제나 나아가야 할 것이다. 수업 중에 아사나 시범을 보이는 것만으로 자신의 수행을 지속하고 있다고 생각하는 경향에 대해서 경계하라. 시범을 보이는 것은 완전히 요가에 집중해서 수행 할 때와는 전혀 다른 일이다. 파타비 조이스가 자주 인용한대로, 요가는 99%의 수행과 1%의 이론이다. 먼저 수행하라. 이론은 그 다음이다!

생명이 있는 모든 것들에는 리듬이 있다. 요가 지도의 길을 탐구하고 걸어가면서, 시간을 가지고 멈추어서서, 경험하고 있는 리듬의 변화들 가운데 자신이 무엇을 느끼고 있는지 반추하라. 장소의 변화이든, 학생들의 변화이든, 자기 자신의 사고의 변화이든, 개인 수행의 경험의 변화이든, 변화의 토양을 감지하라. 숨을 멈출 때 우리의 의식의 더욱 명료해지는 것처럼 때때로, 가르치는 일에서 벗어나서 자신이 일에 대해서 어떻게 접근하고 있는지에 대한 깊은 통찰력을 얻도록 한다. 가르치고자 하는 숨은 동기를 더욱 명확하게 해야한다.

개인적인 발전을 위한 신선한 재료가 되어 가르침에 도전을 주고 항상 당신이 학생들이 요가 수행을 할 때, 스스로 돌아보며 발전시킬 수 있도록 하는 것처럼 자신의 가르침을 되돌아보며, 개선할 수 있는 마음의 여유를 허락할 것이다.

계속 숨을 쉬세요. 나마스테.

부록 A

요가 가르치기 자료들

YOGA TEACHING RESOURCES

온라인 자료 (ONLINE RESOURCES)

The Teaching Yoga Web site
www.markstephensyoga/teachingyoga.html

이 책과 함께 개발된 요가 가르치기 웹사이트는 손 교정 모습, 프롭(지지대) 사용 모습, 108 아사나의 수정과 변형 모습이 담긴 비디오 비네트 쇼와 함께 요가 가르치기 기법에 대한 최근 기사와 블로그를 제공한다.

Yoga Journal
www.yogajournal.com

가장 통합적인 요가 웹사이트로 검색 가능한 데이터베이스는 요가 저널의 기사를 무료로 보여준다. 요가의 특성에 대한 방대한 양의 자료와 지도자를 위한 특별 섹션이 담겨있다.

Human Anatomy
www.innerbody.com

각 토픽은 애니메이션, 수백 장의 그래픽, 수천 개의 설명 링크들을 수록하고 있다.

L.A Yoga-Ayurveda and Health Magazine
www.layogamagazine.com

L.A 요가 매거진은 요가, 아유르베다, 그리고 건강에 대한 문화와 운동을 다룬다.

Moving into Stillness
www.movingintostillness.com

에릭 쉬프만에 의해 개설된 이 웹 사이트는 3천명의 구독자가 등록되어 있으며, 하루에 100개의 메시지가 게시되는 온라인 메시지 보드를 운영한다.

Namarupa-Categories of Indian Thought Magazine
www.namarupa.org

나마루파는 인도의 철학적 신성한 관념에 대한 다양한 시각을 전한다.

Pubmed
www.ncbi.nih.gov/pubmed

건강, 요가, 그 외 관련된 토픽에 대한 잡지 기사를 검색할 수 있는 데이터베이스가 있음.

Yoga Directory
www.yogadirectory.com

요가 스튜디오, 지도자, 이벤트, 그리고 취업 기회에 대한 정보와 연결된 검색 데이터베이스 있음.

Yoga Finder
www.yogafinder.com

요가, 요가 강의 개설된 센터, 지도자 트레이닝, 요가와 관련된 수많은 자료를 검색할 수 있도록 되어 있다. 이 웹사이트에 당신만의 요가를 게재할 수 있다.

Yoga Site
www.yogasite.com

요가와 무료 수업 지도자 리스트에 대한 광범위한 정보가 있음.

Yoga + Joyful Living Magazine
www.himalyaninstitue.org/yogaplus

요가+조이풀 리빙 잡지는 내적 삶의 다양한 측면을 살피고, 전통 있는 요가 운동을 소개하고, 일상생활에 응용할 수 있는 방법을 보여준다.

Yoga Tribe and Culture Films
www.ytcfims.com

혁신적인 요가와 치료법, 그리고 동작 기법 DVD로 주도적 역할을 하고 있는 YTC 필름은 2006년부터 베스트셀러 Shiva Rea and Hemalaya Behl DVD를 포함한 50개의 오리지널 프로그램을 제작했다. 요가 지도자에게 최고의 대중 매체 자료이다.

전문적인 협회 (PROFESSIONAL ASSOCIATIONS)

대부분의 국가들은 네트워크 수립과 지도자들의 트레이닝과 자격증을 위한 기준 세우기를 위해 매우 다양하고 폭넓은 목적을 가진 독립적인 요가 협회를 운영한다.

British Wheel of Yoga (영국 요가 단체)
www.bwy.org.uk

1969년 설립된 BWY는 영국의 공식 요가 단체이며, 지도자들이 요가에 대한 폭넓은 지식과 이해를 쌓을 수 있도록 지원하고, 연구, 교육, 그리고 트레이닝, 지도자와 자격증을 위한 기준을 감독하며, 지역 네트워크와 정부 조직을 관리한다.

Iyengar Yoga National Association of the United States
www.iynaus.org

이들의 미션은 B.K.S 앵가르로부터 전수된 요가의 기법, 과학, 철학을 프로모션하고 전파하는 데 있다. 협회는 지도자 트레이닝 가이드라인을 감독하며, 연간 자격증 평가를 주최하며, 지도자 윤리 강령을 운영한다. IYNAU는 또한 앵가르 요가 교재를 개발하기 위한 연구소와 국가 공인 지도자들을 관리한다.

California Yoga Teachers Association
www.yogateachersassoc.org

1973년 교육과 교우관계를 유지하고자 하는 몇몇의 요가 강사들에 의해 설립되었고, CYTA 멤버들은 현재 요가 분야에서 자료 배급에 주도적 역할을 하는 Yoga Journal을 출판하고 있다. 현재 CYTA의 기능은 비영리 단체로서 밑에 설명되는 자선 단체인 Yoga Dana Foundation에 재정적 지원을 하고 있다.

Green Yoga Association
www.greenyoga.org

그린 요가 협회는 생태학적 의식, 믿음을 조성하고 있으며, 컨퍼런스와 교육적 활동을 통해 요가 분야 발전에 기여하고 있다.

International Association of Yoga Therapists
www.iayt.org

IAYT는 요가에 대한 연구와 교육을 지원하고, 요가 지도자와 세계적 요가 치료사들을 위한 전문 조직의 역할을 수행하고 있다. 이 단체의 미션은 요가를 인정받는 치료법으로 정착시키는데 있다. IAYT는 또한 멤버와 대중매체, 그리고 일반 대중을 동시대 요가 교육과 연구, 통계의 출처로 인정하고 있다.

International Kundalini Yoga Teachers Association
www.kundaliniyoga.com

IKYTA는 지역 사회의 요가와 요가 기준을 전파하며, 쿤달리니 요가 지도자들을 교육하는 전문가 협회이다.

Yoga Alliance
www.yogaalliance.org

요가 알리안스의 미션은 요가 분야를 선도하고, 기준을 세우며, 통합을 장려하고, 자료를 제공하며, 요가 수업을 지원하는데 있다. 이 단체는 지도자 교육 커리큘럼 기준의 설정을 선도하고 있다. 이들은 전국 요가 지도자 등록소를 운영하고 요가 알리안스의 기준을 따르는 지도자들을 지원한다. 요가 알리안스에 등록된 요가 지도자들은 그들이 트레이닝에 있어 훌륭한 경험이 있다면 RYT(Registered Yoga Teacher) 또는 E-RYT(Experienced Registered Yoga Teacher)라는 이니셜을 사용할 수 있다. 등록소는 일반 대중에게 광고되어 요가 지도자들의 신뢰도를 평가한다(병원, 건강 보험 회사, 정부 단체 등).

Canadian Yoga Alliance
www.canadianyogicalliance.com

요가 지도자들의 국가적 협력체로 네크워킹과 전문 정보 공유를 위해 개발되었다.

연구 센터와 연구소
(INSTITUTES AND RESEARCH CENTERS)

Esalen Institute
www.esalen.org

에살렌은 토마스 울프가 미국에 대해 언급 했듯이 기적만 잠시 있는 곳이 아니라, 계속해서 기적이 일어나는 곳이다. 그리고 이 곳에는 에살렌에서 살면서 이곳을 사랑하는 사람들 뿐만 아니라, 전 세계에서 에살렌의 40년 전통 신체, 마음, 정신 올림픽에 참가하기위해 찾아온 300,000 이상의 사람들이 "더 강하게, 더 빠르게, 더 높게"라는 구호보다 더 심도 있게, 풍부하게, 그리고 더 인내하기를 외치는 곳이다.

Himalayan Institute
www.himalayaninstitute.org

요가, 명상, 정신, 그리고 신성한 건강 분야의 선도자로서, 히마라야 인스티튜트는 스와미 라마에 의해 설립되었다. 이 히말라야 인스티튜트의 미션은 동쪽과 서쪽, 정신과 과학, 전통 지혜와 현대 기술을 통합하는 인간의 신성한 영적 전통을 발견하고, 보존하는데 있다.

Kripalu Center for Yoga and Health
www.kripalu.org

크리팔루는 비영리 교육 단체로 개인과사회의 건강과 번영을 위해 요가의 기법과 과학을 개발하는데 전념하고 있다. 30년 이상 크리팔루는 사람의 신체, 마음, 정신에 대한 경험 교육을 통해 궁극적인 삶을 위한 기술을 가르쳐왔다. 북미지역에서 요가, 건강, 홀리스틱한 삶을 위한 센터로 가장 큰 조직이다.

Krishnamurti Foundation of America
www.kfa.org

미국 크리쉬나무르티 재단은 캘리포니아 오제이에 위치하고 있다. 이 단체는 1969년 20세기 최고의 철학적 영적 저명인사로 불리는 지두 크리쉬나무르티에 의해 설립되었다. 이 재단은 영적이고 이성적인 삶을 위한 인간 잠재력에 대한 이해와 인식을 증진하고 있다.

Omega Institute for Holistic Studies
www.eomega.org

오메가 협회는 전국적으로 웰니스와 개인적 성장에 대한 가장 권위 있는 정보 출처로 인정받고 있다. 오메가는 다양하고 혁신적인 교육 경험을 통해 개인과 사회 변화를 위한 통합적 방법을 제시하고 있다. 뉴욕 라인벡에 위치한 오메가는 23,000명의 인원들을 이 도시에서 열리는 워크샵, 컨퍼런스, 그리고 허드슨 계곡과 세계 어디에서도 찾기 힘든 지역으로 초대하고 있다.

Yoga Research and Education Foundation
www.yref.org

게오르그 포이에르슈타인에 의해 설립된 YREF는 캘리포니아의 교육 법인에 대한 비영리 과세 501(c)(3) 면세 대상이다. YREF의 주요 목적은 요가의 다양한 측면에 대한 연구를 수행하고 증진하는 데 있다.

YOGA STYLES AND TRADITIONS

Ananda Yoga
www.anandayoga.org

Anusara Yoga
www.anusara.com

Ashtanga Vinyasa Yoga
www.ashtanga.com

Bikram Yoga
www.bikramyoga.com

Integral Yoga
www.iyinva.com

Iyengar Yoga
www.iynaus.org

Kundalini Yoga
www.Kundaliniyoga.com

Power Yoga
www.poweryoga.com
www.baronbaptiste.com

Sivananda Yoga
www.sivananda.org

Vinyasa Flow Yoga
www.sivananda.org
www.seanecorn.com
www.shivarea.com

Yin Yoga
www.paullgrilley.com
www.sarahpowers.com

Yoga Therapy
www.iayt.org
www.kym.org
www.viniyoga.com

비영리 요가 서비스 단체
(NONPROFIT YOGA SERVICE ORGANIZATIONS)

Art of Yoga Project
www.theartofyogaproject.org

이 단체는 실용적 수단을 통해 청소년기 여자 아이들의 효과적인 행동변화를 유도하는 활동을 함으로써, 청소년 정의 실현 위원회의 여자아이들의 자신과 이웃, 그리고 공동체 사회에 대한 책임감을 길러주는 활동을 선도한다.

Lineage Project
www.lineageproject.org

리니지 프로젝트는 위기에 처해 있거나 감호되고 있는 뉴욕시 청소년의 인식력 기반 활동을 통해 학생들이 스트레스를 내면적으로 관리하고, 자아 인지력을 강화하며, 열정과 공동체 사회에 대한 비폭력 활동을 하는 것을 지원해주고 있다.

Off the Mat, Into the World
www.offthematintotheworld.org

OTM은 당신이 삶의 목적을 찾고, 지역 또는 글로벌 사회에서의 효과적이고, 일관성 있고, 즐거운 활동을 할 수 있는 적극적인 성격을 가질 수 있도록 지원한다. OTM은 의식적 능동성과 봉사정신에 관심 있는 이들을 위한 교육적, 실험적, 그리고 동기 유발 프로세스이다.

Street Yoga
www.streetyoga.org

스트릿 요가는 지역사회의 가난과 약물 남용, 트라우마와 정신심리학적 문제로 고통받는 청소년과 가족들에게 요가와 마음가짐, 그리고 소통에 대한 열정을 가르친다.

The Yoga Group:Yoga for HIV/AIDS
www.yougagroup.org

요가 그룹은 HIV/AIDS 환자들에게 자유 요가 수업을 제공하며, 요가 지도자들과 POZ 커뮤니티와 관련 정보를 공유한다.

Yoga Dana Foundation
www.yogadanafoundation.org

요가 데이나 재단은 2007년 비영리 자선 단체로 설립되어, 그 미션을 혜택 받지 못한 지역에 요가 수업을 보급하는 요가 지도자들의 지원에 두고 있다. 요가 데이나 재단은 캘리포니아 요가 지도자 협회로부터 자금을 지원받고 있다.

Yoga Ed.
www.yogaed.com

요가 ED.는 건강과 웰니스 프로그램, 트레이닝과 지도자, 부모, 자녀, 그리고 학술적 연구, 육체 피트니스, 감성, 그리고 스트레스 관리법을 연구하는 건강 전문가를 위한 프로그램을 제작, 개발하고 있다.

Yoga for the Special Child
www.specialyoga.com

특수 아동을 위한 요가는 특별한 관심이 필요한 아동들의 자연적인 발달을 강화하기 위해 개발된 통합적인 요가 프로그램이다.

부록 B

용어사전
GLOSSARY

a. "~아닌", 아쉬마 상태, 비폭력적
abductor. 몸의 중앙에서 뼈를 멀리 보내는 근육
adductor. 몸의 외측에서 뼈를 중앙선으로 끌어오는 근육
아도(adho). 아래로
아도 무카(adho mukho). 아래를 바라보기
affictions. 고통의 5가지 형태(클레샤)
아그니(agni). 불
아쉬마(ahimsa). 비폭력적인 아프지 않은
아즈나 차크라(ajna chakra). 세 번째 눈 차크라
아카르나(akarna). 눈을 향해
아나하타 차크라(akarna chakra). 아픈 차크라
아난다(ananda). 황홀함. 행복감, 사랑
안잘리 무드라(anjali mudra). 두 손바닥을 가슴에 두는 안잘리 손동작
안자네야(Anjaneya). 원숭이 신
안타라(antara). 내부의
안타라 쿰바카(antara kumbhaka). 숨을 내쉰 후 참기
anterior. 전방, 앞
아누로마(anuloma). with the grain; 움직임과 흐름의 조화
아파나(apana). 골반 또는 하복부
아파나사나(apanasana). 골반을 바닥에 댄 포즈
아파나-바유(apana-vayu). 하복부를 관장하는 신경조직의 힘
아파리그라하(aparigraha). 욕망으로부터의 해방
아르다(ardha). 반
아사나(asana). 자리잡고 앉기. 요가 자세이며, 아쉬탕가의 세 번째 갈래
아스타바크라(Astavakra). 인도의 지혜로운 산스크리트 학자이며, 아사나 아스타바크라사나는 그를 위해 이름 지어졌다
아스테야(asteya). 훔치지 않은
아트만(atman). 신뢰성. 의식

아움(aum). 우파니샤드에서 말하는 우주의 기원 또는 우주를 아우르는 소리로 옴(om)이라고 부르기도 함

아비드야(avidya). 무시

아유르베다(ayurveda). 고대 인도 과학, 인도의 전통 의학

바다(baddha). 튀기기(bound)

바야(bahya). 외부의

바야 쿰바카(bahya kumbhaka). 날숨 후 숨 멈추기

바카(baka). 학

반다(bandha). 묶기, 에너지 결합. 육체의 어떤 기관이나 부분이 수축되고 조정되는 자세

바드라(bhadra). 평화로운 또는 상서로운

바가바드 기타(Bhagavad Gita). "신을 위한 노래", 마하바드라 서사시의 한 구절로 샤스트라(shastra)의 모든 영향력

박티(bhakti). 헌신의 활동

바라드바즈(bharadvaj). 인도의 현인

바리라바(Bharirava). 쉬바의 한 측면

바스트리카(bhastrika). 용광로에서 쓰이는 풀무로 콧구멍에서 공기가 강제적으로 출입하는 프라나야마의 한 형태

바야(bhaya). 공포

베카(bheka). 개구리

부자(bhuja). 팔 또는 어깨

부잔가(bhujanga). 코브라

부자피다(bhujapida). 팔 또는 어깨에 오는 압력

브라마(Brahma). 모든 것을 관장하는 최고의 신, 창조자, 힌두교 최고의 신

브라마차르야(brahmacharya). 독신 또는 성적 힘의 올바른 사용. 야마(yamas)의 하나

브라만(brahman). 무한의 의식

부디(buddhi). 지적인, 지식의 의자

cervical spine. 목의 경추

차크라(chakra). 부가적인 힘의 중심

찬드라(chandra). 달

단다(danda). 막대기 또는 지팡이

다누(dhanu). 절하기

다라나(dharana). 정신 집중, 파탄잘리의 아쉬탕가 요가의 6단계

다르마(dharma). 고결한 의무

디야나(dhyana). 명상, 아쉬탕가 라자 요가 7단계

드리스티(dristi). 모아지는 점(집중)

두카(dukha). 고통, 슬픔, 상실감

드위(dwi). 둘

에카(eka). 하나, '유일한' 을 의미함

에카그라타(ekagrata). 한 곳에 집중된 정신

에카 파다(eka pada). 한 다리 또는 한 발로

신전(extension) 몸이 한 부분에서 다른 부분으로 관절을 이용하여 움직이거나 이동하는 것

굴절(flexion) 두 관절 사이의 각을 줄이는 굽히는 자세

갈라바(Galava). 인도의 현인

가루다(garuda). 독수리, 왕의 새, 가루다는 비쉬무의 탈 것을 뜻하며, 흰 얼굴과 매부리와 같은 부리, 붉은 날개, 그리고 황금 몸체를 갖고 있다.

게란다(Gheranda). 현인, 하타 요가의 고전인 게란다 사미타의 저자

고무카(gomukha). 소 머리

구나(guna). 문자 그대로 "줄", 요가에서는 무엇인가를 묶는 것, 사트바(sattva), 라자스(rajas), 타마스(tamas)의 모든 현상과 관련된 뒤얽힌 구조를 말한다

가루(guru). 사람. 당신. 영적인 존재. 정신적 길을 밝히는 사람

할라(hala). 쟁기자세

하누만(hanuman). 원숭이 신, 안자네야와 바람의 신인 바유의 아들임

하스타(hasta). 손 또는 팔

하타 요가(Hatha yoga). 육체적 정화 운동으로 14세기 하타 요가 프라디피카(Hatha Yoga Pradipika)에서 처음으로 소개된 형태

휴메루스(humerus). 팔 윗부분 뼈

과신전(hyperextension) 관절을 180° 이상으로 움직이기

이다(ida). 나디(nady) 또는 왼쪽 콧구멍에서 시작해서 정수리를 지나 척추 아래로 통하는 에너지 통로

근육 말단(insertion of muscles) 몸의 중심에서 떨어진 근육의 말단

이시바라(Ishvara). 최상의 존재, 절대 신성, 우주의 왕을 의미함. 브라만 상태

등척성 운동(isometric exercise) 근육을 수축시키는 것과 관련된 모든 운동, 근육의 길이는 변하지 않고 수축됨

등장성 운동(isotonic exercise) 관절각을 이용해 근육의 길이가 변화되는 움직임

질란드 라하 반다(jaladhara bandha) 쇄골뼈를 향해 내려져 있을 때의 턱뼈 고정(chin lock)

자누(janu). 무릎

자타라(jathara). 배꼽

즈나나(jnana). 종교, 철학의 높은 진리에 대한 명상으로부터 얻을 수 있는 성스러운 지식으로 사람들이 자신을 둘러싼 환경을 파악할 수 있도록 가르침을 줌

카팔라(kapala). 두개골

카팔라바티(kapalabhati). 두개골 정화, 프라나야마 테크닉

카파(khapa). 3개의 아유르베다식 성질 중의 하나임

카포타(kapota). 비둘기

카르마(karma). 행동

카르마 요가(karma yoga). 요가의 한 행동
카르나(karna). 귀
카르나피다(karnapida). 귀를 눌러 문지르기(쥐어짜기 squeeze)
클레샤(klesha). 무시, 에고이즘, 욕망, 증오, 또는 공포로 인한 고통
코나(kona). 각
쿤디니아(Koundinya). 성인
크라마(krama). 행동의 순서. 행동의 연결
크리슈나(Krishna). 신의 형태, 힌두 신화에서 가장 유명한 영웅이자 비슈누신의 8번째 화신
크리야(kriya). 정화 과정. 정신을 정화하고 깨끗하게 하는 종교적인 행위. 신체정화 수련법
크룬차(krouncha). 왜가리
쿠쿠타(kukkuta). 수탉
쿰바카(kumbhaka). 들숨 또는 날숨 후의 호흡참기
쿤달리니(kundalini). 프라나 상태의 에너지, 또아리를 틀고 휴식기 동안 뱀을 상징하는 척추의 최하부 신경 중심을 뜻하며, 하타 요가 운동의 한 형태이다. 척추의 최하단에서 발견되는 체내 에너지임
쿠르마(kurma). 거북이
키포시스(kyphosis). 척추의 전방 굽히기. 전굴자세
라구(laghu). 단순한, 작은, 잘생긴.
측면(lateral) 측면, 몸의 중심에서 측면으로 굴곡됨
회전(lateral rotation) 중심선에서 회전하는 것
라야(laya). 합치기, 분해, 파멸, 마음의 집중, 헌신
롤라(lola). 휘두르거나 매달리기
척추 후만(lordosis) 척추가 뒤쪽으로 굽혔을 때의 곡선
lumbar spine. 척추의 허리 부분(요측)
마하반다(mahabandha). 큰 자물쇠
마하바라타(Mahabharata). 인도의 주요 산스크리트어 고전 서사의 하나로 바가바드 기타와 힌두교 신화의 주요 요소들을 포함하고 있다.
마하 무드라(maha mudra). 거대한 바다 표범
말라(mala). 승리, 동그라미
마노스(manos). 개인의 마음
만달라(mandala). 명상이나 종교 제의에서 활용되는 영적으로 매우 중요한 집중 상태
만두카(manduka). 개구리
마니푸라 차크라(manipura chakra). 배꼽 차크라
만트라(mantra). 신성한 소리, 생각, 또는 성직자
마리치(Marichi). 브라마의 아들 중 한 명인 현인의 이름
맛시엔드라(Matsyendra). 물고기의 신. 탄트라식
마유라(mayura). 공작

정중선(**medial**) 몸의 중심선
정중 회전(**medial rotation**) 내부 회전을 참고할 것
목샤(moksha). 자유
무드라(mudra). 손과 손가락의 자세 또는 프라나야마와 반다와 같은 특정 아사나의 조합. 손 주로 손가락의 움직임으로 생각과 감정을 표현할 수 있다
무카(mukha). 얼굴
물라(mula). 뿌리, 근간
물라 반다(mula bandha). 뿌리 자물쇠, 에너지가 충만한 결합, 회음부와 거근을 든 채로 유지
물라다라 차크라(muladhara chakra). 회음부 에너지 통로.
나디(nadi). 프라나와 쿤달리니가 흐르는 섬세한 체내의 관으로 중추신경계, 교감신경계, 부교감신경계를 안정시켜 정상적인 동맥과 정맥을 흐르게 하는 신경통로이다.
나디 소다나(nadi sodhana). 나디의 정화이며, 프라나야마 기법으로 나디가 목적이다.
나크라(nakra). 악어
나마스카라(namaskara). 경례, 인사
나라(nara). 사람
나라비랄라(naravirala). 스핑크스
나타라자(Nataraja). 춤추는 시바여신
나울리(nauli). 신체의 정화를 위해 복부를 돌리는 운동
나바(nava). 배
니드라(nidra). 잠(sleep)
니야마(niyama). 파탄잘리의 8가지 운동 갈래 중 두 번째이며, 소차, 산토사, 타파스, 스바디야야, 그리고 이시바라프라니다나로 이루어져 있다.
origin of muscle. 몸의 중심에서 가까운 근육의 끝 부분
파다(pada). 발 또는 다리
파다 하스타(pada hasta). 손에서 발까지
파단구스타(padangustha). 엄지발가락
파드마(padma). 연꽃
파리가(parigha). 문(gate)
파리그라하(parigraha). 축적하기
파리푸르나(paripurna). 꽉 찬
파리브르타(parivrtta). 교차한, 트위스트하며
파르스바(parsva). 측면, 옆구리
파치모(paschimo). 서쪽, 몸의 뒷부분
팔라카(phalaka). 널빤지
핀차(pincha). 턱, 깃털
핀다(pinda). 태아 또는 배아. 신체
핀갈라(pingala). 나디 또는 통로 또는 오른쪽 콧구멍에서 머리의 정수리를 지나 척추 아래로 향하

는 에너지
피타(pitta). 3가지 아유르베다 성질로, 담즙(분노)으로 번역되기도 한다.
Posterior. 뒤쪽으로, anterior의 반댓말
프라크리티(prakriti). 자연, 물질 세계의 근원, 사트바, 라자스, 타마스로 구성된다.
프라나(prana). 삶의 원동력. 호흡을 뜻하기도 한다.
프라나야마(pranayama). 요가의 리드미컬한 호흡법, 호흡 연장하기, 아쉬탕가의 4번째 갈래
프라사라나(prasarana). 팔의 휘두르기 동작
프라사리타(prasarita). 퍼뜨리기, 쭉 펴기
프라스바사(prasvasa). 날숨
프락티크리아사나(pratikriyasana). 반대 자세
프라틸로마(pratiloma). 머리에 대응하여, 곡물에 대응하여
프라티아하라(pratyahara). 감각의 자극으로부터 독립된 마음, 아쉬탕가의 5번째 단계(감각 조절)
프리쉬타(prishta). 등
푸라카(puraka). 들숨
푸르나(purna). 완전한
푸르스보(pursvo). 동쪽, 몸의 앞부분
푸르스보타나(pursvottana). 몸 앞부분의 강도 높은 스트레치
라가(raga). 사랑, 열정, 분노
라자(raja). 왕, 지도자
라자카포타(rajakapota). 왕 비둘기
라자스(rajas). 충동적인 혼란스런 생각. 자연 활동의 한 측면, 세속성들 중 하나로 욕정과 불안을 생기게 함
레차카(rechaka). 날숨, 폐를 비우기
사다나(sadhana). 성취를 위한 연습
사하스라라 차크라(sahasrara chakra). 수 천개의 가시가 있는 선인장, 뇌의 막공강에 위치(뇌의 정수리, 송과선 주변의 생명력 저장소).
사히타(sahita). 지원을 받은
사히타-쿰바카(sahita-kumbhaka). 의도적인 숨 참기
살라바(salabha). 메뚜기
살람바(salaba). 지지를 받은 상태로
사마(sama). 동등한, 같은
사마다나(samadhana). 정신적 안정
사마디(samadhi). 행복, 명상
사마스티히(sanasthihi). 균형 잡힌 상태
사마스카라(samaskara). 잠재의식 속에서의 각인
사미야마(samyama). 다라나, 디아나, 그리고 사마디의 통합적 응용
산토사(santosa). 만족감

사르반가(sarvanga). 전신
사트바(sattva). 빛/순서. 프라크리티의 세가지 요소 중 하나
소차(soucha). 순수함. 깨끗함
사바(sava). 시체, 몸
세투 반다(setu bandha) 다리
샤크티(Shakti). 삶의 원동력, 프라나, 쉬바의 짝
쉬술라(shishula). 돌고래
심바(simha). 사자
시르사(sirsa). 머리
시탈리(sitali). 프라나야마의 몸풀기(cooling) 단계
슬럼파사나(slumpasana). 척추와 몸통의 부주의한 내려앉기와 관련된 심장 중심의 습관적인 주저앉기
수캄(sukham). 휴식, 안정, 상쾌함
숩타(supta). 눕기, 잠자기
수르야(surya). 태양
수슘나(sushumna). 중심 에너지 통로로 척추중심에 위치함
스바디스타나 차크라(svadhisthana chakra). 생명력의 근원으로 일반적인 기관의 위에 위치한다(방광).
스바나(svana). 개
스바사(svasa). 영감
스바트마라마(Svatmarama). 하타 요가의 근원인 하타 요가 프라디피카의 저자
타다(tada). 산
타마스(tamas). 무기력함, 무시, 세 구나스 중 하나
탄트라(tantra). 일상적이고, 영적 자각을 포함한 모든 에너지를 활용한 운동. 탄트라는 8세기부터 시작해 300년 동안 작성된 신학적 문헌 전반을 가르킴)
타파(tapa). 금욕생활
타파스(tapas). 열, 정화, 자기 단련이나 금욕생활와 관련된 끊임없는 열정, 노력의 자기 정화와 자기 수행 및 엄격함을 포함하는 노력과 고행으로 요가에서는 몸과 마음의 순수함과 완전함을 위하여 몸을 조절하는 것을 말함
thoracic spine. 척추의 흉곽
티비아(tibia). 정강이 뼈(shinebone)
티리앙 무카(tiriang mukha). 뒤로 보기
티티바(titibha). 개똥벌래
톨라(tola). 균형, 무게
트리(tri). 셋의, 3
트리코나(trikona). 트라이앵글, 삼각형
우바야(ubhaya). 둘 다
우다나(udana). 프라나 바유

우디야나(uddiyana). 위로 날기. 반다
우디야나 반다(uddiyana bandha). 하복부 중심을 안쪽과 위쪽으로 끌기.
우자이(ujjayi). 승리하는
우자이이 프라나야마(ujjayi pranayama). 기본 요가식 호흡법(승리 호흡)
우파니샤드(Upanishads). 구루 가까이에 앉아서 영적인 가르침을 받는 것으로 베단타(베다의 궁극적 철학) 가르침의 핵심이다.
우파비스타(upavista). 앉은 채로 다리 풀기
우르드바(urdhva). 위쪽으로
우스트라(ustra). 낙타
웃카타(utkata). 놀람. 힘이 쎈, 극심한
웃프루티(utpluti). 들어올리기
우타나(uttana). 위쪽으로의 강한 스트레치
우타나사나(Uttanasana). 전방 굽히기
우티타(utthita). 연장된
바즈라(vajra). 벼락
바크라(vakra). 구부러진
바시스타(Vasistha). 베다의 현인
바타(vata). 3가지 아유르베다 성질 중 하나로, 바람으로 불리기도 한다
바유(vayu). 바람. 공기의 흐름.
베단타(Vedanta). 말 그대로 "베다의 마지막", 주도적인 힌두 철학의 전통
베다스(Vedas). 인류가 남김 기록 중 가장 오래 된 것.
비디아(vidya). 지식, 배움, 전승, 과학
빌로마(viloma). 머리카락에 대응하여, 사물의 순서에 대응하여
비니아사(vinyasa). 특별하게 호흡과 움직임을 내적으로 연결하기
비파리타(viparita). 전도된, 위 아래가 뒤집힌(역자세)
비라(vira). 영웅, 용감한
비라바드라(Virabhadra). 전사
비슈다 차크라(vishuddha chakra). 순수하고, 인두 부분에 위치함
브르크사(vrksa). 나무
브르쉬카(vrschika). 전갈
비아나(vyana). 프라나 바유
야마(yama). 통제, 포함, 아쉬탕가 요가의 8가지 갈래 중 첫 번째(도덕적 행동)
요가(yoga). 유즈(yuj)로부터 기원하며, "함께 하다", "멍에를 씌우다", "전체로 만들다"를 뜻한다.
요가-로빅스(yoga-robics). 순수한 운동을 위해 요가 아사나를 활용한 운동 방법

부록 C

아사나 목록
LIST OF ASANAS

요가 분야에 있어 아사나들의 이름, 발음, 신체적 형태 그리고 자세 묘사 방법에는 상당한 차이가 있다. 다른 스타일, 전통, 계열, 지도자, 책, 그리고 기사들은 같은 신체적 동작에 전혀 다른 이름으로 명명하거나 이름은 같은데 동작이 다른 상황을 유발한다. 여기서 우리는 폭넓게 인정되는 요가 저널, B.K.S 앵가르의 요가의 빛, 데이비드 스웬슨의 아쉬탕가 요가를 기본적으로 다룰 것이다.

표 C 아사나

Adho Mukka Svanasana
아도 무카 스바나사나
(아래를 바라보는 강아지 자세)

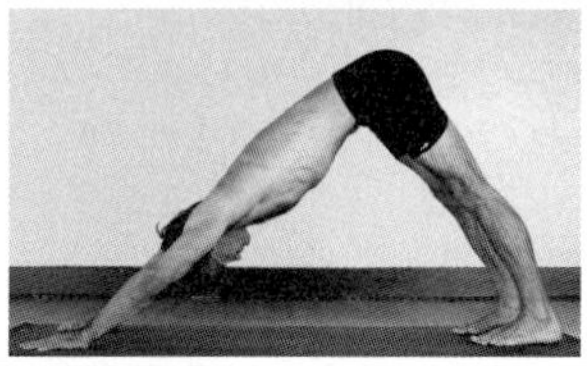

Adho Mukka Vrksasana
아도 무카 브르크사사나
(양손바닥 닿고 물구나무 서기 자세)

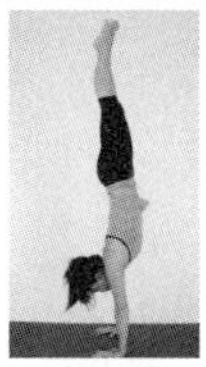

Agnistambhasana
아그니스엠바사나
(쌍 비둘기 자세)

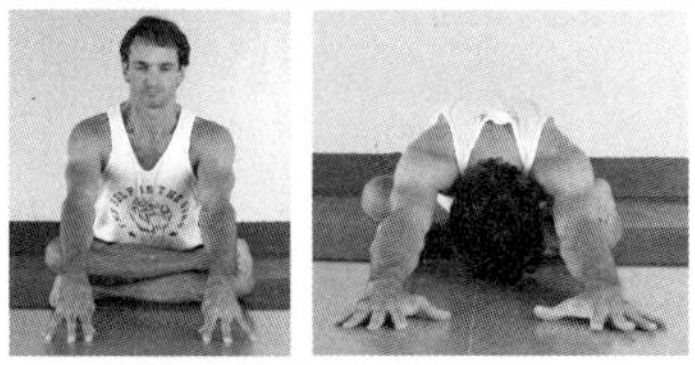

Ananda Balasana
아난다 발라사나
(행복한 아기 자세)

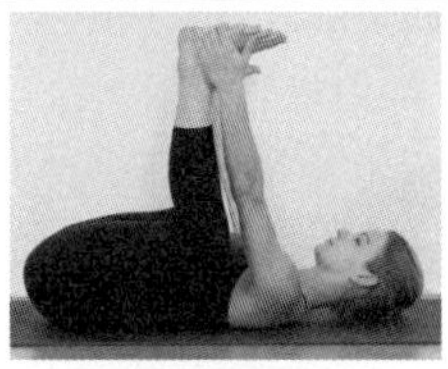

Anjaneyasana
안자네이아사나
(앉은 초승달 자세)

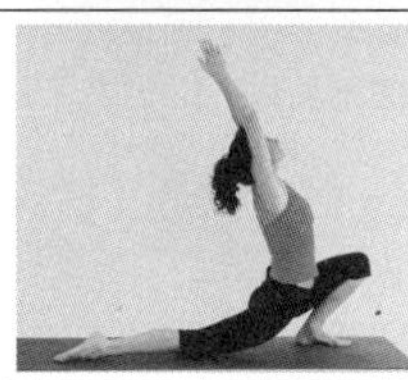

Apanasana
아파나사나
(바람 소멸 자세)

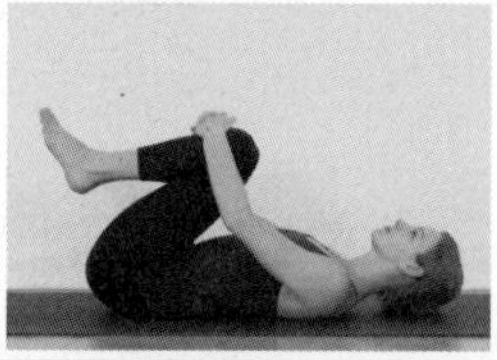

Ardha Baddha Padma Paschimottanasana
아르다 바다 파드마 파스치모타나사나
[반으로 접힌 연꽃, 강력한 등(west) 이완 자세]

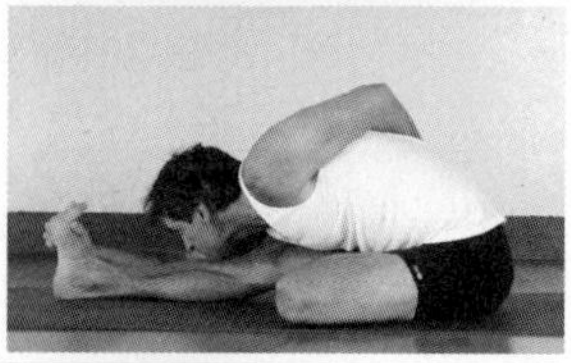

Ardha Baddha Padmottanasana
아르다 바다 파드모타나사나
(한다리 접고 전굴 자세)

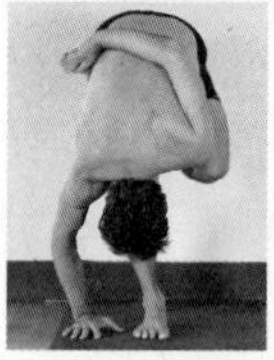

Ardha Chandrasana
아르다 찬드라사나
(반달 자세)

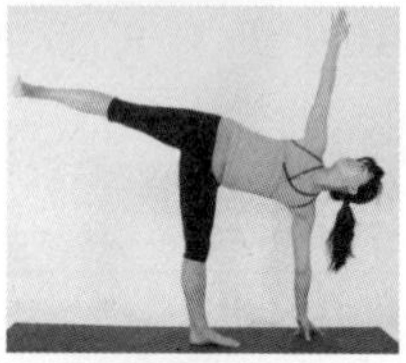

Ardha Matsyendrasana
아르다 맛시엔드라사나
(물고기의 반쪽 자세)

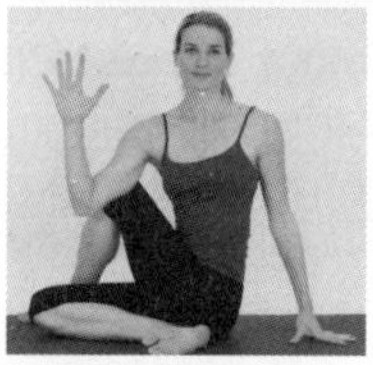

Ardha Uttanasana
아르다 우타나사나
(상체 전굴 자세에서 등 펴기 자세)

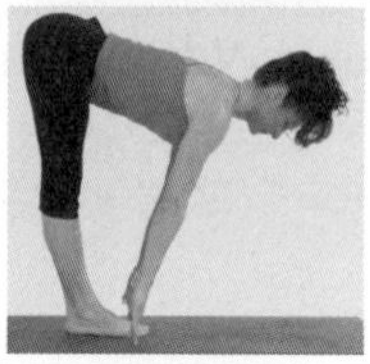

Ashta Chandrasana
아쉬타 찬드라사나
(초승달 자세)

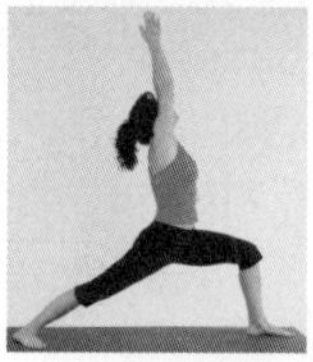

Ashtanga Pranam
아쉬탕가 프라남
(다리 엎드리기 자세)

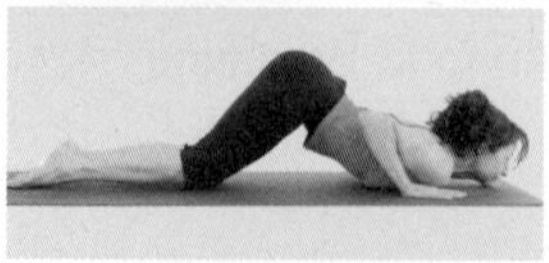

Astavakrasana
아스타바크라사나
(각 자세)

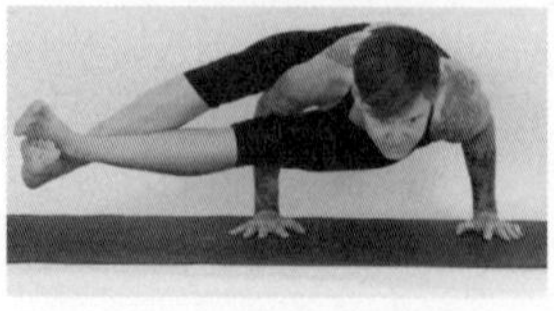

Baddha Konasana
바다 코나사나
(묶인 각 자세)

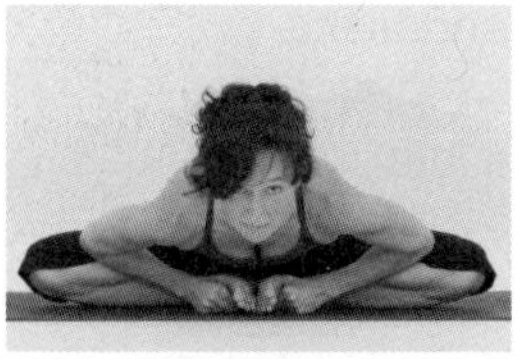

Baddha Padmasana
바다 파드마사나
(묶인 연꽃 자세)

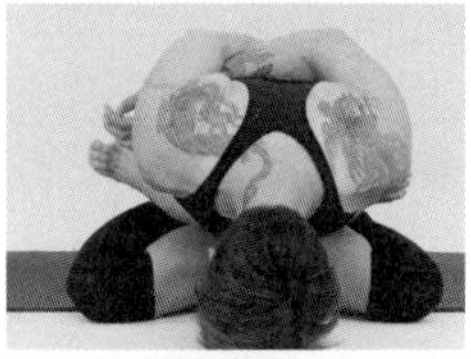

Bakasana
바카사나
(학 자세)

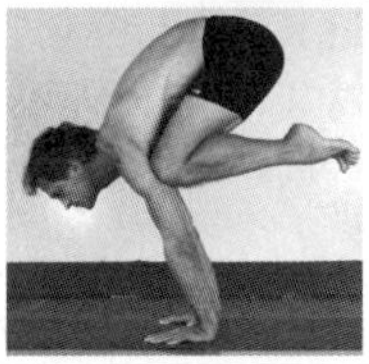

Balasana
발라사나
(어린이 휴식 자세)

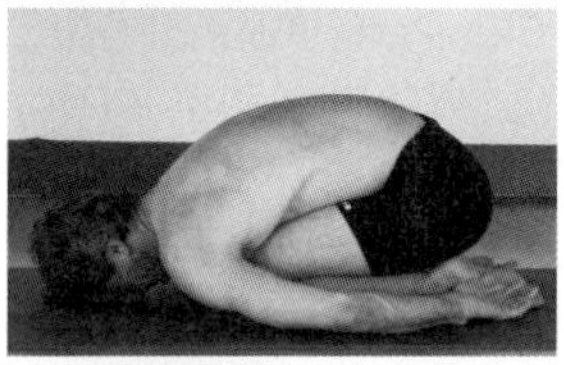

Bharadvajrasana
바라드바즈라사나
(바라드바즈라의 자세)

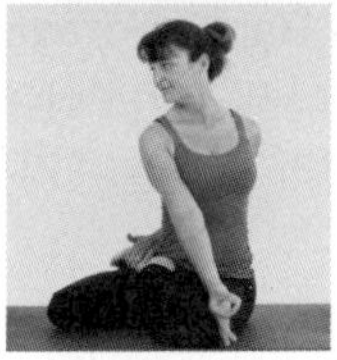

Bhekasana
베카사나
(개구리 자세)

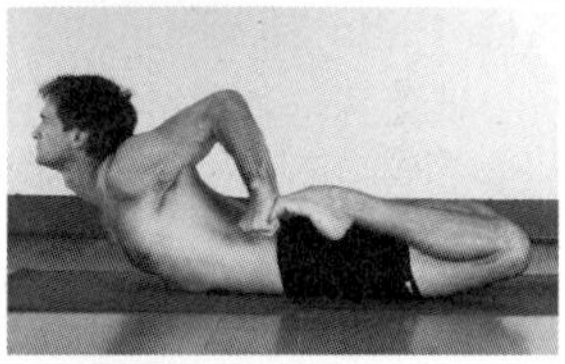

Bhujangasana
부잔가사나
(코브라 자세)

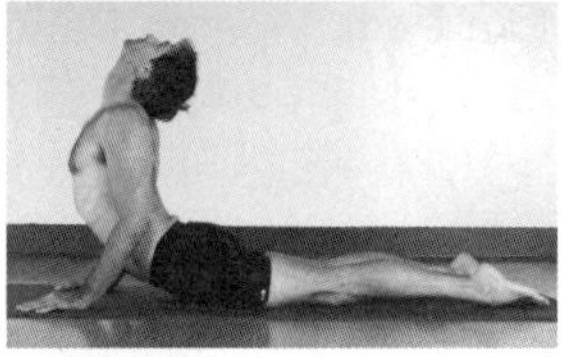

Bhujapidasana
부자피다사나
(양다리 어깨 올려 손으로 버티기 자세)

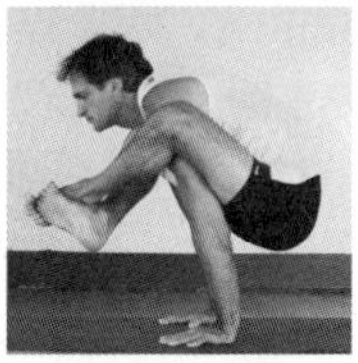

Chataranga Dandasana
차타랑가 단다사나
(4발 이용 막대 자세)

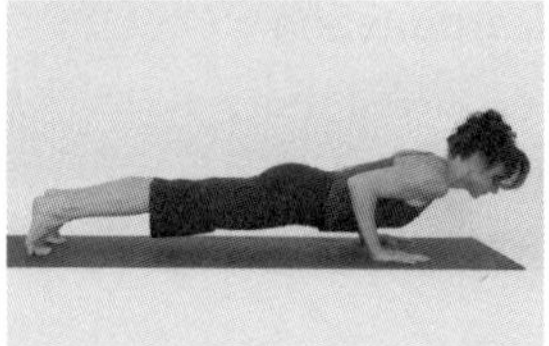

Dandasana
단다사나
(막대 자세)

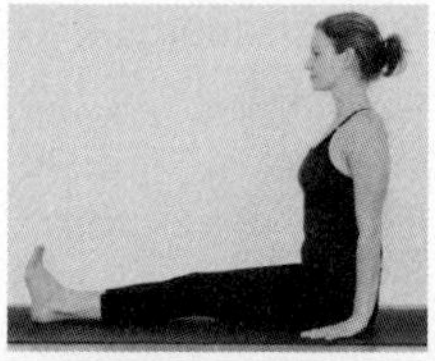

Dhanurasana
다누라사나
(활 자세)

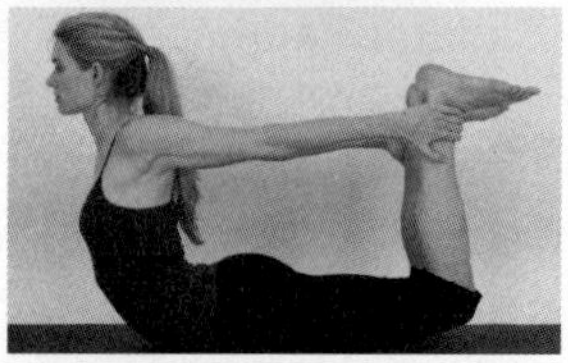

Dwi Pada Koundinyasana
드위 파다 쿤디니아사나
(두발 쿤디니아의 자세)

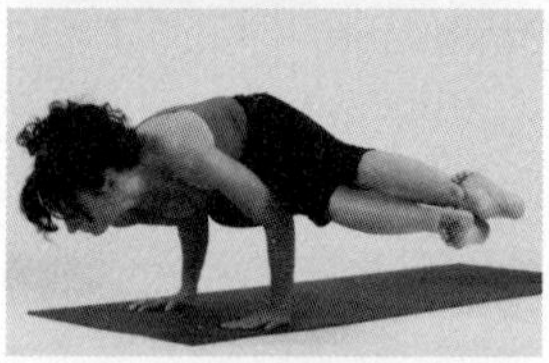

Eka Pada Koundinyasana
에카 파다 쿤디니아사나
(한발 쿤디니아의 자세)

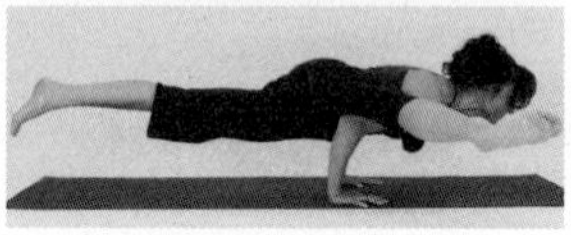

Eka Pada Raj Kapotasana
에카 파다 라즈 카포타나사나
(한쪽 다리 왕 비둘기 자세)

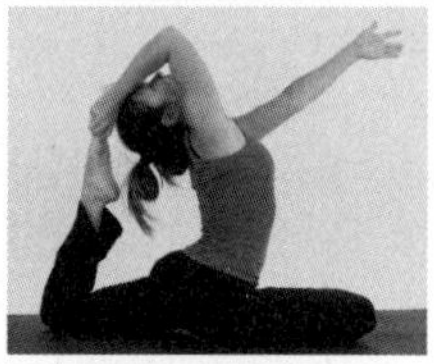

Eka Pada Sirsasana
에카 파다 시르사사나
(한발 머리 뒤로하기 자세)

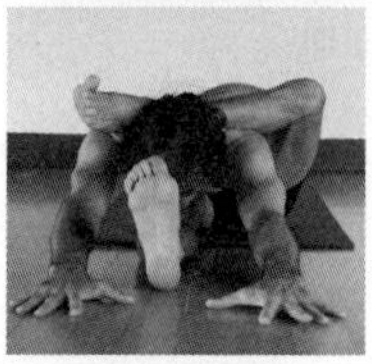

Eka Pada Viparita Dandasana
에카 파다 비파리타 단다사나
(한발 뒤집힌 막대기 자세)

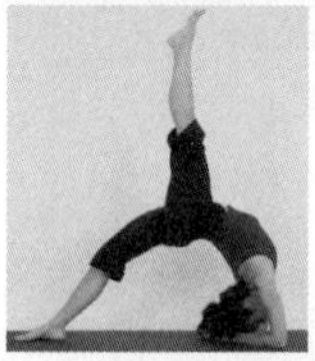

Galavasana
갈라바사나
(날아다니는 까마귀 자세)

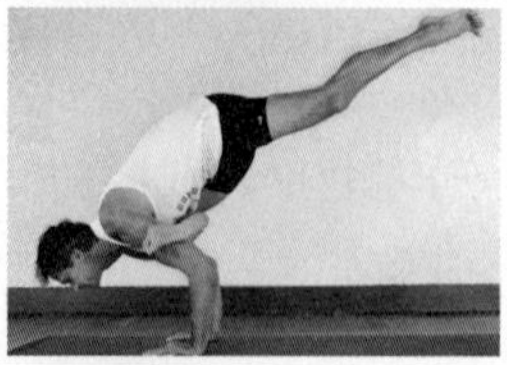

Garudasana
가루다사나
(독수리 자세)

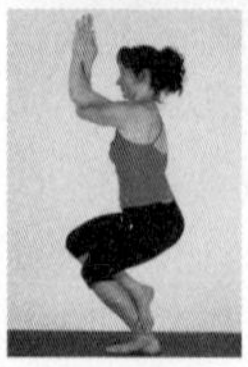

Gomukhasana
고무카사나
(소 얼굴 자세)

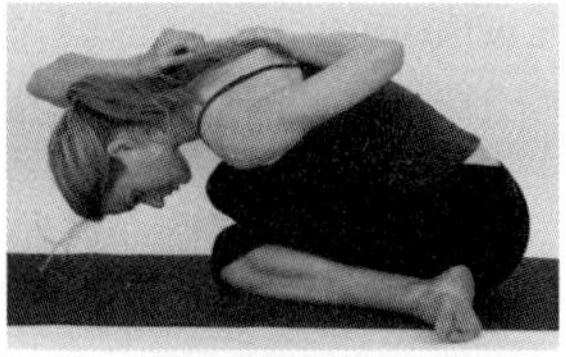

Halasana
할라사나
(쟁기 자세)

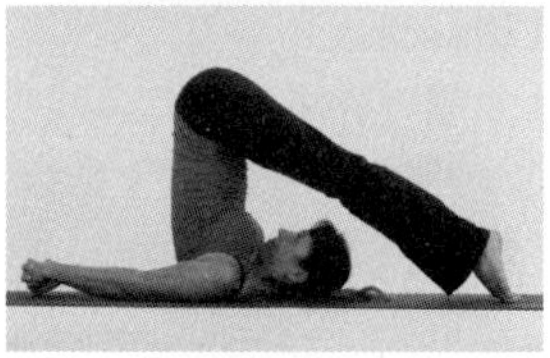

Hanumanasana
하누마나사나
(원숭이 자세)

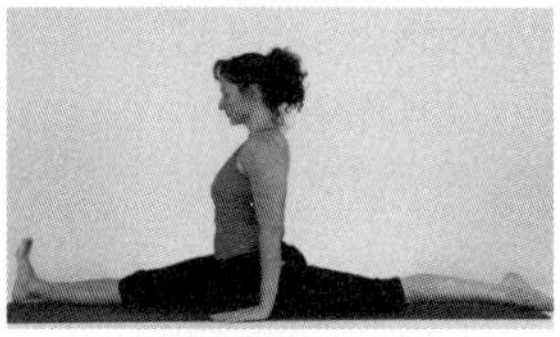

Janu Sirsasana
자누 시르사사나
(머리를 무릎까지 붙힌 한 구부리기 자세)

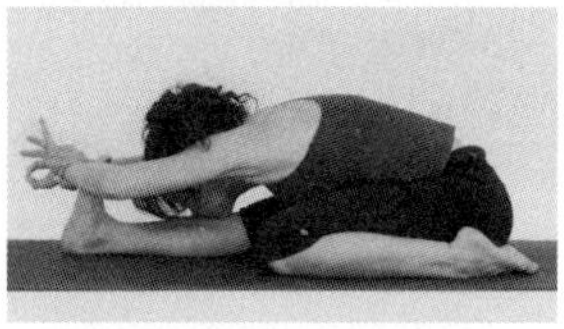

Jathara Parivartanasana
자타라 파르바르타나사나
(축을 중심으로 회전하는 트위스트)

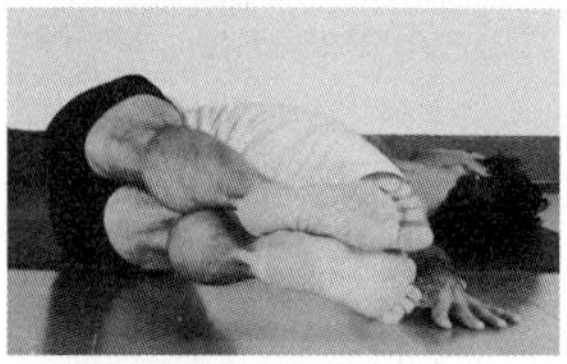

Kapotasana
카포타사나
(비둘기 자세)

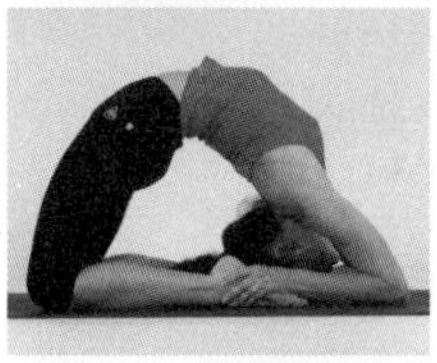

Karnapidasana
카르나피다사나
(쟁기에서 무릎 귀에 대기 자세)

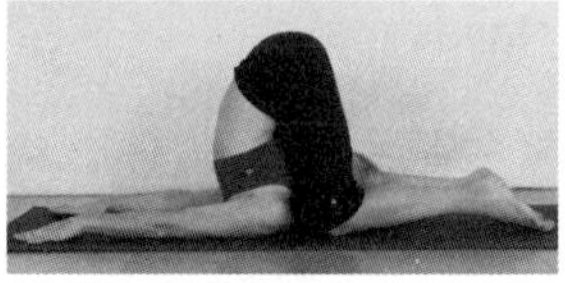

Krounchasana
크룬차사나
(백로 자세)

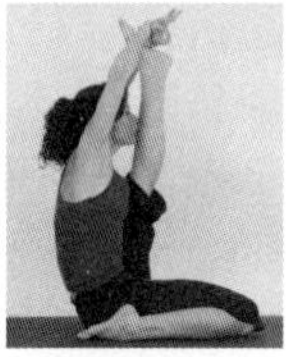

Kurmasana
쿠르마사나
(거북이 자세)

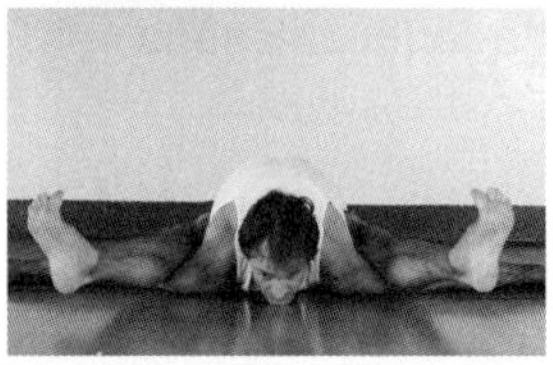

Laghu Vajrasana
라구 바즈라사나
(작은 천둥 자세)

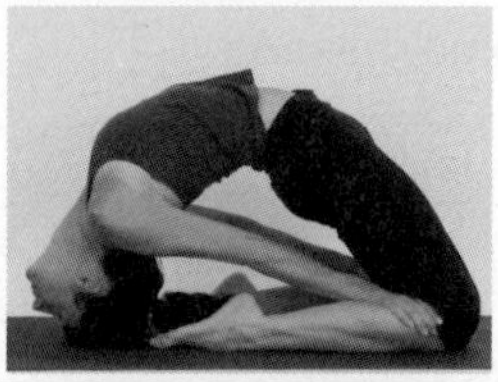

Lolasana
롤라사나
(매달린 귀걸이 자세)

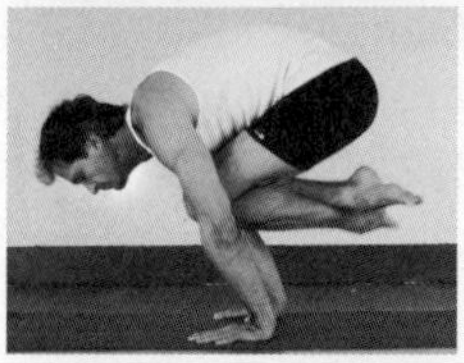

Marichyasana C
마리치아사나 C
(마리치의 자세)

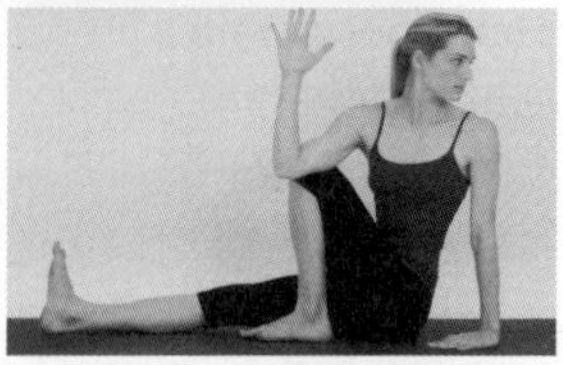

Matsyasana
맛시아사나
(물고기 자세)

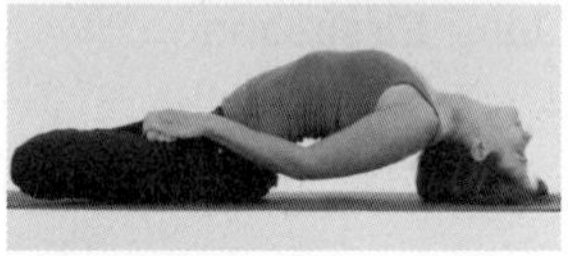

Naraviralasana
나라비랄라사나
(스핑크스 자세)

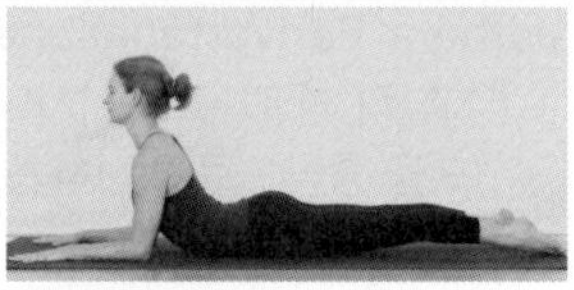

Natarajasana
나타라자사나
(댄스 자세)

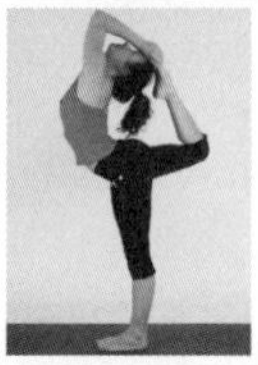

Navasana
나바사나
(배 자세)

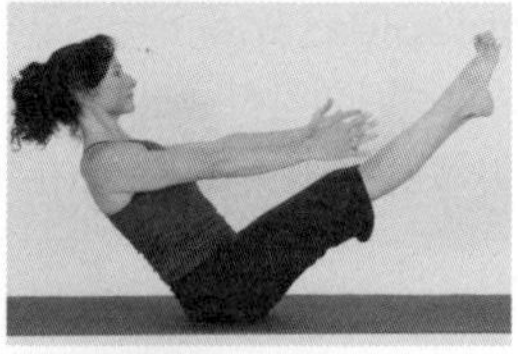

Padahasthasana
파다하스타사나
(전굴에서 양손 발바닥 밑에 대기 자세)

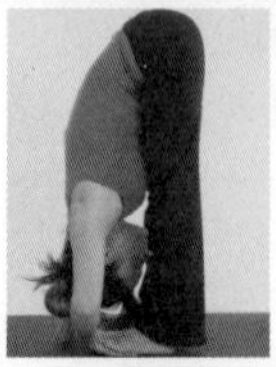

Padangusthasana
파당구스타사나
(전굴에서 엄지 발가락 잡기 자세)

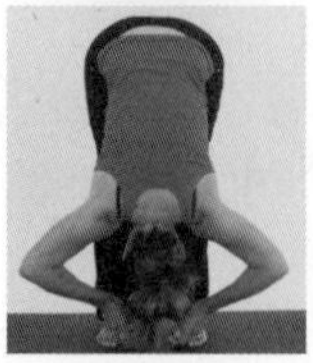

Padmasana
파드마사나
(연꽃 자세)

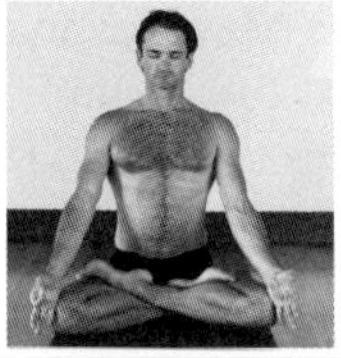

Parivrtta Ardha Chandrasana
파리브르타 아르다 찬드라사나
(회전하는 반달 자세)

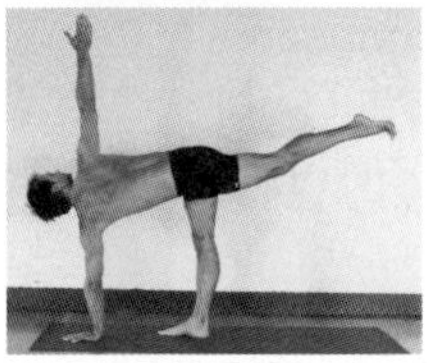

Parivrtta Janu Sirsasana
파리브르타 자누 시르사사나
(측면으로 상체 굴절 자세)

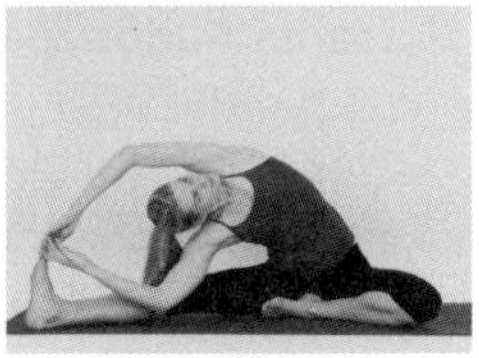

Parivrtta Parsvakonasana
파리브르타 파르스바코나사나
(회전하는 측면 각 자세)

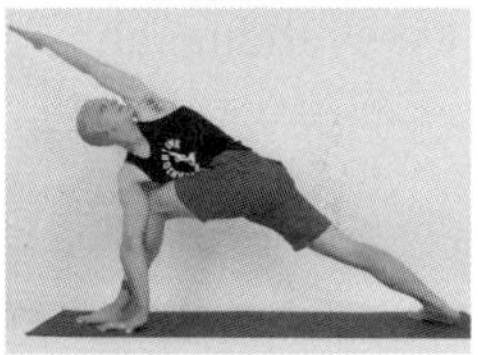

Parivrtta Trikonasana
파리브르타 트리코나사나
(회전하는 삼각형 자세)

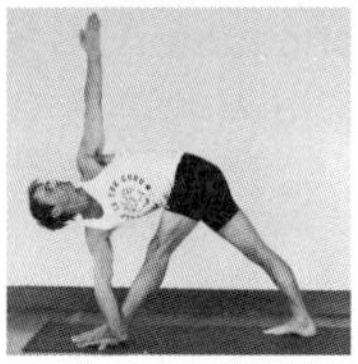

Parsva Bakasana
파르스바 바카사나
(학의 옆모습 자세)

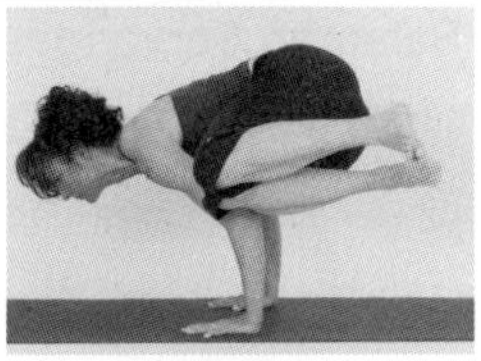

Parsvottanasana
파르스보타나사나
(양손 뒤로 한 강도 높은 측면 이완 자세)

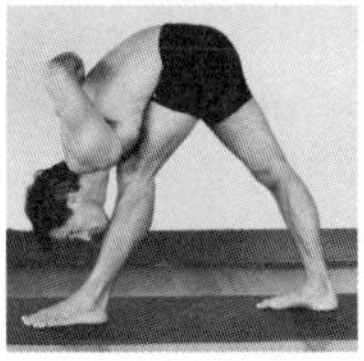

Paschimottansana
파스치모타나사나
(앉은 전방 굽히기 자세)

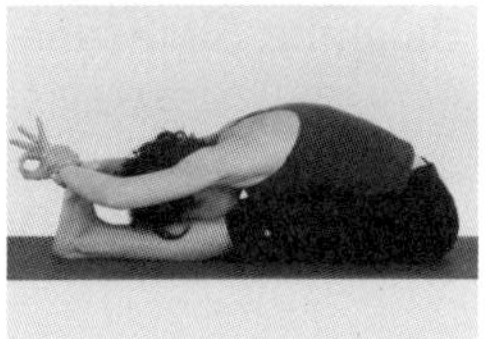

Phalakasana
팔라카사나
(널빤지 자세)

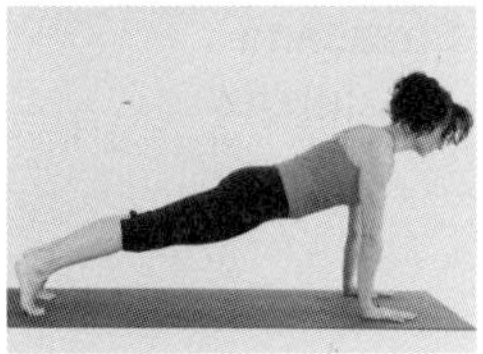

Pincha Mayurasana
핀차 마유라사나
(깃털 편 공작 자세)

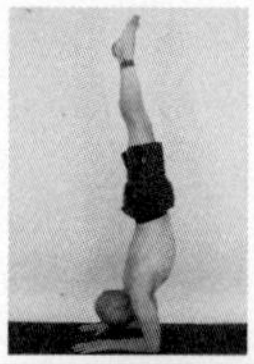

Pindasana
핀다사나
(배아 자세)

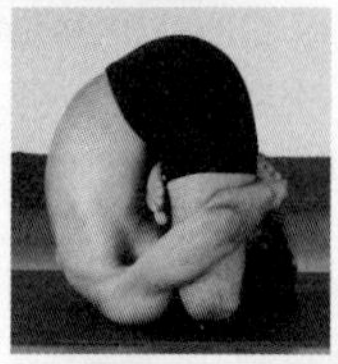

Prasarita Padottanasana
프라사리타 파도타나사나
(양다리 편 전방 굴절 자세)

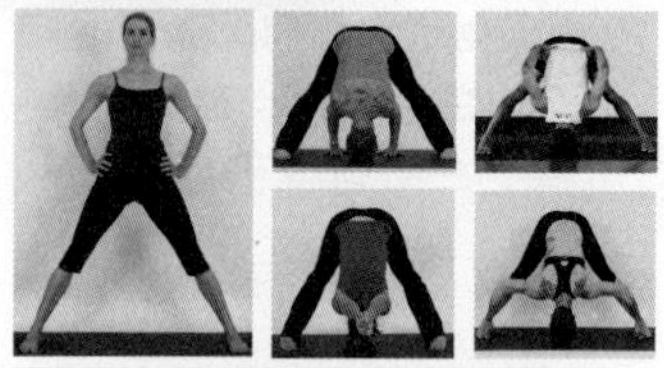

Pursvottanasana
푸르스보타나사나
(위를 향한 널빤지 자세)

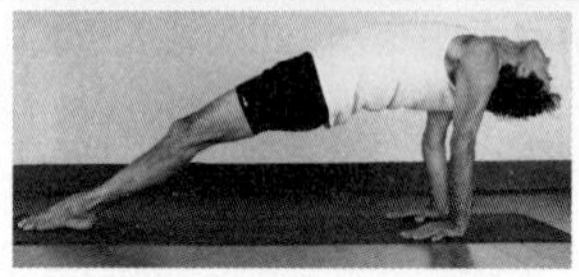

Salabhasana A, B, C
살라바사나 A, B, C
(메뚜기 자세)

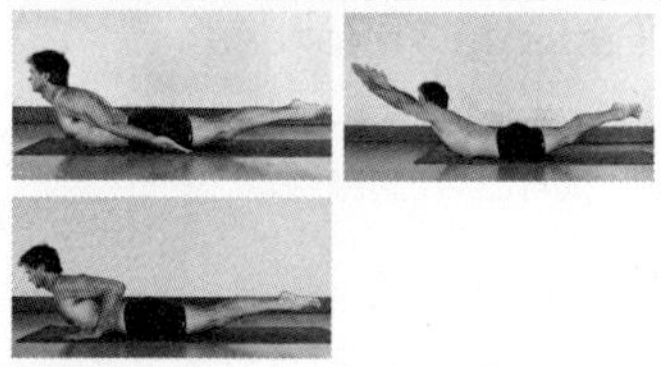

Salamba Sarvangasana
살람바 사르방가사나
(어깨로 서기 자세)

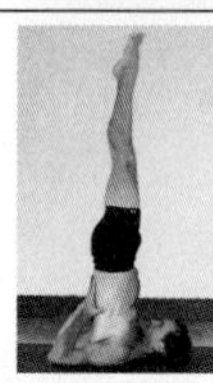

Salamba Sirsasana I
살람바 시르사사나 I
(머리와 팔꿈치로 서기 자세 I)

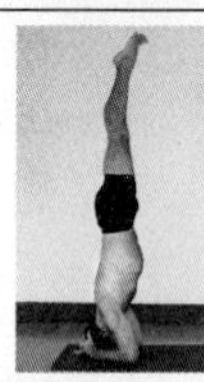

Salamba Sirsasana II
살람바 시르사사나
(머리로 서기 자세 II)

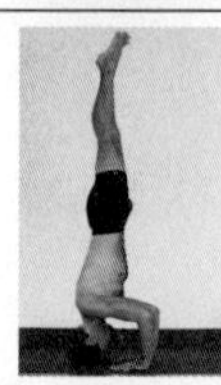

Savasana
사바사나
(시체 자세)

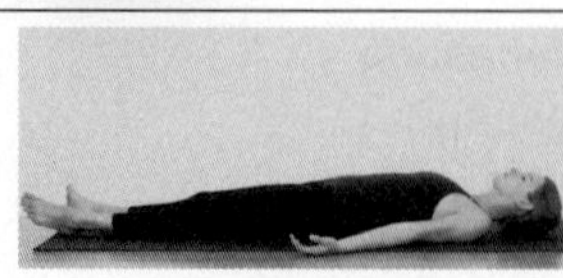

Setu Bandhasana
세투 반다사나
(찰리 채플린 자세)

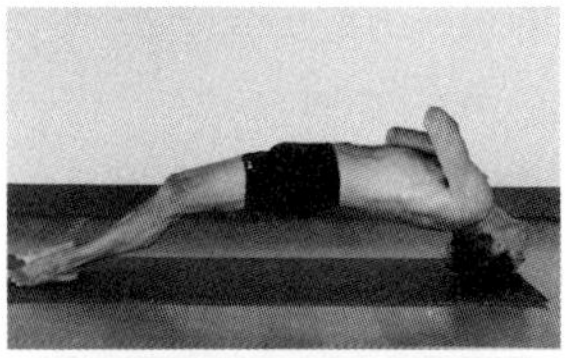

Setu Bandha Sarvangasana
세투 반다 사르반가사나
(다리 자세)

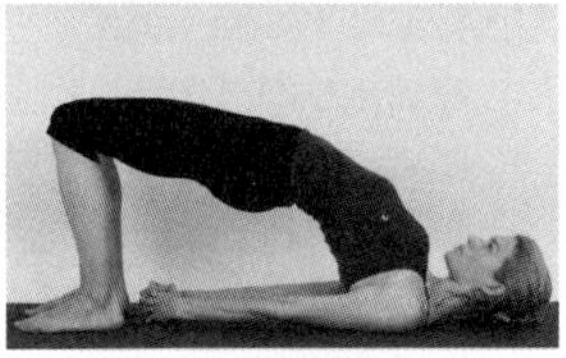

Shishulasana
쉬슐라사나
(돌고래 자세)

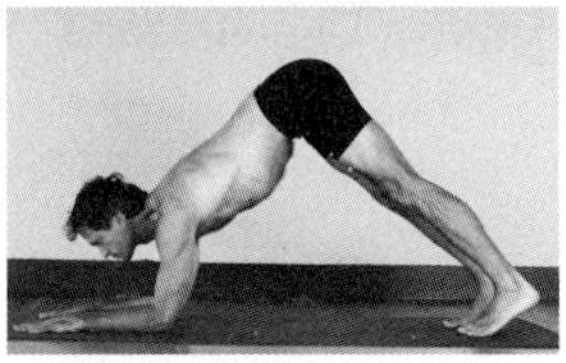

Supta Padangusthasana
숩타 파단구스타사나
(누워서 엄지 발가락 잡고 상체들기 자세)

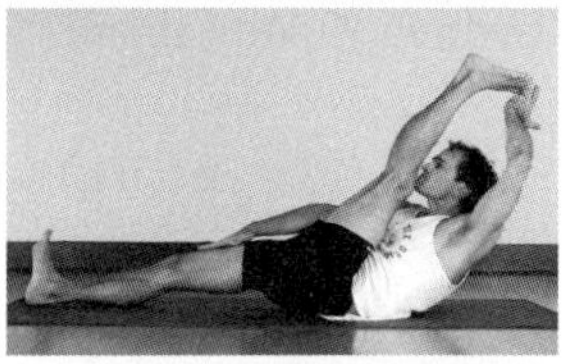

Supta Parivartanasana
숩타 파리바르타나사나
(누워서 한다리 회전)

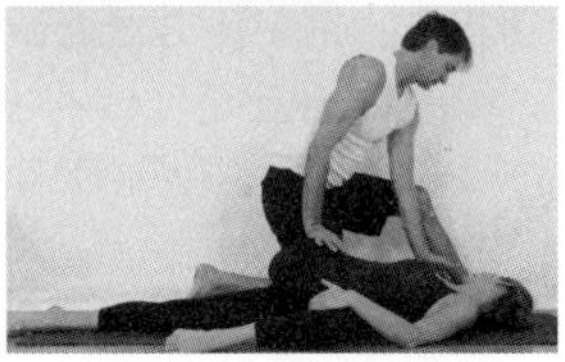

Supta Virasana
숩타 비라사나
(누운 영웅 자세)

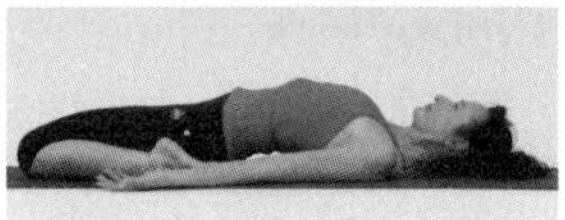

Tadasana
타다사나
(산 자세)

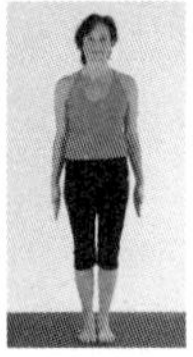

Tiriang Mukha Eka Pada Paschimottanasana
티리앙 무카 에카 파다 파쉬모타나사나
(한다리 무릎 구부리고 등 이완 자세)

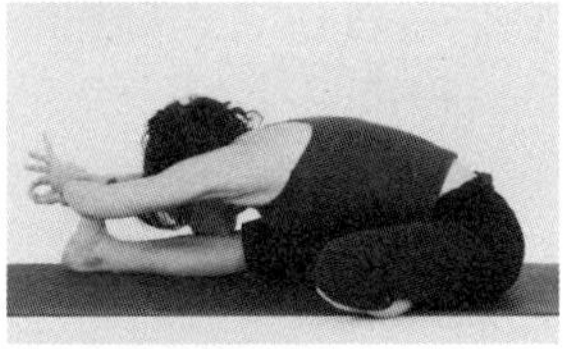

Tittibhasana
티티바사나
(개똥벌레 자세)

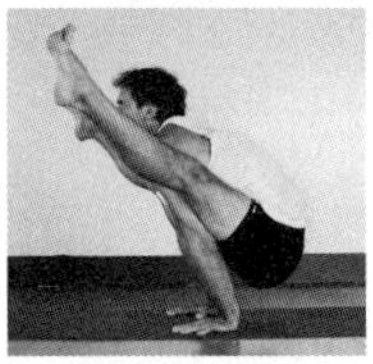

Tolasana
톨라사나
(저울 자세)

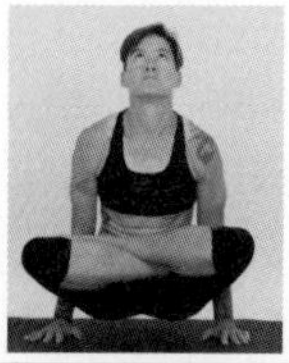

Upavista Konasana
우파비스타 코나사나
(박쥐 자세)

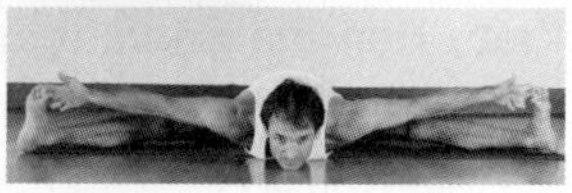

Urdhva Dhanurasana
우르드바 다누라사나
(위를 향한 활 자세 / 차바퀴 자세)

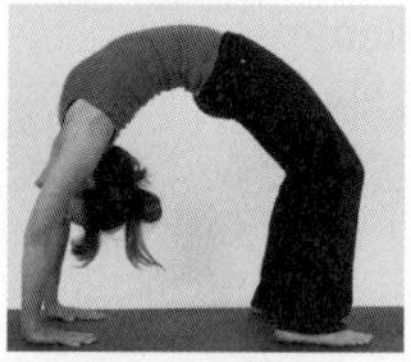

Urdhva Kukkutasana
우르드바 쿠쿠타사나
(위를 향한 수탉 자세)

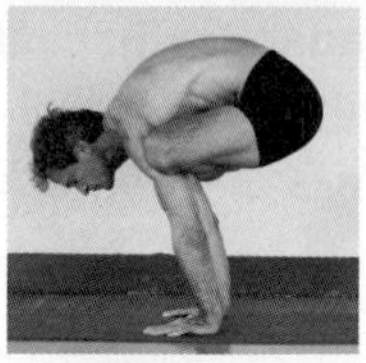

Urdhva Mukha Svanasana
우르드바 무카 스바나사나
(위를 향한 강아지 자세)

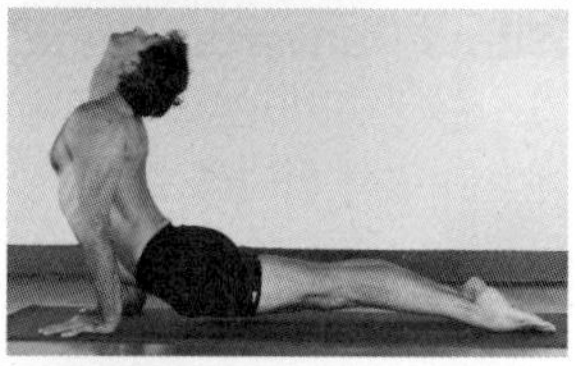

Urdhva Padmasana
우르드바 파드마사나
(위를 향한 연꽃 자세)

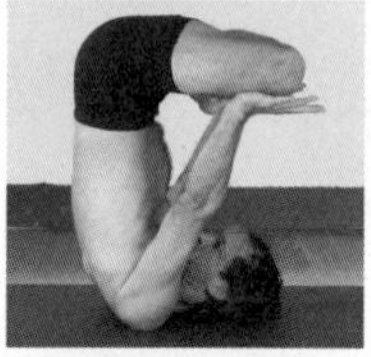

Ustrasana
우스트라사나
(낙타 자세)

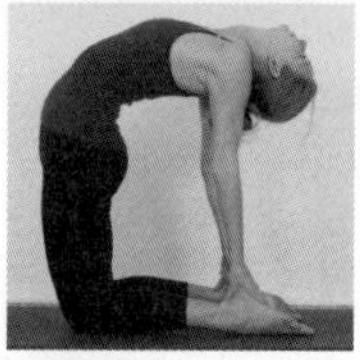

Utkatasana
웃카타나사나
(의자 자세)

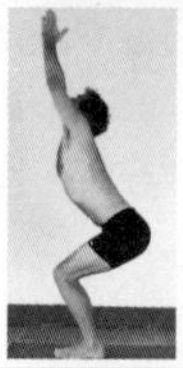

Uttana Padasana
우타나 파다사나
(물고기 자세)

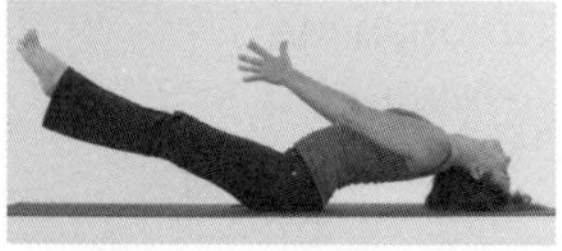

Uttana Prasithasana
우타나 프라시타사나
(나는 도마뱀 자세)

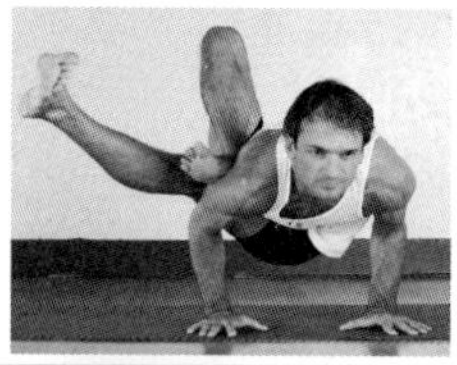

Uttanasana
우타나사나
(서서 전굴 자세)

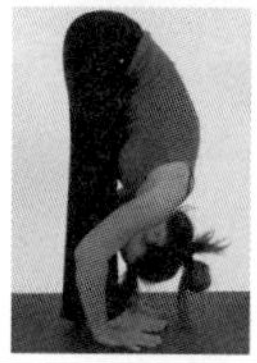

Utthita hasta Padangusthasana
우티타 하스타 파단구스타사나
(서서 손으로 엄지발가락 잡고 옆 늘리기 자세)

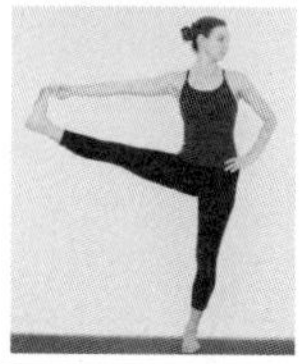

Utthita Parsvakonasana
우티타 파르스바코나사나
(측면 이완 자세)

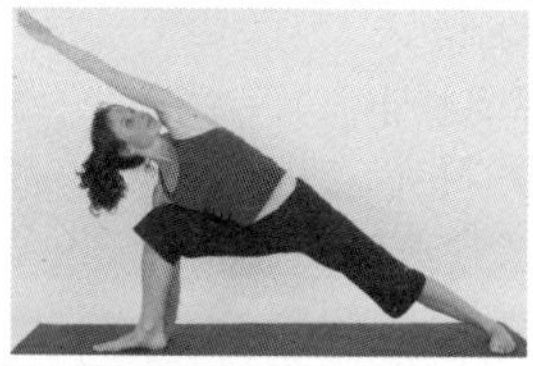

Utthita Trikonasana
우티타 트리코나사나
(삼각형 자세)

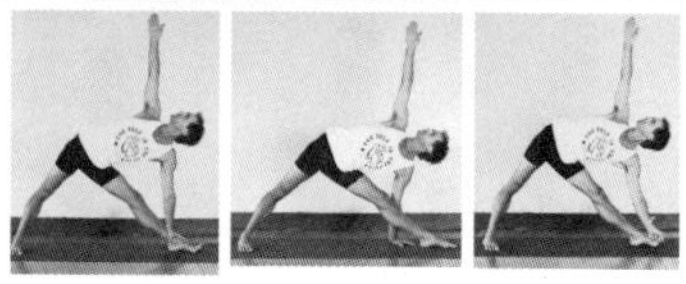

Vasisthasana
바시스타사나
[측면-널빤지(플랭크) 자세)

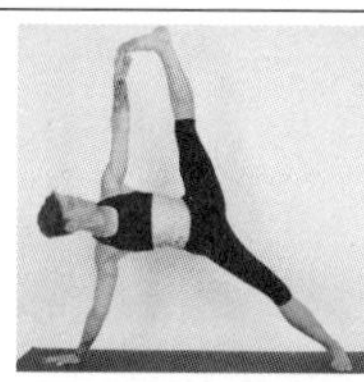

Viparita Dandasana
비파리타 단다사나
(뒤집힌 막대기 자세)

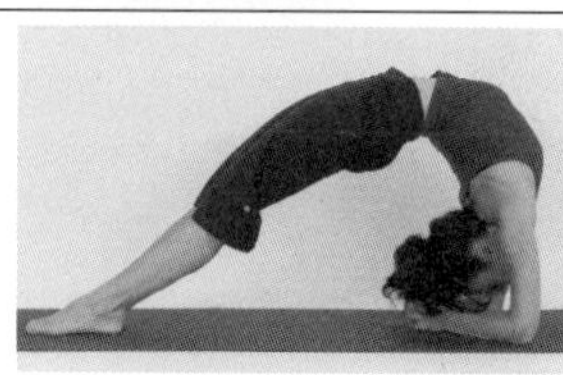

Viparita Karani
비파리타 카라니
(다리 들어 벽에 대기 자세)

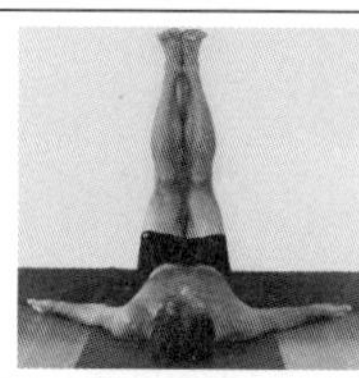

Virabhadrasana I
비라바드라사나
(전사 자세 I)

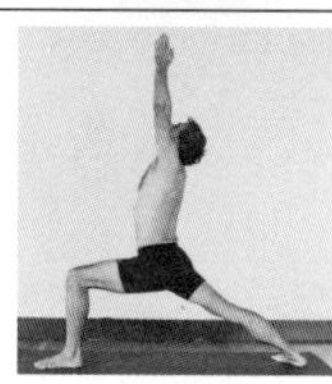

Virabhadrasana II
비라바드라사나
(전사 자세 II)

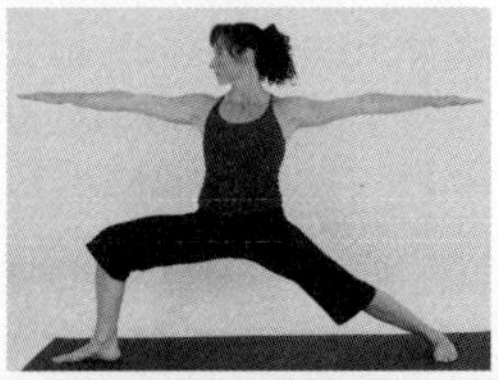

Virabhadrasana III
비라바드라사나 III
(전사 자세 III)

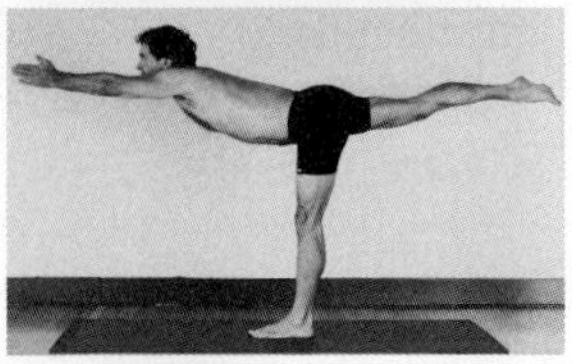

Virasana
비라사나
(영웅 자세)

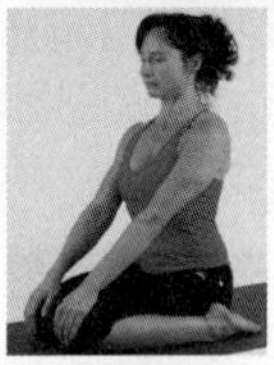

Vrksasana
브르크사사나
(나무 자세)

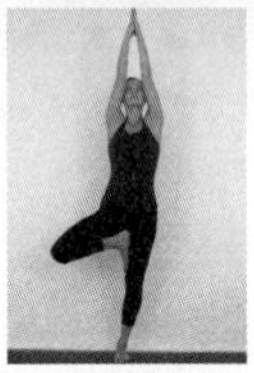

부록 D

아사나 요소

ASANA ELEMENTS

표 D 아사나(체위법) 구성하기

아사나	준비 아사나	통합 아사나	설명 및 주의점
아도 무카 스바나사나	아나하타사나, 비달라사나, 팔라카사나, 아르다 우타나사나, 우타나사나	발라사나, 아파나사나, 숩타 파리바르타나사나, 비파리타, 카라니, 사바사나	서서하는 자세를 위한 베이스를 활용하고, 등굽히기와 팔 균형 잡기 그리고 모든 전도 동작을 준비하기 위해 어깨와 가슴을 연다.
아도 무카 브르크사사나	아도 무카 스바나사나, 타다사나, 팔라카사나, 핀차 마유라사나, 숩타 비라사나, 가루다사나 암스, 고묵하사나 암스	우타나사나, 파다하스타사나, 발라사나, 손목 운동 (제11장 참고)	핀차 마유라사나와 살람바 시르사사나를 따르고, 우르드바 다누라사나에 이르기 위해 발을 머리 위로 올린다. 파드마사나 상태로 두 다리를 접은 후, 우르드바 쿠쿠타사나 상태로 두다리를 어깨 아래로 내린다. 한 다리는 앞으로 다른 다리는 뒤로 벌려 가위 모양을 만들고 하누마나사나 상태로 내린다.
아그니스탐바사나	고묵하사나, 에카 파다 라즈 카포타사나 준비, 수크하사나, 바다 코나사나	단다사나, 아도 무카 스바나사나, 비라사나, 숩타 비라사나, 아파나사나, 발라사나	에카 파다 라즈 카포타사나 A, B, C, 갈라바사나, 우타나 프라시타사나, 파드마사나, 우르드바 쿠쿠타사나를 따른다.
아난다 발라사나	아파나사나, 숩타 파단구스타사나	아파나사나, 피바리타 카라니	다리를 변형된 형태의 숩타 코나사나 형태로 쭉 편다.
안자네이아사나	아도 무카 스바나사나, 숩타 파단구스타사나, 아파나사나, 아난다 발라사나, 웃카타사나, 프라사리타 파도타나사나, 비라사나	발라사나, 아도 무카 스바나사나, 우타나사나	힙이 벌려진 상태에서 등 굽히기와 팔 균형잡기의 준비를 위해 힙 플렉서를 연다. 아쉬타 찬드라사나, 비라바드라사나 I, 비라바드라사나 III, 비라사나, 숩타 비라사나, 하누마나사나.
아파나사나	사바사나, 비라사나	숩타 바다 코나사나, 아도 무카 스바나사나	아난다 발라사나, 숩타 파단구스타사나
아르다 바다 파드마 파쉬모타나사나	아도 무카 스바나사나, 우타나사나, 브르크사사나, 가루다사나, 파드마사나	타다사나, 우르드바 무카 스바나사나, 아도 무카 스바나사나	발을 반쪽 연꽃 모양으로 만들고, 숨을 내뱉은 후, 차타랑가 단다사나로 떠오르고, 아도무카 스바나사나 상태로 전환한다. 매트 앞 쪽으로 점프하고, 연꽃 모양으로 발을 만들기 전에 타다사나로 돌아온다.

아사나	준비 아사나	통합 아사나	설명 및 주의점
아르다 찬드라사나	우티타 트리코나사나, 비라바드라사나 II, 우티타 파르스바코나사나, 브르크사사나, 우티타 하스타 파단구스타사나, 프라사리타 파도타나사나	프라사리타 파도타나사나 A, 말라사나, 발라사나, 비라바드라사나 III 또는 파리브르타 아르다 찬드라사나로 바로 전환하지 말 것.	앞으로 돌면서 힙 윗부분을 유지하고, 손 윗부분에 닿기 위해 다리를 접은 후, 두 발바닥을 부딪히고, 발을 엉덩이로 끌어 당기거나 손을 베카사나와 발꿈치를 엉덩이로 누르기 상태로 전환한다. 가능하다면 손바닥을 마주 쳐도 된다.
아르다 맛시엔드라사나	숩타 파리바르타나사나, 바라드바즈라사나, 바다 코나사나, 자누 시르사사나, 비라사나	단다사나, 파쉬모타나사나, 아파나사나, 아난다 발라사나	더 심도 있는 트위스트, 등 굽히기 준비를 위한 부분적 준비, 파르스바 바카사나와 같이 팔 균형 잡기 트위스트
아르다 우타나사나	단다사나, 숩타 파단구스타사나, 타다사나	단다사나, 타다사나	우타나사나
아르카나 단다사나	단다사나, 마리치아사나 A	아파나사나, 아도 무카 스바나사나	에카 파다 시르사사나 시리즈, 아스타바크라사나
아쉬타 찬드라사나	안자네이아사나, 아도 무카 스바나사나, 숩타 파단구스타사나, 비라자나, 웃카타사나	우르드바 무카 스바나사나, 아도 무카 스바나사나, 발라사나	비라바드라사나 III로 전환할 수 있도록 베이스로 활용하고, 파리브르타 아르다 찬드라사나, 아도 무카 브르크사사나, 그리고 파리브르타 파르스바코나사나.
아스타바크라사나	단다사나, 자타라 파리바르타나사나, 아르카나 단다사나, 차타랑가 단다사나, 마리치아사나 A, 파쉬모타나사나, 우티타 파르스바코나사나, 부자피다사나	손목 운동 (제11장 참고), 우르드바 무카 스바나사나, 아도 무카 스바나사나, 숩타 바다 코나사나, 발라사나	에카 파다 쿤디니아사나 I에서 차타랑가 단다사나로 전환하기 위한 베이스로 활용.
바다 코나사나	숩타 파단구스타사나, 아난다 발라사나, 단다사나, 자누 시르사사나, 우파비스타 코나사나, 파쉬모타나사나	고묵하사나, 아파나사나, 발라사나, 아도 무카 스바나사나	숩타 바다 코나사나, 파리브르타 자누 시르사사나, 스와스티카사나, 마리치아사나 A, 아르카나 단다사나, 에카 파다 시르사사나를 위한 부분적 준비
바카사나	아도 무카 스바나사나, 팔라카사나, 발라사나, 바다 코나사나, 복부 핵심 운동, 비라사나	손목 운동(제11장 참고), 아도 무카 스바나사나, 발라사나	파르스바 바카사나, 티티바사나, 살람바 시르사사나 II 비니아사의 부분을 탐색하고, 차타랑가 단다사나로 떠오른 후, 몸통, 힙, 그리고 다리를 아도 무카 브르크사사나로 늘린다.
발라사나	아파나사나, 비라사나	자체적으로 심도 있는 휴식 자세, 사바사나	두 팔을 바닥 쪽으로 편다. 온 팔다리로 실시하고, 아도 무카 스바나사나를 한다.
바라드바즈라사나 A	비라사나, 고묵하사나, 바다 코나사나, 숩타 파단구스타사나, 숩타 파리바르타나사나, 아르다 맛시엔드라사나	단다사나, 파쉬모타나사나, 아파나사나, 발라사나	바라드바즈라사나 B, 스와스티카사나

아사나	준비 아사나	통합 아사나	설명 및 주의점
바라드바즈라사나 B	바라드바즈라사나 A와 그 준비 자세, 자누 시르사사나 A, 티리앙 무카 에카 파다 파쉬모타나사나, 고묵하사나	우르드바 무카 스바나사나, 아도 무카 스바나사나, 단다사나, 파쉬모타나사나, 아파나사나, 발라사나	티리앙 무카 에카 파다 파쉬모타나사나, 크룬차사나
베카사나	살라바사나 B, 나라비랄라사나, 부잔가사나, 다누라사나, 우스트라사나, 프라사리타 파도타나사나 C, 세투 반다 사르반가사나	발라사나, 아르다 맛시엔드라사나, 아도 무카 사바나사나, 단다사나, 파쉬모타나사나	에카 파다 라즈 카포타사나, 우르드바 다누라사나, 나타라자사나
부잔가사나	살라바사나 A, B, C, 나라비랄라사나, 다누라사나, 우르드바 무카 스바나사나	아도 무카 스바나사나, 발라사나, 단순 트위스트, 아파나사나, 숩타 바다 코나사나	우르드바 무카 스바나사나, 베카사나
부자피다사나	아도 무카 스바나사나, 프라사리타 파도타나사나 A, 바다 코나사나, 말라사나, 바카사나, 가루다사나, 쿠르마사나	아도 무카 스바나사나, 손목 운동과 함께 발라사나(제11장 참고)	티티바사나, 바카사나, 에카 파다 바타사나, 아스타바크라사나
비달라사나	아파나사나, 아난다 발라사나, 발라사나, 살라바사나 A	발라사나, 스바나사나	아나하타사나, 팔라카사나, 아도 무카 스바나사나
차코라사나	크룬차사나, 에카 파다 라즈 카포타사나 I 그리고 그 준비 자세, 에카 파다 시르사사나 A, B, C 그리고 그 준비 자세	세투 반다 사르반가사나, 발라사나, 단순 트위스트, 손목 운동(제11장 참고)	차타랑가 단다사나에서 우르드바 무카 스바나사나에서 아도 무카 스바나사나
차타랑가 단다사나	타다사나, 팔라카사나, 아도 무카 스바나사나, 우르드바 무카 스바나사나	아도 무카 스바나사나, 손목 운동과 함께 발라사나	나크라사나
단다사나	숩타 파단구스타사나, 아도 무카 스바나사나, 아르다 우타나사나	바다 코나사나, 숩타 바다 코나사나, 비파리타 카라니, 스바나사나	모든 앉은 채로 전방 굽히기, 힙 오프너, 트위스트, 그리고 푸르스보타나사나에서 톨라사나, 롤라사나에서 차타랑가 단다사나
다누라사나	살라바사나 A, B, C, 우르드바 무카 스바나사나, 세투 반다 사르반가사나, 안자네이아사나, 사위타 찬드라사나, 비라사나, 숩타 비라사나	발라사나, 아파나사나, 아르다 맛시엔드라사나, 숩타 파리바르타나사나	파르스바 다누라사나, 베카사나, 우르드바 무카 스바나사나, 우스트라사나, 라구 바즈라사나
드위 파다 쿤디니아사나	차타랑가 단다사나, 바카사나, 파르스바 바카사나, 아스타바크라사나, 단다사나	손목 운동(제11장 참고), 아도 무카 스바나사나, 발라사나	허벅지 뒷부분 펴고 에카 파다 쿤디니아사나 I하기, 그리고 차타랑가 단다사나로 돌아간 후 살람바 시르사사나 II 비니아사의 부분으로 탐색하기
에카 파다 쿤디니아사나 I	파리브르타 트리코나사나, 파리브르타 파르스바코나사나, 파르스바 바카사나, 드위 파다 쿤디니아사나, 파르스보타나사나, 차타랑가 단다사나, 마리치아사나 A	손목 운동(챕터 11 참고), 아도 무카 스바나사나, 발라사나	차타랑가 단다사나로 돌아온 후 살람바 시르사사나 II 비니아사의 부분으로 탐색

아사나	준비 아사나	통합 아사나	설명 및 주의점
에카 파다 쿤디니아사나 II	숩타 파단구스타사나, 우티타 하스타 파단구스타사나, 차타랑가 단다사나, 안자네이아사나, 비라바드라사나 II, 우티타 파르스바코나사나	손목 운동(제11장 참고), 아도 무카 스바나사나, 발라사나	차타랑가 단다사나로 돌아온 후 , 살람바 시르사사나 II 비니아사로 탐색하기
에카 파다 라즈 카포타사나 I	안자네이아사나, 비라바드라사나 I, 바다 코나사나, 숩타 바다 코나사나, 고묵하사나, 비라사나, 숩타 비라사나	차타랑가 단다사나에서 우르드바 무카 스바나사나에서 아도 무카 스바나사나, 발라사나	에카 파다 라즈 카포타사나 II, 에카 파다 시르사사나 시리즈
에카 파다 라즈 카포타사나 II	아케 파다 라즈 카포타사나 I과 그 준비 자세, 고묵하사나와 가루다사나 암스, 아도 무카 스바나사나, 쉬숄라사나, 우르드바 다누라사나, 비파리타 단다사나	차타랑가 단다사나에서 우르드바 무카 스바나사나 후 아도 무카 스바나사나, 발라사나, 단순 트위스트 `	나타라자사나, 하누마나사나와 함께 등 굽히기 변형, 카푸타사나, 라즈 카포타사나
에카 파다 시르사사나 A, B, C	에카 파다 라즈 카포타사나 I 과 그 준비 자세, 아그니스탐바사나, 톨라사나, 롤라사나	차타랑가 단다사나에서 우르드바 무카 스바나사나 후 아도 무카 스바나사나, 발라사나, 손목 운동(제11장 참고)	우타나 프라시타사나, 에카 파다 바카사나
가루다사나	타다사나, 웃카타사나, 고묵하사나, 브르크사사나	타다사나, 우타나사나, 아도 무카 스바나사나, 바다 코나사나	팔꿈치 더 세게 모으고 어깨와 같은 높이 유지하기
고묵카사나	아르다 맛시엔드라사나, 비라사나, 파리브르타 자누 시르사사나, 마리치아사나 C, 파쉬모타나사나	단다사나, 바다 코나사나, 우파비스타 코나사나, 아도 무카 스바나사나	다리 아랫 부분이 180°를 이룰 때까지 발꿈치를 전방으로 밀며, 무릎을 보호하기 위해 발을 점점 풀어준다.
할라사나	단다사나, 프라사리타 파도타나사나 C, 세투 반다 사르반가사나, 살람바 사르반가사나	우타나 파다사나, 단순 트위스트, 아도 무카 스바나사나, 비파리타 카라니, 스바사나	카르나피다사나, 살람바 사르반가사나
하누마나사나	안자네이아사나, 비라바드라사나 I, 숩타 비라사나, 숩타 파단구스타사나, 바다 코나사나, 브르크사사나, 파쉬모타나사나	아파나사나, 세투 반다 사르반가사나, 고묵하사나	우파비스타 코나사나, 파리브르타 자누 시르사사나, 티리앙 무카 에카 파다 파쉬모타나사나
자타라 파리바르타나사나	아파나사나, 아르다 맛시엔드라사나, 마리치아사나 C, 단다사나, 요가식 자전거 타기	아파나사나, 숩타 바다 코나사나	살람바 시르사사나 II 비니아사를 포함한 팔 균형 잡기 트위스트하면서 복부 세우기를 한다.
카포타사나	우스트라사나, 라구 바즈라사나, 숩타 비라사나, 우르드바 다누라사나, 에카 파다 라즈 카포타사나 II, 고묵하사나	길게 유지한 앉은 채로 전방 굽히기 후 단순 트위스트	에카 파다 라즈 카포타사나 II, 그리고 나서 나타라자사나를 하기 위해 서서 한다.
카르나피다사나	발라사나, 단다사나, 파쉬모타나사나, 티리앙 무카 에카 파다 파쉬모타나사나	차타랑가 단다사나에서 우르드바 무카 스바나사나 후 아도 무카 스바나사나, 발라사나	길게 유지한 앉은 자세로 전방 굽히기를 탐색한다.
크룬차사나	단다사나, 비라사나, 파쉬모타나사나, 티리앙 무카 에카 파다 파쉬모타나사나	차타랑가 단다사나에서 우르드바 무카 스바나사나 후 아도 무카 스바나사나, 발라사나	손바닥으로 바닥을 누르고, 차타랑가 자세로 돌아온다. 에카 파다 시르사사나에서 차코라사나 비니아사를 한다.

아사나	준비 아사나	통합 아사나	설명 및 주의점
쿠쿠타사나	파드마사나와 그 준비 자세	단다사나, 파쉬모타나사나, 고묵하사나, 발라사나	우르드바 쿠쿠타사나
쿠르마사나	단다사나, 파쉬모타사나, 바다 코나사나, 우파비스타 코나사나	단순 트위스트, 세투 반다 사르바가사나, 아파나사나, 발라사나	슬괵근, 힙, 몸통열기를 티티바사나에서 실시한다.
라구 바즈라사나	우스트라사나와 그 준비 자세, 비라사나, 숩타 비라사나, 복부 중심 일으키기	발라사나, 단순 트위스트, 숩타 바다 코나사나, 앉은 채로 전방 굽히기	카포타사나, 타다사나에서 우르드바 다누라사나, 나타라자사나로부터 돌아오기
롤라사나	톨라사나, 바카사나, 복부 중심 일으키기	아파나사나, 아난다 발라사나, 숩타 바다 코나사나, 고묵하사나, 아도 무카 스바나사나	단다사나에서 톨라사나 그리고 롤라사나에서 차타랑가 단다사나로 천천히 계속해서 움직인다. 바카사나와 아도 무카 브르크사사나로 전환한다.
말라사나	바다 코나사나, 우파비스타 코나사나, 마리치아사나 A, 비라사나	발라사나, 파쉬모타나사나, 아도 무카 스바나사나, 단순 트위스트, 우타나사나	아카나 단다사나, 부잔가사나, 바카사나, 티티바사나
마리치아사나 A	단다사나, 파쉬모타나사나, 아르다 바다 파드마 파쉬모타나사나, 안자네이아사나	아파나사나, 숩타 바다 코나사나, 숩타 파리바르타나사나	아난다 발라사나, 아르카나 단다사나, 부잔가사나, 바카사나, 티티바사나
마리치아사나 C	마리치아사나 A와 그 준비 자세, 아르다 맛시엔드라사나	대칭적인 전방 굽히기, 바다 코나사나, 우파비스타 코나사나, 숩타 바다 코나사나	아르다 맛시엔드라사나, 바라드바즈라사나 B, 파르스바 바카사나, 에카 파다 쿤디니아사나 II
맛시아사나	파드마사나와 그 준비 자세, 세투 반다 사르반가사나, 우타나 파다사나	아파나사나, 아난다 발라사나, 스바나사나	우타나 파다사나로 전환 후 5번 호흡 후에 바닥과 어깨 위에 손바닥을 대고 마치 우르드바 다누라사나처럼 한다. 그리고 숨을 내쉬면서 머리는 구르고 발을 머리 위로 지나면서 바닥에 대면서 차타랑가 단다사나로 마무리한다.
나라비랄라사나	살라바사나 A와 B, 부잔가사나, 팔라카사나	발라사나, 단순 트위스트, 숩타 바다 코나사나, 앉은 채로 전방 굽히기	부잔가사나, 다누라사나, 베카사나
나타라자사나	타다사나, 우티타 하스타 파단구스타사나, 아도 무카 스바나사나, 쉬숄라사나, 고묵하사나, 안자네이아사나, 비라바드라사나 I, 숩타 비라사나, 비라바드라사나 III, 우르드바 다누라사나, 에카 파다 라즈 카포타사나 II	아르다 우타나사나, 아파나사나, 숩타 파리바르타나사나, 다른 단순 트위스트와 고요한 대칭 전방 굽히기, 전도, 그리고 스바나사나	앉아서 안쪽으로 맞춘다.
파다하스타사나	파단구스타사나와 그 준비 자세	타다사나, 아도 무카 스바나사나, 발라사나, 단순 트위스트	파쉬모타나사나, 우파비스타 코나사나
파단구스타사나	타다사나, 우타나사나	타다사나, 아도 무카 스바나사나, 발라사나, 단순 트위스트	파다하스타사나
파드마사나	고묵하사나, 수크하사나, 단다사나, 에카 파다 라즈 카포타사나 I 준비 자세, 바다 코나사나, 비라사나	단다사나, 숩타 파단구스타사나, 아도 무카 스바나사나	톨라사나, 맛시아사나, 우르드바 파드마사마, 우르드바 쿠쿠타사나

아사나	준비 아사나	통합 아사나	설명 및 주의점
파리가사나	숩타 파단구스타사나, 바다 코나사나, 자누 시르사사나, 우파비스타 코나사나, 비라사나, 우티타 트리코나사나	대칭 전방 굽히기, 아도 무카 스바나사나, 발라사나	파리브르타 자누 시르사사나, 우티타 트리코나사나, 우티타 파르스바코나사나
파리푸르나 나바사나	아도 무카 스바나사나, 단다사나, 파쉬모타나사나	아파나사나, 숩타 바다 코나사나, 아도 무카 스바나사나, 발라사나, 아난다 발라사나, 숩타 코나사나	각 라운드 마다 롤라사나 상태로 올라간다. 등 아랫부분을 바닥에 강하게 대어 아르다 나바사나를 탐색하며, 다리와 어깨를 바닥에 발 하나 정도 거리로 벌린다. 그리고 파리푸르나 나바사나로 돌아오기 전까지 안잘리 무드라 상태의 손바닥으로 카팔라바티 프라나야마를 수 차례한다. (수 차례 반복한다.)
파리브르타 아르다 찬드라사나	파리브르타 트리코나사나와 그 준비 자세, 비라바드라사나 Ⅲ과 그 준비 자세	우타나사나, 아도 무카 스바나사나, 발라사나, 고묵하사나, 아르다 찬드라사나로 바로 전환하지 말 것.	들어 올린 발을 움켜쥔 채로 손을 들어올려 등 트위스트된 등 굽히기를 탐색한다. 비라바드라사나 Ⅲ으로 전환한 후 손을 바닥에 내린다. 아도 무카 브르크사사나로 들어올리고, 차타랑가 단다사나로 내린다.
파리브르타 하스타 파단구스타사나	파리브르타 트리코나사나와 그 준비 자세, 비라바드라사나 Ⅲ과 그 준비 자세, 우티타 하스타 파단구스타사나와 그 준비 자세	우타나사나, 아도 무카 스바나사나, 발라사나, 고묵하사나	비라바드라사나 Ⅲ로 전환하고, 손을 바닥에 내린다. 아도 무카 브르크사사나로 올린 후 차타랑가 단다사나로 내린다.
파리브르타 자누 시르사사나	우티타 파르스바코나사나, 브르크사사나, 바다 코나사나, 우파비스타 코나사나, 자누 시르사사나	대칭적인 전방 굽히기, 숩타 바다 코나사나, 아파나사나, 바다 코나사나	우파비스타 코나사나, 바다 코나사나, 쿠르마사나
파리브르타 파르스바코나사나	안자네이아사나, 고묵하사나, 파리브르타 웃카타사나, 아쉬타 찬드라사나, 비라바드라사나 Ⅰ, 파리브르타 트리코나사나	우르드바 무카 스바나사나, 아도 무카 스바나사나, 발라사나, 숩타 바다 코나사나	에카 파다 쿤디니아사나 Ⅱ로 곧바로 전환하고, 5번 호흡 정도 기다린 후 차타랑가 단다사나로 내려온다.
파리브르타 트리코나사나	파르스보타나사나, 프라사리타 파도타나사나, 우티타 트리코나사나, 파리브르타 웃카타사나, 파리브르타 아쉬타 찬드라사나	타다사나, 우타나사나, 우르드바 무카 스바나사나, 아도 무카 스바나사나, 발라사나, 숩타 바다 코나사나	파리브르타 아르다 찬드라사나로 곧바로 전환
파르스바 바카사나	바카사나, 마리치아사나 A와 C	손목 운동과 함께 발라사나, 숩타 바다 코나사나, 비파리타 카라니	드위 파다 쿤디니아사나로 다리 늘리기, 다리를 교차해서 에카 파다 쿤디니아사나 Ⅰ을 하고, 차타랑가로 전환하기. 살람바 시르사사나 Ⅱ 비니아사로 탐색한다.
파르스보타나사나	아도 무카 스바나사나, 아르다 우타나사나, 우타나사나, 고묵하사나, 우티타 트리코나사나, 프라사리타 파도타나사나	타다사나, 발라사나, 아파나사나, 숩타 바다 코나사나, 숩타 파단구스타사나	하누마나사나를 하기 위한 파리브르타 트리코나사나와 그 준비 자세로 변환하기 위해 베이스로 활용한다.

아사나	준비 아사나	통합 아사나	설명 및 주의점
파쉬모타나사나	발라사나, 숩타 파단구스타사나, 아도 무카 스바나사나, 단다사나, 자누 시르사사나	단순 앉은 자세와 누워서 트위스트, 숩타 바다 코나사나, 아파나사나, 스바나사나	할라사나와 카르나피다사나로 전환하고, 우파비스타 코나사나, 티리앙 무카 에카 파다 파쉬모타나사나, 크룬차사나, 쿠르마사나
팔락카사나	아도 모카 스바나사나, 비달라사나, 아쉬탕가 프라남 시퀀스	아도 무카 스바나사나, 발라사나, 손목 운동(제11장 참고)	차타랑가 단다사나로 내려오고, 아도 무카 스바나사나로 돌아간 후 바시스타사나로 전환, 쉬슐라 팔라카사나로 전환하고, 카팔라바티 프라나이아마 수 차례 하기
핀차 마유라사나	아도 무카 바나사나, 쉬슐라사나, 고묵하사나(팔), 아도 무카 브르크사사나, 안자네이아사나, 비라바드라사나 I, 숩타 비라사나	발라사나 후 가루다사나 암스한 채로 비라사나(또는 다른 단순 앉은 자세) 앉기, 단순 눕기 또는 앉은 채로 트위스트	발가락을 끌어 올려 이마에 대기, 발을 더 끌어 바닥에 대기, 비파리타 단다사나까지 다리 쭉 늘리기
핀다사나	우르드바 파드마사나와 그 준비 자세	맛시아사나, 우타나 파다사나, 스바나사나	맛시아사나로 전환, 우타나 파다사나, 그리고 다리 머리 위로 끌어 올리기 하면서 손바닥을 바닥에 댄 차타랑가 단다사나.
프라사리타 파도타나사나 A, B, C, D	아도 무카 스바나사나, 숩타 파단구스타사나, 숩타 바다 코나사나, 우타나사나, 우티타 트리코나사나	말라사나, 가루다사나, 우타나사나, 아도 무카 스바나사나, 발라사나	변형 B 형태로부터, 살람바 시르사사나 II 팔 균형 잡기 비니아사로 전환, 우타나사나 살람바 시르사사나 I. 변형 C 형태로 어깨와 가슴을 열어 세투 반다 사르반가사나와 살람바 사르반가사나 하기
푸르스보타나사나	세투 반다 사르반가사나, 우스트라사나, 프라사리타 파도타나사나 C, 안자네이아사나, 숩타 비라사나	아도 무카 스바나사나, 손목 운동(제11장 참고), 발라사나, 숩타 파리바르타나사나, 앉은 채로 전방 굽히기	변형 B와 C 형태에서 다누라사나와 베카사나로 전환
살라바사나 A	안자네이아사나, 아쉬타 찬드라사나, 비라바드라사나 I, 비라사나, 고묵하사나, 부잔가사나, 나라비랄라사나	발라사나, 단순 트위스트, 숩타 부다 코나사나, 앉은 채로 전방 굽히기	변형 B와 C 형태로 전환, 다누라사나와 베카사나
살라바사나 B	살라바사나 A와 그 준비 자세, 세투 반다 사르반가사나	발라사나, 단순 트위스트, 숩타 바다 코나사나, 앉은 채로 전방 굽히기	변형 C 형태로 전환, 다누라사나와 베카사나
살라바사나 C	살라바사나 A와 B 그리고 그 준비 자세, 아도 무카 스바나사나	발라사나, 단순 트위스트, 숩타 바다 코나사나, 앉은 채로 전방 굽히기	다누라사나와 베카사나로 전환
살람바 사르반가사나	세투 반다 사르반가사나, 프라사리타 파도타나사나 C, 할라사나, 비파리타 카라니, 비라사나, 안자네이아사나	할라사나, 카르나피다사나, 우타나파다사나, 숩타 파리바르타나사나, 스바나사나	연꽃 자세로 다리를 접고 무릎은 균형을 잡고 손은 우르다 파드마사나 상태에서 쉰다. 다리를 내리고 세투 반다 사르반가사나로 대체할 수 있다.
살람바 시르사사나 I	아도 무카 스바나사나, 쉬슐라사나, 우타나사나, 핵심 운동, 살람바 시르사사나 II	발라사나, 목 운동을 살핀다.(챕터 11 참고)	트위스트, 연꽃 자세로 다리 접기, 바닥 높이로 다리를 내리고 다리를 원래 상태로 내려놓기 전까지 5번 호흡 정도 참는다.

아사나	준비 아사나	통합 아사나	설명 및 주의점
살람바 시르사사나 II	프라사리타 파도타나사나 B, 세투 반다 사르반가사나, 핵심 운동, 살람바 시르사사나 I	발라사나, 손목 운동과 목 운동(제11장 참고)	팔 균형 잡기 비니아사를 위한 베이스로 활용하고, 차타랑가 단다사나로 바로 전환한다.
사마스티히	타다사나	우타나사나, 아도 무카 스바나사나, 발라사나	무슨 일이 있든 평정심을 유지한다.
사바사나	휴식과 다른 아사나들의 통합을 위해 필요	이 아사나를 최소 5분 정도한다.	천천히 앉은 자세로 돌아간다.
세투 반다 사르반가사나	안자네이아사나, 비라사나, 숩타 비라사나, 살라바사나 A와 B, 다누라사나	아파나사나, 단순 트위스트, 숩타 바다 코나사나, 아난다 발라사나, 발라사나, 앉은 자세로 굽히기	더 심도있는 등 굽히기를 위해 우르드바 다누라사나를 포함한 역동적인 몸풀기를 하고, 에카 파다 변형을 탐색한다.
쉬슐라사나	아도 무카 스바나사나, 팔라카사나, 고묵하사나와 가루다사나 암스	발라사나, 단순 트위스트, 숩타 바다 코나사나, 앉은 채로 전방 굽히기	부잔가사나, 다누라사나, 베카사나, 우스트라사나, 라구 바즈라사나
숩타 바다 코나사나	바다 코나사나와 그 준비 자세, 숩타 파단구스타사나, 숩타 비라사나, 우티타 트리코나사나, 비라바드라사나 II	아파나사나, 숩타 파리바르타나사나, 비파리타 카라니, 스바나사나	샌드백을 무릎에 대고, 받침을 등에 대고, 엉치뼈 아래의 막힌 위치에서 똑같은 아사나를 한다.
숩타 파단구스타사나	아파나사나, 바다 코나사나, 아도 무카 스바나사나	아파나사나, 숩타 파리바르타나사나, 비파리타 카라니, 스바나사나	숩타 코나사나, 우파비스타 코나사나, 쿠르마사나
숩타 비라사나	안자네이아사나, 비라사나, 세투 반다 사르반가사나, 우스트라사나	비달라사나, 아도 무카 스바나사나, 발라사나, 아난다 발라사나, 단순 트위스트, 숩타 바다 코나사나, 앉은 채로 전방 굽히기	심도 있는 등 굽히기를 위해 힙 플렉서와 서혜부의 오프닝을 한다. 팔다리로부터 발가락은 아래로 구부리고, 등을 비스듬히 내리며, 발 또는 무릎을 움켜지고 카포타사나처럼 한다. 이것은 프라파다 파리안카사나이다. (발끝 움크린 자세)
타다사나	사바사나, 비달라사나 스바나사나 동작	아르다 우타나사나, 우타나사나, 아도 무카 스바나사나, 발라사나	브르크사사나와 다른 모든 서서하는 아사나
티리앙 무카 에카 파다 파쉬모타나사나	단다사나, 파쉬모타나사나, 자누 시르사사나, 비라사나	우르드바 무카 스바나사나, 아도 무카 스바나사나, 아파나사나, 아난다 발라사나, 숩타 파리바르타나사나	크룬차사나
티티바사나	아도 무카 스바나사나, 우티타 트리코나사나, 프라사리타 파도타나사나 A, 바다 코나사나, 우파비스타 코나사나, 바카사나, 핵심 운동, 가루다사나, 말라사나, 부자피다사나	우르드바 무카 스바나사나, 아도 무카 스바나사나, 발라사나, 손목 운동(제11장 참고)	무릎을 풀어주고, 발뒤꿈치를 뒤, 위로 당기고 함께 바카사나하고, 차타랑가 단다사나로 돌아간다.
톨라사나	파드마사나와 그 준비자세, 핵심 운동	단다사나, 푸르스보타타나사나, 우르드바 무카 스바나사나, 아도 무카 스바나사나, 발라사나, 손목 운동(제11장 참고)	롤라사나 또는 우르드바 쿠쿠타사나로 바로 전환

아사나	준비 아사나	통합 아사나	설명 및 주의점
우파비스타 코나사나	숩타 파단구스타사나, 단다사나, 바다 코나사나, 프라사리타 파도타나사나 A, 우티타 트리코나사나	단다사나, 마리치아사나 C, 비라사나, 고묵하사나, 아도 무카 스바나사나, 발라사나	두 다리를 같이 가까이 끌어당기고, 팔을 다리 밑으로 밀어 넣는다. 무릎을 풀고, 몸통을 쿠르마사나로 쭉 편다. 차타랑가 단다사나 또는 부자피다사나나 티티바사나로 전환한다.
우르드바 다누라사나	아도 무카 스바나사나, 안자네이아사나, 비라바드라사나 I, 비라사나, 숩타 비라사나, 쉬슐라사나, 부잔가사나, 세투 반다 사르반가사나, 우르드바 무카 스바나사나, 비파리타 단다사나	아파나사나, 단순 트위스트, 숩타 바다 코나사나, 아난다 발라사나, 발라사나, 앉은 채로 전방 굽히기	두발을 평행으로 하지 않고, 두 손을 두 발 가까이에 댄다. 한쪽 다리를 에카 파다 변형 자세로 쭉 펴고, 타다사나 상태로 서서하며, 우르드바 다누라사나로 돌아가 5번 실시한다.
우르드바 하스타나사나	사마스티히, 타다사나, 아나하타사나, 아도 무카 스바나사나	타다사나, 우타나사나, 아도 무카 스바나사나, 발라사나	좌우 중 한쪽 측면으로 쭉 펴고, 반대쪽도 실시
우르드바 쿠쿠타사나	파드마사나와 그 준비자세, 바카사나, 살람바 시르사사나 II	우르드바 무카 스바나사나, 아도 무카 스바나사나, 발라사나, 숩타 바다 코나사나, 손목 운동(제11장 참고)	살람바 스르사사나 I 비니아사의 부분으로 탐색하고, 아도 무카 브르크사사나로부터 다리를 연꽃 모양으로 접고, 연꽃 모양 다리를 팔 위에 놓는다.
우르드바 무카 스바나사나	살라바사나 A와 B, 나라비랄라사나, 부잔가사나, 세투 반다 사르반가사나, 팔라카사나, 차타랑가 단다사나	아도 무카 스바나사나, 아르다 맛시엔드라사나, 아파나사나, 발라사나	부잔가사나로 변환 후 무릎을 풀고, 발가락을 머리 쪽으로 당긴다.
우르드바 파드마사나	파드마사나와 그 준비 자세, 바다 코나사나, 파드마사나, 살람바 사르반가사나	맛시아사나, 우타나 파다사나, 숩타 파리바르타나사나, 스바나사나	핀다사나로 전환 또는 손을 요추 아래에 놓고 연꽃 모양 다리를 앞으로 쭉 편다. 약한 강도의 트위스트를 한 후 한 손을 요추 아래로 내린다.
우스트라사나	안자네이아사나, 비라바드라사나 I, 비라사나, 숩타 비라사나, 살라바사나, 세투 반다 사르반가사나	발라사나, 단순 트위스트, 숩타 바다 코나사나, 아난다 발라사나, 앉은 채로 전방 굽히기	라구 바즈라사나와 카포타사나로 전환
웃카타사나	타다사나, 아도 무카 스바나사나, 살라바사나 B, 비라사나	우타나사나, 아도 무카 스바나사나, 발라사나	무릎의 높이를 똑같이 하여 힙이 똑같이 균형을 갖고, 요추를 더 열 수 있게 하면서 파리브르타 웃카타사나한 채로 트위스트,
우타나 파다사나	단다사나, 파리푸르나 나바사나, 비라사나, 세투 반다 사르반가사나	아파나사나, 단순 트위스트, 스바나사나	세투 반다사나의 준비를 위해 목의 근육을 강화할수 있는 아사나를 활용한다(찰리 채플린 자세).
우타나 프라시타사나	마리치아사나 A와 C, 에카 파다 라즈 카포타사나 준비 자세, 아르카나 단다사나, 바카사나, 갈라바사나, 아스타바크라사나	우파비스타 코나사나, 숩타 바다 코나사나, 아파나사나, 발라사나, 손목 운동(제11장 참고)	차타랑가 단다사나 가볍게 실시
우타나사나	숩타 파단구스타사나, 아도 무카 스바나사나, 타다사나, 아르다 우타나사나	말라사나, 숩타 바다 코나사나, 아파나사나, 발라사나, 스바나사나	파단구스타사나와 파다스타사나로 전환과 한쪽 다리를 쭉 펴서 에카 파다 아도 무카 브르크사나까지 올리기를 번갈아 한다(서서하는 스플릿).

아사나	준비 아사나	통합 아사나	설명 및 주의점
우티타 하스타 파단구스타사나	숩타 파단구스타사나, 타다사나, 브르크사사나, 우티타 트리코나사나, 우티타 파르스바코나사나	타다사나, 가루다사나, 우르드바 무카 스바나사나, 아도 무카 스바나사나, 발라사나	골반의 중심과 척추를 풀어주되 서있는 다리를 굽히지 않고, 쭉 펴서 올린 다리를 어깨 위에 올린다.
우티타 파르스바코나사나	숩타 파단구스타사나, 타다사나, 말라사나, 우르드바 하스타사나, 브르크사사나, 우티타 트리코나사나, 비라바드라사나 II	우르드바 무카 스바나사나, 아도 무카 스바나사나, 프라사리타 파도타나사나 C, 아파나사나, 발라사나	팔의 상부를 등쪽에 대고 다리 아래의 팔을 내려서 손목을 옮겨준다. 에카파다 쿤디니아사나 A 또는 스바르가 드비다사나로 전환한다.(파라다이스의 새 자세)
우티타 트리코나사나	숩타 파단구스타사나, 타다사나, 브르크사사나, 아도 무카 스바나사나, 비라바드라사나 II	타다사나, 아도 무카 스바나사나, 가루다사나, 고묵하사나, 발라사나	발을 세운 채로 상부 엉덩이를 하부 엉덩이 위에서 돌면서 아르다 찬드라사나로 전환
바시스타사나	아도 무카 스바나사나, 우티타 트리코나사나, 브르크사사나, 우티타 하스타 파단구스타사나, 아르다 찬드라사나, 팔라카사나, 프라사리타 파도타나사나 B와 D, 숩타 파단구스타사나	우르드바 무카 스바나사나, 아도 무카 스바나사나, 고묵하사나, 발라사나, 손목 운동(제11장 참고)	브쉬바미트라사나 또는 에카 파다 쿤디아사나 A로 전환
비파리타 단다사나	아모 무카 스바나사나, 안자네이아사나, 비라바드라사나 I, 쉬슐라사나, 숩타 비라사나, 푸르스보타나사나, 고묵하사나, 세투 반다 사르반가사나, 우르드바 다누라사나	아파나사나, 단순 손목 운동, 숩타 바다 코나사나, 아난다 발라사나, 발라사나, 앉은 채로 굽히기	한쪽 다리를 에카 파다 변형 상태까지 쭉 펴고, 이와 번갈아 발을 팔꿈치 쪽으로 천천히 옮기고, 핀차 마유라사나로 올라간다.
비파리타 카라니	다른 아사나를 한 후 스스로 할 수 있는 깊은 회복 효과가 있는 아사나	아파나사나, 숩타 바다 코나사나, 스바사나	종아리 부근에 스트랩을 대고, 발에는 샌드백을 놓아 자세를 안정시키고, 그 회복 효과를 배가한다.
비라바드라사나 I	타다사나, 아도 무카 스바나사나, 안자네이아사나, 아쉬타 찬드라사나, 고묵하사나, 비라사나, 비라바드라사나 II	우르드바 무카 스바나사나, 아도 무카 스바나사나, 숩타 파단구스타사나, 숩타 바다 코나사나, 아파나사나, 아난다 발라사나, 발라사나	댄싱 워리어를 위한 준비 자세이거나 다른 서서하는 아사나로 전환하기 위한 준비자세. 이와 번갈아 팔을 접어 가루다사나 또는 고묵하사나 자세로 하여 우르드바 다누라사나, 아도 무카 스바나사나 또는 아도 무카 브르크사사나 상태에서 어깨 굽히기를 쉽게 한다.
비라바드라사나 II	타다사나, 안자네이아사나, 아쉬타 찬드라사나, 바다 코나사나, 숩타 파단구스타사나, 우티타 트리코나사나, 브르크사사나	우르드바 무카 스바나사나, 아도 무카 스바나사나, 고묵하사나, 파쉬모타나사나, 발라사나	우티타 파르스바코나사나, 우티타 트리코나사나, 아르다 찬드라사나, 스바르가 드비다사나, 그리고 다른 외부 회전 힙 서서하는 아사나를 위한 기본 동작으로 활용한다.
비라바드라사나 III	타다사나, 안자네이아사나, 아쉬타 찬드라사나, 숩타 파단구스타사나, 브르크사사나, 우타나사나, 비라바드라사나 I	말라사나, 가루다사나, 숩타 바다 코나사나, 발라사나, 단 아르다 찬드라사나로 바로 전환하지 말 것.	파리브르타 아르다 찬드라사나, 파리브르타 하스타 파단구스타사나, 나타라자사나와 아도 무카 브르크사사나를 위한 준비 자세로 활용

아사나	준비 아사나	통합 아사나	설명 및 주의점
비라사나	아파나사나, 발라사나, 바다 코나사나, 고묵하사나	팔라카사나, 아도 무카 스바나사나	숩타 비라사나로 비스듬히 내린다.
브르크사사나	숩타 파단구스타사나, 바다 코나사나, 타다사나, 우티타 트리코나사나, 비라바드라사나 II	타다사나, 아르다 우타나사나, 우타나산, 가루다사나, 발라사나	우티타 하스타 파단구스타사나로 전환하기 위한 준비 자세를 하며 눈을 감은 채 균형을 유지해 본다.
요가식 자전거 타기	자타라 파리바르타나사나, 파리푸르나 나바사나, 아르다 맛시엔드라사나, 마리치아사나 C	아파나사나, 숩타 파리바르타나사나, 아난다 발라사나, 숩타 바다 코나사나	파리푸르나, 아르다 나바사나 그리고 자타라 파리바르타나사나와 함께 핵심 복부 운동을 한다.

주의사항

제1장 — 현대 요가의 고전적 뿌리
(Ancient roots of modern yoga)

1. 파타비 조이스는 여기에 덧붙여 브라마차르야에 이르기 위해서는 "정신을 혼란스럽게 하는 저속한 사람들이나 저속한 책, 레스토랑, 극장을 가까이 하지 말아야 하며 서로 알지 못하는 이성과의 비밀스러운 만남을 피해야한다"고 기술하고 있다. (조이스 2002,8)
2. 묵타난다 참고(1997)할 것.

제2장 — 현대 하타 요가
(Modern hatha yoga)

1. 최근 몇 년간 요가 운동은 아시아를 중심으로 세계에서 각광을 받고 있다. 페레티 참고(2008)할 것.
2. 바이브카난다의 전기 작가들조차 뉴잉글랜드의 요가 전수자들의 영향으로 미국에서 요가가 발전 초기 단계에 이르렀음을 인식하고 있다.
3. D.G 와이트(2009, 243-248)의 서부로의 요가 인기 확장을 참고할 것.
4. 요가로 조각 같은 몸 만들기 도전은 롤프 융핸즈와 트레이시 브래포드가 출연한 "Buns of Steel" 2001년 워너 홈 비디오 프로덕션이 제작한 요가 프로그램 "Buns of Steel(롤프 융핸즈와 트레이시 브래포드가 출연)"을 통해 소개되었다.
5. 이 버전은 내용상에서 쇼만의 "마이소르 지역의 요가 전통"에 의문을 제기하였고, 이는 크리쉬나마차르야와 초기 인도 전통 무술 형태와 영국 건강 체조 그리고 초기 하타요가의 종합적인 유형인 아쉬탕가 비니아사의 잠재적인 진화를 일으키도록 반향을 일으켰다.
6. 아쉬탕가 빈야사의 가장 완벽한 설명은 마에홀(2006)이 개발했다. 데이비드 스웬슨의 전통 아쉬탕가 요가인 "The Practice Manual(1999)"는 프롭을 사용하고, 조이스의 교습방법을 변형해야한다는 그의 주장을 받아들이는 순수 아쉬탕가인들에게 엄청난 인기를 끌었다.
7. 뉴욕에 위치한 베트 의료센터에서 정형외과와 스포츠 재활을 담당하는 로버트 고틀린 박사는 일주일에 최대 5명 정도의 비크람 관련 부상 환자를 진찰한다고 말했다(스티븐스 2005).
8. 데시카차르의 금언은 "정화 상태에 이르면 어떤 것이 계속해서 유지되고 무엇이 영원이 깨끗한 것인 지를 알려줄 것이다"라고 전하는 반면, 보운차드의 번역본은 "순수함은 사람의 몸을 보호하고, 다른 사람들과 비신체적 관계를 맺어준다"고 전한다.(데시카차르 1995, 178).
9. 유튜브의 뉴스필름이 공개되었다.:http://youtube.com/watch?v=lmOUZQi_6Tw 2006년 5월 12일에 보도

10. B.K.S 아이엥가의 "The Tree of Yoga(1988), Light on the Yoga Sutras of Patanjali(1993), Yoga(2001), 그리고 Light on Life(2005)를 참고할 것.
11. 파타비 조이스를 통한 초창기 신비화를 일으킨 비니아사 역사는 극명한 대조를 보인다.
12. 더 심도 있는 연구를 위해 샤나호프-칼사(2004)와 소바츠키(1998)를 참고할 것.

제3장 — 미묘 에너지
(Subtle energy)

1. 라틴어의 "~로부터 분리된"을 뜻하는 individuum에서 파생된 individual의 어원을 살펴볼 필요가 있다. 개인이라는 단어의 의미 변화는 서구 자본주의의 등장과 우연하게 교차하게 되었고, 현대의 우리 삶에 있어서 필수적인 불가분성은 고립에 대한 이해를 심도 있게 발전시켰다, 윌리엄스(1985)를 참고할 것.
2. 핑거(2005)는 각 차크라의 특성을 위한 구체적인 신체 동작을 제시한다. 전반부에 언급한대로, 조하리(1987)를 비롯한 다른 많은 사람들은 특정 차크라 협회와 신체 동작에 의견 차이를 보이고 있다.

제4장 — 신체 구조 및 운동
(Body structure and movement)

1. 칼레-저메인(1991,62)과 토마스 마이어(1998,82)는 균형의 근원에 대한 두 가지 상반된 의견을 제시한다.
2. 빈약한 이두근에 대한 자연스러운 아사나 운동은 팔꿈치의 신장을 악화시켜 이두근들이 주요한 저항에 대해 단축성 수축을 할 수 없게 만든다. 몸에서 밖으로 밀어낸 힘의 일부분만 다시 돌아오는 대부분의 아사나 운동에는 흥미로운 정신적/철학적 요소가 담겨있다.

제5장 — 자기 변화를 위한 공간 창조하기
(Creating space for self- transformation)

1. 파탄잘리의 요가 금언은 이 상태를 클레샤의 하나로 설명한다. 완벽한 심리학적 분리에 대한 논의와 요가가 어떻게 지속되는 고통을 치료하는 지에 대해서는 콥(1999)을 참고할 것. 이 장의 뒷부분에서 논의될 것이다.
2. 2과에서 기술된 것처럼 지나치게 더운 상황에서의 운동은 부상을 유발한다는 사례가 매우 자주 발생하고 있다. 메모 7과의 심도 있는 연구를 위한 2가지를 참고.
3. 가능성에 대한 아이디어를 얻기 위해 의자와 그 외 다양한 프롭을 사용한 B.K.S 아이엥가(2001)의 수많은 사례를 참고할 것.
4. 위치 선호에 대한 논란에 대한 내용을 알기 위해서는 파르히(2006, 81-82)를 참고할 것.
5. 무엇이 영적이고 무엇이 영적이지 않은 지에 대한 논의는 레멘의 기사에서 정확하면서 간단명료하게 설명되었다.
6. 이 점은 체내의 신비롭고 동적인 에너지를 보존하는 각 아사나 동작에 대해 역점을 둔 파리

(1999)에 의해 강조되고 있다.

7. 정신 운동은 이른바 선불교에서 주목하는 다양한 형태의 정신 훈련에서 찾을 수 있다(Hanh, 1975).
8. 아움은 모든 우파니샤드에서 언급되며, 심오한 목적이나 명상을 위한 상태로 브라마와 그 발음이 동일시된다. 아움은 찬도기아 우파니샤드, 타이티리야 우파니샤드, 그리고 만두카 우파니샤드에서 심도 있게 다뤄진다. 아움이 "최고조의", "인간의 궁극적 욕망"이라는 단순한 정의를 내린 카타 우파니샤드를 참고하면 "매력적인 브라마의 세계"라는 의미와 서로 비슷함을 알 수 있다.
9. 정기적이고 정신적인 인간의 낮과 밤의 생활 주기와 인간의 행동을 살펴보기 위해 메디나(1996)와 톰슨과 하르샤(1984)를 참고.
10. 지난 수년간 우리는 처음에는 하나였다가 "초기에 분화되어 우주와 현실세계"를 이루고 지금은 서로 생산적인 형태로 조화를 이룬 중국의 용어인 "음"과 "양"에서 파생된 "음", "양" 요가, 때로는 "음양" 요가의 발전을 살펴보아왔다(짐머, 1972, 127). 다른 전통에서는 "아버지인 천상과 어머니인 대지", "제우스와 헤라", "우라노스와 가이아", "티엔과 티", 등으로 불린다. 요가는 각각의 수업에서 다양한 별칭을 활용하고, 이 점은 사라 파워가 특정 아사나 동작을 그녀만의 "음"요가를 소화하여 중국식으로 활성화 시킨 것처럼 요가 운동에 문화적 다양성이 스며들 수 있음을 보여준다. 캠벨(1949, 97-171)의 "시작"에 대한 논의뿐만 아니라 짐머를 참고. "음"요가는 원래 파울리 징크에 의해 개발됨. 그릴리(2002).
11. 조디 그린(퍼스널 커뮤니케이션, 2009)는 남성-여성의 이분법적 역할 구분을 유발하는 자기제어와 구식 분류체계에 대해 문제를 제기하고, 이것을 중단할 것을 제안했다. 우리는 왜 "광범위한 것"은 남성적이며, "통합적인 것"은 여성적이라고 받아들이는 것인가? 한편 인간 계발에 있어 성역할 구분과 관련하여 좀 더 유연한 젠더에 의한 구분 역시 단지 남성과 여성의 질적 차이에 대한 오해를 강화시켜 모두가 하나로서 통합되는 것을 방해할 수 있다.
12. 가네샤에 대한 자료는 수 백 가지가 존재한다. 커트라이트(Courtright, 1985)는 힌두 순수주의자들이 순환으로부터 구제받기 위해 정성을 들여 찾아낸 학구적인 형태의 가네샤법을 가르쳤고, Getty's Ganesa(1936)는 영어권 국가에 처음으로 가네샤를 소개했으며, Swami Chinmayananda(1987)는 커트라이트의 작업에 동기를 불어 넣어준 전통의 재해석을 제시하였고, Kapur's Ganesha Goes to Lunch에서는 재미있고 유쾌한 공연을 찾아 볼 수 있다(2007).
13. 크리쉬나무르티의 추종자이며, 데시카차르의 학생인 블리츠(그는 1960년대 초반에 처음으로 데시카차르를 유럽에 소개했다.)는 아버지와 함께 1990년대와 2000년대 유행한 요가 수업이 포함된 럭셔리한 방학 패키지를 제공하는 Club Mediterranee(클럽 메디테라니)를 1950년에 설립했다.
14. 그의 아이디어에서 더 나아가 데시카차르(1998)는 숭배되고 있는 고대 인도의 "정의, 분류 준비하기, 그리고 각 개인에게 적합한 방법에 대해 기술 하고 있다. 개인의 관심, 직업, 연령, 성, 가족, 사회적 지위, 그리고 문화적 성향을 고려한다. 거기에는 자신과 다른 사람에 대해 언제 행동하고, 언제 행동하지 않으며, 언제 말하고, 언제 조용히 해야 하는 지 등에 대한 자세한 방법이 제시되어 있다."

15. 파탄잘리의 요가 수트라를 참고할 것, 특히 11.27-31.
16. 딘 오니시는(1998, 211)은 의학 박사로서 스와미 사친다난다에게 "치료의 근본은 무엇인가?" 라고 물었고, 사친다난다는 "만족감이 치료의 근본이며, 만족감은 명상, 요가, 또는 기도 등을 통해 내면의 즐거움과 건강을 경험하여 정신과 신체를 고요하게 하는 것이네."라고 대답했다.
17. 콥(2006)을 참고할 것, 특히 231-262.

제6장 — 요가 지도의 기법과 도구
(Techniques and tools in teaching yoga)

1. "정상적인 힘" 자체는 뉴튼의 제2법칙인 가속력의 법칙에서 파생되었다. 논의를 위해서는 샤바나(1999), 에스피노자(2005,141), 뉴튼(1999) 원서 등을 참고할 것.
2. 척추를 통한 그라운딩과 신장을 살펴보려면 스카라벨리(1991)를 참고할 것.
3. 쉬프만은 그의 저서 Yoga(1996)의 한 챕터 분량을 들여 학생들이 자신들의 운동에 응용할 수 있는 유용한 크레이머가 개발한 선의 에너지 기법을 자세히 설명하고 있다.
4. 근육 에너지를 몸의 중심으로 늘리면서 몸의 중심에서 주변부로 힘을 내뿜는 방법은 비록 용어와 강조점은 조금 차이를 보이지만 다양한 하타 요가에서 살펴볼 수 있다.
5. 한편 대부분의 하타 요가는 음과 양을 인식하고 있지만, 일부 소수는 음과 양을 서로 반대이며 에너지가 충만한 아사나 동작들을 소개할 때 표현한다. Cf. B.K.S 아이엥가(2001), 데버로(1998), 쉬프만(1996), 홀만(1999, 27), 그리고 리(2005, 75-76)
6. 언제 어디서나 통용되는 플랑크-차타랑가-업 독-다운 독 운동 순서는 매우 규칙적으로 제시된다. 지도에 관련된 7과를 참고할 것.
7. 능동과 수동에 대한 개념은 논의 맥락에 따라 다양한 방법으로 나타난다. 강가 와이트(2007, 119-121)의 능동과 수동 홀딩에 대한 논의를 참고할 것.
8. 의학 단체와 과학 단체는 스트레칭에 대해 상당히 중요한 토론을 했다. 전체적으로, 쉬리어와 고살(2000) 참고할 것. 스태틱한 스트레칭의 지속 시간에 대한 수많은 연구들은 30초 이후에 유연성 개선에서 아무 효과가 없다고 제시한다. 반디와 이리온(1994)의 연구에서는 30초 이상 지속할 경우 햄스트링의 유연성에 대한 단기적인 효과가 없다고 나타난다. 수동 스트레칭과 능동 운동에 대한 한 연구에서는 근육의 신장은 스트레칭과 관련이 없는 능동적인 운동 과정을 통해 일어났다고 제시하면서 "동작을 통한 지각력"의 응용 프로그램이 수동적 스트레칭보다 근육의 길이 늘리기에서 더 큰 효과를 보였다고 한다. J. 스티븐스 참고(2006)
9. 초심자를 위한 다이내믹한 운동의 가치는 데시카차르에 의해 부각된다.(1995, 29-31)
10. 요가 치키챠의 개념은 요가가 한 사람의 모든 삶에 영향을 주는 컨디션 패턴으로 변형시켜 주는 치료의 과정이라고 인정한다. 이것은 초기 아쉬탕가 비니아사 요가 시리즈에 붙여진 이름이며, 비니아사 방법과 아이엥가 운동과 가르치기에 있어 매우 중요한 부분이다.
11. 접촉에 대한 통찰력 있는 논의를 위해 파리(2006, 89-91)를 참고할 것.
12. 지도자와 학생 사이에 성적 관계에 대한 다양한 관점이 있다. 한 극단적인 예로, 독신주의(금욕주의)가 있으며 특히, 문제의 근원이 되는 가족을 포기해야한다고 주장한다. 반면 다른 쪽에

서는 "당신과 학생 사이에서 서로 끌리는 느낌이 나타났을 때는 매력을 활용하기 위해 몇 주를 기다리라는" 존 프렌드(2006, 92)의 발언을 인용하며, 지도자들에게 학생들을 매료시키는 특별한 매력 끌기의 능력이 있음을 발견한다고 주장한다.

13. 아쉬탕가를 비롯한 몇몇 스타일의 요가는 운동의 매우 강력한 신체 바로잡아주기 역할에 중점을 둔다. 내용을 잘 모르거나 무감각한 지도자들의 손길은 위험할 수 있다.
14. 운동법의 지도자들은 모든 학생들이 모든 아사나들을 한 형태로 프롭 없이 하게 하는 "널리 적용되도록 만든 운동법"의 일부 아사나가 수정되고, 프롭을 사용하게 된다면, 요가의 안정감과 자유, 그리고 심도 있는 내면 변화를 경험하고자 하는 학생들의 현재 수요에 따라 그 의미가 퇴색될 수 있다고 주장한다.

제7장 — 아사나 지도법
(Teaching asanas)

1. 2과에서 논의되었듯이, 이드라 데비, B.K.S 아이엥가, 파타비 조이스, 그리고 T.V.K 데시카차르는 이런 전통을 서구에 들여왔다. 이들이 가르쳤던 학생들은 우리에게 비니아사 플로우, 파워 요가, 아누사라, 프라나 비니아사, 그리고 그 외 다양한 혼합 변형된 형태의 아사나들을 가르치고 있다.
2. 아사나에 대해서는 수 백 권의 저서가 있다. B.K.S 아이엥가(1966), B.K.S 아이엥가(2001), 쉬프만(1996), 데버로(1998), 마에홀(2006), 라사터(1995), 데시카차르(1995), 그리고 모한(1993)은 특히 통찰력이 있다. Yoga Journal 잡지는 아사나에 대한 수 백 건의 매우 훌륭한 기사와 지도자들을 위한 정보를 수록한다.
3. 파다 반다의 이해(아나토미)에 대한 좀 더 자세한 설명을 위해 4과의 발에 대한 논의를 참고할 것. 발의 균형에 대한 자세한 설명을 위해 홀만(1999)과 리틀(2001)을 참고할 것.
4. 트위스트 동작을 위한 근육과 관절의 기능에 대한 효과를 알아보려면 굿메스타드(2003)과 콜(2005)을 참고 할 것.
5. 전도 자세가 자궁내막증을 유발하지 않는다는 내용을 알아보려면 샤츠(2002)를 참고할 것. 여전히 많은 사람들이 월경기간 동안의 전도 자세에 대해 반대하고 있으며, 기타 아이엥가(1995, 77)는 "월경 주기 동안 48~72시간 동안 완전한 휴식이 필요하다고" 썼다. 기타 아이엥가에서 클레넬(2007, 18)로 이어져 내려온 측에서는 더 나아가 "머리를 몸통, 엉덩이, 다리보다 내리는 자세"에 대해 반대하고 있다.

제8장 — 프라나야마 지도하기
(Teaching pranayama)

1. 많은 전통적 정신에 대한 관점에서는 "현재 존재하는 것"을 으뜸으로 여기지만, 몇몇은 생각, 상상, 맥락 이해하기, 그리고 대안 생각하기를 위한 자연적인 인간의 능력을 중시한다. 한편 에커트 톨이 말한 내면의 자각력의 일종으로 "현재의 파워"에 대해 우리를 적용시키면서, 우리는 "현재"에 대한 믿음이나 감각으로 우리 자신을 제한할 필요가 없다. 더 많은 정보를 위해

크레이머와 알스터드(2009)를 참고.

2. 베다, 우파니샤드, 파탄잘리의 요가 수트라, 탄트라 문서, 그리고 14~17세기의 전통 하타 요가에서는 서로 다른 정의를 발견할 수 있다. 프라나에 대한 논의를 살펴 보려면 3과를 참고할 것. 최근의 해석을 알아보려면, 로젠(2002), 로젠(2006), 그리고 B.K.S 아이엥가(1985)를 참고할 것.
3. 완전한, 완수한, 또는 전문가라는 용어에 대해서 다양한 해석을 하고 있다. 프라나야먀가 언제 또는 어떤 상황에서 안전하게 수업에 활용될 수 있느냐에 대해서는 광범위한 논쟁이 진행 중이다. 한편 B.K.S 아이엥가는 우선적으로 아사나는 호흡 들이마시기, 호흡 내뱉기, 그리고 호흡 참기에 있어서 완벽해야하며, 모든 동작은 수도자의 목표에 따라 완벽하고, 지속되며, 정제되어야 한다고 주장했다(B.K.S 아이엥가 1993, 165).
4. 중국인들은 부분별로 철학적이고, 신체적인 개념에서 호흡을 영혼 물질, 또는 공기 중의 신체 대사에 있어 필수요소로 보며, '렌 치' 라 불렀다. 모스(1934)를 참고할 것.
5. 파리(1996, 74-90)의 호흡 패턴 편을 참고할 것.
6. 이러한 운동들은 칼레 저메인(2005, 176-203)의 정밀성 있는 인체해부학적 연구에서 비롯되었다. 시작과 완료 단계의 근육에 대한 네터(1997, 플레이트 183)를 참고할 것.
7. 이 논쟁에 대해 간단하게 정리해 놓은 강가 와이트(2007, 66-67)을 참고할 것.
8. 정신의 변동을 안정되게 하는 호흡 참기 운동은 치타 브리티 니로다하와 관련된 요가 수트라에서 찾아볼 수 있다. 쿰바카라는 용어는 이 운동에 대한 자세한 묘사와 설명과 함께 하타 요가 프라디피카(11.43-46)에 실려져 있다. 여기서 우리는 호흡 들이마시기, 호흡 참기, 호흡 내뱉기의 3단계에 관한 사히타 쿰바카의 형태에 초점을 맞춘다. 네 번째 형태인 케발라-쿰바카는 호흡 방법에 대한 이러한 운동이나 전례로부터 자연스럽게 발생되었지만, 테크닉 차원을 넘어 케발라 쿰바카의 단계에 이르면 신체-호흡-정신이 수월하게 정지 상태에 다다를 수 있다. 하타 요가 프라디피카에는 수르야 베다, 우자이, 싯카리, 시탈리, 바스트리카, 브라마리, 모르치하, 그리고 플라비니 등 (모두 사히타) 8가지의 쿰바카 운동이 있다.
9. 숨 들이마시기, 숨 내뱉기, 숨 참기.
10. 카팔라바티와 바스트리카, 아이엥가(1985, 180)는 모두 우리에게 "사람들이 쿤달리니를 깨우기 위해 이 운동을 하게 되면, 두뇌, 신체, 그리고 신경에 대한 질병에 있어 영향을 줄 것이다." 라고 말한다. 아이엥가의 주요 참고 서적인 하타 요가 프라디피카에서는 이 프라나야마는 "쿤달리니가 빨리 나타나게 해준다고 전한다. 이것은 즐겁고, 유익하며, 브라마 나디에 앞에 쌓여 있는 장애물들을 제거해 줄 것이다."(하타 요가 프라디피카 11.66).
11. 파월(1996)을 참고할 것.
12. 이 운동법은 하타 요가 프라디피카(11.7-9)와 베일리(2003)의 명쾌한 프라나의 균형에 대한 통찰력에서 주로 끌어왔다.

제9장 — 명상 지도하기
(Teaching meditation)

1. 실용적인 현대 주간 트리트먼트를 위해 콥(1999)을 참고할 것.

2. 많은 정신적 단련에서는 특정 운동, 구루, 또는 지역만의 특징으로 약속된 운동 효과를 제공하는 경향이 있다. 좀 더 흥미로운 설명을 위해 크레이머와 알스터드(2009)를 참고할 것.
3. 드라나가 다양한 활동을 통해 어떻게 경험될 수 있는지를 알기 위해 콥(2006, 68-71).을 참고할 것.
4. 엘리어드(1958,68-73)의 논의를 참고할 것.
5. 피셔-슈라이버 외 다수 참고 할 것.(1994)
6. 무드라의 가능성은 무한하다. 지도를 위해 히르쉬(2000)를 참고할 것.
7. 명상에서의 호흡을 활용하는 다양한 운동에 대해 살펴보려면 켐튼(2002)를 참고 할 것.
8. 만트라 명상은 무한하다. 오디오 명상 훈련법을 위해 스트라이커(2005)를 시도해 볼 것.
9. 나는 이 새로운 버전의 명상 시 숫자 세는 명상법을 에릭 쉬프만으로부터 1993년에 배웠다. 그의 운동법을 더 살펴보려면 쉬프만(1996)을 참고할 것.
10. 이런 시각은 작가와 샐리 켐튼 그리고 다니엘 오디어의 단편적인 이야기들을 종합한 것이다.

제10장 — 수업의 진행 순서와 기획
(Sequencing and planning classes)

1. 비니아사 크라마에 대한 폭 넓은 검토를 위해 모한(1993, 125-158)과 데시카차르(1995, 25-43)를 참고 할 것.
2. 하디 외 다수 참고(1983)할 것.
3. 좀더 세밀한 지도법을 위해 쉬프만(1996, 89-94)을 참고할 것.
4. 아쉬탕가 비니아사와 비크람을 포함하는 몇몇 스타일 또는 전통의 요가에서는 아사나의 순서는 미리 조정되어야 한다. 세트의 순서 짜기를 통해서도 당신은 학생들을 편안하게하고, 같은 동작과 원리를 창의적으로 짜서 학생들의 운동을 심도 있게 할 수 있다.
5. 기본적인 원서는 기타. S 엥가르(1995)에 있다. 클레넬은 엥가르의 생각을 확장했다. 대조적인 관점을 이해하려면 베나그(2003)를 참고할 것.
6. 핑거(2005)는 차크라 기반의 다양한 운동법을 제공한다.

제11장 — 특수화 된 지도법
(Specialized teaching)

1. 이 부분에서는 일반적인 부상을 당한 학생들을 지도하는 요가 지도자들을 위해 만들어졌다. 요가가 어떻게 다양한 신체 정렬을 교정하는지에 대해 살펴보려면, 맥콜(2007)과 the Journal of the International Association of Yoga Therapist)(국제 치료 요가 협회 저널)을 참고할 것.
2. 신체정렬을 교정하고, 척추 측만증으로 인한 고통을 줄여주기 위해서는 E.B 밀러(2003)을 참고할 것.
3. 앨리슨 울러리(2004)와 그의 UCLA 동료들은 매우 강력한 조사를 실시했다. 우울증 환자를 위한 심도 있는 정보를 위해 와인트로브(2004)를 참고할 것.
4. 우울증에 관한 이해를 돕기 위해 키드웰(2008) 뿐만 아니라 니즈와 윌리엄스(1994)를 참고할 것.

5. 이것은 맥콜(2007, 267-268)에 의해 소개된 패트리시아 월든의 해석이다.
6. 이 의견은 명확하면서 통찰력 있는 페레티(2006)를 비롯한 다양한 출처로부터 도출되었다.
7. 공포감이 어떻게 출산시의 자궁 확장을 제한하는지에 대한 흥미 있는 내용을 살펴보려면 가스킨(2003, 133-142)을 참고할 것.
8. 이러한 두 가지 형태의 수업에서 활용되는 특정 변형된 아사나들에 있어서 출산 전후용의 이와 관련된 도서들 예를 들어, 출산 전/후 기본편을 위해서는 발라스카스(1994)를 참고하고, 일반적인 요가 수업이나 경험 있는 학생들을 위해서는 프리드만(2004)를 참고할 것.
9. 구체적인 운동을 위해 칼레-저메인(2003)을 참고할 것. 이 책은 모든 출산 전/후의 학생들을 가르치는 요가 지도자들의 필수 도서이다.

제12장 — 전문 요가 지도자
(The yoga profession)

1. 요가 지도자로서 자신을 좀 더 마케팅하기 위해서는 페인(2000)을 참고할 것.
2. 파르히(2006)는 요가 교육 윤리에 대한 그녀의 저서에서 범위가 커진 삶의 관계들을 조명했다.

찾아보기

다

라

마

바

사

아

자

차

카

타

파

하

저자에 대하여

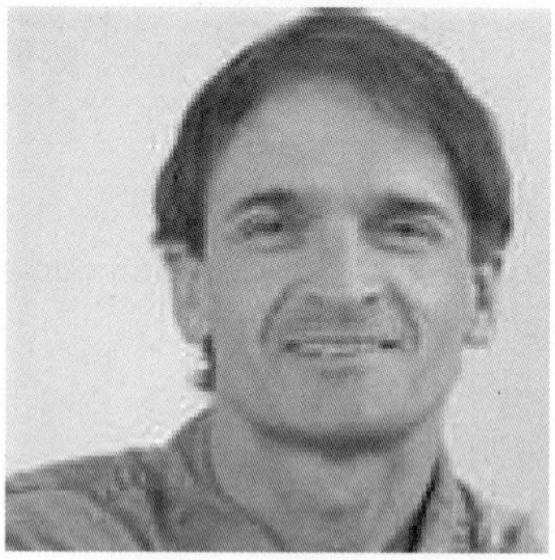

존경받는 요가 지도자로 700명 이상의 요가 강사들을 길러온 마크 스티븐스는 수업, 워크샵, 지도자 트레이닝을 수행하고, 전 세계를 여행했다. 1991년 요가를 처음 시작하여, 1996년부터는 지도자로서 마크 스티븐스는 아쉬탕가 빈야사, 아이엥가, 빈야사 플로우, 탄트라, 요가 치료, 전통 요가 철학, 그리고 현대 철학에서의 인간의 존재와 의식을 공부하며, 학생과 지도자로서 상호보완적인 지도방법을 연구해왔다. 그는 컨퍼런스(요가 저널, IDEA), 전통적 스튜디오(요가 워크스, L.A 요가 센터, 산타 크루즈 요가), 그리고 그 외 강의실을 대체할 수 있는 곳(도심의 학교, 어린이를 위한 교습소, 트리트먼트 센터, 감옥, 정신 병원) 등지에서 요가를 가르쳐왔다. 그는 Yoga Inside Foundation에서의 무료 강의를 통해 지난 2000년 요가 저널의 초대 카르마 요가 상을 수상하였다. 스티븐스는 2002년에는 아쉬탕가 빈야사, 이엥가, 빈야사 플로우, 아누사라, 쿤달리니, 그리고 하타 요가의 방법을 절충해서 가르치는 L.A 요가 센터를 열었다. 현재 그는 산타 크루즈에서 생활하며, 산타 크루즈 요가의 설립자이자 지도자들의 책임자로서 요가를 가르치고 있다.